R.C. Bittner K. Hazim K. Helmig

# CT, EBT, MRT und Angiographie

R.C. Bittner K. Hazim K. Helmig

# CT, EBT, MRT und Angiographie

## Radiologische Untersuchungstechnik für MTAR und Ärzte

Mit einem Geleitwort von Prof. Dr. Dr. h.c. R. Felix

URBAN & FISCHER
München • Jena

**Zuschriften und Kritik an:**
Urban & Fischer, Lektorat Fachberufe, Karlstraße 45, 80333 München

Dr. med. Roland C. Bittner, Khaled Hazim, Klaus Helmig
Charité – Universitätsklinikum
der Humboldt-Universität zu Berlin
Campus Virchow-Klinikum
Strahlenklinik und Poliklinik
Augustenburger Platz 1
13353 Berlin

**Wichtiger Hinweis für den Benutzer**
Die Erkenntnisse in der Medizin unterliegen laufendem Wandel durch Forschung und klinische Erfahrungen. Die Autoren dieses Werkes haben große Sorgfalt darauf verwendet, dass die in diesem Werk gemachten therapeutischen Angaben (insbesondere hinsichtlich Indikation, Dosierung und unerwünschten Wirkungen) dem derzeitigen Wissensstand entsprechen. Das entbindet den Nutzer dieses Werkes aber nicht von der Verpflichtung, anhand der Beipackzettel zu verschreibender Präparate zu überprüfen, ob die dort gemachten Angaben von denen in diesem Buch abweichen und seine Verordnung in eigener Verantwortung zu treffen.

Wie allgemein üblich wurden Warenzeichen bzw. Namen (z. B. bei Pharmapräparaten) nicht besonders gekennzeichnet.

**Bibliografische Information Der Deutschen Bibliothek**
Die Deutsche Bibliothek verzeichnet diese Publikation in der Deutschen Nationalbibliografie; detaillierte bibliografische Daten sind im Internet über http://dnb.ddb.de abrufbar.


1. Auflage März 2003


03 04 05 06 07 5 4 3 2 1



Um den Textfluss nicht zu stören, wurde bei Patienten und Berufsbezeichnungen die grammatikalisch maskuline Form gewählt. Selbstverständlich sind in diesen Fällen immer Frauen und Männer gemeint.

Projektmanagement: Christiane Tietze
Redaktion: Raphaela Kelemen
Herstellung: Hildegard Graf
Satz: klartext, Heidelberg
Druck: Druckerei Appl, Wemding
Fotos: Geräteabbildungen mit freundlicher Genehmigung der Firma GE Medical Systems Deutschland GmbH & Co. KG
Umschlaggestaltung: Spiesz-Design, Neu-Ulm
Titelfotografie: Mit freundlicher Genehmigung der Firma GE Medical Systems Deutschland GmbH & Co. KG

Printed in Germany

ISBN 3-437-46000-5

Aktuelle Informationen finden Sie im Internet unter http://www.urbanfischer.de

# Geleitwort

Die Autoren Bittner, Hazim und Helmig haben es geschafft, für die Schnittbildverfahren CT, EBT und MRT sowie für die Angiographie eine radiologische „Rezeptsammlung" in Buchform zu gießen, die dem letzten Stand der Technik entspricht. Dabei ist es ihnen gelungen, aus einer geradezu unüberschaubaren Menge an MRT-Sequenzen, Einstelltechniken, Angiographie-Untersuchungsstrategien und CT-Protokollen diejenigen herauszusuchen und zusammenzustellen, die praktisch unabhängig von dem jeweiligen Hersteller des Untersuchungssystems ein adäquates Untersuchungsergebnis ermöglichen. Insbesondere für die MRT-Untersuchungen gilt heute leider, dass praktisch jede einzelne Klinik ihre eigenen organbezogenen Protokolle hat, die zum Teil erheblich differieren. Im Interesse einer Qualitätssicherung in der Radiologie und unter Bezug auf die gesetzlichen Vorgaben ist es jedoch absolut notwendig, eine gewisse Vereinheitlichung von organbezogenen Untersuchungsprotokollen im Sinne von Leitlinien insbesondere für die Schnittbildverfahren anzustreben. Hierzu haben die drei Autoren mit ihrem Werk einen wesentlichen Beitrag geleistet.

Dieses Buch wendet sich ohne Bevorzugung gleichermaßen an alle Mitarbeiter in der Radiologie, an medizinisch-technisches wie ärztliches Personal. Dabei ist besonderer Wert auf leicht verständliche und überschaubare Präsentation gelegt worden, die auch im Notfall eine schnelle Übernahme bzw. Adaption von Untersuchungsprotokollen ermöglicht. Besonderer Wert wurde auf die adäquate Aufklärung des Patienten und die Vorbereitung der Untersuchung gelegt. Es hat sich gezeigt, dass hier bereits im Vorfeld wesentliche Fehler durch adäquates Vorgehen vermieden werden können.

Im deutschsprachigen Raum gibt es derzeit kein vergleichbares aktuelles Werk, das Protokolle für die neuen Mehrzeilen-CT-Systeme und für die Elektronenstrahl-CT (EBT) beinhaltet. Es kann nicht die eigene praktische Erfahrung ersetzen, kann den Erwerb derselben jedoch unterstützen und wird sicher in schwierigen Situationen Entscheidungshilfe leisten können.

Ich wünsche dem Werk eine freudige Aufnahme bei allen Mitarbeitern in der Radiologie und einen dem Leitfaden Radiologie vergleichbar großen Erfolg.

Berlin, im Januar 2003 Roland Felix

# Vorwort der Autoren

Die geradezu atemberaubende und unüberschaubare Entwicklung in der Schnittbilddiagnostik lässt viele medizinisch-technische und ärztliche Kollegen in der Radiologie in eine gewisse Lähmung verfallen, die sie nicht selten „hoffnungslos" zurückbleiben lässt. Es ist fast unmöglich, sich hinsichtlich der Untersuchungstechnik in allen radiologischen Organuntersuchungen auf dem letzten Stand zu halten. Insbesondere unter dem Eindruck der sich praktisch parallel zu diesem Buch etablierenden Technik der Mehrzeilen-CT haben wir daher versucht, unseren Erfahrungsschatz sowie den anderer Kollegen, das Wissen und die Erfahrung von vielen Firmentechnikern sowie die Erkenntnisse aktueller Publikationen zu einer Art „Kochbuch" in Taschenbuchformat zusammenzufassen. Viele Kollegen haben uns dazu ermuntert. Die hier aufgeführten Untersuchungsprotokolle sowie die allgemeinen Kommentare ermöglichen weitestgehend hersteller- bzw. systemunabhängig jeweils adäquate Organuntersuchungen eines Patienten in den Schnittbildverfahren CT, EBT und MRT sowie in der Angiographie.

Die Leser und Nutzer dieses Werkes sind gebeten und ermuntert, uns ihre Kritik, Anregungen, Kommentare und Verbesserungsvorschläge mitzuteilen.

Die Fertigstellung dieses Werkes wäre nicht möglich gewesen ohne die intensive Unterstützung durch unsere Kolleginnen und Kollegen. Stellvertretend für alle anderen möchten wir hier insbesondere Frau Silvia Fölz, Herrn Andreas Thomas und Frau cand. med. Alexandra Miersch danken, die sich zusammen mit uns im wahrsten Sinne des Wortes die „Nächte um die Ohren geschlagen" haben. Unser Dank gilt auch Frau Tietze und Frau Graf vom Verlag Urban & Fischer, die den Entstehungsprozess dieses Buches durch alle Höhen und Tiefen verständnisvoll, geduldig und konstruktiv unterstützend begleitet haben.

Berlin, im Januar 2003

Dr. med. R.C. Bittner
K. Hazim
K. Helmig
Charité – Universitätsklinikum
der Humboldt-Universität zu Berlin
Campus Virchow-Klinikum
Strahlenklinik und Poliklinik
Augustenburger Platz 1
13353 Berlin

# Inhaltsverzeichnis


Kurze Nutzer-Einführung/Gebrauchsanweisung . . . . . IX
Vermeidung, Prophylaxe und Behandlung von KM-Zwischenfällen . . . . . X

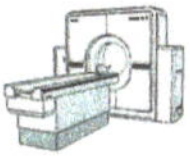

## 1 CT . . . . . 1

1.0 Allgemeines, Wichtiges, Patientenvorbereitung und -aufklärung . . . . . 2
1.1 Kopf . . . . . 6
1.2 Hals . . . . . 44
1.3 Thorax . . . . . 48
1.4 Herz . . . . . 76
1.5 Abdomen . . . . . 84
1.6 Becken . . . . . 110
1.7 Wirbelsäule . . . . . 116
1.8 Obere Extremität . . . . . 134
1.9 Untere Extremität . . . . . 150
1.10 Kopf-Hals-Thorax-Abdomen (CT-Kombi-Untersuchung) . . . . . 174

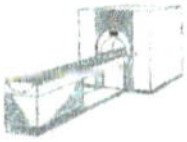

## 2 MRT . . . . . 181

2.0 Allgemeines, Wichtiges, Patientenvorbereitung und -aufklärung . . . . . 182
2.1 Kopf . . . . . 186
2.2 Hals . . . . . 206
2.3 Thorax . . . . . 212
2.4 Mamma . . . . . 224
2.5 Abdomen . . . . . 226
2.6 Becken . . . . . 238
2.7 Wirbelsäule . . . . . 244
2.8 Obere Extremität . . . . . 252
2.9 Untere Extremität . . . . . 268

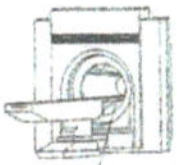

## 3 EBT . . . . . 285

3.0 Allgemeines, Wichtiges, Patientenvorbereitung und -aufklärung . . . . . 286
3.1 EBT-Untersuchung Herz . . . . . 292

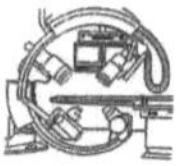

## 4 Angiographie . . . . . . . . . . 311

4.0 Allgemeines, Wichtiges, Patientenvorbereitung und -aufklärung . . . . . . 306
4.1 Zervikale und zerebrale Gefäße . . . . . . . . . . 314
4.2 Thorakale Gefäße . . . . . . . . . . 326
4.3 Abdominelle und Beckengefäße . . . . . . . . . . 336
4.4 Gefäße der oberen Extremität . . . . . . . . . . 352
4.5 Gefäße untere Extremität und Becken . . . . . . . . . . 362

Glossar (inkl. Abkürzungsverzeichnis) . . . . . . . . . . 375
Fremdsprachenführer . . . . . . . . . . 380
Sachwortverzeichnis . . . . . . . . . . 385

# Kurze Nutzer-Einführung/ Gebrauchsanweisung

- Wir haben uns für eine Darstellung im Querformat entschieden, weil nur so die Lesbarkeit eines „Vorganges" auf einer Doppelseite realisierbar ist, ohne das Taschenbuchformat aufgeben oder ausgiebig blättern zu müssen.
- Die Untersuchungsparameter für alle Verfahren und Organregionen sind so ausgewählt, dass eine Anwendbarkeit auf allen gängigen Systemen der verschiedenen Hersteller möglich sein sollte.
- Das entbindet die Anwender, die sich auf unsere Untersuchungsprotokolle beziehen, nicht, im Einzelfalle auch erhebliche Parameter-Veränderungen in Absprache mit dem untersuchenden Radiologen vorzunehmen.
- **Fettgedrucktes** in den Texten und den Tabellen bedeutet: „wichtig"!
- In Klammern „(...)" Gesetztes bedeutet: Kann hilfreich sein, ist aber nicht unbedingt notwendig!

## CT/EBT

- Die Unterteilung der CT-Untersuchungstechnik-Tabellen in „Einzeilen-CT" und „Mehrzeilen-CT" war notwendig wegen der sich sonst einstellenden Unübersichtlichkeit einer Einzeltabelle.
- Ein CT mehrerer Organe/Körperregionen innerhalb einer Untersuchung (Kapitel 1.10) kann suffizient nur mittels Mehrzeilen-Geräten durchgeführt werden. Bei Einzeilen-Geräten sollten die jeweiligen Organprotokolle hintereinander „abgearbeitet" werden.
- Je nach Hersteller sind Detektortyp sowie Rotationsgeschwindigkeit der Röhre unterschiedlich und bewirken differierende Scan-Zeiten sowie Schichtdicken bzw. Tischvorschübe. Deshalb die durch Schrägstrich (/) bzw. Bindestrich geteilten Angaben in den Tabellen.
- Der Start einer Untersuchung zu einem bestimmten Zeitpunkt nach KM-Gabe kann entweder zu einer vorher festgelegten Verzögerungszeit (**scan-delay**, z. B. 18 s) nach oder ohne Ermittlung eines **Flow-Peak** erfolgen oder zu dem Zeitpunkt, an dem die KM-Anreicherung in einem vorab gewählten Gefäß eine bestimmte vorgewählte Dichte erreicht (**Bolus-Tracking, smart prep, Care bolus** etc.). Beide Vorgehensweisen sind als **Alternativen zur jeweils anderen** anzusehen und nur **eine davon vorab** auszuwählen!
- Für EBT (EBCT)-Untersuchungen sind ausschließlich Herz-Fragestellungen protokolliert, andere Untersuchungen werden auch in aller Regel nicht durchgeführt.

## MRT

- Die MRT-Sequenz-Parameter sind bereits auf Abteilungsebene sehr unterschiedlich, hier stand die breite Anwendbarkeit auf verschiedenen Systemen diverser Hersteller bei der Auswahl ganz im Vordergrund. Bei der ggf. notwendigen Modifikation der Parameter sollte vor allem darauf geachtet werden, dass die Wichtung der Sequenz stimmt!
- Kein Eintrag in der Zeile Flipwinkel bedeutet: **üblicher 90°-Winkel!**
- **„Atemhalt"** bedeutet: MRT-Sequenz in Atemanhalte-Technik (Inspiration!)
- Die Termini **Turbofaktor (TF)** und **Echo Train Length (ETL)** werden synonym bzw. gleichwertig verwendet.
- Die **Sättigung(en)** ist (sind) in die Sequenzeinstellungs-Abbildungen **transparent-rot** eingearbeitet.

## Angio

- Bildserie mit mehr als einer Zahlenangabe: Serie-Beginn x Sekunden mit y Bildern/s (erste Zahlen), Serien-Fortsetzung über y Sekunden mit z Bildern/s (zweite Zahlen), usw.
- Angiographien können aus mehreren Einzeluntersuchungen bestehen, die selektiv aufgelistet sind, aber direkt hintereinander innerhalb einer Untersuchung durchgeführt werden.

**Wir wünschen ein gutes Gelingen!**

# Vermeidung, Prophylaxe und Behandlung von KM-Zwischenfällen

## (Empfehlung!, Änderungen möglich, Irrtum vorbehalten)

- Ausführliche KM-/Risikoanamnese vor der Untersuchung zwingend!
- Ausführliche, verständliche, schriftliche und mündliche Aufklärung des Patienten bzw. seiner/seines Erziehungsberechtigten über KM-Risiken in adäquatem zeitlichen Abstand zur Untersuchung rechtlich vorgeschrieben. Handschriftliche Ergänzungen des Aufklärungsbogens durch den aufklärenden *Arzt* gelten u. U. juristisch als Aufklärungsnachweis!
- Schriftliches Einverständnis des Patienten bzw. seiner/seines Erziehungsberechtigten! Ausnahme: nicht kooperationsfähiger Patient/Notfall, stellvertretend schriftliches Einverständnis des zuweisenden/betreuenden Arztes (nur im Ausnahmefall der Untersucher!).
- Bei Kindern unter 16 Jahren schriftliches Einverständnis beider anwesenden Erziehungsberechtigten bzw. schriftliches Einverständnis eines anwesenden Erziehungsberechtigten (gegebenenfalls für beide!). Ausnahme: Notfall, stellvertretend schriftliches Einverständnis des zuweisenden/betreuenden Arztes (nur im Ausnahmefall der Untersucher!).

## Risikopotenzialabschätzung

Kinder bzw. > 65. Lebensjahr, Schilddrüsenerkrankung, Nierenfunktionsstörung, Paraproteinämie, schwerer Hypertonus, kardiopulmonale Erkrankung, Leberinsuffizienz, Diabetes mellitus, bekannte Allergie, Heuschnupfen, Asthma, bekannte leichte Unverträglichkeitsreaktion bei vorheriger KM-Gabe, anamnestisch schwere Unverträglichkeitsreaktion, Interleukin-II-Therapie!

**Immer nichtionisches KM!** Bei Kindern bzw. bei Patienten über 65 Lebensjahre geringstmögliche Menge. Risikopotenzial bestimmen/ausschließen. **Vor der Untersuchung immer peripheren großlumigen venösen Zugang legen!**

**Vorliegende Laborwerte bzw. empfohlene Diagnostik vor Applikation von jodhaltigem KM:** TSH-basal und Schilddrüsenhormone $T_4$ (+ $T_3$).

## Schilddrüsenerkrankung/-überfunktion und jodhaltiges KM

- Bei Notfällen und Verdacht auf Schilddrüsenerkrankung **ca. 30 min vor** KM-Gabe 40 Tropfen (ca. 800 mg) Perchlorat (Irenat), **nach 2 bis 4 Stunden** weitere 25 Tropfen (ca. 500 mg), **danach über eine Woche** 3 × 15 Tropfen/Tag (3 × 300 mg).
- Bei latenter Hyperthyreose (peripher euthyreot, TSH-basal supprimiert) **2 bis 4 Stunden vor** KM-Gabe 25 Tropfen (ca. 500 mg) Perchlorat (Irenat), **nach 2 bis 4 Stunden** weitere 25 Tropfen (ca. 500 mg), weiterhin über eine Woche 3 × 15 Tropfen/Tag.
- **Bei manifester Hyperthyreose KM-Gabe nur bei vitaler Indikation! 2 bis 4 Stunden vor** KM-Gabe 25 Tropfen (ca. 500 mg) Perchlorat (Irenat) + **40 mg Thiamazol, nach 2 bis 4 Stunden** weitere 25 Tropfen (ca. 500 mg), weiterhin über eine Woche bis 10 Tage 3 × 15 Tropfen/Tag + **40 mg Thiamazol/Tag**. Zusätzlich engmaschige klinische Kontrolle und Kontrolle der Laborwerte notwendig!

## Nierenerkrankung und jodhaltiges KM

Bei Kreatinin > 1,3 mg/dl eventuell KM-unterstütztes MRT erwägen. Bei bekannter Niereninsuffizienz und Kreatinin > 1,5 mg/dl über 24 Stunden 5 Liter Hydrierung, soweit kardial vertretbar. Nach KM-Gabe forcierte Diurese, gegebenenfalls Dialyse/Plasmapherese organisieren.

## Nierenerkrankung und Gd-haltiges KM

KM-Gabe bis Kreatininwerte um 3 mg/dl problemlos, darüber Reduktion auf geringstmögliche Menge. Bei bekannter dekompensierter Niereninsuffizienz und Kreatinin > 3 mg/dl über 24 Stunden 5 Liter Hydrierung, soweit kardial vertretbar. Nach KM-Gabe forcierte Diurese, gegebenenfalls Dialyse/Plasmapherese organisieren.

## Prophylaxe bei Allergieanamnese ohne bekannte KM-Unverträglichkeit

| Körpergewicht/Alter | H1-Antagonist (z.B.: Fenistil) | H2-Antagonist (z. B.: Tagamet) |
|---|---|---|
| Kinder, 1.–8. Lebensjahr | bis 16 Tropfen peroral | – |
| Kinder > 8. Lebensjahr/< 45 kg | 1 Amp./4 mg | 1 Amp./200 mg |
| 45–90 kg | 2 Amp./8 mg | 2 Amp./400 mg |
| > 90 kg | 3 Amp./12 mg | 3 Amp./600 mg |

→ i.v. Infusion beider Substanzen in 50 ml physiologischer NaCl über 3 bis 5 min!
→ KM-Gabe frühestens nach 15 min, besser erst nach 30 min beginnen!
→ Cave! Sedationseffekt des H1-Antagonisten!

## Bekannte KM-Unverträglichkeit

**KM-Gabe nur bei vitaler Indikation!**
Gegebenenfalls Absicherung durch verantwortlichen Chefarzt bzw. Oberarzt/Hintergrunddienst! Obligat $H_1$- und $H_2$-Antagonisten-Infusion, zusätzlich obligat i.v Fortecortin (mono) 40 mg 15 bis 30 min vor KM-Gabe. Anästhesiebereitschaft, Notfallausrüstung bereitstellen!

## Komplikationen

**Behandlung der KM-Reaktion ohne Kreislaufreaktion:**
**Leichte Unverträglichkeitsreaktion:** Unruhe, Übelkeit, Erbrechen, Hustenreiz, Gähnen, Niesen, Hitzegefühl, Juckreiz, Lidödem, Urtikaria, Rötung und Ödem von Haut/Schleimhaut.

## Frühzeitig Hilfe holen, um z. B. bei beginnendem Larynxödem intubieren zu lassen!

**Allgemeinmaßnahmen:** Sauerstoffgabe (3–6 l/min, bei Bewusstseinstrübung ggf. Atemwege freihalten (Güdel-Tubus, Wendel-Tubus), großlumigen Zugang legen (sollte bereits vor der KM-Gabe geschehen, bei Schock peripherer Zugang oft nicht mehr möglich), Volumengabe (z. B. Hydroxyäthylstärke). Medikamente: $H_1$- und $H_2$ -Rezeptorantagonisten, Kortikosteroide hochdosiert (z. B. i.v. Fortecortin mono 40 mg). Kreislauf überwachen (EKG ableiten/Blutdruckkontrolle).

## Behandlung der anaphylaktischen KM-Reaktion mit Hypotonie und Dyspnoe

Angstgefühl, Schweißausbruch, Blässe, Schüttelfrost, Rückenschmerz, generalisiertes Exanthem, Dyspnoe, Bronchospasmus, Asthmaanfall, Glottisödem, Tachykardie, RR Abfall, Bewusstlosigkeit, Krampfanfälle, zentrale Pulse nicht tastbar.

## Sofort (!) Notfallmaßnahmen einleiten, Reanimationsteam/Anästhesie/Intensivmedizin anfordern!

- Atemwege freihalten
- Adrenalin fraktioniert i.v. (z. B. 10 µg Boli, ggf. erhöhen)
- Forciert Volumen geben über großlumigen Zugang, ggf. zentralen Venenkatheter legen lassen
- Maskenbeatmung, ggf. Intubation
- Bei Bronchospasmus Theophyllin (2 mg/kg KG)

**Bei Herz-Kreislauf-Stillstand: immer sofort Hilfe holen lassen!**
- Kardiopulmonale Reanimation
- Beatmung, zügige Intubation
- 1 mg Adrenalin i.v. (oder 2–3 mg endotracheal) alle 3–5 Minuten
- Bei Kammerflimmern oder pulsloser ventrikulärer Tachykardie → Defibrillation
- Forcierte Volumengabe!

**Empfohlen wird, dass in Reanimatologie unerfahrene Ärzte sich auf Maskenbeatmung (mit Sauerstoff) und Herzdruckmassage beschränken und nicht intubieren sollen, medikamentöse Therapie natürlich in jedem Fall.**

# 1 CT

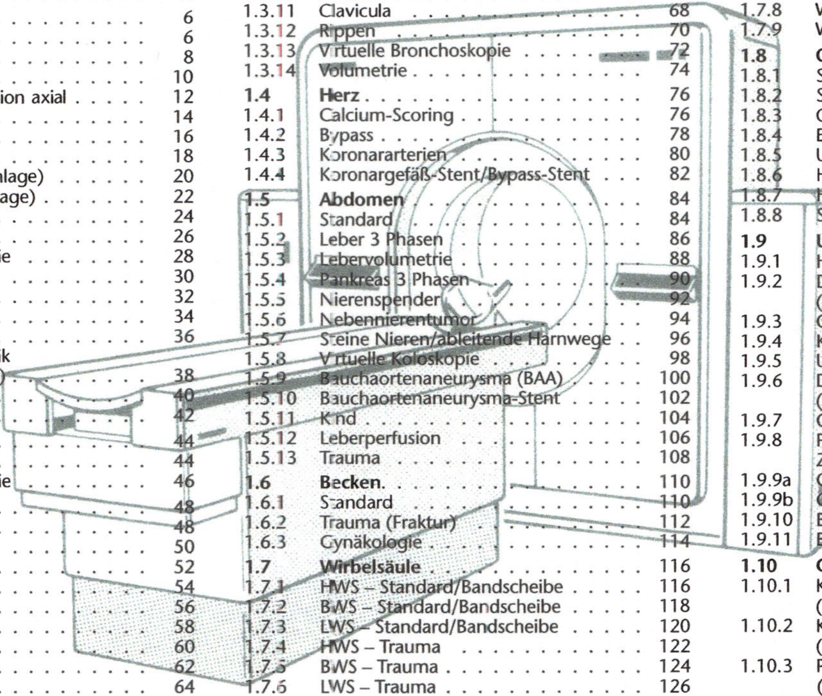


**1.0 Allgemeines** . . . . . 2
**1.1 Kopf** . . . . . 6
1.1.1 Standard . . . . . 6
1.1.2 Trauma . . . . . 8
1.1.3 Gesichtsschädel . . . . . 10
1.1.4 Schädelbasis, Sellaregion axial . . . . . 12
1.1.5 Hypophyse koronar . . . . . 14
1.1.6 Felsenbein/Mastoid . . . . . 16
1.1.7 Orbita . . . . . 18
1.1.8a NNH koronar (Rückenlage) . . . . . 20
1.1.8b NNH koronar (Bauchlage) . . . . . 22
1.1.9a Dental Oberkiefer . . . . . 24
1.1.9b Dental Unterkiefer . . . . . 26
1.1.10a Arterielle Angiographie . . . . . 28
1.1.10b Venöse Angiographie . . . . . 30
1.1.11 3D . . . . . 32
1.1.12 Stereotaxie . . . . . 34
1.1.13 Kinderkopf . . . . . 36
1.1.14 Kopf in DDD – Technik (double dose delayed) . . . . . 38
1.1.15 Temporallappen . . . . . 40
1.1.16 Perfusion . . . . . 42
**1.2 Hals** . . . . . 44
1.2.1 Weichteile . . . . . 44
1.2.2 Arterielle Angiographie . . . . . 46
**1.3 Thorax** . . . . . 48
1.3.1 Standard . . . . . 48
1.3.2 High-Resolution (HR) . . . . . 50
1.3.3 Pulmonalarterien . . . . . 52
1.3.4 Angiographie . . . . . 54
1.3.5 Low-Dose . . . . . 56
1.3.6 Thorax + Perfusion . . . . . 58
1.3.7 Aortenverkalkung . . . . . 60
1.3.8 Trauma . . . . . 62
1.3.9 Kind . . . . . 64
1.3.10 Sternum . . . . . 66
1.3.11 Clavicula . . . . . 68
1.3.12 Rippen . . . . . 70
1.3.13 Virtuelle Bronchoskopie . . . . . 72
1.3.14 Volumetrie . . . . . 74
**1.4 Herz** . . . . . 76
1.4.1 Calcium-Scoring . . . . . 76
1.4.2 Bypass . . . . . 78
1.4.3 Koronararterien . . . . . 80
1.4.4 Koronargefäß-Stent/Bypass-Stent . . . . . 82
**1.5 Abdomen** . . . . . 84
1.5.1 Standard . . . . . 84
1.5.2 Leber 3 Phasen . . . . . 86
1.5.3 Lebervolumetrie . . . . . 88
1.5.4 Pankreas 3 Phasen . . . . . 90
1.5.5 Nierenspender . . . . . 92
1.5.6 Nebennierentumor . . . . . 94
1.5.7 Steine Nieren/ableitende Harnwege . . . . . 96
1.5.8 Virtuelle Koloskopie . . . . . 98
1.5.9 Bauchaortenaneurysma (BAA) . . . . . 100
1.5.10 Bauchaortenaneurysma-Stent . . . . . 102
1.5.11 Kind . . . . . 104
1.5.12 Leberperfusion . . . . . 106
1.5.13 Trauma . . . . . 108
**1.6 Becken** . . . . . 110
1.6.1 Standard . . . . . 110
1.6.2 Trauma (Fraktur) . . . . . 112
1.6.3 Gynäkologie . . . . . 114
**1.7 Wirbelsäule** . . . . . 116
1.7.1 HWS – Standard/Bandscheibe . . . . . 116
1.7.2 BWS – Standard/Bandscheibe . . . . . 118
1.7.3 LWS – Standard/Bandscheibe . . . . . 120
1.7.4 HWS – Trauma . . . . . 122
1.7.5 BWS – Trauma . . . . . 124
1.7.6 LWS – Trauma . . . . . 126
1.7.7 WS – Myelographie . . . . . 128
1.7.8 WS – Knochendichte (Osteodensität) . . . . . 130
1.7.9 WS – Navigation . . . . . 132
**1.8 Obere Extremität** . . . . . 134
1.8.1 Schultergelenk . . . . . 134
1.8.2 Schultergelenk – Arthrographie . . . . . 136
1.8.3 Oberarm . . . . . 138
1.8.4 Ellenbogengelenk . . . . . 140
1.8.5 Unterarm . . . . . 142
1.8.6 Handgelenk . . . . . 144
1.8.7 Hand (Handwurzel, Mittelhand, Finger) . . . . . 146
1.8.8 Schulterblatt (Scapula) . . . . . 148
**1.9 Untere Extremität** . . . . . 150
1.9.1 Hüftgelenk . . . . . 150
1.9.2 Drehfehlerbestimmung Oberschenkel (Antetorsionswinkel) . . . . . 152
1.9.3 Oberschenkel . . . . . 154
1.9.4 Kniegelenk . . . . . 156
1.9.5 Unterschenkel . . . . . 158
1.9.6 Drehfehlerbestimmung Unterschenkel (Tibiatorsionswinkel) . . . . . 160
1.9.7 Oberes Sprunggelenk (OSG) . . . . . 162
1.9.8 Fuß (Fußwurzelknochen, Mittelfuß, Zehen) . . . . . 164
1.9.9a Calcaneus koronar . . . . . 166
1.9.9b Calcaneus axial . . . . . 168
1.9.10 Becken-Bein-Angiographie arteriell . . . . . 170
1.9.11 Becken-Bein-Phlebographie venös . . . . . 172
**1.10 CT-Kombi-Untersuchung** . . . . . 174
1.10.1 Kopf-Hals-Thorax-Abdomen (nur Mehrzeilen-CT) . . . . . 174
1.10.2 Kopf-Hals-Thorax-Abdomen 3 Phasen (nur Mehrzeilen-CT) . . . . . 176
1.10.3 Polytrauma (AUDI-Modus) (nur Mehrzeilen-CT) . . . . . 178

# 1.0 CT: Allgemeines, Wichtiges, Patientenvorbereitung und -aufklärung

## Aufklärung

- Indikationsstellung durch Radiologen überprüfen lassen (Strahlenschutz!)
- Optimale Patientenmitarbeit ist die halbe Untersuchung! Deshalb ausführliche Aufklärung des Patienten über Kontrastmittelgabe und Untersuchungsmethode einschließlich möglicher Komplikationen sowie Verhalten während der Untersuchung!
- Sorgfältige Dokumentation von Anamnese und Aufklärung durch Arzt mit handschriftlichen Notizen und Unterschrift der Einverständniserklärung durch Patient bzw. bei Kindern durch (beide!) Erziehungsberechtigten/Vormund und jeweils den untersuchenden Arzt!
- Keine Delegierung von Aufklärungsgesprächen durch den Arzt an nichtärztliches Personal, juristisch problematisch!
- Den Patienten nochmals nach eventuellen Unklarheiten befragen.

## Patientenvorbereitung

- Bei klaustrophoben Patienten eventuell zunächst „Testlauf". Eventuell nach Rücksprache mit behandelndem Arzt leichte Sedierung (Pulsoxymeter-Überwachung).
- Patient sollte nicht direkt vor dem KM-CT eine größere Mahlzeit eingenommen haben, am besten Nahrungskarenz von mindestens 2–3 Stunden (Ausnahmen: Notfall-CT). Medikamente sollen natürlich eingenommen werden, z. B. Insulin, Betablocker, Blutdrucksenker o. ä.
- *Unverzichtbare Laborwerte vor* Untersuchungsbeginn: aktuelles Kreatinin im Serum, Schilddrüsenhormone (mindestens TSH basal, zusätzlich T4 sinnvoll). Bei geplanter CT-gesteuerter Intervention (Punktion, Biopsie, Drainage o. ä.) Gerinnungsparameter notwendig (TPZ, PTT, Thrombozyten). *Ausnahme: Notfallpatient!*
- Bei Patienten mit eingeschränkter Nierenfunktion (Kreatinin im Serum > 1.2 mg/100 ml) abhängig von der Indikation zur KM-Gabe. Rücksprache mit Zuweiser und eventuell über 12 Stunden Patientenvorbereitung für Nierenschutz mit Volumengabe und medikamentös. Bei Patienten mit Nierenversagen, terminaler Niereninsuffizienz und bei Dialyse-Patienten Terminabsprache mit Zuweiser bezüglich eventueller Dialyse nach KM-CT. Bei bekannter Schilddrüsenüberfunktion und/oder Schilddrüsenautonomie besondere Vorsicht vor KM-Gabe. Blockierung bzw. Supprimierung der Schilddrüse(nfunktion) meist notwendig vor der Untersuchung (siehe Seite X–XI)!
- Alle mobilisierbaren, insbesondere metallischen Fremdkörper im Untersuchungsbereich entfernen: Halsketten, Brille, Hörgeräte, Ohrringe, Zahnprothesen, Piercingschmuck (auch Zunge/Mamille/Nabel usw.), Epithesen, Prothesen, Haarklammern, Kämme, Perücken u. ä.). Störende (EKG-) Kabel umsetzen.
- Patient möglichst weitgehend (zumindest im zu untersuchenden Bereich) entkleiden, eventuell OP-Hemd/Kittel *ohne* Metallknöpfe anbieten. Bequeme Rücken- bzw. Bauchlage, Kopf in Schaumstoffschale oder unterpolstern, Arme seitlich eng am Körper oder über Kopf. Optimale Lagerung des Patienten ist Voraussetzung für Ruhigliegen und beste Bildqualität. Unterpolsterung, wo es helfen kann (Hals/Nacken/Schulter, Rücken, Knie, Fersen).
- Fixierung leicht beweglicher Körperteile im Untersuchungsbereich empfohlen.
- Gonadenschutz anlegen.
- I.v.-Zugang an Arm/Hand legen, falls nicht vorhanden.
- KM-Injektor: KM aufziehen, entlüften, anschließen, programmieren.
- Während der KM-Injektion Patientenmonitoring durch Arzt, damit im Fall einer KM-Reaktion/Fehlinjektion sofort interveniert werden kann.

## Untersuchung

- Exakte symmetrische Einstellung zur Körperachse (mit Laserkreuz kontrollieren) vermeidet zeitaufwendige Lagekorrektur nach Referenzscan.
- Falls möglich, immer Augen(linsen) aus dem Untersuchungsbereich aussparen!
- Suche nach Entzündungsherden: Scan-Beginn ca. 2 min nach Infusionsbeginn, damit pathologische Veränderungen KM aufnehmen können.
- KM-Tropfinfusion *(eigentlich obsolet!!)*: Scan-Beginn direkt nach Infusionsende.
- Bei (Intensivpflege-)Patienten mit zentralem Venenkatheter KM-Gabe *mit hoher Flussgeschwindigkeit nicht über 3-Wege-Hahn injizieren!* 3-Wege-Hahn entfernen, Direktanschluss oder anderer/neuer venöser Zugang!
- Kopfuntersuchungen: kraniale Schicht in der Kalotte bei Kopfuntersuchung im Knochenfenster abbilden. Mastoid bei Verdacht auf Mastoiditis/Meningitis vollständig abbilden.
- Zur Vermeidung von Aufhärtungsartefakten in der Felsenbeinregion: VAR-Scans (zwei 2-mm-Schichten addiert zu einer 4-mm-Schicht) bei Single-Slice-CT.
- Streifenartefakte in der hinteren Schädelgrube durch Feststellhebel der Kopfschale möglich (im Topogramm schlecht erkennbar). Kontrolle mit Lichtvisier.

## KM-Zwischenfall

- Kontrastmittelzufuhr stoppen.
- Arzt informieren.
- Patient aus dem Gerät herausfahren.
- Vorgehen je nach Schwere der Symptomatik in Absprache mit Arzt vor Ort, ggf. Reanimationsteam/Notarzt/Intensivmedizin benachrichtigen (siehe Seite X–XI).

## Nachsorge

- *Interventionelle CT:* Untersuchungsprotokoll und Kurzbefund mit auf die Station geben. Patient soll mindestens eine Stunde nach der Untersuchung auf der Station/in der Abteilung in kürzeren Abständen kontrolliert werden (Blutung, Verbandkontrolle, septischer Schock, Blutdruck-Kontrolle, Pneumothorax).

## Kinder-CT: Besonderheiten

- Bei Kindern ärztliches Vorgespräch *einen Tag vor der Untersuchung* mit allen Erziehungsberechtigten anstreben, eventuell Untersuchungsraum zeigen.
- Kinder vor der Untersuchung zur Toilette bringen lassen (schicken).
- Bei ängstlichen Kindern eventuell Topogramm von Teddy oder Puppe machen, kann Angst nehmen.
- KM-Gabe bei Kindern analog zu Erwachsenen (bis ca. 4 ml/kg KG), jedoch flow reduzieren bei kleinen Kindern und Säuglingen (0,2–0,5 ml/s).
- Stillende Mütter sollten nach KM-Gabe eine Stillpause von mindestens 24 Stunden einhalten und die Muttermilch verwerfen (eventuell Vorrat *vorher* abpumpen lassen!).

## Flow-Peak Bestimmung

- **Methodik:** 20 bis 40 ml jodhaltiges Kontrastmittel mit einer Flussgeschwindigkeit von 4ml/s mittels KM-Injektor applizieren. In der Untersuchungsregion in definierten Zeitabständen dynamisch (ohne Tischvorschub) scannen.
- **Zeitmuster:** z. B. 0, 10, 13, 16, 19, 22, 25, 28, 31, 34, 37, 40, 43, 46, 49, 52, 55, 60, 65, 70 Sekunden nach KM-Applikation (20 Scans).
- **Auswertung:** dynamische Serie laden, ROI in ein Gefäß oder in ein Organ legen.

- **Ergebnis:** Dichteverlauf, deren Scheitelpunkt den Zeitpunkt der maximalen Kontrastierung wiedergibt. Entspricht etwa der Startverzögerung (delay) bei KM-Untersuchungen.

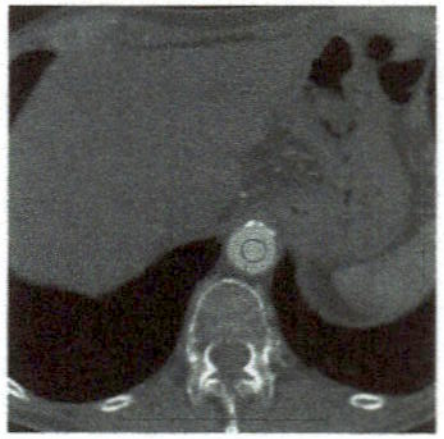

flow-peak-Messung, Einstellung

## Bolus-Tracking/smart prep/Care Bolus

- **Methodik:** Referenzscan in der Startregion des zuvor definierten Untersuchungsgebiets erstellen. ROI(s) in ein Gefäß oder ein Organ legen.
- **Zeitmuster für Monitoring-Scan-Phase planen:** z. B. 10 s delay, dann nach KM-Start alle 3 s ein Scan.
- Schwellenwert für Scan-Phase festlegen: z. B. 50 HE.
- **Zu applizierende KM-Menge berechnen:** abhängig von Scan-Dauer und Flussgeschwindigkeit. Monitoring-Scan-Phase und KM-Injektor parallel starten. Bei Erreichen des Schwellenwertes automatischer oder manueller Scan-Start.
- **Ergebnis:** optimale KM-Anreicherung in der Untersuchungsregion.

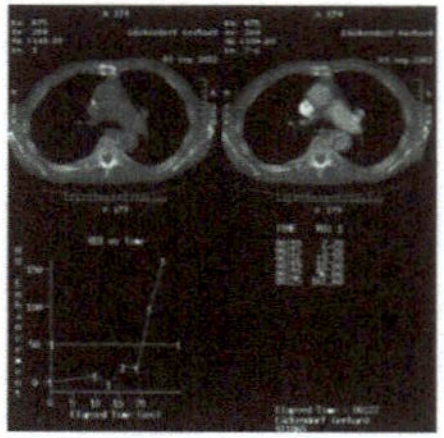

Bolus-Tracking

## Antetorsionswinkel

Linie durch das Zentrum des größten Querschnitts Femurkopf + Mitte größter Querschnitt Femurhals legen. Weitere Linie kortikal dorsal an Femurkondylen legen. Bei Übereinander-Projektion entsteht der Antetorsionswinkel (immer Seitenvergleich!).

## Tibiatorsionswinkel

Linie an Femurkondylen kortikal dorsal legen (Tibiakopfhinterrand weniger gut geeignet). Weitere Linie durch Zentrum distale Fibula + Zentrum distale Tibia direkt oberhalb OSG-Spalt. Bei Übereinander-Projektion entsteht der Tibiatorsionswinkel (immer Seitenvergleich!).

## MIP (Maximale Intensitäts-Projektion)

3D-Darstellung. Es wird nur der maximale HE-Wert in Projektionsrichtung dargestellt. Digitales Archivieren, Ausdruck und Video möglich.

## MinMIP (Minimale Intensitäts-Projektion)

3D-Darstellung. Es wird nur der minimale HE-Wert in Projektionsrichtung dargestellt. Digitales Archivieren, Ausdruck und Video möglich.

## VRT (Volume-Rendering-Technik)

3D-Darstellung mit der Möglichkeit, HE-Bereiche ein- und auszublenden, HE-Bereiche mit unterschiedlicher Durchscheinbarkeit (Opazität) und frei wählbaren Farben zu versehen, frei im Raum zu drehen, Teilbereiche wegzuschneiden und Lichtquellen mit Schattengebung einzusetzen. Digitales Archivieren, Ausdruck und Video möglich.

## 3D-Darstellung

3-Dimensionale Darstellung. Nur die HE-Werte der Oberfläche kommen zur Darstellung, darunter liegende Werte werden nicht dargestellt. Digitales Archivieren, Ausdruck und Video möglich.

## Vessel Analysis

Benötigt KM-angereicherte Scans. Gefäßabschnitte können identifiziert, benannt, vermessen und 2- bzw. 3-dimensional dargestellt werden. Digitales Archivieren, Ausdruck und Video möglich.

## Virtuelle Endoskopie (Fly-Mode)

Luft- und kontrastmittelgefüllte Regionen (z. B. Trachea, Kolon, Gefäße) können mittels virtueller Kamera durchflogen werden, Einzelbilder können archiviert, ausgedruckt oder der komplette Flug als Video digital aufgenommen werden.

## Osteodensitometrie

Kaliumhydroxidapatid-Referenzblock und Referenzdatenbank der Software werden zur Auswertung der Knochendichte benötigt. Ergebnisausgabe erfolgt durch Standardabweichung für Geschlecht und Alter, in graphischer Form.

## Dental-CT

Hardcopy-Segmentgröße im 6er-Format ausmessen (z. B. 13,5 cm Kantenlänge = Field-size: 135) und ins Dentalprogramm eintragen, damit 1 mm im Original gleich 1 mm im Filmsegment entspricht.

## Notfallpatienten/Polytrauma

Bei stark blutenden Patienten empfiehlt es sich, aus hygienischen Gründen die Gantryöffnung mit Folie abzudecken, um das Eindringen von Blut in das CT-Gerät zu vermeiden.

## Blasenkatheter in der Regel vor der Untersuchung abklemmen

## 1.1.1 CT-Untersuchung: Kopf – Standard

### Fragestellung

**Nativ:** unklare Kopfschmerzen, Hirninfarkt, Hirndruck, Verkalkungen, Hirnblutung, Hydrozephalus, SAB
**KM:** Tumor, Metastasen, Raumforderung, Gefäßprozess, Hirnabszess, Enzephalitis, Meningitis

### Vorbereitung und Lagerung

Gonadenschutz! Alle Fremdkörper im Untersuchungsbereich entfernen.
Bequeme Rückenlage, Kopf in Kopfschale (Abb. 1), Schultern bis an die Kante der Kopfschale, beidseitig mit Kopfpolster fixieren, Arme seitlich am Körper oder über der Brust, Kinnspitze zur Brust ziehen. Exakte symmetrische Einstellung zur Körperachse, mit Fadenkreuz kontrollieren, ggf. Korrektur nach Referenzscan.
**KM-Gabe:** großlumigen i.v. Zugang legen (lassen), Injektor anschließen.

### Untersuchungsbereich

| | |
|---|---|
| Schädelbasis: Foramen magnum bis Felsenbeinoberrand | Fensterlage Width/Center: ca. 190/35 |
| Cerebrum: Anschluss Felsenbein bis Kalottendach | Fensterlage Width/Center: ca. 100/35 |

### Wichtiges, Tipps & Tricks

- Augen aus dem Untersuchungsbereich aussparen!
- Kraniale Schicht in der Kalotte im Knochenfenster abbilden, Mastoid bei Verdacht auf Meningitis vollständig abbilden.
- Zur Vermeidung von Aufhärtungsartefakten in der Felsenbeinregion: VAR-Scans bei Single-Slice-CT.
- Streifenartefakte in der hinteren Schädelgrube durch Feststellhebel der Kopfschale möglich.

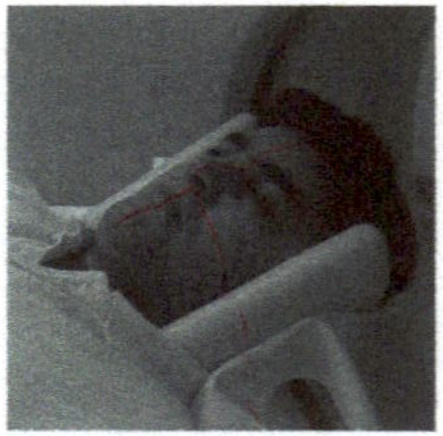

1 Lagerung

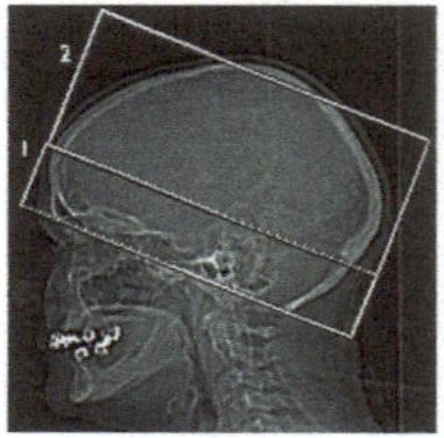


2 Topogramm/Scout

Weitere Hilfe siehe Seite 2–5

| 1.1.1 Einzeilen-CT | Phase | Scan Art | Slice (mm) | Table speed (mm) | Time (s) | kV | mA | Kernel | KM Delay (s) | Post-processing |
|---|---|---|---|---|---|---|---|---|---|---|
| 1 | | Topo lat | 2 | | | 120 | 100 | Std | | |
| 2 | | Referenz-scan | 4/5 | | 1 | 140 | 300 | Std | | zentrieren |
| 3 | nativ | Axial/Sequenz | 4/5 | 4/5 | 1 | 140 | 300 | Std | | |
| 4 | nativ | Axial/Sequenz | 8 | 8 | 1 | 140 | 250 | Std | | |
| KM-Gabe | **KM (ml)**<br>**flow (ml/s)** | **100**<br>**1,0** | | | | | | | | |
| 5 | post KM | Axial/Sequenz | 4/5 | 4/5 | 1 | 140 | 300 | Std | 120–180 | |
| 6 | post KM | Axial/Sequenz | 8 | 8 | 1 | 140 | 250 | Std | 120–180 | |

| 1.1.1 Mehrzeilen-CT | Phase | Scan Art | Slice (mm) | Table speed (mm) | Time (s) | kV | mA | Kernel | KM Delay (s) | Post-processing |
|---|---|---|---|---|---|---|---|---|---|---|
| 1 | | Topo lat | 2 | | | 120 | 10/100 | Std | | |
| 2 | nativ | Axial/Sequenz | 4/5 | 4/10 | 1 | 120 | 260 | Std | | |
| 3 | nativ | Axial/Sequenz | 8 | 16 | 1 | 120 | 260 | Std | | |
| KM-Gabe | **KM (ml)**<br>**flow (ml/s)** | **100**<br>**1,0** | | | | | | | | |
| 4 | post KM | Axial/Sequenz | 4/5 | 4/10 | 1 | 120 | 260 | Std | 120–180 | |
| 5 | post KM | Axial/Sequenz | 8 | 16 | 1 | 120 | 260 | Std | 120–180 | |

## 1.1.2 CT-Untersuchung: Kopf – Trauma

### Fragestellung
**Nativ:** Fraktur, Schädelbasisfraktur, Hirnblutung, SAB, Fremdkörper

### Vorbereitung und Lagerung
Gonadenschutz! Alle Fremdkörper im Untersuchungsbereich entfernen.
Bequeme Rückenlage, Kopf in Kopfschale (Abb. 1), Schultern bis an die Kante der Kopfschale, beidseitig mit Kopfpolster fixieren, Arme seitlich am Körper oder über der Brust, Kinnspitze zur Brust ziehen. Exakte symmetrische Einstellung zur Körperachse mit Fadenkreuz kontrollieren, ggf. Korrektur nach Referenzscan.

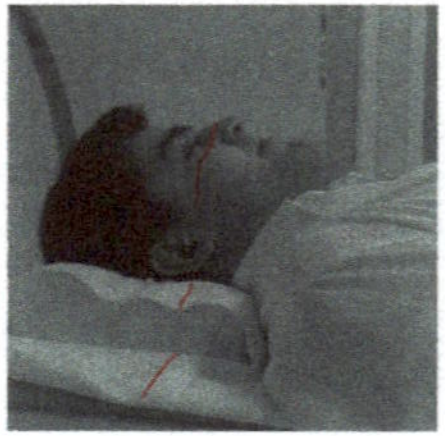
1 Lagerung

### Untersuchungsbereich

| | |
|---|---|
| Schädelbasis: Foramen magnum bis Felsenbeinoberrand | Fensterlage Width/Center: ca. 190/35 |
| Cerebrum: Anschluss Felsenbein bis Kalottendach | Fensterlage Width/Center: ca. 110/35 |

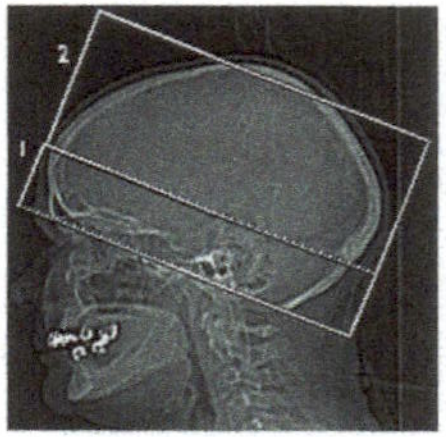

2 Topogramm/Scout

### Wichtiges, Tipps & Tricks
- Normalerweise keine KM-Applikation notwendig.
- Zusätzlich komplette Untersuchung im Knochenfenster abbilden. Fensterlage Width/Center: ca. 3500/500.
- Zur Vermeidung von Aufhärtungsartefakten in der Felsenbeinregion: VAR-Scans bei Single-Slice-CT.
- Streifenartefakte in der hinteren Schädelgrube durch Feststellhebel der Kopfschale möglich.

Weitere Hilfe siehe Seite 2–5

| 1.1.2 Einzeilen-CT | Phase | Scan Art | Slice (mm) | Table speed (mm) | Time (s) | kV | mA | Kernel | Post-processing |
|---|---|---|---|---|---|---|---|---|---|
| 1 | | Topo lat | 2 | | | 120 | 100 | Std | |
| 2 | | Referenz-scan | 5 | | 1 | 140 | 300 | Std | zentrieren |
| 3 | nativ | Axial/Sequenz | 5 | 5 | 1 | 140 | 300 | Std | UHR-Kernel |
| 4 | nativ | Axial/Sequenz | 8 | 8 | 1 | 140 | 250 | Std | UHR-Kernel |

| 1.1.2 Mehrzeilen-CT | Phase | Scan Art | Slice (mm) | Table speed (mm) | Time (s) | kV | mA | Kernel | Post-processing |
|---|---|---|---|---|---|---|---|---|---|
| 1 | | Topo lat | 2 | | | 120 | 10/100 | Std | |
| 2 | nativ | Axial/Sequenz | 4/5 | 4/10 | 1 | 120 | 260 | Std | UHR-Kernel |
| 3 | nativ | Axial/Sequenz | 8 | 16 | 1 | 120 | 260 | Std | UHR-Kernel |

## 1.1.3 CT-Untersuchung: Gesichtsschädel

### Fragestellung

**Nativ:** Fremdkörper, Orbitabodenfraktur, postoperative Kontrolle
**KM:** Tumor, Metastasen, Raumforderung

### Vorbereitung und Lagerung

Gonadenschutz! Alle Fremdkörper im Untersuchungsbereich entfernen.
Bequeme Rückenlage, Kopf in Bocollokissen (Abb. 1), Arme seitlich am Körper oder über der Brust, Kinnspitze zur Brust ziehen. Exakte symmetrische Einstellung zur Körperachse. Stirn-Kinn-Linie parallel zur Tischebene, ggf. mit Klebeband/Klettband über Kinn/Stirn fixieren. Mit Fadenkreuz kontrollieren, ggf. Korrektur nach Referenzscan.
**KM-Gabe:** großlumigen i.v. Zugang legen (lassen), Injektor anschließen.

### Untersuchungsbereich

| | |
|---|---|
| Nasenwurzel bis Kinnspitze | Fensterlage Width/Center: ca. 350/35 |
| Komplette Untersuchung im Knochenfenster abbilden | Fensterlage Width/Center: ca. 3500/500 |

Weitere Hilfe siehe Seite 2–5

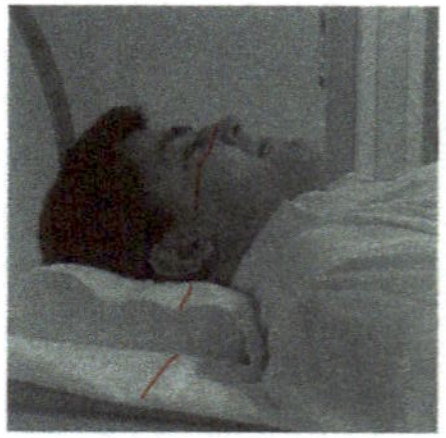
1 Lagerung

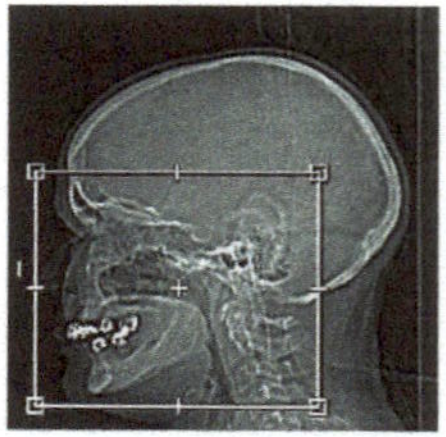
2 Topogramm/Scout

| 1.1.3 Einzeilen-CT | Phase | Scan Art | Slice (mm) | Table speed (mm) | Time (s) | Increment (mm) | kV | mA | Kernel | KM Delay (s) | Post-processing |
|---|---|---|---|---|---|---|---|---|---|---|---|
| 1 | | Topo lat | 2 | | | | 120 | 100 | Std | | |
| 2 | | Referenz-scan | 2 | | 1 | | 140 | 200 | UHR | | zentrieren |
| 3 | nativ | Spirale | 2 | 4 | 1 | 2 | 140 | 200 | UHR | | optional Std-Kernel |
| KM-Gabe | **KM (ml)**<br>**flow (ml/s)** | **100**<br>**1,0** | | | | | | | | | |
| 4 | post KM | Spirale | 2 | 4 | 1 | 2 | 140 | 200 | Std | 120–180 | |

| 1.1.3 Mehrzeilen-CT | Phase | Scan Art | Slice (mm) | Table speed (mm) | Time (s) | Increment (mm) | kV | mA | Kernel | KM Delay (s) | Post-processing |
|---|---|---|---|---|---|---|---|---|---|---|---|
| 1 | | Topo lat | 2 | | | | 120 | 10/100 | Std | | |
| 2 | nativ | Spirale | 1,25–2 | 4–10 | 1 | 1,25–2 | 120 | 200 | UHR | | optional Std-Kernel |
| KM-Gabe | **KM (ml)**<br>**flow (ml/s)** | **100**<br>**1,0** | | | | | | | | | |
| 3 | post KM | Spirale | 1,25–2 | 4–10 | 1 | 1,25–2 | 120 | 200 | Std | 120–180 | |

## 1.1.4 CT-Untersuchung: Schädelbasis, Sellaregion axial

### Fragestellung

**Nativ:** Fraktur, Fremdkörper
**KM:** Tumor, Metastasen, Raumforderung, Hypophysentumor, Kraniopharyngeom

### Vorbereitung und Lagerung

Gonadenschutz! Alle Fremdkörper im Untersuchungsbereich entfernen.
Bequeme Rückenlage, Kopf in Bocollokissen (Abb. 1), Arme seitlich am Körper oder über der Brust, Kinnspitze zur Brust ziehen. Exakte symmetrische Einstellung zur Körperachse. Stirn-Kinn-Linie parallel zur Tischebene, ggf. mit Klebeband/Klettband über Kinn/Stirn fixieren. Mit Fadenkreuz kontrollieren, ggf. Korrektur nach Referenzscan.
**KM-Gabe:** großlumigen i.v. Zugang legen (lassen), Injektor anschließen.

### Untersuchungsbereich

| | |
|---|---|
| Foramen magnum bis supraselläre Zisterne | Fensterlage Width/Center: ca. 190/35 |
| Komplette Untersuchung im Knochenfenster abbilden | Fensterlage Width/Center: ca. 3500/500 |

Weitere Hilfe auf Seite 2–5

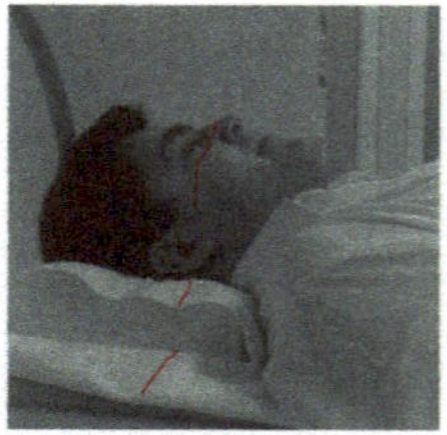
1 Lagerung

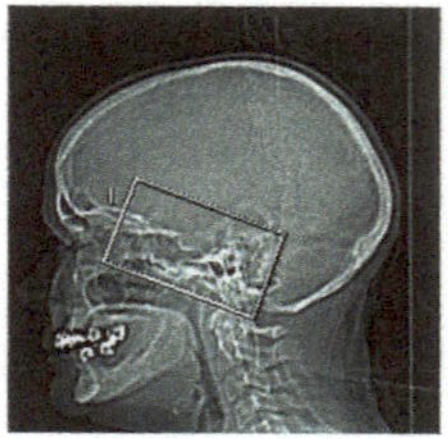
2 Topogramm/Scout

| 1.1.4 Einzeilen-CT | Phase | Scan Art | Slice (mm) | Table speed (mm) | Time (s) | Increment (mm) | kV | mA | Kernel | KM Delay (s) | Post-processing |
|---|---|---|---|---|---|---|---|---|---|---|---|
| 1 | | Topo lat | 2 | | | | 120 | 100 | Std | | |
| 2 | | Referenzscan | 2 | | 1 | | 140 | 250 | Std | | zentrieren |
| 3 | nativ | Spirale | 2 | 4 | 1 | 2 | 140 | 250 | Std | | UHR-Kernel |
| KM-Gabe | **KM (ml)**<br>**flow (ml/s)** | **100**<br>**1,0** | | | | | | | | | |
| 4 | post KM | Spirale | 2 | 4 | 1 | 2 | 140 | 250 | Std | 120–180 | |

| 1.1.4 Mehrzeilen-CT | Phase | Scan Art | Slice (mm) | Table speed (mm) | Time (s) | Increment (mm) | kV | mA | Kernel | KM Delay (s) | Post-processing |
|---|---|---|---|---|---|---|---|---|---|---|---|
| 1 | | Topo lat | 2 | | | | 120 | 10/100 | Std | | |
| 2 | nativ | Spirale | 1,25–2 | 4–10 | 1 | 1,25–2 | 120/140 | 200–260 | Std | | UHR-Kernel |
| KM-Gabe | **KM (ml)**<br>**flow (ml/s)** | **100**<br>**1,0** | | | | | | | | | |
| 3 | post KM | Spirale | 1,25–2 | 4–10 | 1 | 1,25–2 | 120/140 | 200–260 | Std | 120–180 | |

## 1.1.5 CT-Untersuchung: Hypophyse koronar

### Fragestellung

**KM:** Hypophysentumor, selläre/paraselläre Raumforderung, Kraniopharyngeom

### Vorbereitung und Lagerung

Gonadenschutz! Alle Fremdkörper im Untersuchungsbereich entfernen.
Bequeme Rückenlage, Arme auf dem Bauch, Kopf in NNH-Schale lagern, Kopf maximal nach hinten strecken, mit Kopfpolster fixieren (Abb. 1), ggf. mit Klebeband/Klettband über Stirn fixieren. Exakte symmetrische Einstellung zur Körperachse mit Fadenkreuz kontrollieren, ggf. Korrektur nach Referenzscan.
**KM-Gabe:** großlumigen i.v. Zugang legen (lassen), Injektor anschließen.

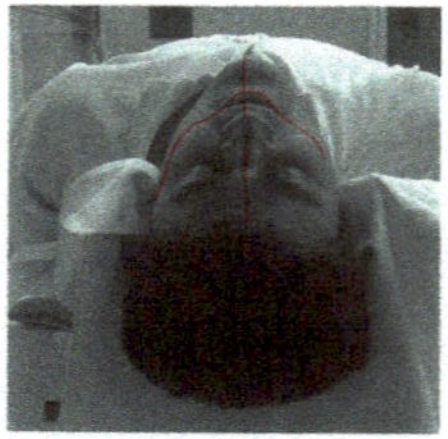
1 Lagerung

### Untersuchungsbereich

| | |
|---|---|
| Hypophysenregion | Fensterlage Width/Center: ca. 350/35 |
| Komplette Untersuchung im Knochenfenster abbilden | Fensterlage Width/Center: ca. 3500/500 |

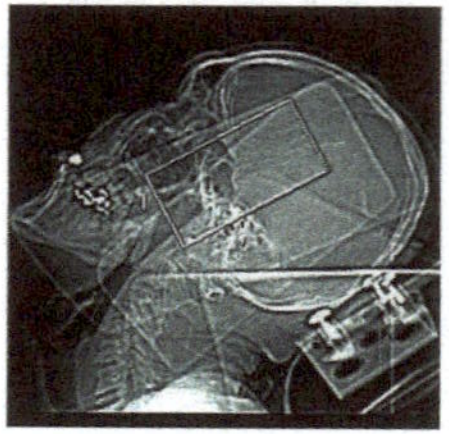
2 Topogramm/Scout

### Wichtiges, Tipps & Tricks

- Spiral-CT empfohlen (kurze Akquisitionszeit).
- Zur Betrachtung der Bilder in Patientenansicht Image-Mirroring UP/DOWN im Scanprotokoll anwählen.

Weitere Hilfe siehe Seite 2–5

| 1.1.5 Einzeilen-CT | Phase | Scan Art | Slice (mm) | Table speed (mm) | Time (s) | Increment (mm) | kV | mA | Kernel | KM Delay (s) | Post-processing |
|---|---|---|---|---|---|---|---|---|---|---|---|
| 1 | | Topo lat | 2 | | | | 120 | 100 | Std | | |
| 2 | | Referenzscan | 2 | | 1 | | 140 | 250 | Std | | zentrieren |
| 3 | nativ | Spirale | 2 | 2–4 | 1 | 2 | 140 | 250 | Std | | UHR-Kernel |
| KM-Gabe | **KM (ml)**<br>**flow (ml/s)** | **100**<br>**1,0** | | | | | | | | | |
| 4 | post KM | Spirale | 2 | 2–4 | 1 | 2 | 140 | 250 | Std | 120–180 | |

| 1.1.5 Mehrzeilen-CT | Phase | Scan Art | Slice (mm) | Table speed (mm) | Time (s) | Increment (mm) | kV | mA | Kernel | KM Delay (s) | Post-processing |
|---|---|---|---|---|---|---|---|---|---|---|---|
| 1 | | Topo lat | 2 | | | | 120 | 10/100 | Std | | |
| 2 | nativ | Spirale | 1,25–2 | 4–10 | 1 | 1,25–2 | 120/140 | 260 | Std | | UHR-Kernel |
| KM-Gabe | **KM (ml)**<br>**flow (ml/s)** | **100**<br>**1,0** | | | | | | | | | |
| 3 | post KM | Spirale | 1,25–2 | 4–10 | 1 | 1,25–2 | 120/140 | 260 | Std | 120–180 | |

## 1.1.6 CT-Untersuchung: Felsenbein/Mastoid

### Fragestellung

**Nativ:** Fremdkörper, Fraktur, Gehörknöchelchen, Mittelohr, Innenohr, Bogengänge, Schnecke
**KM:** Tumor, Mastoiditis, Cholesteatom, Akustikusneurinom

### Vorbereitung und Lagerung

Gonadenschutz! Alle Fremdkörper im Untersuchungsbereich entfernen.
Bequeme Rückenlage, Kopf in Kopfschale, Schultern bis an die Kante der Kopfschale, beidseitig mit Kopfpolster fixieren, Arme seitlich am Körper oder über der Brust, Kinnspitze zur Brust ziehen (Abb. 1). Exakte symmetrische Einstellung zur Körperachse, mit Fadenkreuz kontrollieren, ggf. Korrektur nach Referenzscan.
**KM-Gabe:** großlumigen i.v. Zugang legen (lassen), Injektor anschließen.

### Untersuchungsbereich

| | |
|---|---|
| Felsenbeine | Fensterlage Width/Center: ca. 3500/500 |
| Weichteilfenster bei Tumoren | Fensterlage Width/Center: ca. 350/35 |

### Wichtiges, Tipps & Tricks

- Messung der inneren Gehörgangsweite, um Aufweitungen durch Tumoren (z. B. Akustikusneurinom/Meningeom) zu erfassen (Seitenvergleich!).
- KM-Untersuchung wird häufig durch MRT-Untersuchung ersetzt, vorher abklären (lassen).

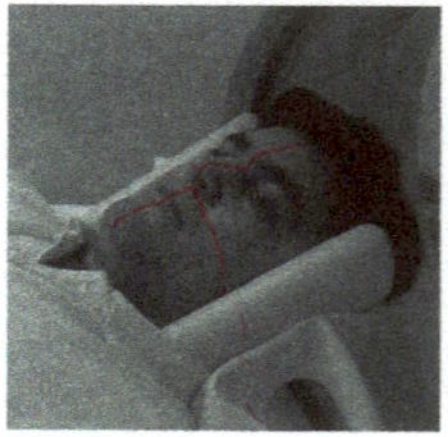
1 Lagerung

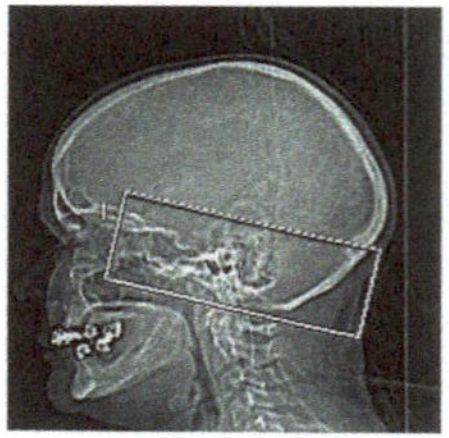
2 Topogramm/Scout

Weitere Hilfe siehe Seite 2–5

| 1.1.6 Einzeilen-CT | Phase | Scan Art | Slice (mm) | Table speed (mm) | Time (s) | Increment (mm) | kV | mA | Kernel | KM Delay (s) | Post-processing |
|---|---|---|---|---|---|---|---|---|---|---|---|
| 1 | | Topo lat | 2 | | | | 120 | 100 | Std | | |
| 2 | | Referenzscan | 1 | | 1 | | 140 | 250 | Std | | zentrieren |
| 3 | nativ | Spirale | 1 | 1–2 | 1 | 1 | 140 | 250 | UHR | | Std-Kernel |
| KM-Gabe | **KM (ml)**<br>**flow (ml/s)** | **100**<br>**1,0** | | | | | | | | | |
| 4 | post KM | Spirale | 1 | 1–2 | 1 | 1 | 140 | 250 | Std | 120–180 | |

| 1.1.6 Mehrzeilen-CT | Phase | Scan Art | Slice (mm) | Table speed (mm) | Time (s) | Increment (mm) | kV | mA | Kernel | KM Delay (s) | Post-processing |
|---|---|---|---|---|---|---|---|---|---|---|---|
| 1 | | Topo lat | 2 | | | | 120 | 10/100 | Std | | |
| 2 | nativ | Spirale | 1,25–2 | 4–10 | 1 | 1,25–2 | 120/140 | 260 | UHR | | Std-Kernel |
| KM-Gabe | **KM (ml)**<br>**flow (ml/s)** | **100**<br>**1,0** | | | | | | | | | |
| 3 | post KM | Spirale | 1,25–2 | 4–10 | 1 | 1,25–2 | 120/140 | 260 | Std | 120–180 | |

## 1.1.7 CT-Untersuchung: Orbita

### Fragestellung

**Nativ:** Blutung, Fraktur, Fremdkörper, (endokrine) Orbitopathie, Kontrolle nach Osteosynthese
**KM:** Tumor, Metastasen, Raumforderung, malignes Lymphom, Pseudotumor

### Vorbereitung und Lagerung

Gonadenschutz! Alle Fremdkörper im Untersuchungsbereich entfernen.
Bequeme Rückenlage, Kopf in Bocollokissen (Abb. 1), Arme seitlich am Körper oder über der Brust, Kinnspitze zur Brust ziehen. Exakte symmetrische Einstellung zur Körperachse. Stirn-Kinn-Linie parallel zur Tischebene, ggf. mit Klebeband/Klettband über Kinn/Stirn fixieren. Mit Fadenkreuz kontrollieren, ggf. Korrektur nach Referenzscan.
**KM-Gabe:** großlumigen i.v. Zugang legen (lassen), Injektor anschließen.

### Untersuchungsbereich

| | |
|---|---|
| Orbitadach bis Orbitaboden | Fensterlage Width/Center: ca. 350/35 |
| Komplette Untersuchung im Knochenfenster abbilden | Fensterlage Width/Center: ca. 3500/500 |

Weitere Hilfe siehe Seite 2–5

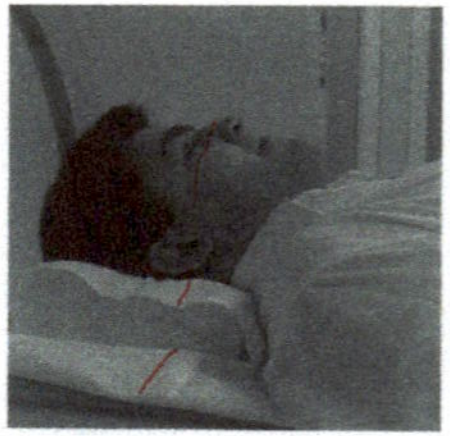
1 Lagerung

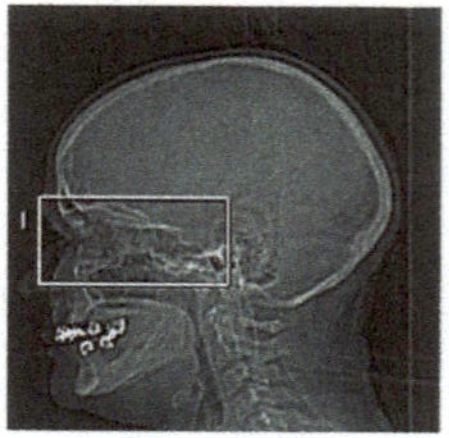
2 Topogramm/Scout

| 1.1.7 Einzeilen-CT | Phase | Scan Art | Slice (mm) | Table speed (mm) | Time (s) | Increment (mm) | kV | mA | Kernel | KM Delay (s) | Post-processing |
|---|---|---|---|---|---|---|---|---|---|---|---|
| 1 | | Topo lat | 2 | | | | 120 | 100 | Std | | |
| 2 | | Referenzscan | 1 | | 1 | | 120 | 200 | Std | | zentrieren |
| 3 | nativ | Spirale | 1 | 1–2 | 1 | 1 | 120 | 200 | Std | | UHR-Kernel |
| KM-Gabe | **KM (ml)**<br>**flow (ml/s)** | **100**<br>**1,0** | | | | | | | | | |
| 4 | post KM | Spirale | 1 | 4 | 1 | 1 | 120 | 200 | Std | 120–180 | |

| 1.1.7 Mehrzeilen-CT | Phase | Scan Art | Slice (mm) | Table speed (mm) | Time (s) | Increment (mm) | kV | mA | Kernel | KM Delay (s) | Post-processing |
|---|---|---|---|---|---|---|---|---|---|---|---|
| 1 | | Topo lat | 2 | | | | 120 | 10/100 | Std | | |
| 2 | nativ | Spirale | 1,25–2 | 4–10 | 0,5–1 | 1,25–2 | 120/140 | 150–200 | Std | | UHR-Kernel |
| KM-Gabe | **KM (ml)**<br>**flow (ml/s)** | **100**<br>**1,0** | | | | | | | | | |
| 3 | post KM | Spirale | 1,25–2 | 4–10 | 0,5–1 | 1,25–2 | 120/140 | 150–200 | Std | 120–180 | |

# 1.1.8a CT-Untersuchung: NNH koronar (Rückenlage)

## Fragestellung

**Nativ:** Sinusitis, Fremdkörper, Fraktur, Pyozele, Mukozele
**KM:** Tumor, Metastasen, Raumforderung, Sinusitis, Pyozele, Mukozele

## Vorbereitung und Lagerung

Gonadenschutz! Alle Fremdkörper im Untersuchungsbereich entfernen.
Bequeme Rückenlage, Arme auf dem Bauch, Kopf in NNH-Schale lagern, Kopf maximal nach hinten strecken (Abb. 1), mit Kopfpolster fixieren, ggf. mit Klebeband/Klettband über Stirn fixieren. Exakte symmetrische Einstellung zur Körperachse, mit Fadenkreuz kontrollieren, ggf. Korrektur nach Referenzscan.
**KM-Gabe:** großlumigen i.v. Zugang legen (lassen), Injektor anschließen.

## Untersuchungsbereich

| | |
|---|---|
| Nasenbein bis Keilbeinhöhlenende | Fensterlage Width/Center: ca. 350/35 |
| Komplette Untersuchung im Knochenfenster abbilden | Fensterlage Width/Center: ca. 3500/500 |

## Wichtiges, Tipps & Tricks

- Erst nach Laden des Scanprotokolls Patienten lagern (unbequeme Lage des Patienten kurz halten).
- Spiral-CT empfohlen (kurze Akquisitionszeit).
- Zur Betrachtung der Bilder in Patientenansicht: Image-Mirroring UP/DOWN im Scanprotokoll anwählen.
- Bei Sinusitis-Abklärung Increment bis 4 mm.

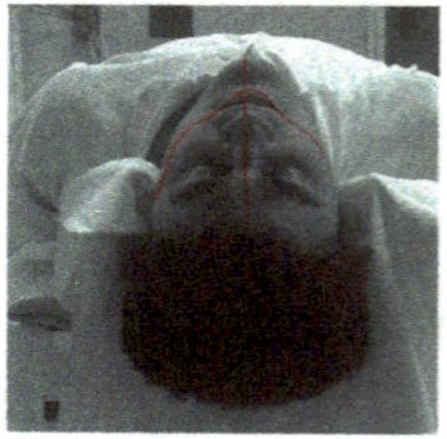
1 Lagerung

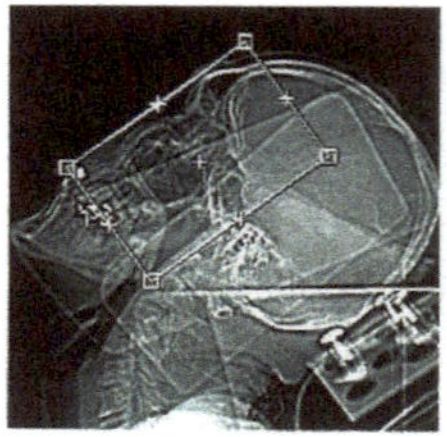
2 Topogramm/Scout

Weitere Hilfe siehe Seite 2–5

| 1.1.8a Einzeilen-CT | Phase | Scan Art | Slice (mm) | Table speed (mm) | Time (s) | Increment (mm) | kV | mA | Kernel | KM Delay (s) | Post-processing |
|---|---|---|---|---|---|---|---|---|---|---|---|
| 1 | | Topo lat | 2 | | | | 120 | 100 | Std | | |
| 2 | | Referenzscan | 2 | | 1 | | 140 | 150 | Std | | zentrieren |
| 3 | nativ | Spirale | 2 | 2–4 | 1 | 2 (4) | 140 | 150 | UHR | | Std-Kernel |
| KM-Gabe | **KM (ml)**<br>**flow (ml/s)** | **100**<br>**1,0** | | | | | | | | | |
| 4 | post KM | Spirale | 2 | 2–4 | 1 | 2 (4) | 140 | 200–250 | Std | 120–180 | |

| 1.1.8a Mehrzeilen-CT | Phase | Scan Art | Slice (mm) | Table speed (mm) | Time (s) | Increment (mm) | kV | mA | Kernel | KM Delay (s) | Post-processing |
|---|---|---|---|---|---|---|---|---|---|---|---|
| 1 | | Topo lat | 2 | | | | 120 | 10/100 | Std | | |
| 2 | nativ | Spirale | 1,25–2 | 4–10 | 0,5–1 | 1,25–2 | 120/140 | 150–200 | UHR | | Std-Kernel |
| KM-Gabe | **KM (ml)**<br>**flow (ml/s)** | **100**<br>**1,0** | | | | | | | | | |
| 3 | post KM | Spirale | 1,25–2 | 4–10 | 0,5–1 | 1,25–2 | 120/140 | 150–200 | Std | 120–180 | |

## 1.1.8b CT-Untersuchung: NNH koronar (Bauchlage)

### Fragestellung

**Nativ:** Sinusitis, Fremdkörper, Fraktur, Pyozele, Mukozele
**KM:** Tumor, Metastasen, Raumforderung, Sinusitis, Pyozele, Mukozele

### Vorbereitung und Lagerung

Gonadenschutz! Alle Fremdkörper im Untersuchungsbereich entfernen.
Bauchlage, Arme am Körper anlegen, Kinn mit Schaumstoff unterpolstern. Kopf maximal nach hinten strecken (Abb. 1). Exakte symmetrische Einstellung zur Körperachse, mit Fadenkreuz kontrollieren, ggf. Korrektur nach Referenzscan.
**KM-Gabe:** großlumigen i.v. Zugang legen (lassen), Injektor anschließen.

### Untersuchungsbereich

| | |
|---|---|
| Nasenbein bis Keilbeinhöhlenende | Fensterlage Width/Center: ca. 350/35 |
| Komplette Untersuchung im Knochenfenster abbilden | Fensterlage Width/Center: ca. 3500/500 |

### Wichtiges, Tipps & Tricks

- Erst nach Laden des Scanprotokolls Patienten lagern (unbequeme Lage des Patienten kurz halten).
- Spiral-CT empfohlen (kurze Akquisitionszeit).
- Bei Sinusitis-Abklärung Increment bis 4 mm.

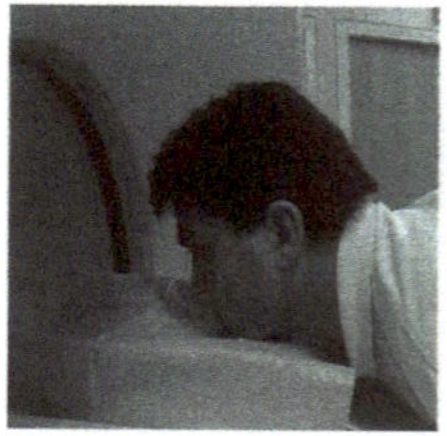

1 Lagerung

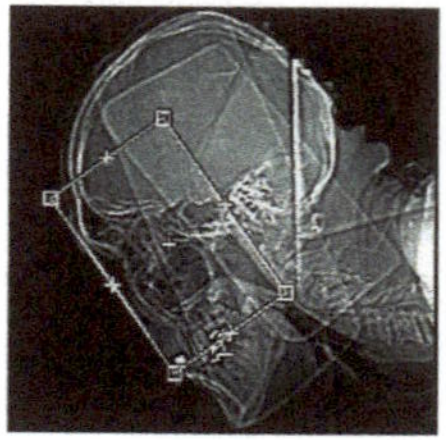

2 Topogramm/Scout

Weitere Hilfe siehe Seite 2–5

| 1.1.8b Einzeilen-CT | Phase | Scan Art | Slice (mm) | Table speed (mm) | Time (s) | Increment (mm) | kV | mA | Kernel | KM Delay (s) | Post-processing |
|---|---|---|---|---|---|---|---|---|---|---|---|
| 1 | | Topo lat | 2 | | | | 120 | 100 | Std | | |
| 2 | | Referenzscan | 2 | | 1 | | 140 | 150 | Std | | zentrieren |
| 3 | nativ | Spirale | 2 | 2–4 | 1 | 2 (4) | 140 | 150 | UHR | | Std-Kernel |
| KM-Gabe | **KM (ml)**<br>**flow (ml/s)** | **100**<br>**1,0** | | | | | | | | | |
| 4 | post KM | Spirale | 2 | 2–4 | 1 | 2 (4) | 140 | 200–250 | Std | 120–180 | |

| 1.1.8b Mehrzeilen-CT | Phase | Scan Art | Slice (mm) | Table speed (mm) | Time (s) | Increment (mm) | kV | mA | Kernel | KM Delay (s) | Post-processing |
|---|---|---|---|---|---|---|---|---|---|---|---|
| 1 | | Topo lat | 2 | | | | 120 | 10/100 | Std | | |
| 2 | nativ | Spirale | 1,25–2 | 4–10 | 0,5–1 | 1,25–2 | 120/140 | 150–200 | UHR | | Std-Kernel |
| KM-Gabe | **KM (ml)**<br>**flow (ml/s)** | **100**<br>**1,0** | | | | | | | | | |
| 3 | post KM | Spirale | 1,25–2 | 4–10 | 0,5–1 | 1,25–2 | 120/140 | 150–200 | Std | 120–180 | |

## 1.1.9a CT-Untersuchung: Dental Oberkiefer

### Fragestellung

**Nativ:** Fraktur, Fremdkörper, knöcherne Verhältnisse, präoperativer Situs

### Vorbereitung und Lagerung

Gonadenschutz! Alle Fremdkörper im Untersuchungsbereich entfernen.
Bequeme Rückenlage, Kopf in Kopfschale (Abb. 1), Schultern bis an die Kante der Kopfschale, beidseitig mit Kopfpolster fixieren, Arme seitlich am Körper oder über der Brust, Kinnspitze zur Brust ziehen. Exakte symmetrische Einstellung zur Körperachse, mit Fadenkreuz kontrollieren, ggf. Korrektur nach Referenzscan. Oberkieferzahnleiste steht senkrecht zur Tischebene (Abb. 2).

### Untersuchungsbereich

Mundhöhlenmitte bis Sinus maxillaris

Fensterlage Width/Center: ca. 3500/500

### Wichtiges, Tipps & Tricks

- Spiral-CT empfohlen.
- Optionale Software zur Auswertung erforderlich (Abb. 3).
- Hardcopy-Segmentgröße ausmessen (abhängig von Kameratyp und Filmformat, 6er-Film-Format empfohlen) und Ergebnis zur mm-genauen Abbildung in das Auswertungsprogramm übertragen.

Weitere Hilfe siehe Seite 2–5

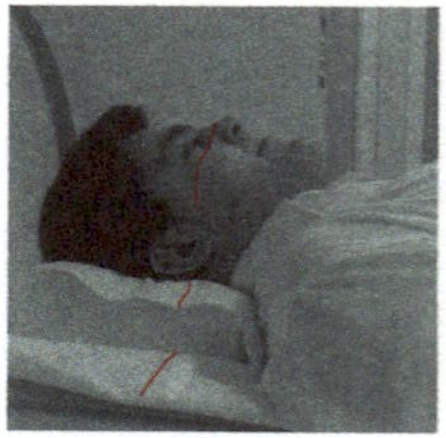

1 Lagerung

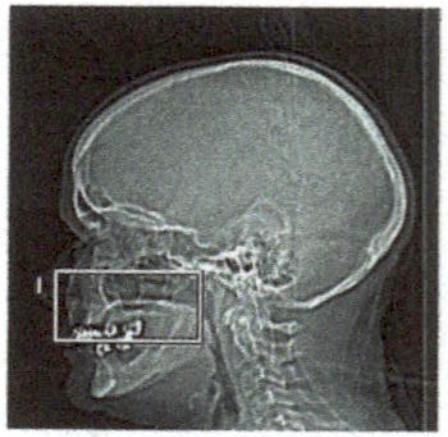

2 Topogramm/Scout

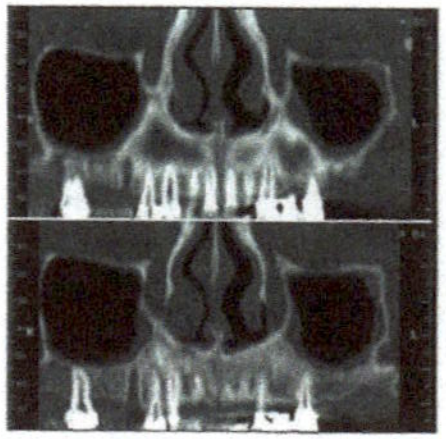

3 2D-Reko

| 1.1.9a Einzeilen-CT | Phase | Scan Art | Slice (mm) | Table speed (mm) | Time (s) | Increment (mm) | kV | mA | Kernel | Post-processing |
|---|---|---|---|---|---|---|---|---|---|---|
| 1 | | Topo lat | 2 | | | | 120 | 100 | Std | |
| 2 | | Referenzscan | 1 | | 1 | | 140 | 200 | UHR | zentrieren |
| 3 | nativ | Spirale | 1 | 1–2 | 1 | 1 | 140 | 150–200 | UHR | Panorama + Einzelzahn |

| 1.1.9a Mehrzeilen-CT | Phase | Scan Art | Slice (mm) | Table speed (mm) | Time (s) | Increment (mm) | kV | mA | Kernel | Post-processing |
|---|---|---|---|---|---|---|---|---|---|---|
| 1 | | Topo lat | 2 | | | | 120 | 10/100 | Std | |
| 2 | nativ | Spirale | 1–1,25 | 4–10 | 0,5–1 | 1–1,25 | 120/140 | 150–200 | UHR | Panorama + Einzelzahn |

## 1.1.9b CT-Untersuchung: Dental Unterkiefer

### Fragestellung

**Nativ:** Fraktur, Fremdkörper, knöcherne Verhältnisse, präoperativer Situs

### Vorbereitung und Lagerung

Gonadenschutz! Alle Fremdkörper im Untersuchungsbereich entfernen.
Bequeme Rückenlage, Kopf in Kopfschale, Schultern bis an die Kante der Kopfschale, leicht nach hinten überstrecken, Arme seitlich am Körper oder über der Brust (Abb. 1). Exakte symmetrische Einstellung zur Körperachse, mit Fadenkreuz kontrollieren, ggf. Korrektur nach Referenzscan. Mandibula-Unterkante steht senkrecht zur Tischebene (Abb. 2).

### Untersuchungsbereich

Mundhöhlenmitte bis Mandibula-Basis

Fensterlage Width/Center: ca. 3500/500

### Wichtiges, Tipps & Tricks

- Spiral-CT empfohlen.
- Optionale Software zur Auswertung erforderlich (Abb. 3).
- Hardcopy-Segmentgröße ausmessen (abhängig von Kameratyp und Filmformat, 6er-Film-Format empfohlen) und Ergebnis zur mm-genauen Abbildung in das Auswertungsprogramm übertragen.

Weitere Hilfe siehe Seite 2–5

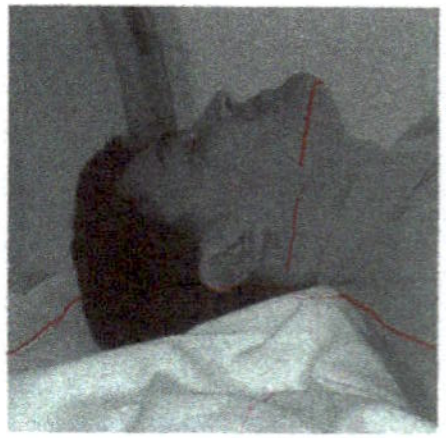

1 Lagerung

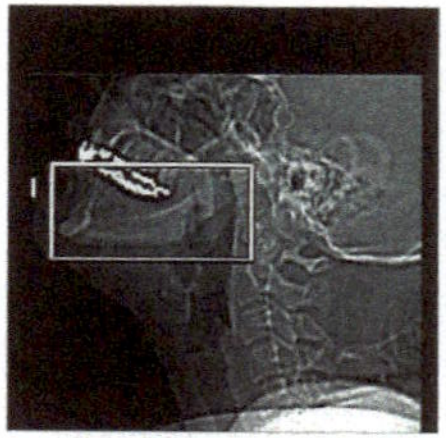

2 Topogramm/Scout

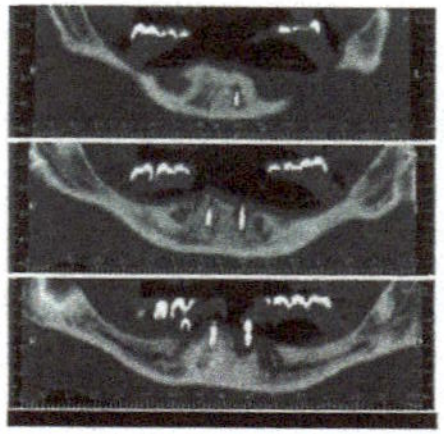

3 2D-Reko

| 1.1.9b Einzeilen-CT | Phase | Scan Art | Slice (mm) | Table speed (mm) | Time (s) | Increment (mm) | kV | mA | Kernel | Post-processing |
|---|---|---|---|---|---|---|---|---|---|---|
| 1 | | Topo lat | 2 | | | | 120 | 100 | Std | |
| 2 | | Referenzscan | 1 | | 1 | | 140 | 200 | UHR | zentrieren |
| 3 | nativ | Spirale | 1 | 1–2 | 1 | 1 | 140 | 150–200 | UHR | Panorama + Einzelzahn |

| 1.1.9b Mehrzeilen-CT | Phase | Scan Art | Slice (mm) | Table speed (mm) | Time (s) | Increment (mm) | kV | mA | Kernel | Post-processing |
|---|---|---|---|---|---|---|---|---|---|---|
| 1 | | Topo lat | 2 | | | | 120 | 10/100 | Std | |
| 2 | nativ | Spirale | 1–1,25 | 4–10 | 0,5–1 | 1–1,25 | 120/140 | 150–200 | UHR | Panorama + Einzelzahn |

## 1.1.10a CT-Untersuchung: Kopf – arterielle Angiographie

### Fragestellung
**KM:** arterielle Gefäßdarstellung, Stenose, Verschluss, Dissektion, Hirntumorversorgung, AVM, Hirngefäßaneurysma

### Vorbereitung und Lagerung
Gonadenschutz! Alle Fremdkörper im Untersuchungsbereich entfernen.
Bequeme Rückenlage, Kopf in Bocollokissen (Abb. 1), Arme seitlich am Körper oder über der Brust, Stirn-Kinn-Linie parallel zur Tischebene, mit Klebeband/Klettband über Kinn/Stirn fixieren. Exakte symmetrische Einstellung zur Körperachse, mit Fadenkreuz kontrollieren, ggf. Korrektur nach Referenzscan.
**KM-Gabe:** großlumigen i.v. Zugang legen (lassen). Injektor anschließen. Bolus- oder zeitgesteuerte KM-Gabe!

### Untersuchungsbereich
HWK 2 bis Scheitel

### Wichtiges, Tipps & Tricks
- Indikationstellung durch Radiologen überprüfen lassen vs. DSA/MRA.
- Keine Bilddokumentation der axialen Schichten (ggf. nur ausgewählte Schichten).
- Überlappende Bildrekonstruktion zur stufenfreien 3D-Rekonstruktion.
- Optionale Software zur Auswertung erforderlich (VRT, [selektive] MIP, Vessel Analysis).

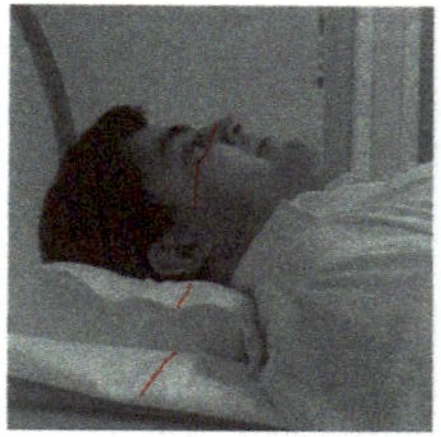
1 Lagerung

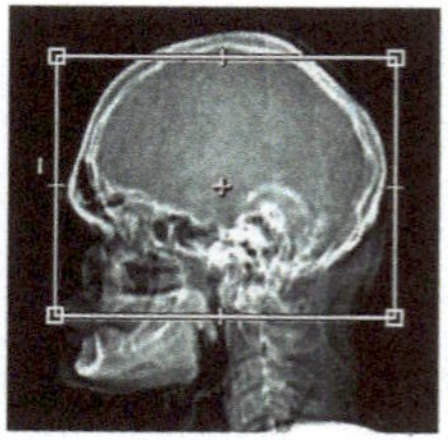
2 Topogramm/Scout

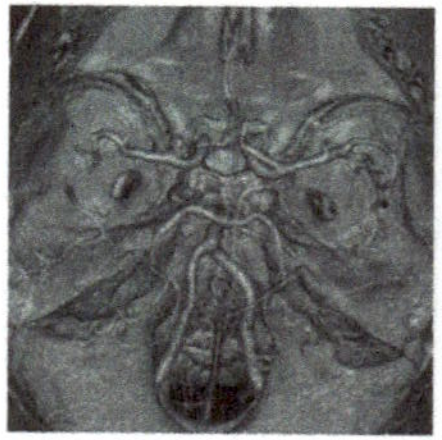
3 VRT

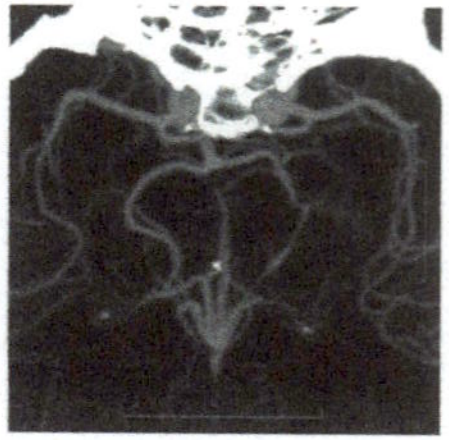
4 MIP

Weitere Hilfe siehe Seite 2–5

| 1.1.10a Einzeilen-CT | Phase | Scan Art | Slice (mm) | Table speed (mm) | Time (s) | Increment (mm) | kV | mA | Kernel | KM Delay (s) | Bolus-Tracking (Position) | Post-processing |
|---|---|---|---|---|---|---|---|---|---|---|---|---|
| 1 | | Topo lat | 2 | | | | 120 | 100 | Std | | | |
| 2 | | Referenzscan | 1 | | 1 | | 120–140 | 250 | Std | | | zentrieren |
| KM-Gabe | **KM (ml)**<br>**flow (ml/s)** | **100**<br>**4,0** | | | | | | | | | | |
| 3 | arteriell | Spirale | 1 | 1–2 | 0,75–1 | 0,6–0,8 | 140 | 180–200 | Std | ca. 18 oder Bolus-Tracking | Aorten-bogen | Gefäß-VRT/MIP |

| 1.1.10a Mehrzeilen-CT | Phase | Scan Art | Slice (mm) | Table speed (mm) | Time (s) | Increment (mm) | kV | mA | Kernel | KM Delay (s) | Bolus-Tracking (Position) | Post-processing |
|---|---|---|---|---|---|---|---|---|---|---|---|---|
| 1 | | Topo lat | 2 | | | | 120 | 10/100 | Std | | | |
| KM-Gabe | **KM (ml)**<br>**flow (ml/s)** | **100**<br>**4,0** | | | | | | | | | | |
| 2 | arteriell | Spirale | 1,25–2 | 4–10 | 0,5–1 | 0,5–1 | 120/140 | 150–200 | Std | ca. 18 oder Bolus-Tracking | Aorten-bogen | Gefäß-VRT/MIP |

## 1.1.10b CT-Untersuchung: Kopf – venöse Angiographie

### Fragestellung

**KM:** venöse Gefäßdarstellung, Sinusvenenthrombose, AVM, Hirnvenenaneurysma

### Vorbereitung und Lagerung

Gonadenschutz! Alle Fremdkörper im Untersuchungsbereich entfernen.
Bequeme Rückenlage, Kopf in Bocollokissen (Abb. 1), Arme seitlich am Körper oder über der Brust, Stirn-Kinn-Linie parallel zur Tischebene, mit Klebeband/Klettband über Kinn/Stirn fixieren. Exakte symmetrische Einstellung zur Körperachse, mit Fadenkreuz kontrollieren, ggf. Korrektur nach Referenzscan.
**KM-Gabe:** großlumigen i.v. Zugang legen (lassen), Injektor anschließen. Zeitgesteuerte KM-Gabe!

### Untersuchungsbereich

HWK 2 bis Scheitel

### Wichtiges, Tipps & Tricks

- Indikationstellung durch Radiologen überprüfen lassen vs. DSA/MRA.
- Keine Bilddokumentation der axialen Schichten (ggf. ausgewählte Schichten).
- Überlappende Bildrekonstruktion zur stufenfreien 3D-Rekonstruktion.
- Optionale Software zur Auswertung erforderlich (VRT, [selektive] MIP).

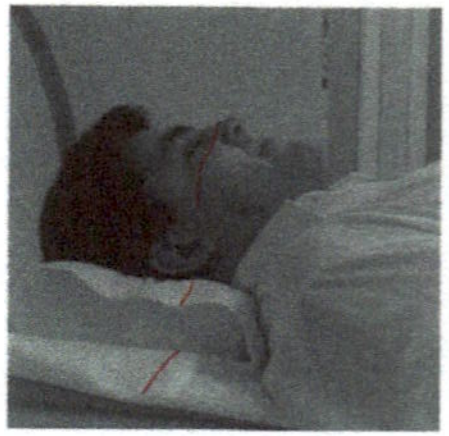

1 Lagerung

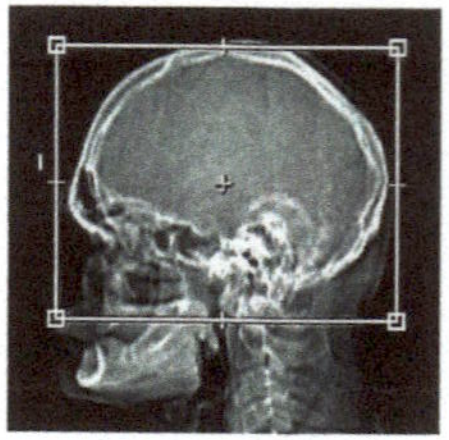

2 Topogramm/Scout

Weitere Hilfe siehe Seite 2–5

| 1.1.10b Einzeilen-CT | Phase | Scan Art | Slice (mm) | Table speed (mm) | Time (s) | Increment (mm) | kV | mA | Kernel | KM Delay (s) | Post-processing |
|---|---|---|---|---|---|---|---|---|---|---|---|
| 1 | | Topo lat | 2 | | | | 120 | 100 | Std | | |
| 2 | | Referenzscan | 1 | | 1 | | 120–140 | 250 | Std | | zentrieren |
| KM-Gabe | **KM (ml)**<br>**flow (ml/s)** | **100**<br>**4,0** | | | | | | | | | |
| 3 | venös | Spirale | 1 | 1–2 | 0,75–1 | 0,6–0,8 | 140 | 180–200 | Std | 35 | Gefäß-VRT/MIP |

| 1.1.10b Mehrzeilen-CT | Phase | Scan Art | Slice (mm) | Table speed (mm) | Time (s) | Increment (mm) | kV | mA | Kernel | KM Delay (s) | Post-processing |
|---|---|---|---|---|---|---|---|---|---|---|---|
| 1 | | Topo lat | 2 | | | | 120 | 10/100 | Std | | |
| KM-Gabe | **KM (ml)**<br>**flow (ml/s)** | **100**<br>**4,0** | | | | | | | | | |
| 2 | venös | Spirale | 1,25–2 | 4–10 | 0,5–1 | 0,5–1 | 120/140 | 150–200 | Std | 35 | Gefäß-VRT/MIP |

## 1.1.11 CT-Untersuchung: Kopf – 3D

### Fragestellung

**Nativ:** Fraktur, Fremdkörper, knöcherne Verhältnisse, Tumor, präoperativer Situs

### Vorbereitung und Lagerung

Gonadenschutz! Alle Fremdkörper im Untersuchungsbereich entfernen.
Bequeme Rückenlage, Kopf in Bocollokissen (Abb. 1), Arme seitlich am Körper oder über der Brust, Stirn-Kinn-Linie parallel zur Tischebene, mit Klebeband/Klettband über Kinn/Stirn fixieren. Exakte symmetrische Einstellung zur Körperachse, mit Fadenkreuz kontrollieren, ggf. Korrektur nach Referenzscan.

### Untersuchungsbereich

Scheitel bis Kinnspitze

Threshold Hautoberfläche: ca. –300 HU
Threshold Knochen: ca. 150 HU

### Wichtiges, Tipps & Tricks

- Keine Bilddokumentation der axialen Schichten (ggf. nur ausgewählte Schichten).
- Überlappende Bildrekonstruktion zur stufenfreien 3D-Rekonstruktion.
- Optionale Software zur Auswertung erforderlich (VRT, MIP, Surface 3D).

Weitere Hilfe siehe Seite 2–5

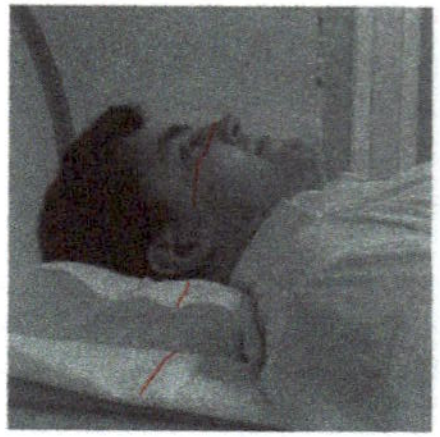
1 Lagerung

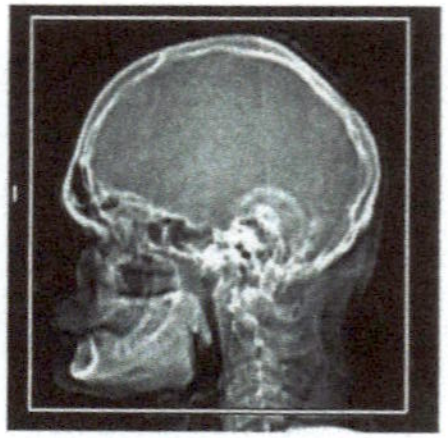
2 Topogramm/Scout

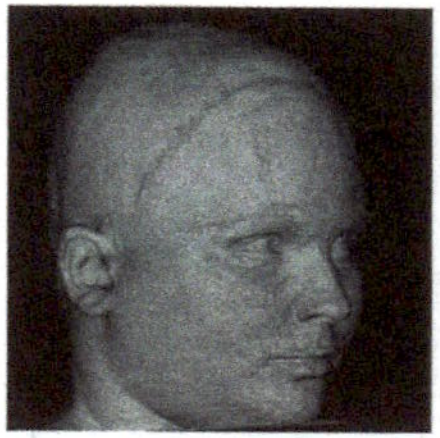
3 3D-Hautoberfläche

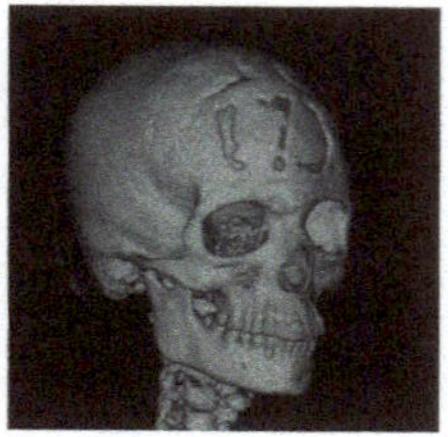
4 3D-Knochen

| 1.1.11 Einzeilen-CT | Phase | Scan Art | Slice (mm) | Table speed (mm) | Time (s) | Increment (mm) | kV | mA | Kernel | Post-processing |
|---|---|---|---|---|---|---|---|---|---|---|
| 1 | | Topo lat | 2 | | | | 120 | 100 | Std | |
| 2 | | Referenzscan | 1 | | 1 | | 140 | 250 | Detail | zentrieren |
| 3 | nativ | Spirale | 1 | 1–2 | 1 | 0,75 | 140 | 250 | Detail | Surface-3D |

| 1.1.11 Mehrzeilen-CT | Phase | Scan Art | Slice (mm) | Table speed (mm) | Time (s) | Increment (mm) | kV | mA | Kernel | Post-processing |
|---|---|---|---|---|---|---|---|---|---|---|
| 1 | | Topo lat | 2 | | | | 120 | 10/100 | Std | |
| 2 | nativ | Spirale | 1–1,25 | 4–10 | 0,5–1 | 0,5–1 | 120/140 | 150–200 | Detail | Surface-3D |

# 1.1.12 CT-Untersuchung: Kopf – Stereotaxie

## Fragestellung

**KM:** MKG-/HNO-Chirurgie, computernavigierte Operation, Neurochirurgie

## Vorbereitung und Lagerung

Gonadenschutz! Alle Fremdkörper im Untersuchungsbereich entfernen.
**KM-Gabe:** großlumigen i.v. Zugang legen (lassen). Patient ist in Stereotaxie-Halterung fixiert. Lagerung entsprechend der Spezialhalterung für Stereotaxie (Abb. 1). Arme seitlich am Körper oder über der Brust.

## Untersuchungsbereich

Operationsgebiet

Fensterlage Width/Center: ca. 350/50

## Wichtiges, Tipps & Tricks

- Markierungsfelder der Kopfhalterung unbedingt im Scan-FOV erfassen.
- Datenübertragung variabel, z. B.: Intranet, MOD, CD-ROM. Nur axiale Scanserie übertragen.
- Ggf. Bildtransferleitung zum Navigationscomputer vor der Untersuchung überprüfen.
- KM-Gabe erfolgt ggf. **vorher** im OP (abklären!).

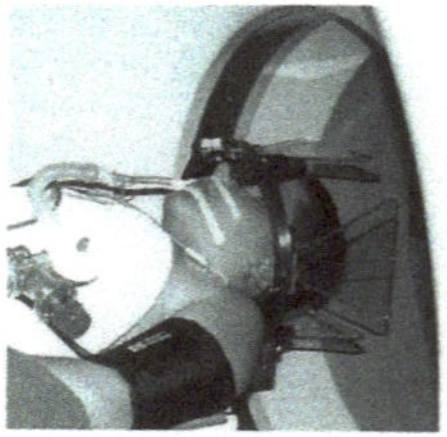
1 Lagerung

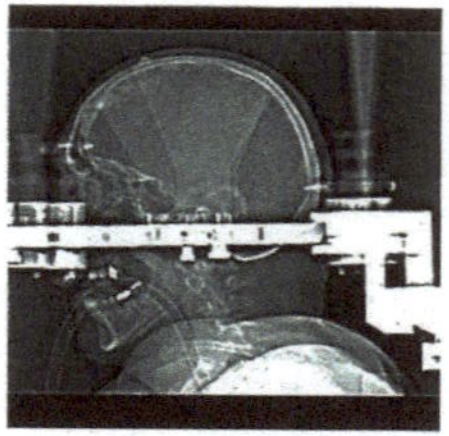
2 Topogramm/Scout

Weitere Hilfe siehe Seite 2–5

| 1.1.12 Einzeilen-CT | Phase | Scan Art | Slice (mm) | Table speed (mm) | Time (s) | Increment (mm) | kV | mA | Kernel | KM Delay (s) | Post-processing |
|---|---|---|---|---|---|---|---|---|---|---|---|
| 1 | | Topo lat | 2 | | | | 120 | 100 | Std | | |
| 2 | | Referenzscan | 2 | | 1 | | 140 | 250 | Std | | zentrieren |
| KM-Gabe | **KM (ml)**<br>**flow (ml/s)** | **200**<br>**1,0** | | | | | | | | | |
| 3 | post KM | Spirale | 2 | 2–4 | 1 | 2 | 140 | 250 | Std | ca. 300 | Daten übertragen |

| 1.1.12 Mehrzeilen-CT | Phase | Scan Art | Slice (mm) | Table speed (mm) | Time (s) | Increment (mm) | kV | mA | Kernel | KM Delay (s) | Post-processing |
|---|---|---|---|---|---|---|---|---|---|---|---|
| 1 | | Topo lat | 2 | | | | 120 | 10/100 | Std | | |
| KM-Gabe | **KM (ml)**<br>**flow (ml/s)** | **200**<br>**1,0** | | | | | | | | | |
| 2 | post KM | Spirale | 1,25–2 | 4–10 | 1 | 1,25–2 | 120/140 | 250 | Std | ca. 300 | Daten übertragen |

## 1.1.13 CT-Untersuchung: Kopf – Kinderkopf

### Fragestellung

**Nativ:** unklare Kopfschmerzen, Hirninfarkt, Hirnblutung, Fraktur, Verkalkungen, Hydrozephalus, SAB
**KM:** Tumor, Metastasen, Raumforderung, Gefäßprozess, Hirnabszess, Enzephalitis, Meningitis

### Vorbereitung und Lagerung

Gonadenschutz! Alle Fremdkörper im Untersuchungsbereich entfernen.
*0 bis 1 Jahr:* Babyschale, Fixierungsbänder, Klebeband. *1 bis 3 Jahre:* Rückenlage, Kopf im Bocollokissen mit Klebeband fixieren. *Ab 3 Jahre:* Rückenlage, Kopf in Kopfschale, mit Kopfpolster fixieren. Arme seitlich am Körper oder über der Brust, Stirn-Kinn-Linie parallel zur Tischebene, wenn möglich (Abb. 1). Exakte symmetrische Einstellung zur Körperachse, mit Fadenkreuz kontrollieren, ggf. Korrektur nach Referenzscan.
**KM-Gabe:** großlumigen i.v. Zugang legen (lassen), Injektor anschließen.

### Untersuchungsbereich

| | |
|---|---|
| Schädelbasis: Foramen magnum bis Felsenbeinoberrand | Fensterlage Width/Center: ca. 190/35 |
| Cerebrum: Anschluss Felsenbein bis Kalottendach | Fensterlage Width/Center: ca. 100/35 |

### Wichtiges, Tipps & Tricks

- Augen aus dem Untersuchungsbereich aussparen, wenn möglich.
- Mastoid bei Verdacht auf Meningitis/Suche nach Entzündungsherd vollständig abbilden.
- Zur Vermeidung von Aufhärtungsartefakten in der Felsenbeinregion: VAR-Scans bei Single-Slice-CT.
- Gesamt-KM 1 bis maximal 3 ml pro kg Körpergewicht, Infusionsgeschwindigkeit reduzieren (ca. 0,3–0,5 ml/s).

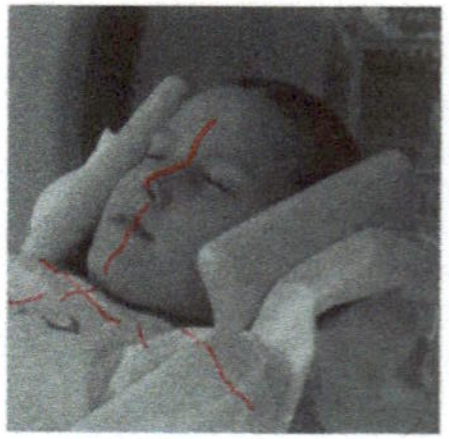

1 Lagerung

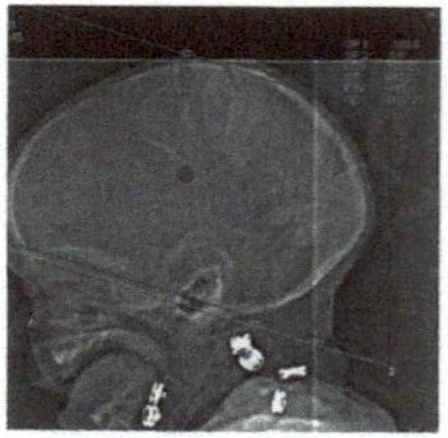

2 Topogramm/Scout

Weitere Hilfe siehe Seite 2–5

| 1.1.13 Einzeilen-CT | Phase | Scan Art | Slice (mm) | Table speed (mm) | Time (s) | kV | mA | Kernel | KM Delay (s) | Post-processing |
|---|---|---|---|---|---|---|---|---|---|---|
| 1 | | Topo lat | 2 | | | 120 | 100 | Std | | |
| 2 | | Referenzscan | 5 | | 1 | 120 | 120 | Std | | zentrieren |
| 3 | nativ | Axial/Sequenz | 4/5 | 4/5 | 1 | 120 | 120 | Std | | |
| 4 | nativ | Axial/Sequenz | 8 | 8 | 1 | 120 | 100 | Std | | |
| KM-Gabe | **KM (ml)**<br>**flow (ml/s)** | **2 ml pro kg Körpergewicht**<br>**0,3–0,5** | | | | | | | | |
| 5 | post KM | Axial/Sequenz | 4/5 | 4/5 | 1 | 120 | 120 | Std | 120 | |
| 6 | post KM | Axial/Sequenz | 8 | 8 | 1 | 120 | 100 | Std | 120 | |

| 1.1.13 Mehrzeilen-CT | Phase | Scan Art | Slice (mm) | Table speed (mm) | Time (s) | kV | mA | Kernel | KM Delay (s) | Post-processing |
|---|---|---|---|---|---|---|---|---|---|---|
| 1 | | Topo lat | 2 | | | 120 | 10/100 | Std | | |
| 2 | nativ | Axial/Sequenz | 4/5 | 4/10 | 1 | 120 | 120 | Std | | |
| 3 | nativ | Axial/Sequenz | 8 | 16 | 1 | 120 | 100 | Std | | |
| KM-Gabe | **KM (ml)**<br>**flow (ml/s)** | **2 ml pro kg Körpergewicht**<br>**0,3–0,5** | | | | | | | | |
| 4 | post KM | Axial/Sequenz | 4/5 | 4/10 | 1 | 120 | 120 | Std | 120 | |
| 5 | post KM | Axial/Sequenz | 8 | 16 | 1 | 120 | 100 | Std | 120 | |

## 1.1.14 CT-Untersuchung: Kopf in DDD-Technik (double dose delayed)

### Fragestellung

**KM:** Multiple Sklerose, Toxoplasmose, Metastasen, Enzephalitis

### Vorbereitung und Lagerung

Gonadenschutz! Alle Fremdkörper im Untersuchungsbereich entfernen.
Bequeme Rückenlage, Kopf in Kopfschale (Abb. 1), Schultern bis an die Kante der Kopfschale, beidseitig mit Kopfpolster fixieren, Arme seitlich am Körper oder über der Brust, Kinnspitze zur Brust ziehen. Exakte symmetrische Einstellung zur Körperachse, mit Fadenkreuz kontrollieren, ggf. Korrektur nach Referenzscan.
**KM-Gabe:** großlumigen i.v. Zugang legen (lassen), Injektor anschließen.

### Untersuchungsbereich

| | |
|---|---|
| Schädelbasis: Foramen magnum bis Felsenbeinende | Fensterlage Width/Center: ca. 190/35 |
| Cerebrum: Anschluss Felsenbein bis Kalottendach | Fensterlage Width/Center: ca. 100/35 |

### Wichtiges, Tipps & Tricks

- Augen aus dem Untersuchungsbereich aussparen, wenn möglich.
- DDD = double-dose-delayed (Scanstart: 60 min nach Gabe von 200 ml Kontrastmittel).
- Zur Vermeidung von Aufhärtungsartefakten in der Felsenbeinregion: VAR-Scans bei Single-Slice-CT.

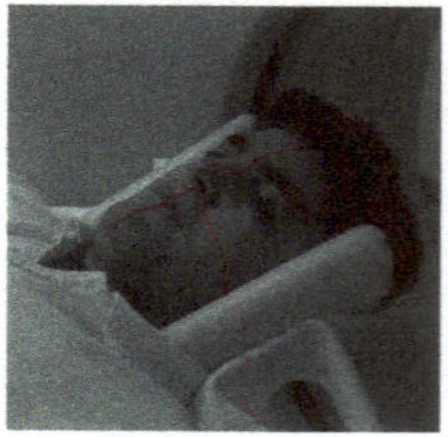

1 Lagerung

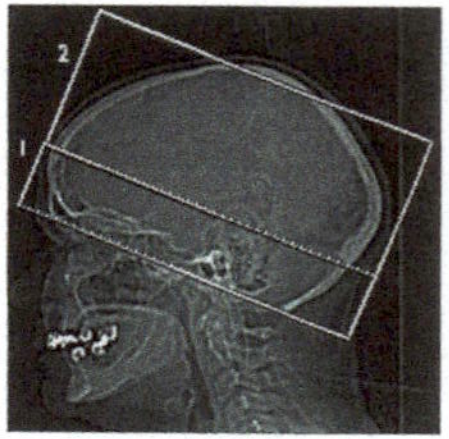


2 Topogramm/Scout

Weitere Hilfe siehe Seite 2–5

| 1.1.14 Einzeilen-CT | Phase | Scan Art | Slice (mm) | Table speed (mm) | Time (s) | kV | mA | Kernel | KM Delay (s) | Post-processing |
|---|---|---|---|---|---|---|---|---|---|---|
| 1 | | Topo lat | 2 | | | 120 | 100 | Std | | |
| 2 | | Referenz-scan | 4/5 | | 1 | 140 | 300 | Std | | zentrieren |
| 3 | nativ | Axial/Sequenz | 4/5 | 4/5 | 1 | 140 | 300 | Std | | |
| 4 | nativ | Axial/Sequenz | 8 | 8 | 1 | 140 | 250 | Std | | |
| KM-Gabe | **KM (ml)**<br>**flow (ml/s)** | **200 + 60 min Wartezeit**<br>**1,0** | | | | | | | | |
| 5 | post KM | Axial/Sequenz | 4/5 | 4/5 | 1 | 140 | 300 | Std | 60 min | |
| 6 | post KM | Axial/Sequenz | 8 | 8 | 1 | 140 | 250 | Std | 60 min | |

| 1.1.14 Mehrzeilen-CT | Phase | Scan Art | Slice (mm) | Table speed (mm) | Time (s) | kV | mA | Kernel | KM Delay (s) | Post-processing |
|---|---|---|---|---|---|---|---|---|---|---|
| 1 | | Topo lat | 2 | | | 120 | 10/100 | Std | | |
| 2 | nativ | Axial/Sequenz | 4/5 | 4/10 | 1 | 120–140 | 260 | Std | | |
| 3 | nativ | Axial/Sequenz | 8 | 16 | 1 | 120–140 | 260 | Std | | |
| KM-Gabe | **KM (ml)**<br>**flow (ml/s)** | **200 + 60 min Wartezeit**<br>**1,0** | | | | | | | | |
| 4 | post KM | Axial/Sequenz | 4/5 | 4/10 | 1 | 120–140 | 260 | Std | 60 min | |
| 5 | post KM | Axial/Sequenz | 8 | 16 | 1 | 120–140 | 260 | Std | 60 min | |

## 1.1.15 CT-Untersuchung: Kopf – Temporallappen

### Fragestellung

**Nativ:** EEG-Fokus temporal, Epilepsie
**KM:** Tumor, Metastasen, Raumforderung, Hirninfarkt

### Vorbereitung und Lagerung

Gonadenschutz! Alle Fremdkörper im Untersuchungsbereich entfernen.
Bequeme Rückenlage, Kopf in Kopfschale (Abb. 1), Schultern bis an die Kante der Kopfschale, beidseitig mit Kopfpolster fixieren, Arme seitlich am Körper oder über der Brust, Kinnspitze zur Brust ziehen. Exakte symmetrische Einstellung zur Körperachse, mit Fadenkreuz kontrollieren, ggf. Korrektur nach Referenzscan.
**KM-Gabe:** großlumigen i.v. Zugang legen (lassen), Injektor anschließen.

### Untersuchungsbereich

Temporallappen
Gantryneigung ca. 20 Grad nach ventrokaudal!

Fensterlage Width/Center: ca. 190/35

### Wichtiges, Tipps & Tricks

- Zur Vermeidung von Aufhärtungsartefakten in der Felsenbeinregion: VAR-Scans bei Einzeilen-CT.

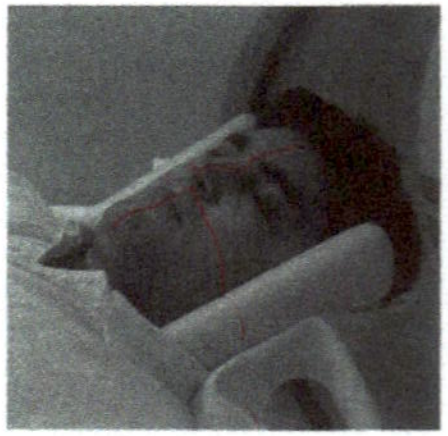
1 Lagerung

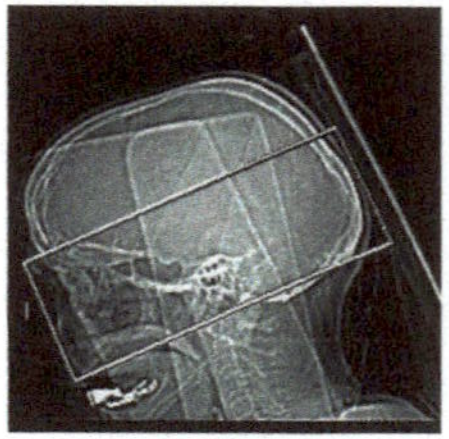
2 Topogramm/Scout

Weitere Hilfe siehe Seite 2–5

| 1.1.15 Einzeilen-CT | Phase | Scan Art | Slice (mm) | Table speed (mm) | Time (s) | Increment (mm) | kV | mA | Kernel | KM Delay (s) | Post-processing |
|---|---|---|---|---|---|---|---|---|---|---|---|
| 1 | | Topo lat | 2 | | | | 120 | 100 | Std | | |
| 2 | | Referenzscan | 4 | | 1 | | 140 | 250 | Std | | zentrieren |
| 3 | nativ | Spirale | 4 | 6–8 | 1 | 4 | 140 | 250 | Std | | |
| KM-Gabe | **KM (ml)**<br>**flow (ml/s)** | **100**<br>**1,0** | | | | | | | | | |
| 4 | post KM | Spirale | 4 | 6–8 | 1 | 4 | 140 | 250 | Std | 120–180 | |

| 1.1.15 Mehrzeilen-CT | Phase | Scan Art | Slice (mm) | Table speed (mm) | Time (s) | Increment (mm) | kV | mA | Kernel | KM Delay (s) | Post-processing |
|---|---|---|---|---|---|---|---|---|---|---|---|
| 1 | | Topo lat | 2 | | | | 120 | 10/100 | Std | | |
| 2 | nativ | Spirale | 4/5 | 4/10 | 0,5–1 | 4/5 | 120 | 200–250 | Std | | |
| KM-Gabe | **KM (ml)**<br>**flow (ml/s)** | **100**<br>**1,0** | | | | | | | | | |
| 3 | post KM | Spirale | 4/5 | 4–10 | 0,5–1 | 4/5 | 120 | 200–250 | Std | 120–180 | |

## 1.1.16 CT-Untersuchung: Kopf – Perfusion

### Fragestellung

**Nativ + KM:** Hirninfarkt-Früherkennung

### Vorbereitung und Lagerung

Gonadenschutz! Alle Fremdkörper im Untersuchungsbereich entfernen.
Bequeme Rückenlage, Kopf in Kopfschale (Abb. 1), Schultern bis an die Kante der Kopfschale, beidseitig mit Kopfpolster fixieren, Arme seitlich am Körper oder über der Brust, Kinnspitze zur Brust ziehen. Exakte symmetrische Einstellung zur Körperachse, mit Fadenkreuz kontrollieren, ggf. Korrektur nach Referenzscan.
**KM-Gabe:** großlumigen i.v. Zugang legen (lassen), Injektor anschließen.

### Untersuchungsbereich

**Nativ-Untersuchung zur Lagebestimmung ROI erforderlich.**
Lagerung und Einstellung wie nativ. ROI-Festlegung erfolgt durch den Arzt (in der Regel in Höhe Hypothalamus). Anterior-, Posterior- und Mediastromgebiet sollen erfasst sein. Gantryneigung wie Nativ-Scan.
Bereich der Stammganglien Fensterlage Width/Center: ca. 100/35

### Wichtiges, Tipps & Tricks

- Bei frischer Blutung nicht indiziert!
- Optionale Software zur Auswertung erforderlich.
- Keine Bilddokumentation der axialen Schichten.
- Bei Perfusionsmessung auf Scanrichtung achten (Mehrzeilen-CT).

Weitere Hilfe siehe Seite 2–5

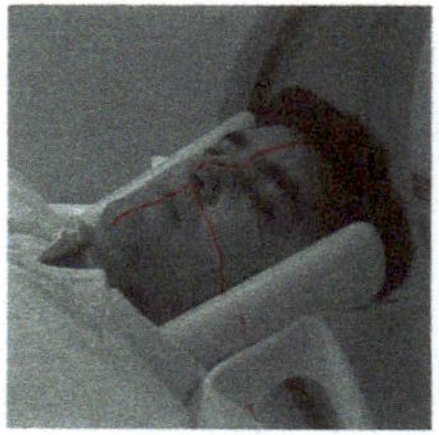
1 Lagerung

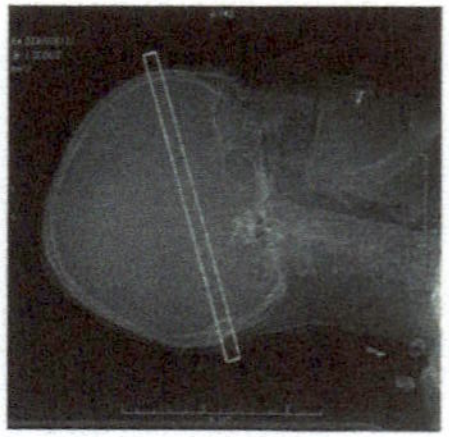
2 Topogramm/Scout

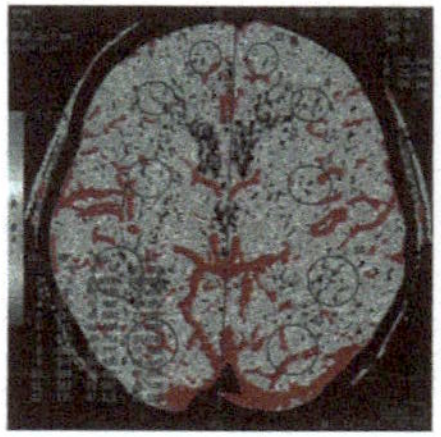
3 Blood-flow

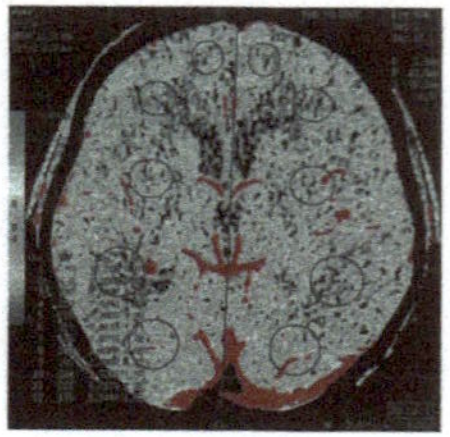
4 Blood-volume

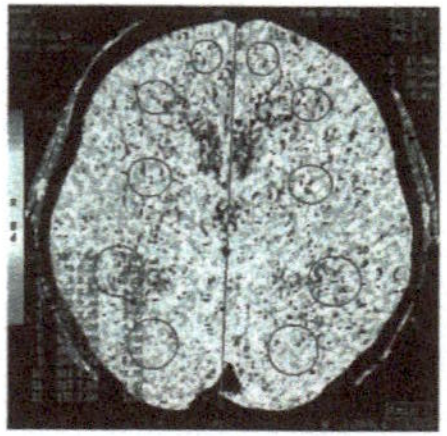
5 mean transit time

| 1.1.16 Einzeilen-CT | Phase | Scan Art | Slice (mm) | Table speed (mm) | Time (s) | Scan to Scan | kV | mA | Kernel | KM Delay (s) | Post-processing |
|---|---|---|---|---|---|---|---|---|---|---|---|
| 1 | | Topo lat | 2 | | | | 120 | 100 | Std | | |
| 2 | | Referenz-scan | 5 | | 1 | | 140 | 300 | Std | | zentrieren |
| 3 | nativ | Axial/Sequenz | 5 | 5 | 1 | | 140 | 300 | Std | | |
| 4 | nativ | Axial/Sequenz | 8 | 8 | 1 | | 140 | 250 | Std | | |
| KM-Gabe | **KM (ml)**<br>**flow (ml/s)** | **40**<br>**4,0** | | | | | | | | | |
| 5 | post KM | Axial/Sequenz 22 Scans | 10 | 0 | 1 | 3 | 80 | 190 | Std | 10 | Perfusion |

| 1.1.16 Mehrzeilen-CT | Phase | Scan Art | Slice (mm) | Table speed (mm) | Time (s) | Scan to Scan | kV | mA | Kernel | KM Delay (s) | Post-processing |
|---|---|---|---|---|---|---|---|---|---|---|---|
| 1 | | Topo lat | 2 | | | | 120 | 10/100 | Std | | |
| 2 | nativ | Axial/Sequenz | 4/5 | 4/10 | 1 | | 120 | 250–260 | Std | | |
| 3 | nativ | Axial/Sequenz | 8/7,5 | 3/15 | 1 | | 120 | 250–260 | Std | | |
| KM-Gabe | **KM (ml)**<br>**flow (ml/s)** | **40**<br>**4,0** | | | | | | | | | |
| 4 | post KM | Axial/Sequenz 22 Scans | 10 | 0 | 1 | 3 | 120 | 250–260 | Std | 10 | Perfusion |

## 1.2.1 CT-Untersuchung: Hals – Weichteile

### Fragestellung

**Nativ:** KM-Unverträglichkeit, Verkalkungen, Fremdkörper, Raumforderung
**KM:** Schilddrüsenveränderungen (Cave! Blockade durch jodhaltiges KM!), Halstumor, Halslymphknoten(metastasen), Halsabszess, Phlegmone, Retropharyngealabszess, malignes Lymphom, Larynx-/Hypopharynx-/Ösophaguskarzinom

### Vorbereitung und Lagerung

Gonadenschutz! Alle Fremdkörper entfernen, bequeme Rückenlage, Kopf in Bocollokissen (Abb. 1), Arme seitlich am Körper. Exakte symmetrische Einstellung zur Körperachse, mit Fadenkreuz kontrollieren, ggf. Korrektur nach Referenzscan.
**KM-Gabe:** großlumigen i.v. Zugang legen (lassen), KM-Injektor anschließen.

### Untersuchungsbereich

| | |
|---|---|
| Orbitadach bis Aortenbogen | Fensterlage Width/Center: ca. 350/35 |
| Eventuell komplette Untersuchung im Knochenfenster abbilden | Fensterlage Width/Center: ca. 3500/500 |

### Wichtiges, Tipps & Tricks

- Seitliches Topogramm erforderlich (Abb. 2). Fest implantierte Metallteile im Mundbereich durch Gantryneigung weitestgehend ausblenden.
- Scan-Start ca. 4 min nach Infusionsbeginn, KM-Gabe in zwei Phasen: a) 50 ml mit KM-Injektor (flow 2 ml/s), dann 180 s Verzögerung, damit das Halsparenchym/pathologische Veränderungen KM aufnehmen können; b) zweite Phase mit 50 ml (KM-Injektor, flow 1 ml/s) zur Gefäßkontrastierung, Scanstart nach 40 s.

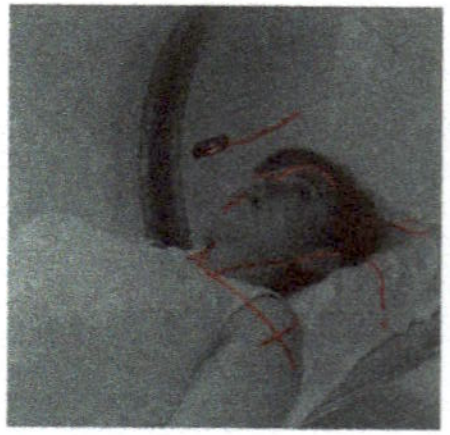

1 Lagerung

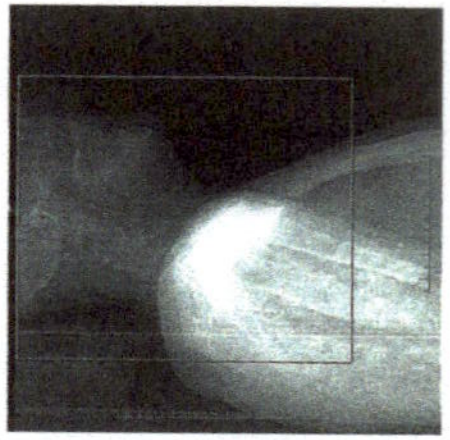

2 Topogramm/Scout

Weitere Hilfe siehe Seite 2–5

| 1.2.1 Einzeilen-CT | Phase | Scan Art | Slice (mm) | Table speed (mm) | Time (s) | Increment (mm) | kV | mA | Kernel | KM Delay (s) | Post-processing |
|---|---|---|---|---|---|---|---|---|---|---|---|
| 1 | | Topo lat | 2 | | | | 120 | 100 | Std | | |
| 2 | | Referenzscan | 3 | | 0,75 | | 140 | 250 | Detail/Std | | zentrieren |
| KM-Gabe | **KM (ml)<br>flow (ml/s)** | **50<br>2,0** | **180 s delay** | **50<br>1,0** | **40 s delay** | | | | | | |
| 3 | | Spirale | 3 | 4,5 | 1 | 3 | 140 | 320 | Detail/Std | 245 | |

| 1.2.1 Mehrzeilen-CT | Phase | Scan Art | Slice (mm) | Table speed (mm) | Time (s) | Increment (mm) | kV | mA | Kernel | KM Delay (s) | Post-processing |
|---|---|---|---|---|---|---|---|---|---|---|---|
| 1 | | Topo ap | 2 | | | | 120 | 10/100 | Detail/Std | | |
| 2 | | Topo lat | 2 | | | | 120 | 10/100 | Detail/Std | | |
| KM-Gabe | **KM (ml)<br>flow (ml/s)** | **50<br>2,0** | **180 s delay** | **50<br>1,0** | **40 s delay** | | | | | | |
| 3 | post KM | Spirale | 3/3,75 | 10–20 | 0,75 | 3/3,75 | 120 | 250–300 | Detail/Std | 245 | |

## 1.2.2 CT-Untersuchung: Hals – arterielle Angiographie

### Fragestellung

**KM:** A. carotis-Stenose/-Verschluss/-Dissektion, A. vertebralis-Stenose/-Verschluss/-Dissektion, Halsgefäßinfiltration, Glomustumor

### Vorbereitung und Lagerung

Gonadenschutz! Alle Fremdkörper entfernen, bequeme Rückenlage, Kopf in Bocollokissen (Abb. 1), Arme seitlich am Körper. Exakte symmetrische Einstellung zur Körperachse, mit Fadenkreuz kontrollieren, ggf. Korrektur nach Referenzscan.
**KM-Gabe:** großlumigen i.v. Zugang legen (lassen), KM-Injektor anschließen.

### Untersuchungsbereich

Orbitadach bis Aortenbogen

Fensterlage Width/Center: ca. 650/80

### Wichtiges, Tipps & Tricks

- Autostart durch Bolus-Tracking empfohlen.
- Schlucken während der Untersuchung durch Patienten vermeiden, vorher schlucken lassen. Beatmete Patienten: Atemstopp während der Datenaufnahme empfohlen (Absprache mit Anästhesie).
- MPR, 3D, MIP, VRT, Vessel-Analysis-Darstellung. Spezielle Software zur Darstellung erforderlich!

Weitere Hilfe siehe Seite 2–5

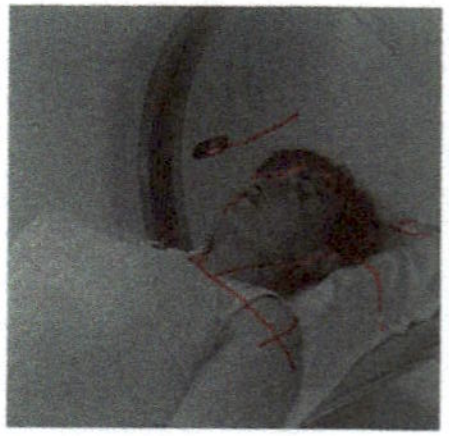

1 Lagerung

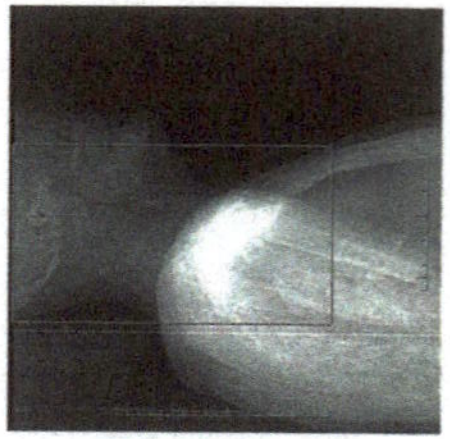

2 Topogramm/Scout

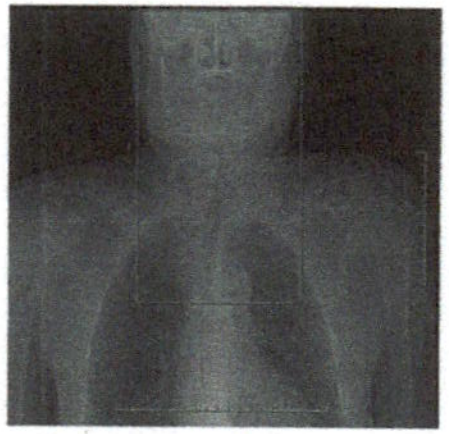

3 Topogramm/Scout

| 1.2.2 Einzeilen-CT | Phase | Scan Art | Slice (mm) | Table speed (mm) | Time (s) | Increment (mm) | kV | mA | Kernel | KM Delay (s) | Bolus-Tracking (Position) | Post-processing |
|---|---|---|---|---|---|---|---|---|---|---|---|---|
| 1 | | Topo ap | 2 | | | | 120 | 100 | Std | | | |
| 2 | | Referenzscan | 1 | | 0,7 | | 140 | 250–300 | Std | | | zentrieren |
| KM-Gabe | **KM (ml)**<br>**flow (ml/s)** | **100**<br>**4,0** | | | | | | | | | | |
| 3 | arteriell | Spirale | 1 | 1,5 | 0,75 | 0,5–0,8 | 140 | 250–300 | Std | 18 oder Bolus-Tracking | Aortenbogen | VRT/ Vessel-Analysis |

| 1.2.2 Mehrzeilen-CT | Phase | Scan Art | Slice (mm) | Table speed (mm) | Time (s) | Increment (mm) | kV | mA | Kernel | KM Delay (s) | Bolus-Tracking (Position) | Post-processing |
|---|---|---|---|---|---|---|---|---|---|---|---|---|
| 1 | | Topo ap | 2 | | | | 120 | 10/100 | Std | | | |
| 2 | | Topo lat | 2 | | | | 120 | 10/100 | Std | | | |
| KM-Gabe | **KM (ml)**<br>**flow (ml/s)** | **100**<br>**4,0** | | | | | | | | | | |
| 3 | arteriell | Spirale | 1,25–2 | 4–10 | 0,5 | 0,5–1 | 120 | 250–300 | Std | 18 oder Bolus-Tracking | Aortenbogen | VRT/ Vessel-Analysis |

## 1.3.1 CT-Untersuchung: Thorax – Standard

### Fragestellung

**Nativ:** KM-Unverträglichkeit, Lungenparenchymdarstellung, Lungenmetastasen, Pleuraverdickung/-verkalkung
**KM:** Bronchialkarzinomdiagnostik/-Staging, mediastinale/pulmonale/pleurale Tumoren/Raumforderungen/Metastasen, Lymphknotenmetastasen mediastinal, tumoröse Gefäßinfiltration, Lungenabszess, Mediastinitis

### Vorbereitung und Lagerung

Gonadenschutz! Alle Fremdkörper entfernen, bequeme Rückenlage, Kopf in Bocollokissen oder Bodyschale (Abb. 1), Arme kopfwärts strecken. Exakte symmetrische Einstellung zur Körperachse, mit Fadenkreuz kontrollieren, ggf. Korrektur nach Referenzscan.
**Falls KM-Gabe vorgesehen:** großlumigen i.v. Zugang legen (lassen), KM-Injektor anschließen.

### Untersuchungsbereich

| | |
|---|---|
| Zwerchfellwinkel bis Kinnspitze | Fensterlage Width/Center: ca. 350/35 |
| Lungenparenchym im Lungenfenster abbilden | Fensterlage Width/Center: ca. 1600/-600 |

### Wichtiges, Tipps & Tricks

- Atemkommando mit dem Patienten vor Untersuchungsbeginn üben, Prozedere erklären, falls möglich! Beatmete Patienten: Atemstopp während der Datenaufnahme empfohlen (Absprache mit Anästhesie).
- Untersuchungsrichtung ist **kaudo-kranial**. Vorteile: die atmungsbeweglicheren Lungenabschnitte werden zuerst dargestellt. Im venösen Zuflussgebiet entstehen deutlich weniger KM-bedingte Artefakte.
- Patientenlagerung: feet first erleichtert Lagern bei Intensivpatienten, kann Untersuchungen bei Patienten mit Platzangst ermöglichen.
- Axillae und Thoraxwand beidseits vollständig abbilden.
- Bei Tumorverdacht (Bronchialkarzinom) Nebennieren unbedingt mit abbilden.
- Bei (Verdacht auf) Pleura- oder Thoraxwanderkrankung eventuell ca. 2 min **vor** Scanbeginn 50 ml i.v. KM-Gabe zur besseren Anreicherung pathologischer Veränderungen empfohlen.

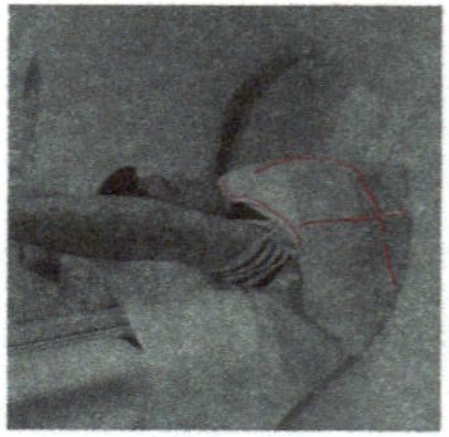

1 Lagerung

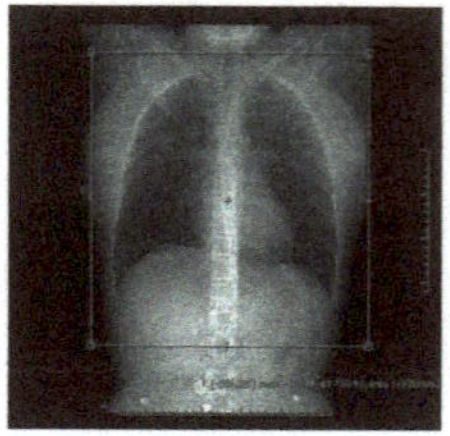

2 Topogramm/Scout

Weitere Hilfe siehe Seite 2–5

| 1.3.1 Einzeilen-CT | Phase | Scan Art | Slice (mm) | Table speed (mm) | Time (s) | Increment (mm) | kV | mA | Kernel | KM Delay (s) | Post-processing |
|---|---|---|---|---|---|---|---|---|---|---|---|
| 1 | | Topo ap | 2 | | | | 120 | 100 | Std | | |
| 2 | | Referenzscan | 3 | | 0,75 | | 140 | 250 | Std | | zentrieren |
| KM-Gabe | **KM (ml)**<br>**flow (ml/s)** | **80**<br>**2,5** | | | | | | | | | |
| 3 | venös | Spirale | 5 | 7,5 | 0,75 | 5 | 140 | 290 | Std | 40 | |
| 4 | | Rohdaten-Reko | 3 | | | 3 | | | Lung/UHR | | |

| 1.3.1 Mehrzeilen-CT | Phase | Scan Art | Slice (mm) | Table speed (mm) | Time (s) | Increment (mm) | kV | mA | Kernel | KM Delay (s) | Post-processing |
|---|---|---|---|---|---|---|---|---|---|---|---|
| 1 | | Topo ap | 2 | | | | 120 | 10/100 | Std | | |
| 2 | | Topo lat | 2 | | | | 120 | 10/100 | Std | | |
| KM-Gabe | **KM (ml)**<br>**flow (ml/s)** | **80**<br>**2,5** | | | | | | | | | |
| 3 | venös | Spirale | 5 | 20–30 | 0,5 | 5 | 140 | 120–180 | Std | 40 | |
| 4 | | Rohdaten-Reko | 3/3,75 | | | 3/3,75 | | | Lung/UHR | | |

## 1.3.2 CT-Untersuchung: Thorax – High-Resolution (HR)

### Fragestellung

**Nativ:** Lungenparenchymdarstellung, interstitielle Veränderungen, Pleuraverdickungen/-verkalkungen

### Vorbereitung und Lagerung

Gonadenschutz! Alle Fremdkörper entfernen, bequeme Rückenlage, Kopf in Bocollokissen oder Bodyschale (Abb. 1), Arme kopfwärts strecken. Exakte symmetrische Einstellung zur Körperachse, mit Fadenkreuz kontrollieren, ggf. Korrektur nach Referenzscan.

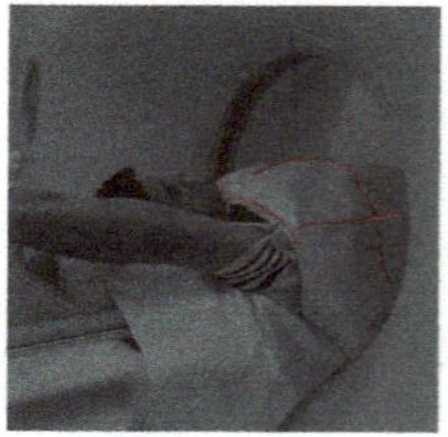

1 Lagerung

### Untersuchungsbereich

| | |
|---|---|
| Meist nur Lungenfenster im lung-kernel abbilden | Fensterlage Width/Center: ca. 1600/-600 |
| Selten: Zwerchfellwinkel bis Kinnspitze/Mitte Hals | Fensterlage Width/Center: ca. 350/35 |
| Selten: Knochenfenster bei Pleura-/Parenchymkalk | Fensterlage Width/Center: ca. 3500/500 |

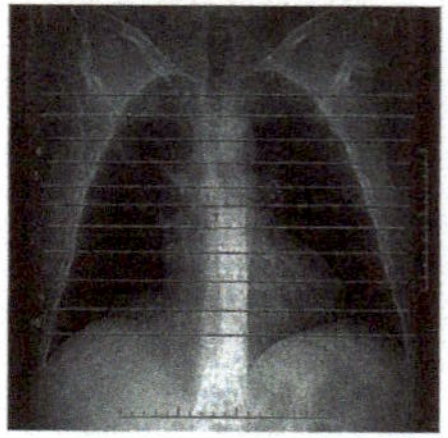

2 Topogramm/Scout mit selektiven Schichten

In der Regel selektive Schichtführung: vorher abklären (z. B. alle 5/10/20 mm, oder 3 Schichten: Mitte OL, tracheale Karina, Mitte UL)

### Wichtiges, Tipps & Tricks

- Atemkommando mit dem Patienten vor Untersuchungsbeginn üben, Prozedere erklären, falls möglich! Beatmete Patienten: Atemstopp während der Datenaufnahme sinnvoll (Absprache mit Anästhesie).
- Nur bei Mehrzeilen-Spiral-CT: Untersuchungsrichtung ist **kaudo-kranial**. Vorteil: die atmungsbeweglicheren Lungenabschnitte werden zuerst dargestellt.
- Patientenlagerung: feet first erleichtert Lagern bei Intensivpatienten, kann Untersuchungen bei Patienten mit Platzangst ermöglichen.

Weitere Hilfe siehe Seite 2–5

| 1.3.2 Einzeilen-CT | Phase | Scan Art | Slice (mm) | Table speed (mm) | Time (s) | Increment (mm) | kV | mA | Kernel | Post-processing |
|---|---|---|---|---|---|---|---|---|---|---|
| 1 | | Topo ap | 2 | | | | 120 | 100 | Std | |
| 2 | | Referenzscan | 1 | | 0,5 | | 140 | 290 | UHR | zentrieren |
| 3 | nativ | Spirale | 1 | 1,5 | 0,5 | 1 | 140 | 290 | UHR | |

| 1.3.2 Mehrzeilen-CT | Phase | Scan Art | Slice (mm) | Table speed (mm) | Time (s) | Increment (mm) | kV | mA | Kernel | Post-processing |
|---|---|---|---|---|---|---|---|---|---|---|
| 1 | | Topo ap | 2 | | | | 120 | 10/100 | Std | |
| 2 | | Topo lat | 2 | | | | 120 | 10/100 | Std | |
| 3 | nativ | Spirale | 1/1,25 | 4–10 | 0,5 | 1/1,25 | 140 | 120–180 | UHR | |

## 1.3.3 CT-Untersuchung: Thorax – Pulmonalarterien

### Fragestellung

**KM:** Pulmonalarterienembolie/-thrombose (akut/chronisch), tumoröse Pulmonalarterieninfiltration

### Vorbereitung und Lagerung

Gonadenschutz! Alle Fremdkörper entfernen, bequeme Rückenlage, Kopf in Bocollokissen oder Bodyschale (Abb. 1), Arme kopfwärts strecken. Exakte symmetrische Einstellung zur Körperachse, mit Fadenkreuz kontrollieren, ggf. Korrektur nach Referenzscan.
**KM-Gabe:** großlumigen i.v. Zugang legen (lassen), KM-Injektor anschließen.

### Untersuchungsbereich

Zwerchfellkuppe bis Aortenbogen

Fensterlage Width/Center: ca. 1000/-200

### Wichtiges, Tipps & Tricks

- Autostart durch Bolus-Tracking empfohlen.
- Atemkommando mit dem Patienten vor Untersuchungsbeginn üben, Prozedere erklären, falls möglich! Beatmete Patienten: Atemstopp während der Datenaufnahme empfohlen (Absprache mit Anästhesie).
- Untersuchungsrichtung ist **kaudo-kranial.** Vorteil: Im venösen Zuflussgebiet entstehen deutlich weniger KM-bedingte Artefakte.
- Patientenlagerung: feet first erleichtert Lagern bei Intensivpatienten, kann Untersuchungen bei Patienten mit Platzangst ermöglichen.
- Monitor-Beurteilung hilfreich (cine-mode, paddle-wheel) im MIP-mode (Abb. 3).

Weitere Hilfe siehe Seite 2–5

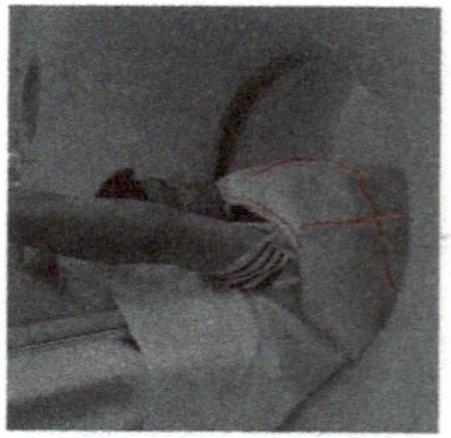

1 Lagerung

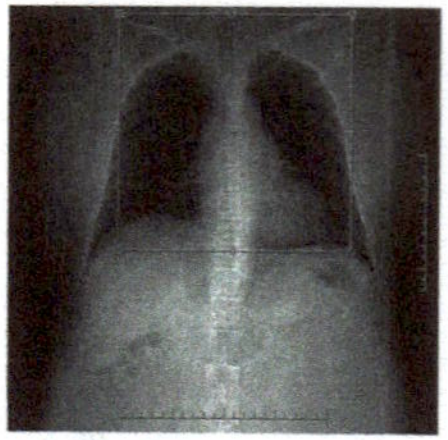

2 Topogramm/Scout

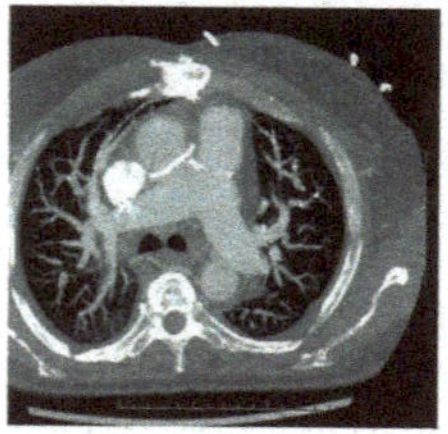

3 MIP

| 1.3.3 Einzeilen-CT | Phase | Scan Art | Slice (mm) | Table speed (mm) | Increment (mm) | Time (s) | kV | mA | Kernel | KM Delay (s) | Bolus-Tracking (Position) | Post-processing |
|---|---|---|---|---|---|---|---|---|---|---|---|---|
| 1 | | Topo ap | 2 | | | | 120 | 100 | Std | | | |
| 2 | | Referenzscan | 3 | | | 0,75 | 140 | 250 | UHR | | | zentrieren |
| KM-Gabe | **KM (ml) 120**<br>**flow (ml/s) 3,5** | | | | | | | | | | | |
| 3 | arteriell | Spirale | 2 | 3 | 2 | 0,75 | 140 | 250 | Std | 10 | re. Ventrikel | Paddlewheel |

| 1.3.3 Mehrzeilen-CT | Phase | Scan Art | Slice (mm) | Table speed (mm) | Increment (mm) | Time (s) | kV | mA | Kernel | KM Delay (s) | Bolus-Tracking (Position) | Post-processing |
|---|---|---|---|---|---|---|---|---|---|---|---|---|
| 1 | | Topo ap | 2 | | | | 120 | 10/100 | Std | | | |
| 2 | | Topo lat | 2 | | | | 120 | 10/100 | Std | | | |
| KM-Gabe | **KM (ml) 120**<br>**flow (ml/s) 3,5** | | | | | | | | | | | |
| 3 | arteriell | Spirale | 2,5–3 | 10–20 | 2,5–3 | 0,5 | 140 | 120–180 | Std | 10 | re. Ventrikel | |
| 4 | | Rohdaten-Reko | 1–1,25 | | 0,5 | | | | Std | | | Paddlewheel |

## 1.3.4 CT-Untersuchung: Thorax – Angiographie

### Fragestellung

**KM:** thorakales Aortenaneurysma/-dissektion/-ruptur/-leckage, Aortenersatz, nach Koronarbypass-Operation, Blutung

### Vorbereitung und Lagerung

Gonadenschutz! Alle Fremdkörper entfernen, bequeme Rückenlage, Kopf in Bocollokissen oder Bodyschale (Abb. 1), Arme kopfwärts strecken. Exakte symmetrische Einstellung zur Körperachse mit Fadenkreuz kontrollieren, ggf. Korrektur nach Referenzscan.
**KM-Gabe:** großlumigen i.v. Zugang legen (lassen), KM-Injektor anschließen.

### Untersuchungsbereich

Jugulum bis Mitte Nieren

Fensterlage Width/Center: ca. 600/120

### Wichtiges, Tipps & Tricks

- Autostart durch Bolus-Tracking empfohlen.
- Atemkommando mit dem Patienten vor Untersuchungsbeginn üben, Prozedere erklären, falls möglich! Beatmete Patienten: Atemstopp während der Datenaufnahme empfohlen (Absprache mit Anästhesie).
- Patientenlagerung: feet first erleichtert Lagern bei Intensivpatienten, kann Untersuchungen bei Patienten mit Platzangst ermöglichen.
- MPR, 3D, MIP, VRT, Vessel-Analysis-Darstellung. Spezielle Software zur Darstellung erforderlich!

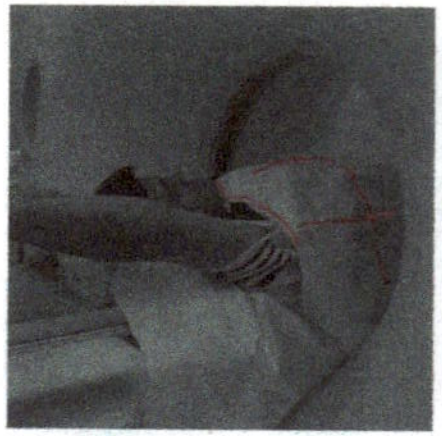
1 Lagerung

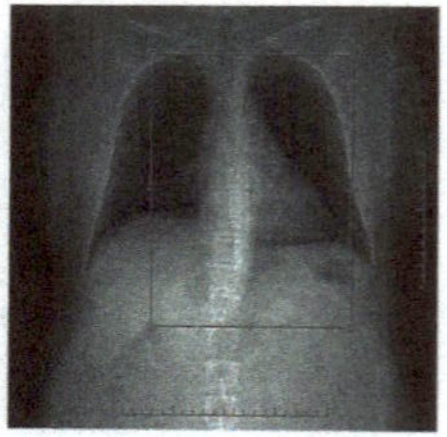
2 Topogramm/Scout

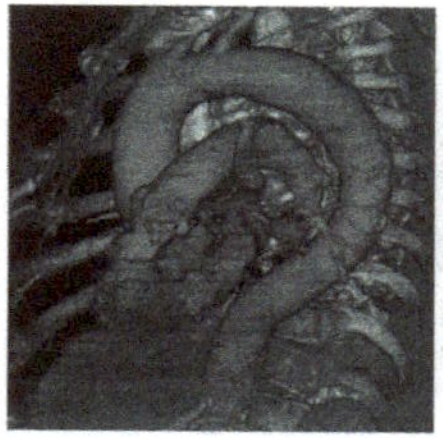
3 VRT

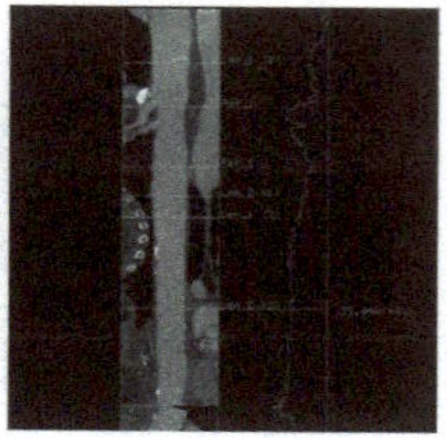
4 Vessel-Analysis

Weitere Hilfe siehe Seite 2–5

| 1.3.4 Einzeilen-CT | Phase | Scan Art | Slice (mm) | Table speed (mm) | Increment (mm) | Time (s) | kV | mA | Kernel | KM Delay (s) | Bolus-Tracking (Position) | Post-processing |
|---|---|---|---|---|---|---|---|---|---|---|---|---|
| 1 | | Topo ap | 2 | | | | 120 | 100 | Std | | | |
| 2 | | Referenzscan | 3 | | | 0,75 | 140 | 250 | UHR | | | zentrieren |
| KM-Gabe | **KM (ml) 120<br>flow (ml/s) 3,5** | | | | | | | | | | | |
| 3 | arteriell | Spirale | 2 | 3 | 1,5 | 0,75 | 120 | 250 | Std | 22 | Aorta ascendens | VRT, Vessel-Analysis, MIP |

| 1.3.4 Mehrzeilen-CT | Phase | Scan Art | Slice (mm) | Table speed (mm) | Increment (mm) | Time (s) | kV | mA | Kernel | KM Delay (s) | Bolus-Tracking (Position) | Post-processing |
|---|---|---|---|---|---|---|---|---|---|---|---|---|
| 1 | | Topo ap | 2 | | | | 120 | 10/100 | Std | | | |
| 2 | | Topo lat | 2 | | | | 120 | 10/100 | Std | | | |
| KM-Gabe | **KM (ml) 120<br>flow (ml/s) 3,5** | | | | | | | | | | | |
| 3 | arteriell | Spirale | 1–3,75 | 4/10–20 | 1–3,75 | 0,5 | 140 | 160–250 | Std | 22 oder Bolus-Tracking | Aorta ascendens | |
| 4 | | Rohdaten-Reko | 1–1,25 | | 0,5 | | | | Std | | | VRT, Vessel-Analysis, MIP |

## 1.3.5 CT-Untersuchung: Thorax – Low-Dose

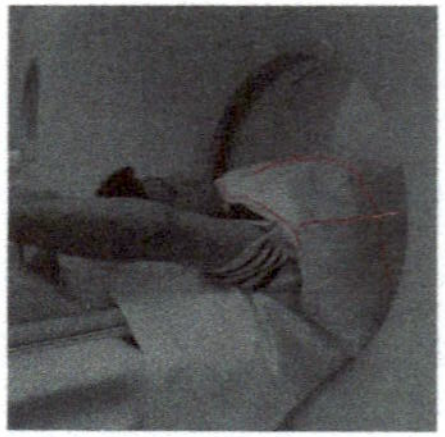
1 Lagerung

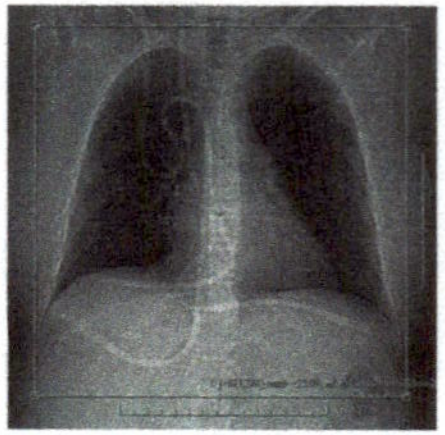
2 Topogramm/Scout

### Fragestellung

**Nativ:** KM-Unverträglichkeit, Nachweis/Ausschluss Lungen-/Pleurametastasen, Mediastinaltumor
**KM:** Suche/Diagnostik/Verlaufskontrolle pulmonale/mediastinale/pleurale Tumoren/Metastasen, Gefäßbeurteilung, Thrombose

### Vorbereitung und Lagerung

Gonadenschutz! Alle Fremdkörper entfernen, bequeme Rückenlage, Kopf in Bocollokissen oder Bodyschale (Abb. 1), Arme kopfwärts strecken. Exakte symmetrische Einstellung zur Körperachse, mit Fadenkreuz kontrollieren, ggf. Korrektur nach Referenzscan.
**Falls KM-Gabe vorgesehen:** großlumigen i.v. Zugang legen (lassen), KM-Injektor anschließen.

### Untersuchungsbereich

| | |
|---|---|
| Zwerchfellwinkel bis Kinnspitze | Fensterlage Width/Center: ca. 350/35 |
| Lungenparenchym im Lungenfenster abbilden | Fensterlage Width/Center: ca. 1600/-600 |

### Wichtiges, Tipps & Tricks

- Atemkommando mit dem Patienten vor Untersuchungsbeginn üben, Prozedere erklären, falls möglich! Beatmete Patienten: Atemstopp während der Datenaufnahme empfohlen (Absprache mit Anästhesie).
- Untersuchungsrichtung ist **kaudo-kranial**. Vorteile: die atmungsbeweglicheren Lungenabschnitte werden zuerst dargestellt. Im venösen Zuflussgebiet entstehen deutlich weniger KM-bedingte Artefakte.
- Patientenlagerung: feet first erleichtert Lagern bei Intensivpatienten, kann Untersuchungen bei Patienten mit Platzangst ermöglichen.
- Axillae und Thoraxwand beidseits vollständig abbilden.
- Bei (Verdacht auf) Pleura- oder Thoraxwanderkrankung eventuell ca. 2 min **vor** Scanbeginn 50 ml i.v. KM-Gabe zur besseren Anreicherung pathologischer Veränderungen empfohlen.

Weitere Hilfe siehe Seite 2–5

| 1.3.5 Einzeilen-CT | Phase | Scan Art | Slice (mm) | Table speed (mm) | Increment (mm) | Time (s) | kV | mA | Kernel | KM Delay (s) | Post-processing |
|---|---|---|---|---|---|---|---|---|---|---|---|
| 1 | | Topo ap | 2 | | | | 120 | 100 | Std | | |
| 2 | | Referenzscan | 3 | | | 0,75 | 120 | 100 | Std | | zentrieren |
| KM-Gabe | **KM (ml)**<br>**flow (ml/s)** | **80**<br>**2,5** | | | | | | | | | |
| 3 | venös | Spirale | 5 | 7,5 | 5 | 0,75 | 120 | 100 | Std | 60 | |
| 4 | | Rohdaten-Reko | 5 | | 5 | | | | Lung | | |

| 1.3.5 Mehrzeilen-CT | Phase | Scan Art | Slice (mm) | Table speed (mm) | Increment (mm) | Time (s) | kV | mA | Kernel | KM Delay (s) | Post-processing |
|---|---|---|---|---|---|---|---|---|---|---|---|
| 1 | | Topo ap | 2 | | | | 120 | 10/100 | Std | | |
| 2 | | Topo lat | 2 | | | | 120 | 10/100 | Std | | |
| KM-Gabe | **KM (ml)**<br>**flow (ml/s)** | **80**<br>**2,5** | | | | | | | | | |
| 3 | venös | Spirale | 5 | 15–20 | 5 | 0,5 | 120 | 100 | Std | 60 | |
| 4 | | Rohdaten-Reko | 3 | 3 | | | | | Lung | | |

## 1.3.6 CT-Untersuchung: Thorax + Perfusion

### Fragestellung

**KM:** Gefäßversorgung von mediastinalen/pulmonalen Tumoren, von Thoraxwand-/Pleuratumoren

### Vorbereitung und Lagerung

Gonadenschutz! Alle Fremdkörper entfernen, bequeme Rückenlage, Kopf in Bocollokissen oder Bodyschale (Abb. 1), Arme kopfwärts strecken. Exakte symmetrische Einstellung zur Körperachse mit Fadenkreuz kontrollieren, ggf. Korrektur nach Referenzscan.
**KM-Gabe:** großlumigen i.v. Zugang legen (lassen), KM-Injektor anschließen.

### Untersuchungsbereich

| | |
|---|---|
| Zwerchfellwinkel bis Kinnspitze | Fensterlage Width/Center: ca. 350/35 |
| Lungenparenchym im Lungenfenster abbilden | Fensterlage Width/Center: ca. 1600/-600 |

**Perfusionsmessung dynamisch im Bereich des pathologischen Befundes (FOV vom Radiologen festzulegen)**

### Wichtiges, Tipps & Tricks

- Spezielle Software zur Darstellung erforderlich! Perfusionsmessung nur bei positivem Tumorbefund sinnvoll.
- Atemkommando mit dem Patienten vor Untersuchungsbeginn üben, Prozedere erklären, falls möglich! Beatmete Patienten: Atemstopp während der Datenaufnahme empfohlen (Absprache mit Anästhesie).
- Untersuchungsrichtung ist **kaudo-kranial**. Vorteile: der atmungsbeweglichere Lungenabschnitt wird zuerst dargestellt. Im venösen Zuflussgebiet entstehen deutlich weniger KM-bedingte Artefakte.
- Patientenlagerung: feet first erleichtert lagern bei Intensivpatienten, kann Untersuchungen bei Patienten mit Platzangst ermöglichen.

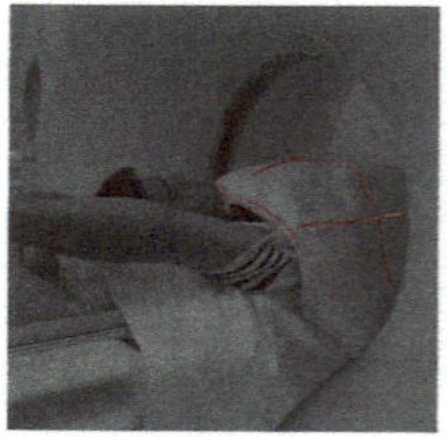
1 Lagerung

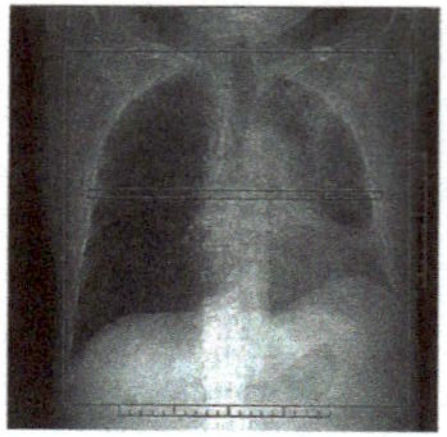
2 Topogramm/Scout mit Perfusions-Scanposition

Weitere Hilfe siehe Seite 2–5

| 1.3.6 Einzeilen-CT | Phase | Scan Art | Slice (mm) | Table speed (mm) | Increment (mm) | Time (s) | kV | mA | Kernel | KM Delay (s) | Post-processing |
|---|---|---|---|---|---|---|---|---|---|---|---|
| 1 | | Topo ap | 2 | | | | 120 | 100 | Std | | |
| 2 | | Referenzscan | 3 | | | 0,75 | 140 | 250 | Std | | zentrieren |
| KM-Gabe | **KM (ml) 80<br>flow (ml/s) 2,5** | | | | | | | | | | |
| 3 | venös | Spirale | 5 | 7,5 | 5 | 0,75 | 140 | 290 | Std | 60 | |
| 4 | | Rohdaten-Reko | 5 | | 5 | | | | Lung | | |
| KM-Gabe | **KM (ml) 40<br>flow (ml/s) 4,0** | | | | | | | | | | |
| 5 | post KM | Axial/Sequenz 22 Scans | 10 | 0 | 0 | 1 | 80 | 190 | Std | 10 | Perfusion |

| 1.3.6 Mehrzeilen-CT | Phase | Scan Art | Slice (mm) | Table speed (mm) | Increment (mm) | Time (s) | kV | mA | Kernel | KM Delay (s) | Post-processing |
|---|---|---|---|---|---|---|---|---|---|---|---|
| 1 | | Topo ap | 2 | | | | 120 | 10/100 | Std | | |
| 2 | | Topo lat | 2 | | | | 120 | 10/100 | Std | | |
| KM-Gabe | **KM (ml) 80<br>flow (ml/s) 2,5** | | | | | | | | | | |
| 3 | venös | Spirale | 5 | 15–20 | 5 | 0,5 | 120 | 180–250 | Std | 60 | |
| 4 | | Rohdaten-Reko | 3/3,75 | | 3/3,75 | | | | Lung | | |
| KM-Gabe | **KM (ml) 40<br>flow (ml/s) 4,0** | | | | | | | | | | |
| 5 | post KM | Axial/Sequenz 22 Scans | 10 | 0 | 0 | 1 | 80 | 200 | Std | 10 | Perfusion |

## 1.3.7 CT-Untersuchung: Thorax – Aortenverkalkung

### Fragestellung

**Nativ:** Aortenkalk, Aortenwandsklerose

### Vorbereitung und Lagerung

Gonadenschutz! Alle Fremdkörper entfernen, bequeme Rückenlage, Kopf in Bocollokissen oder Bodyschale (Abb. 1), Arme kopfwärts strecken. Exakte symmetrische Einstellung zur Körperachse, mit Fadenkreuz kontrollieren, ggf. Korrektur nach Referenzscan.

### Untersuchungsbereich

| | |
|---|---|
| Jugulum bis Unterkante BWK 11 | Fensterlage Width/Center: ca. 1500/350 |
| Eventuell Lungenparenchym im Lungenfenster abbilden | Fensterlage Width/Center: ca. 1600/-600 |

### Wichtiges, Tipps & Tricks

- Atemkommando mit dem Patienten vor Untersuchungsbeginn üben, Prozedere erklären!
- Untersuchungsrichtung ist **kaudo-kranial**. Vorteile: die atmungsbeweglicheren Lungenabschnitte werden zuerst dargestellt.
- Patientenlagerung: feet first erleichtert Lagern bei Intensivpatienten, kann Untersuchungen bei Patienten mit Platzangst ermöglichen.
- 3D-Rekonstruktion (spezielle Software erforderlich).

Weitere Hilfe siehe Seite 2–5

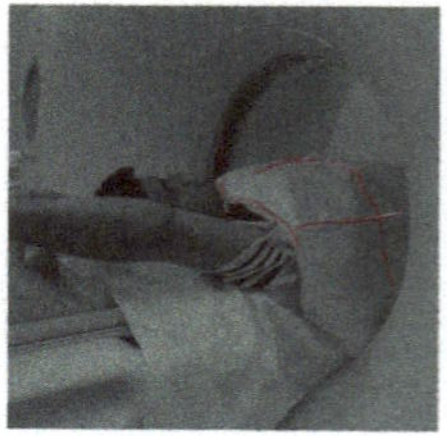

1 Lagerung

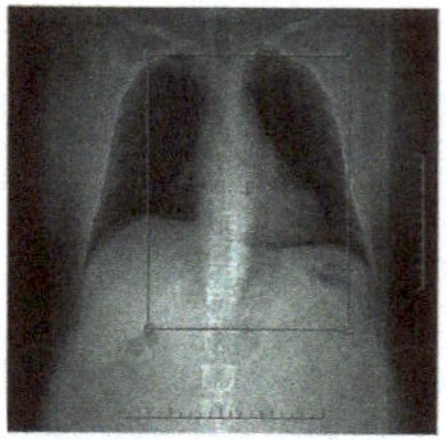

2 Topogramm/Scout

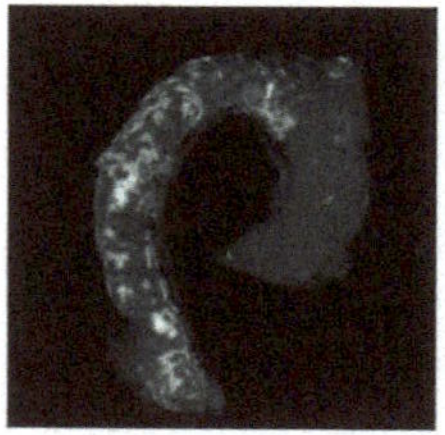

3 VRT

| 1.3.7 Einzeilen-CT | Phase | Scan Art | Slice (mm) | Table speed (mm) | Increment (mm) | Time (s) | kV | mA | Kernel | Post-processing |
|---|---|---|---|---|---|---|---|---|---|---|
| 1 | | Topo ap | 2 | | | | 120 | 100 | Std | |
| 2 | | Referenzscan | 2 | 0 | | 0,75 | 140 | 290 | Std | zentrieren |
| 3 | nativ | Spirale | 2 | 3 | 2 | 0,75 | 140 | 290 | Std | VRT/3D |

| 1.3.7 Mehrzeilen-CT | Phase | Scan Art | Slice (mm) | Table speed (mm) | Increment (mm) | Time (s) | kV | mA | Kernel | Post-processing |
|---|---|---|---|---|---|---|---|---|---|---|
| 1 | | Topo ap | 2 | | | | 120 | 10/100 | Std | |
| 2 | | Topo lat | 2 | | | | 120 | 10/100 | Std | |
| 3 | nativ | Spirale | 3/3,75 | 10–20 | 3/3,75 | 0,5 | 120 | 180–250 | Std | |
| 4 | | Rohdaten-Reko | 1–1,25 | | 0,5 | | | | Std/UHR | VRT/3D |

## 1.3.8 CT-Untersuchung: Thorax – Trauma

### Fragestellung

**Nativ:** Rippenfrakturen, Mediastinal-/Thoraxwandhämatom, Hämatothorax, Lungeneinblutung/-riss
**KM:** Gefäßverletzung/-ruptur, Aortendissektion, Aortenaneurysma, Bronchusabriss, Mediastinalemphysem, Fremdkörperlokalisation/-dokumentation, Perikardtamponade, Myokardverletzung

### Vorbereitung und Lagerung

Gonadenschutz! Alle Fremdkörper entfernen, bequeme Rückenlage, Kopf in Bocollokissen oder Bodyschale (Abb. 1), Arme kopfwärts strecken. Exakte symmetrische Einstellung zur Körperachse, mit Fadenkreuz kontrollieren, ggf. Korrektur nach Referenzscan.
**Meist KM-Gabe:** großlumigen i.v. Zugang legen (lassen), KM-Injektor anschließen.

### Untersuchungsbereich

| | |
|---|---|
| Zwerchfellwinkel bis Kinnspitze | Fensterlage Width/Center: ca. 350/35 |
| Lungenparenchym mit Lung-Kernel abbilden | Fensterlage Width/Center: ca. 1600/-600 |
| Knöcherne Anteile mit UHR-Kernel abbilden | Fensterlage Width/Center: ca. 2500/500 |

Eventuell selektive FOV für knöcherne Bereiche aus Rohdaten berechnen

### Wichtiges, Tipps & Tricks

- Atemkommando mit dem Patienten vor Untersuchungsbeginn üben, Prozedere erklären, falls möglich! Beatmete Patienten: Atemstopp während der Datenaufnahme empfohlen (Absprache mit Anästhesie).
- Untersuchungsrichtung ist **kaudo-kranial**. Vorteile: die atmungsbeweglicheren Lungenabschnitte werden zuerst dargestellt. Im venösen Zuflussgebiet entstehen deutlich weniger KM-bedingte Artefakte.
- Patientenlagerung: feet first erleichtert Lagern bei Intensivpatienten, kann Untersuchungen bei Patienten mit Platzangst ermöglichen.
- Axillae/Thoraxwand beidseits vollständig abbilden.

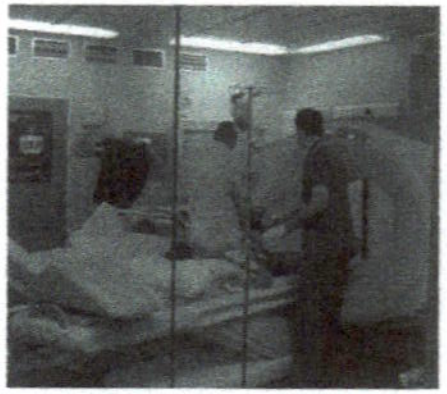

1 Lagerung

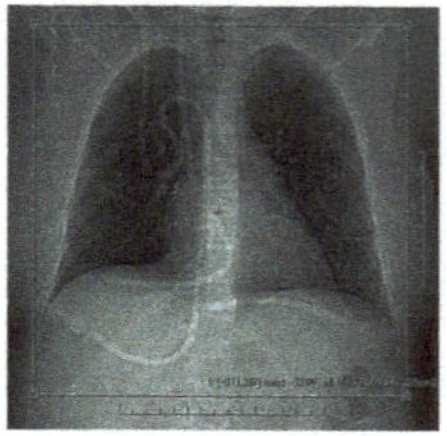

2 Topogramm/Scout

Weitere Hilfe siehe Seite 2–5

| 1.3.8 Einzeilen-CT | Phase | Scan Art | Slice (mm) | Table speed (mm) | Increment (mm) | Time (s) | kV | mA | Kernel | KM Delay (s) | Post-processing |
|---|---|---|---|---|---|---|---|---|---|---|---|
| 1 | | Topo ap | 2 | | | | 120 | 100 | Std | | |
| 2 | | Referenzscan | 5 | | | 0,75 | 140 | 290 | Std | | zentrieren |
| KM-Gabe | **KM (ml) 80<br>flow (ml/s) 2,5** | | | | | | | | | | |
| 3 | venös | Spirale | 5 | 7,5 | 5,0 | 0,75 | 140 | 290 | Std | 40 | |
| 4 | | Rohdaten-Reko | 5 | | 5 | | | | Lung | | |

| 1.3.8 Mehrzeilen-CT | Phase | Scan Art | Slice (mm) | Table speed (mm) | Increment (mm) | Time (s) | kV | mA | Kernel | KM Delay (s) | Post-processing |
|---|---|---|---|---|---|---|---|---|---|---|---|
| 1 | | Topo ap | 2 | | | | 120 | 10/100 | Std | | |
| 2 | | Topo lat | 2 | | | | 120 | 10/100 | Std | | |
| KM-Gabe | **KM (ml) 80<br>flow (ml/s) 2,5** | | | | | | | | | | |
| 3 | venös | Spirale | 5 | 10–20 | 5 | 0,5 | 140 | 290 | Std | 40 | |
| 4 | | Rohdaten-Reko | 3/3,75 | | 3/3,75 | | | | Lung | | |
| 5 | | Rohdaten-Reko | 1/1,25 | | 0,5–1 | | | | Std | | VRT/3D |

## 1.3.9 CT-Untersuchung: Thorax – Kind

### Fragestellung

**Nativ:** KM-Unverträglichkeit, Lungenparenchymbeurteilung, knöcherner Thorax
**KM:** Lungen-/Mediastinaltumor, Lungen-/Pleura-/Lymphknotenmetastasen, Gefäßinfiltration, Cavathrombose, prä-/postoperativ

### Vorbereitung und Lagerung

Gonadenschutz! Alle Fremdkörper entfernen, bequeme Rückenlage, Kopf in Bocollokissen oder Bodyschale (Abb. 1), Arme kopfwärts strecken. Exakte symmetrische Einstellung zur Körperachse, mit Fadenkreuz kontrollieren, ggf. Korrektur nach Referenzscan.
**Falls KM-Gabe vorgesehen:** großlumigen i.v. Zugang legen (lassen), KM-Injektor anschließen.

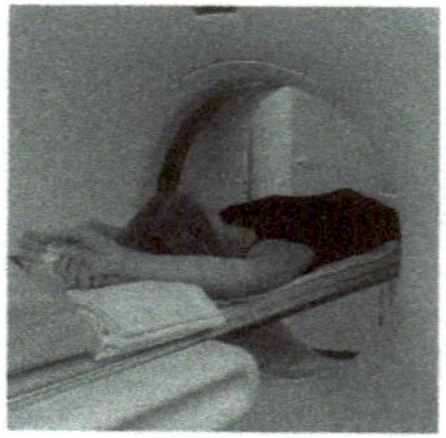

1 Lagerung

### Untersuchungsbereich

| | |
|---|---|
| Zwerchfellwinkel bis Kinnspitze | Fensterlage Width/Center: ca. 350/35 |
| Lungenparenchym im UHR-Kernel abbilden | Fensterlage Width/Center: ca. 1600/-600 |

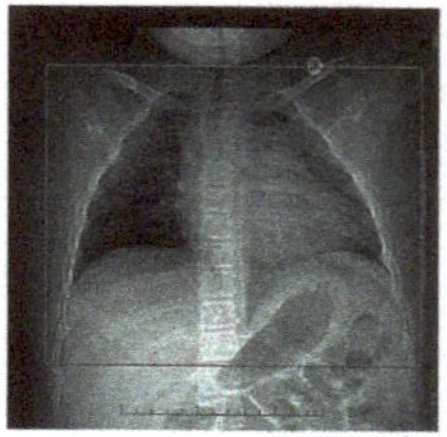

2 Topogramm/Scout

### Wichtiges, Tipps & Tricks

- Unterschriebene Einverständniserklärung des/der Erziehungsberechtigten zur CT-Untersuchung, für Kontrastmittelgabe und eventuelle Sedierung/Narkose muss vorliegen. Aufklärung durch untersuchenden Radiologen vorgeschrieben! Ausnahme: Notfallindikation durch anmeldenden Arzt, Bestätigung durch Radiologen.
- Kinder sollten untersuchungsbereit im CT erscheinen. Alle invasiven Maßnahmen erfolgen auf Station oder im Vorbereitungsraum **vor!** der Untersuchung (i.v.-Zugang, Sedierung, Narkose).
- Bei ängstlichen Kindern Topogramm von Puppe, Teddy o.ä. anfertigen, hilft die Angst zu überwinden.
- Atemkommando mit dem Kind vor Untersuchungsbeginn üben, Untersuchungsablauf erklären! Beatmete Kinder: Atemstopp während der Datenaufnahme empfohlen (Absprache mit Anästhesie).
- Untersuchungsrichtung ist **kaudo-kranial**. Vorteile: die atmungsbeweglicheren Lungenabschnitte werden zuerst dargestellt. Im venösen Zuflussgebiet entstehen deutlich weniger KM-bedingte Artefakte.
- Lagerung: feet first erleichtert Lagern bei Intensivpatienten, kann Untersuchungen bei Kindern mit Platzangst ermöglichen.
- Bei Tumorverdacht Nebennieren mitabbilden.

Weitere Hilfe siehe Seite 2–5

| 1.3.9 Einzeilen-CT | Phase | Scan Art | Slice (mm) | Table speed (mm) | Increment (mm) | Time (s) | kV | mA | Kernel | KM Delay (s) | Post-processing |
|---|---|---|---|---|---|---|---|---|---|---|---|
| 1 | | Topo ap | 2 | | | | 80 | 10–50 | Std | | |
| 2 | | Referenzscan | 3 | | | 0,75 | 80–120 | 50–100 | Std | | zentrieren |
| KM-Gabe | **KM (ml)** | **2 ml pro kg Körpergewicht** | | | | | | | | | |
| | **flow (ml/s)** | **0,3–0,6** | | | | | | | | | |
| 3 | venös | Spirale | 3 | 4,5 | 3 | 0,75 | 100 | 90 | Std | 35–50 | |

| 1.3.9 Mehrzeilen-CT | Phase | Scan Art | Slice (mm) | Table speed (mm) | Increment (mm) | Time (s) | kV | mA | Kernel | KM Delay (s) | Post-processing |
|---|---|---|---|---|---|---|---|---|---|---|---|
| 1 | | Topo ap | 2 | | | | 80–100 | 10–50 | Std | | |
| 2 | | Topo lat | 2 | | | | 80–100 | 10–50 | Std | | |
| KM-Gabe | **KM (ml)** | **2 ml pro kg Körpergewicht** | | | | | | | | | |
| | **flow (ml/s)** | **0,3–0,6** | | | | | | | | | |
| 3 | venös | Spirale | 3/3,75 | 10–20 | 3/3,75 | 0,5 | 80–100 | 50–100 | Std | 35–50 | |
| 4 | | Rohdaten-Reko | 1/1,25 | | 1/1,25 | | | | Lung | | MPR optional |

## 1.3.10 CT-Untersuchung: Thorax – Sternum

### Fragestellung

**Nativ:** Sternumfraktur, Sternumosteolyse
**KM:** Fisteldarstellung, prä-/postoperativ, tumoröse/entzündliche Sternuminfiltration

### Vorbereitung und Lagerung

Gonadenschutz! Alle Fremdkörper entfernen, bequeme Rückenlage, Kopf in Bocollokissen oder Bodyschale (Abb. 1), Arme kopfwärts strecken. Exakte symmetrische Einstellung zur Körperachse, mit Fadenkreuz kontrollieren, ggf. Korrektur nach Referenzscan.
**KM-Gabe i.v. nur bei Verdacht auf Tumor/Entzündung notwendig:** großlumigen i.v. Zugang legen (lassen), KM-Injektor anschließen. Bei Fisteldarstellung vorherige KM-Fistelkontrastierung mittels Knopfkanüle durch Radiologen/Arzt!

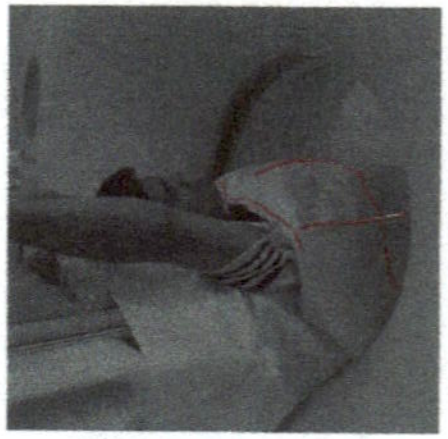
1 Lagerung

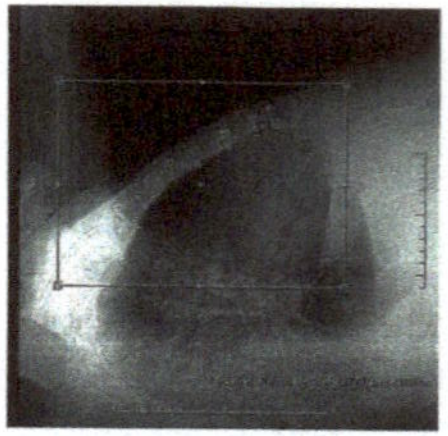
2 Topogramm/Scout

### Untersuchungsbereich

| | |
|---|---|
| Nativ: Sternum | Fensterlage Width/Center: ca. 3500/500 |
| KM i.v.: Sternum + pathologische Veränderungen | Fensterlage Width/Center: ca. 350/50 |
| Kontrastierte Fistel + nativ-CT: Sternum inklusive Fistelbereich | Fensterlage Width/Center: ca. 550/50 |

Eventuell selektive FOV für knöcherne Bereiche oder Fistelfüllung aus Rohdaten berechnen

### Wichtiges, Tipps & Tricks

- Atemkommando mit dem Patienten vor Untersuchungsbeginn üben, Prozedere erklären! Beatmete Patienten: Atemstopp während der Datenaufnahme empfohlen (Absprache mit Anästhesie).
- KM: Untersuchungsrichtung ist **kaudo-kranial**. Vorteil: Im venösen Zuflussgebiet entstehen deutlich weniger KM-bedingte Artefakte.
- Patientenlagerung: feet first erleichtert Lagern bei Intensivpatienten, kann Untersuchungen bei Patienten mit Platzangst ermöglichen.
- 3D-Rekonstruktion.

Weitere Hilfe siehe Seite 2–5

| 1.3.10 Einzeilen-CT | Phase | Scan Art | Slice (mm) | Table speed (mm) | Increment (mm) | Time (s) | kV | mA | Kernel | KM Delay (s) | Post-processing |
|---|---|---|---|---|---|---|---|---|---|---|---|
| 1 | | Topo ap | 2 | | | | 120 | 100 | Std | | |
| 2 | | Referenzscan | 2 | | | 1 | 140 | 250 | Std | | zentrieren |
| 3 | nativ | Spirale | 2 | 3–4 | 2 | 1 | 140 | 250–300 | UHR | | MPR/VRT koronar |
| KM-Gabe | **KM (ml) 80<br>flow (ml/s) 2,5** | | | | | | | | | | |
| 4 | venös | Spirale | 5 | 7,5 | 5 | 1 | 140 | 250–300 | Std | 60 | |

| 1.3.10 Mehrzeilen-CT | Phase | Scan Art | Slice (mm) | Table speed (mm) | Increment (mm) | Time (s) | kV | mA | Kernel | KM Delay (s) | Post-processing |
|---|---|---|---|---|---|---|---|---|---|---|---|
| 1 | | Topo ap | 2 | | | | 120 | 10/100 | Std | | |
| 2 | | Topo lat | 2 | | | | 120 | 10/100 | Std | | |
| 3 | nativ | Spirale | 1,25/2 | 4–10 | 1,25/2 | 0,5 | 120 | 200–300 | UHR | | VRT, MPR koronar |
| KM-Gabe | **KM (ml) 80<br>flow (ml/s) 2,5** | | | | | | | | | | |
| 4 | venös | Spirale | 5 | 15–20 | 5 | 0,5 | 120 | 100 | Std | 60 | |
| 5 | | Rohdaten-Reko | 3 | 3 | | | | | Lung | | |

## 1.3.11 CT-Untersuchung: Thorax – Clavicula

### Fragestellung
**Nativ:** Claviculafraktur, Osteolyse
**KM:** tumoröse/entzündliche Claviculainfiltration

### Vorbereitung und Lagerung
Gonadenschutz! Alle Fremdkörper entfernen, bequeme Rückenlage, Kopf in Bocollokissen oder Bodyschale (Abb. 1), Arme seitlich am Körper anlegen. Exakte symmetrische Einstellung zur Körperachse, mit Fadenkreuz kontrollieren, ggf. Korrektur nach Referenzscan.
**KM-Gabe i.v. nur bei Verdacht auf Tumor/Entzündung notwendig:** großlumigen i.v. Zugang legen (lassen), KM-Injektor anschließen.

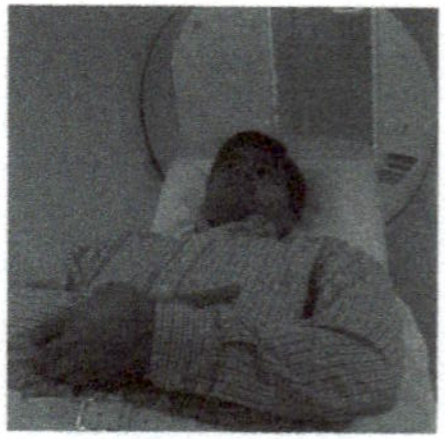
1 Lagerung

### Untersuchungsbereich:
| | |
|---|---|
| Fraktur: Acromion bis Unterrand Sternoclaviculargelenk | Fensterlage Width/Center: ca. 3500/500 |
| Entzündliche/tumoröse Veränderungen: FOV nach Ausmaß der Veränderungen festlegen | Fensterlage Width/Center: ca. 350/50 |

Eventuell selektive FOV für knöcherne Bereiche aus Rohdaten berechnen

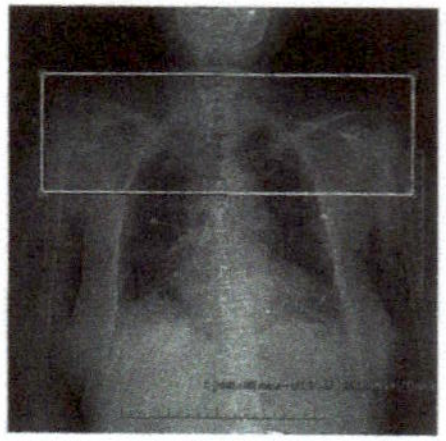
2 Topogramm/Scout

### Wichtiges, Tipps & Tricks
- Atemkommando mit dem Patienten vor Untersuchungsbeginn üben, Prozedere erklären! Beatmete Patienten: Atemstopp während der Datenaufnahme empfohlen (Absprache mit Anästhesie).
- Vollständige Abbildung der tumorösen/entzündlichen Veränderungen mit Weichteilanteil!
- Patientenlagerung: feet first erleichtert Lagern bei Intensivpatienten, kann Untersuchungen bei Patienten mit Platzangst ermöglichen.

Weitere Hilfe siehe Seite 2–5

| 1.3.11 Einzeilen-CT | Phase | Scan Art | Slice (mm) | Table speed (mm) | Increment (mm) | Time (s) | kV | mA | Kernel | KM Delay (s) | Post-processing |
|---|---|---|---|---|---|---|---|---|---|---|---|
| 1 | | Topo ap | 2 | | | | 120 | 100 | Std | | |
| 2 | | Referenzscan | 2 | | | 1 | 140 | 250 | UHR | | zentrieren |
| 3 | nativ | Spirale | 2 | 3 | 2 | 1 | 140 | 290 | UHR | | MPR/3D |
| KM-Gabe optional | **KM (ml) 80<br>flow (ml/s) 2,5** | | | | | | | | | | |
| 4 | venös | Spirale | 3 | 4,5 | 3 | 1 | 140 | 290 | Std | 60 | |

| 1.3.11 Mehrzeilen-CT | Phase | Scan Art | Slice (mm) | Table speed (mm) | Increment (mm) | Time (s) | kV | mA | Kernel | KM Delay (s) | Post-processing |
|---|---|---|---|---|---|---|---|---|---|---|---|
| 1 | | Topo ap | 2 | | | | 120 | 10/100 | Std | | |
| 2 | | Topo lat | 2 | | | | 120 | 10/100 | Std | | |
| 3 | nativ | Spirale | 1,25/2 | 4–10 | 1,25/2 | 0,75 | 140 | 250–300 | UHR | | 3D/MPR koronar |
| KM-Gabe optional | **KM (ml) 80<br>flow (ml/s) 2,5** | | | | | | | | | | |
| 4 | venös | Spirale | 3/3,75 | 10–20 | 3/3,75 | 0,75 | 140 | 250–300 | Std | 60 | |

## 1.3.12 CT-Untersuchung: Thorax – Rippen

### Fragestellung

**Nativ:** Rippenfrakturen, Osteolysen
**KM:** Rippenmetastasen, malignes Lymphom, entzündliche/tumoröse Rippeninfiltration, Rippentumor/Plasmozytom

### Vorbereitung und Lagerung

Gonadenschutz! Alle Fremdkörper entfernen, bequeme Rückenlage, Kopf in Bocollokissen oder Bodyschale (Abb. 1), Arme kopfwärts strecken, wenn möglich. Exakte symmetrische Einstellung zur Körperachse, mit Fadenkreuz kontrollieren, ggf. Korrektur nach Referenzscan.
**KM-Gabe i.v. bei Verdacht auf Tumor/Entzündung notwendig:** großlumigen i.v. Zugang legen (lassen), KM-Injektor anschließen.

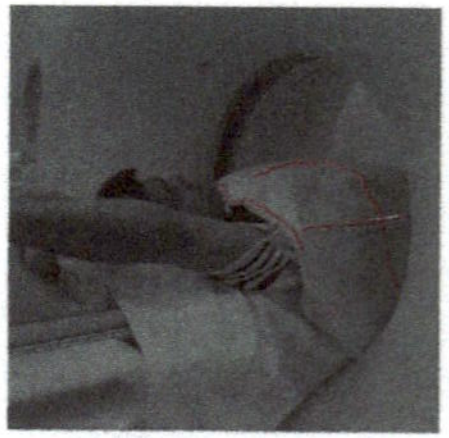
1 Lagerung

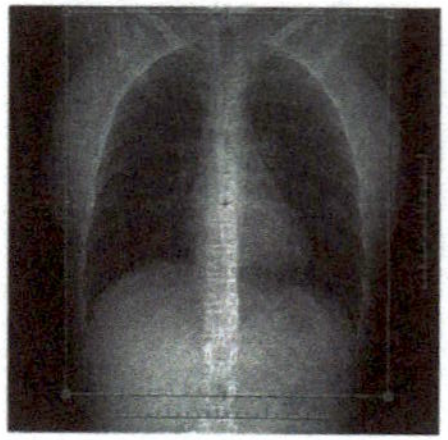
2 Topogramm/Scout

### Untersuchungsbereich

| | |
|---|---|
| Knöcherner Thorax | Fensterlage Width/Center: ca. 3500/500 |
| Weichteilfenster | Fensterlage Width/Center: ca. 350/50 |

Eventuell selektive FOV für knöcherne Bereiche aus Rohdaten berechnen

### Wichtiges, Tipps & Tricks

- Atemkommando mit dem Patienten vor Untersuchungsbeginn üben, Prozedere erklären! Beatmete Patienten: Atemstopp während der Datenaufnahme empfohlen (Absprache mit Anästhesie).
- Untersuchungsrichtung ist **kaudo-kranial**. Vorteile: die atmungsbeweglicheren kaudalen Rippen werden zuerst dargestellt. Im venösen Zuflussgebiet entstehen deutlich weniger KM-bedingte Artefakte.
- Patientenlagerung: feet first erleichtert Lagern bei Intensivpatienten, kann Untersuchungen bei Patienten mit Platzangst ermöglichen.
- Sagittale/koronare MPR, 3D-Rekonstruktion.

Weitere Hilfe siehe Seite 2–5

| 1.3.12 Einzeilen-CT | Phase | Scan Art | Slice (mm) | Table speed (mm) | Increment (mm) | Time (s) | kV | mA | Kernel | KM Delay (s) | Post-processing |
|---|---|---|---|---|---|---|---|---|---|---|---|
| 1 | | Topo ap | 2 | | | | 120 | 100 | Std | | |
| 2 | | Referenzscan | 2 | | | 0,75–1 | 140 | 290 | UHR | | zentrieren |
| 3 | nativ | Spirale | 2 | 3 | 2 | 0,75–1 | 140 | 290 | UHR | | MPR/3D |
| KM-Gabe optional | **KM (ml)** **flow (ml/s)** | **80** **2,5** | | | | | | | | | |
| 4 | venös | Spirale | 3 | 4,5 | 3 | 0,75–1 | 140 | 290 | Std | 60 | |

| 1.3.12 Mehrzeilen-CT | Phase | Scan Art | Slice (mm) | Table speed (mm) | Increment (mm) | Time (s) | kV | mA | Kernel | KM Delay (s) | Post-processing |
|---|---|---|---|---|---|---|---|---|---|---|---|
| 1 | | Topo ap | 2 | | | | 120 | 10/100 | Std | | |
| 2 | | Topo lat | 2 | | | | 120 | 10/100 | Std | | |
| 3 | nativ | Spirale | 1,25/2 | 4–10 | 1,25/2 | 0,5 | 140 | 250–300 | UHR | | 3D, MPR |
| KM-Gabe optional | **KM (ml)** **flow (ml/s)** | **80** **2,5** | | | | | | | | | |
| 4 | venös | Spirale | 3/3,75 | 10–20 | 3/3,75 | 0,5 | 140 | 250–300 | Std | 60 | |

## 1.3.13 CT-Untersuchung: Thorax – virtuelle Bronchoskopie

### Fragestellung

**Nativ:** Darstellung des Tracheobronchialsystems, (endoskopisch nicht passierbare) Bronchusstenosen, tumoröse Bronchusobstruktion, vor/nach Bronchialstentimplantation, endobronchiale Raumforderung/Fremdkörper
**KM:** Bronchialkarzinom, Lungenmetastasen, Hilustumor, Mediastinaltumor, malignes Lymphom

### Vorbereitung und Lagerung

Gonadenschutz! Alle Fremdkörper entfernen, bequeme Rückenlage, Kopf in Bocollokissen oder Bodyschale (Abb. 1), Arme kopfwärts strecken. Exakte symmetrische Einstellung zur Körperachse, mit Fadenkreuz kontrollieren, ggf. Korrektur nach Referenzscan.
**Falls KM-Gabe vorgesehen:** großlumigen i.v. Zugang legen (lassen), KM-Injektor anschließen.

### Untersuchungsbereich

| | |
|---|---|
| Zwerchfellwinkel bis Kinnspitze | Fensterlage Width/Center: ca. 350/35 |
| Lungenparenchym im Lungenfenster abbilden | Fensterlage Width/Center: ca. 1600/-600. |

### Wichtiges, Tipps & Tricks

- Überwiegend zusätzliche Nachverarbeitung aus Dünnschicht-Standard-Thorax-CT-Datensatz. Selten eigenständige Untersuchung.
- Atemkommando mit dem Patienten vor Untersuchungsbeginn üben, Prozedere erklären!
- Untersuchungsrichtung ist **kaudo-kranial**. Vorteil: der atmungsbeweglichere Lungenabschnitt wird zuerst dargestellt. Im venösen Zuflussgebiet entstehen deutlich weniger KM-bedingte Artefakte.
- Patientenlagerung: feet first erleichtert Lagern bei Intensivpatienten, kann Untersuchungen bei Patienten mit Platzangst ermöglichen.
- Spezielle Software zur Darstellung erforderlich!

Weitere Hilfe siehe Seite 2–5

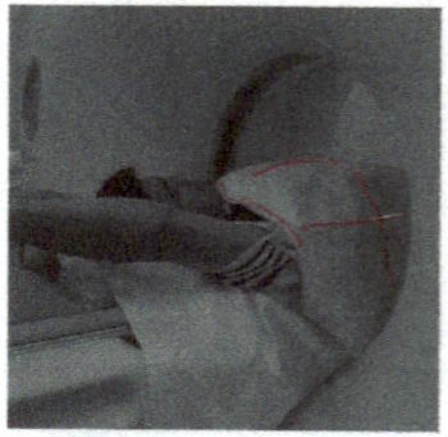
1 Lagerung

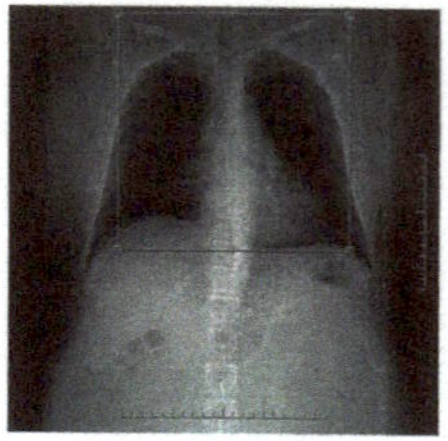
2 Topogramm/Scout

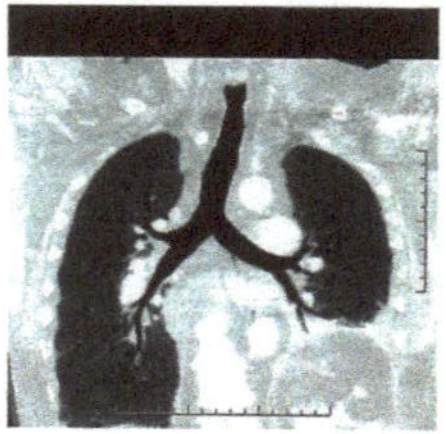
3 MinMIP

| 1.3.13 Einzeilen-CT | Phase | Scan Art | Slice (mm) | Table speed (mm) | Increment (mm) | Time (s) | kV | mA | Kernel | KM Delay (s) | Post-processing |
|---|---|---|---|---|---|---|---|---|---|---|---|
| 1 | | Topo ap | 2 | | | | 120 | 100 | Std | | |
| 2 | | Referenzscan | 2 | | | 0,75 | 140 | 250 | Std | | zentrieren |
| KM-Gabe optional | **KM (ml) 80<br>flow (ml/s) 2,5** | | | | | | | | | | |
| 3 | venös | Spirale | 2 | 2–3 | 0.8–1 | 0,75 | 140 | 250 | Std | 60 | virtuelle Bronchoskopie |
| 4 | | Rohdaten-Reko | 2 | | 2 | | | | Lung | | |

| 1.3.13 Mehrzeilen-CT | Phase | Scan Art | Slice (mm) | Table speed (mm) | Increment (mm) | Time (s) | kV | mA | Kernel | KM Delay (s) | Post-processing |
|---|---|---|---|---|---|---|---|---|---|---|---|
| 1 | | Topo ap | 2 | | | | 120 | 10/100 | Std | | |
| 2 | | Topo lat | 2 | | | | 120 | 10/100 | Std | | |
| KM-Gabe optional | **KM (ml) 80<br>flow (ml/s) 2,5** | | | | | | | | | | |
| 3 | venös | Spirale | 1/1,25 | 4–10 | 0,5 | 0,5 | 120 | 120–220 | Std | 60 | virtuelle Bronchoskopie |
| 4 | | Rohdaten-Reko | 3 | | 3 | | | | Lung | | |

## 1.3.14 CT-Untersuchung: Thorax – Volumetrie

### Fragestellung

**Nativ:** Lungengröße prä-/postoperativ, vor/nach operativer Emphysemreduktion, vor/nach Lungentransplantation

### Vorbereitung und Lagerung

Gonadenschutz! Alle Fremdkörper entfernen, bequeme Rückenlage, Kopf in Bocollokissen oder Bodyschale (Abb. 1), Arme kopfwärts strecken. Exakte symmetrische Einstellung zur Körperachse, mit Fadenkreuz kontrollieren, ggf. Korrektur nach Referenzscan.

### Untersuchungsbereich:

Kaudal der costodiaphragmalen Recessus bis Kinnspitze

### Wichtiges, Tipps & Tricks

- Atemkommando mit dem Patienten vor Untersuchungsbeginn üben, Prozedere erklären!
- Untersuchungsrichtung ist **kaudo-kranial**. Vorteile: die atmungsbeweglicheren Lungenabschnitte werden zuerst dargestellt.
- Patientenlagerung: feet first erleichtert Lagern bei Intensivpatienten, kann Untersuchungen bei Patienten mit Platzangst ermöglichen.
- Spezielle Software zur Darstellung erforderlich!
- Einzelbilder in der Regel nicht dokumentieren.

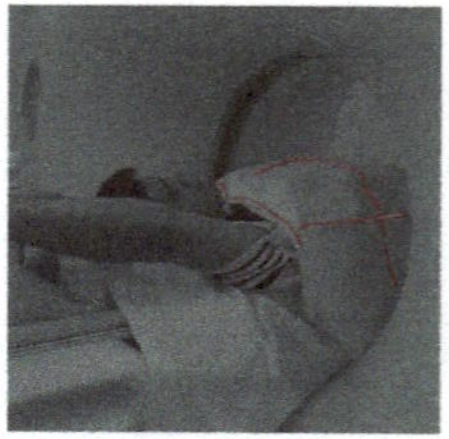
1 Lagerung

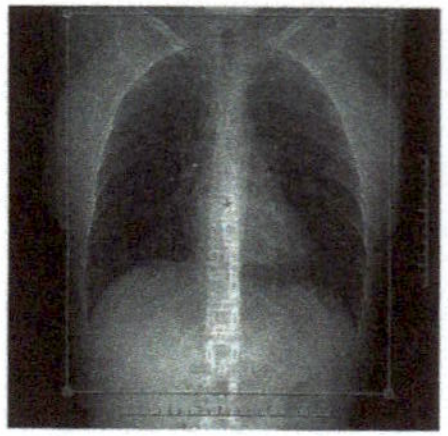
2 Topogramm/Scout

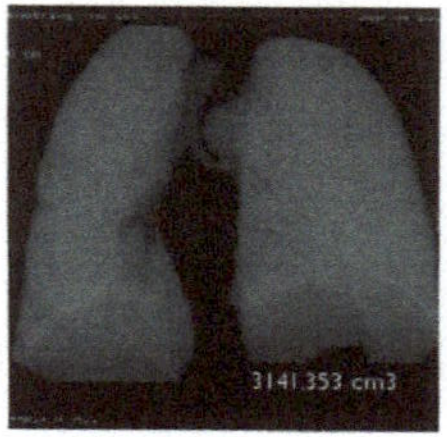

3 3D-Volumetrie

Weitere Hilfe siehe Seite 2–5

| 1.3.14 Einzeilen-CT | Phase | Scan Art | Slice (mm) | Table speed (mm) | Increment (mm) | Time (s) | kV | mA | Kernel | Post-processing |
|---|---|---|---|---|---|---|---|---|---|---|
| 1 | | Topo ap | 2 | | | | 120 | 100 | Std | |
| 2 | | Referenzscan | 5 | | | 0,75 | 140 | 250 | Std | zentrieren |
| 3 | nativ | Spirale | 5 | 5–7,5 | 5 | 0,75 | 140 | 250 | Std | Volumetrie |
| 4 | | Rohdaten-Reko | 5 | | 5 | | | | Lung | |

| 1.3.14 Mehrzeilen-CT | Phase | Scan Art | Slice (mm) | Table speed (mm) | Increment (mm) | Time (s) | kV | mA | Kernel | Post-processing |
|---|---|---|---|---|---|---|---|---|---|---|
| 1 | | Topo ap | 2 | | | | 120 | 10/100 | Std | |
| 2 | | Topo lat | 2 | | | | 120 | 10/100 | Std | |
| 3 | nativ | Spirale | 5 | 20–30 | 5 | 0,5 | 120 | 180–250 | Std | Volumetrie |
| 4 | | Rohdaten-Reko | 3–5 | | 3–5 | | | | Lung | |

## 1.4.1 CT-Untersuchung: Herz – Calcium-Scoring

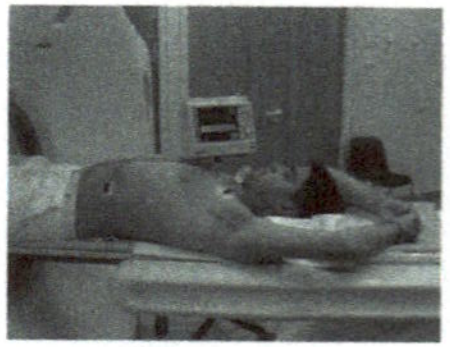

1 Lagerung

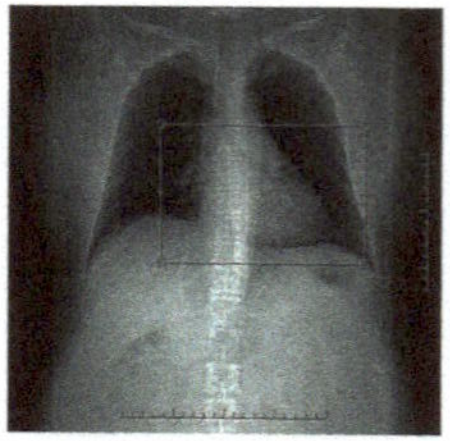

2 Topogramm/Scout

### Fragestellung

**Nativ:** Koronararterienkalk

### Vorbereitung und Lagerung

Gonadenschutz! Alle Fremdkörper entfernen, bequeme Rückenlage, Kopf in Bocollokissen oder Bodyschale, Arme kopfwärts strecken (Abb. 1). Exakte symmetrische Einstellung zur Körperachse (mit Fadenkreuz kontrollieren, ggf. Korrektur nach Referenzscan). EKG-Kontrollmonitor mit CT verbinden, EKG-Elektroden am Patienten anbringen (Elektrodenlage Gerätehersteller-spezifisch), Elektrodenkabel anschließen. EKG-Kurve am Monitor kontrollieren, ggf. Lagekorrektur der Elektroden.

### Untersuchungsbereich

Trachealbifurkation bis Herzspitze

Fensterlage Width/Center: ca. 350/35

### Wichtiges, Tipps & Tricks

- Spezielle Software zur Auswertung erforderlich! Spezielle Hardware für EKG-gesteuerte Untersuchungen notwendig.
- Atemkommando mit dem Patienten vor Untersuchungsbeginn üben.
- Patientenlagerung: feet first erleichtert Lagern bei Intensivpatienten, kann Untersuchungen bei Patienten mit Platzangst ermöglichen.

Weitere Hilfe siehe Seite 2–5

| 1.4.1 Einzeilen-CT | Phase | Scan Art | Slice (mm) | Table speed (mm) | Increment (mm) | Time (s) | kV | mA | Kernel | Post-processing |
|---|---|---|---|---|---|---|---|---|---|---|
| 1 | | Topo ap | 2 | | | | 120 | 100 | Std | |
| 2 | | Referenzscan | 3 | | | 0,75 | 120 | 80 | Std | zentrieren |
| | EKG-Triggerung/-Scansteuerung | | | | | | | | | |
| 3 | nativ | Spirale | 3 | 3 | 3 | 0,75 | 120 | 80 | Std | Calcium-Scoring |

| 1.4.1 Mehrzeilen-CT | Phase | Scan Art | Slice (mm) | Table speed (mm) | Increment (mm) | Time (s) | kV | mA | Kernel | Post-processing |
|---|---|---|---|---|---|---|---|---|---|---|
| 1 | | Topo ap | 2 | | | | 120 | 10/100 | Std | |
| 2 | | Topo lat | 2 | | | | 120 | 10/100 | Std | |
| | EKG-Triggerung/-Scansteuerung | | | | | | | | | |
| 3 | nativ | Spirale | 3/3,75 | | 10–20 | 0,5 | 140 | 80–100 | Std | Calcium-Scoring |

## 1.4.2 CT-Untersuchung: Herz – Bypass

### Fragestellung
**KM:** Offenheitsprüfung nach Bypass-Operation, Bypassverschluss/-stenose

### Vorbereitung und Lagerung
Gonadenschutz! Alle Fremdkörper entfernen, bequeme Rückenlage, Kopf in Bocollokissen oder Bodyschale, Arme kopfwärts strecken (Abb. 1). Exakte symmetrische Einstellung zur Körperachse (mit Fadenkreuz kontrollieren, ggf. Korrektur nach Referenzscan). EKG-Kontrollmonitor mit CT verbinden, EKG-Elektroden am Patienten anbringen (Elektrodenlage Gerätehersteller-spezifisch), Elektrodenkabel anschließen. EKG-Kurve am Monitor kontrollieren, ggf. Lagekorrektur der Elektroden.
**Flow-Peak-Bestimmung oder Bolus-Tracking vor der Untersuchung absolut notwendig!**

### Untersuchungsbereich
1. Rippe bis Unterkante BWK 12

Fensterlage Width/Center: ca. 650/60

### Wichtiges, Tipps & Tricks
- **Flow-Peak** oder **Bolus-Tracking** zur Bestimmung des optimalen Zeitpunkts der KM-Gabe. Messung in der Aorta ascendens 2 cm oberhalb des Abgangs des linken Koronararterienhauptstammes.
- Spezielle Software zur 3D-Auswertung und Gefäßbeurteilung erforderlich! Spezielle Hardware für EKG-gesteuerte Untersuchungen notwendig.
- Atemkommando mit dem Patienten vor Untersuchungsbeginn üben.
- Patientenlagerung: feet first erleichtert Lagern bei Intensivpatienten, kann Untersuchungen bei Patienten mit Platzangst ermöglichen.
- MPR, 3D, MIP, VRT, Vessel-Analysis-Darstellung. Spezielle Software zur Darstellung erforderlich!

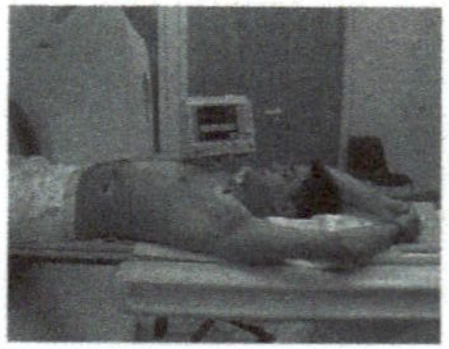
1 Lagerung

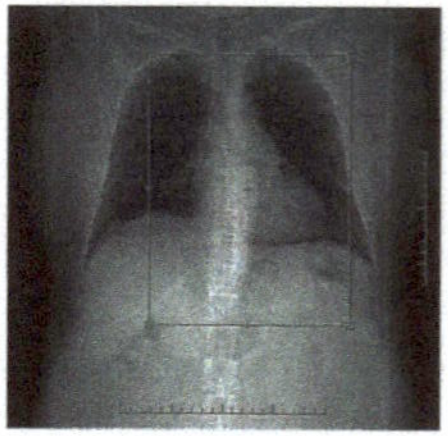
2 Topogramm/Scout

Weitere Hilfe siehe Seite 2–5

| 1.4.2 Einzeilen-CT | Phase | Scan Art | Slice (mm) | Table speed (mm) | Increment (mm) | Time (s) | kV | mA | Kernel | KM Delay (s) | Bolus-Tracking (Position) | Post-processing |
|---|---|---|---|---|---|---|---|---|---|---|---|---|
| 1 | | Topo ap | 2 | | | | 120 | 100 | Std | | | |
| 2 | | Referenzscan | 5 | | | 0,75 | 120 | 190 | Std | | | zentrieren |
| KM-Gabe optional | **KM (ml) 40<br>flow (ml/s) 4,0** | **für Flow-Peak** | | | | | | | | | | |
| 3 | arteriell | Axial/Sequenz 22 Scans | 5 | 0 | 0 | 1 | 80 | 190 | Std | 10 | | Flow-Peak |
| KM-Gabe | **KM (ml) 120<br>flow (ml/s) 4,0** | **EKG-Triggerung/-Scansteuerung** | | | | | | | | | | |
| 4 | arteriell | Spirale | 1 | 1,5 | 1 | 0,75 | 140 | 290 | Std | 22 oder Bolus-Tracking | Aorta ascendens | VRT, Vessel-Analysis |

| 1.4.2 Mehrzeilen-CT | Phase | Scan Art | Slice (mm) | Table speed (mm) | Increment (mm) | Time (s) | kV | mA | Kernel | KM Delay (s) | Bolus-Tracking (Position) | Post-processing |
|---|---|---|---|---|---|---|---|---|---|---|---|---|
| 1 | | Topo ap | 2 | | | | 120 | 10/100 | Std | | | |
| 2 | | Topo lat | 2 | | | | 120 | 10/100 | Std | | | |
| KM-Gabe optional | **KM (ml) 40<br>flow (ml/s) 4,0** | **für Flow-Peak** | | | | | | | | | | |
| 3 | arteriell | Axial/Sequenz 22 Scans | 5 | 0 | 0 | 1 | 80–120 | 80–100 | Std | 10 | | Flow-Peak |
| KM-Gabe | **KM (ml) 120<br>flow (ml/s) 4,0** | **EKG-Triggerung/-Scansteuerung** | | | | | | | | | | |
| 4 | arteriell | Spirale | 1/1,25 | 4–10 | 1/1,25 | 0,5 | 140 | 80–100 | Std | 22 oder Bolus-Tracking | Aorta ascendens | VRT, Vessel-Analysis |

## 1.4.3 CT-Untersuchung: Herz – Koronararterien

### Fragestellung
**KM:** prä-/postoperativ, Koronararterienstenose/-verschluss

### Vorbereitung und Lagerung
Gonadenschutz! Alle Fremdkörper entfernen, bequeme Rückenlage, Kopf in Bocollokissen oder Bodyschale, Arme kopfwärts strecken (Abb. 1). Exakte symmetrische Einstellung zur Körperachse (mit Fadenkreuz kontrollieren, ggf. Korrektur nach Referenzscan). EKG-Kontrollmonitor mit CT verbinden, EKG-Elektroden am Patienten anbringen (Elektrodenlage Gerätehersteller-spezifisch), Elektrodenkabel anschließen. EKG-Kurve am Monitor kontrollieren, ggf. Lagekorrektur der Elektroden.

### Untersuchungsbereich
Trachealbifurkation bis Herzspitze

Fensterlage Width/Center: ca. 650/60

### Wichtiges, Tipps & Tricks
- **Flow-Peak** oder **Bolus-Tracking** zur Bestimmung des optimalen Zeitpunkts der KM-Gabe. Messung in der Aorta ascendens 2 cm oberhalb des Abgangs des linken Koronararterienhauptstammes.
- Spezielle Software zur 3D-Auswertung und Gefäßbeurteilung erforderlich! Spezielle Hardware für EKG-gesteuerte Untersuchungen notwendig.
- Atemkommando mit dem Patienten vor Untersuchungsbeginn üben.
- Patientenlagerung: feet first erleichtert Lagern bei Intensivpatienten, kann Untersuchungen bei Patienten mit Platzangst ermöglichen.
- MPR, 3D, MIP, VRT, Vessel-Analysis-Darstellung. Spezielle Software zur Darstellung erforderlich!

Weitere Hilfe siehe Seite 2–5

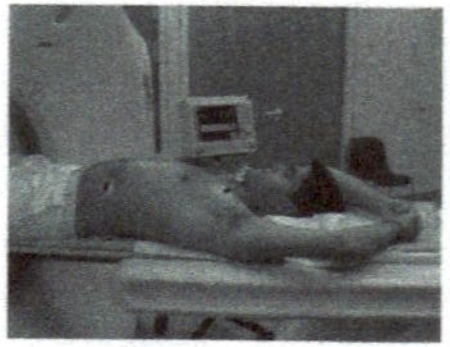
1 Lagerung

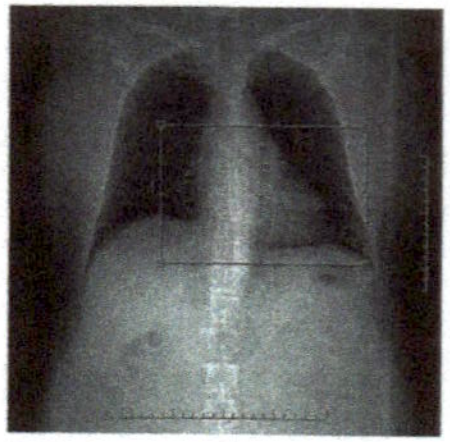
2 Topogramm/Scout

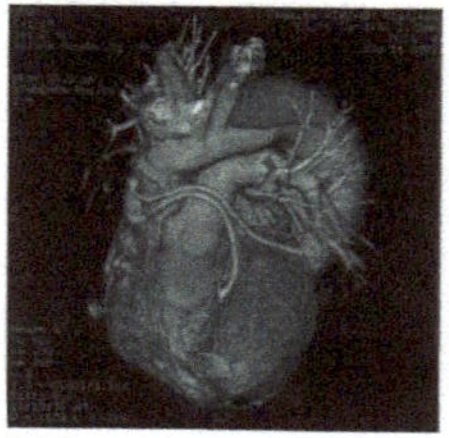
3 VRT

| 1.4.3 Einzeilen-CT | Phase | Scan Art | Slice (mm) | Table speed (mm) | Increment (mm) | Time (s) | kV | mA | Kernel | KM Delay (s) | Bolus-Tracking (Position) | Post-processing |
|---|---|---|---|---|---|---|---|---|---|---|---|---|
| 1 | | Topo ap | 2 | | | | 120 | 100 | Std | | | |
| 2 | | Referenzscan | 5 | | | 0,75 | 120 | 80 | Std | | | zentrieren |
| KM-Gabe optional | **KM (ml)**<br>**flow (ml/s)** | **40**<br>**4,0** | **für Flow-Peak** | | | | | | | | | |
| 3 | arteriell | Axial/Sequenz 22 Scans | 5/10 | 0 | 0 | 1 | 80 | 140 | Std | 10 | | Flow-Peak |
| KM-Gabe | **KM (ml)**<br>**flow (ml/s)** | **120**<br>**4,0** | | | | | | | | | | |
| 4 | arteriell | Spirale | 1 | 1,5 | 1 | 0,75 | 140 | 200–250 | Std | 22 oder Bolus-Tracking | Aorta ascendens | VRT, Vessel-Analysis |

| 1.4.3 Mehrzeilen-CT | Phase | Scan Art | Slice (mm) | Table speed (mm) | Increment (mm) | Time (s) | kV | mA | Kernel | KM Delay (s) | Bolus-Tracking (Position) | Post-processing |
|---|---|---|---|---|---|---|---|---|---|---|---|---|
| 1 | | Topo ap | 2 | | | | 120 | 10/100 | Std | | | |
| 2 | | Topo lat | 2 | | | | 120 | 10/100 | Std | | | |
| KM-Gabe | **KM (ml)**<br>**flow (ml/s)** | **40**<br>**4,0** | **für Flow-Peak** | | | | | | | | | |
| 3 | arteriell | Axial/Sequenz 22 Scans | 5 | 0 | 0 | 1 | 80–120 | 80–100 | Std | 10 | | Flow-Peak |
| KM-Gabe | **KM (ml)**<br>**flow (ml/s)** | **120**<br>**4,0** | **EKG-Triggerung/-Scansteuerung** | | | | | | | | | |
| 4 | arteriell | Spirale | 1/1,25 | 4–10 | 1/1,25 | 0,5 | 140 | 80–100 | Std | 22 oder Bolus-Tracking | Aorta ascendens | VRT, Vessel-Analysis |

## 1.4.4 CT-Untersuchung: Herz – Koronargefäß-Stent/Bypass-Stent

### Fragestellung

**Nativ + KM:** prä-/postoperativ, Koronargefäßverschluss/-stenose

### Vorbereitung und Lagerung

Gonadenschutz! Alle Fremdkörper entfernen, bequeme Rückenlage, Kopf in Bocollokissen oder Bodyschale (Abb. 1), Arme kopfwärts strecken. Exakte symmetrische Einstellung zur Körperachse (mit Fadenkreuz kontrollieren, ggf. Korrektur nach Referenzscan). EKG-Kontrollmonitor mit CT verbinden, EKG-Elektroden am Patienten anbringen (Elektrodenlage Gerätehersteller-spezifisch, siehe unter 1.0 Anbringung der Elektroden), Elektrodenkabel anschließen. EKG-Kurve am Monitor kontrollieren, ggf. Lagekorrektur der Elektroden. **Nativuntersuchung zur Lagebestimmung der/des Stents notwendig! (alternativ Calcium-Scoring, siehe 1.4.1)**

### Untersuchungsbereich

1. Rippe bis Unterkante BWK 12

Fensterlage Width/Center: ca. 650/60

### Wichtiges, Tipps & Tricks

- **Flow-Peak:** 1. ROI-Messung im gestenteten Gefäß direkt distal des Stents zur Offenheitsprüfung. 2. ROI-Messung zur Bestimmung des optimalen Zeitpunkts der KM-Gabe abhängig von Stentlokalisation (Stent re./li. proximal: Aorta ascendens, Stent re./li. distal: linker Ventrikel).
- Spezielle Software zur 3D-Auswertung und Gefäßauswertung erforderlich! Spezielle Hardware für EKG-gesteuerte Untersuchungen notwendig.
- Atemkommando mit dem Patienten vor Untersuchungsbeginn üben.
- Patientenlagerung: feed first erleichtert das Lagern bei Intensivpatienten und kann Untersuchungen bei Patienten mit Platzangst ermöglichen.
- MPR, 3D, MIP, VRT, Vessel-Analysis-Darstellung. Spezielle Software zur Darstellung erforderlich!

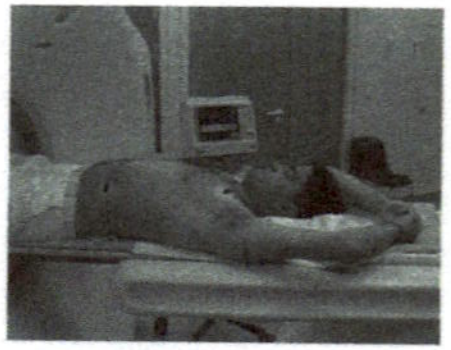

1 Lagerung

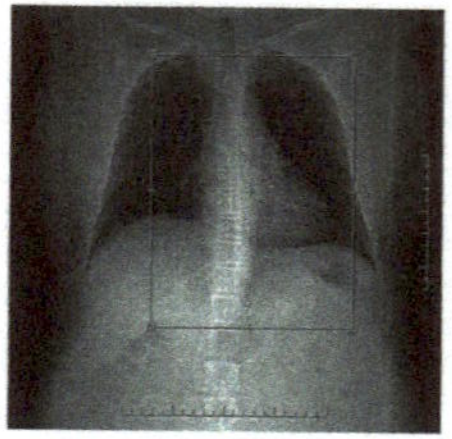

2 Topogramm/Scout

Weitere Hilfe siehe Seite 2–5

| 1.4.4 Einzeilen-CT | Phase | Scan Art | Slice (mm) | Table speed (mm) | Increment (mm) | Time (s) | kV | mA | Kernel | KM Delay (s) | Bolus-Tracking (Position) | Post-processing |
|---|---|---|---|---|---|---|---|---|---|---|---|---|
| 1 | | Topo ap | 2 | | | | 120 | 100 | Std | | | |
| 2 | | Referenzscan | 2 | | | 1 | 80 | 190 | Std | | | zentrieren |
| 3 | nativ | Spirale | 3 | 3 | 3 | 0,75 | 140 | 290 | Std | | | |
| KM-Gabe optional | **KM (ml)**<br>**flow (ml/s)** | **40**<br>**4,0** | **für Flow-Peak** | | | | | | | | | |
| 4 | arteriell | Axial/Sequenz 22 Scans | 5 | 0 | 0 | 1 | 80 | 190 | Std | 10 | | Flow-Peak |
| KM-Gabe | **KM (ml)**<br>**flow (ml/s)** | **120**<br>**4,0** | **EKG-Triggerung/-Scansteuerung** | | | | | | | | | |
| 5 | arteriell | Spirale | 1 | 1,5 | 1 | 0,75 | 140 | 290 | Std | 22 oder Bolus-Tracking | Aorta ascendens | VRT, Vessel-Analysis |

| 1.4.4 Mehrzeilen-CT | Phase | Scan Art | Slice (mm) | Table speed (mm) | Increment (mm) | Time (s) | kV | mA | Kernel | KM Delay (s) | Bolus-Tracking (Position) | Post-processing |
|---|---|---|---|---|---|---|---|---|---|---|---|---|
| 1 | | Topo ap | 2 | | | | 120 | 10/100 | Std | | | |
| 2 | | Topo lat | 2 | | | | 120 | 10/100 | Std | | | |
| 3 | nativ | Spirale | 3/3,75 | 10–20 | 3/3,75 | 0,5 | 140 | 80–100 | Std | | | |
| KM-Gabe optional | **KM (ml)**<br>**flow (ml/s)** | **40**<br>**4,0** | **für Flow-Peak** | | | | | | | | | |
| 4 | arteriell | Axial/Sequenz 22 Scans | 5 | 0 | 0 | 1 | 80–120 | 80–100 | Std | 10 | | Flow-Peak |
| KM-Gabe | **KM (ml)**<br>**flow (ml/s)** | **120**<br>**4,0** | **EKG-Triggerung/-Scansteuerung** | | | | | | | | | |
| 5 | arteriell | Spirale | 1/1,25 | 4–10 | 1/1,25 | 0,5 | 140 | 80–100 | Std | 22 oder Bolus-Tracking | Aorta ascendens | VRT, Vessel-Analysis |

## 1.5.1 CT-Untersuchung: Abdomen – Standard

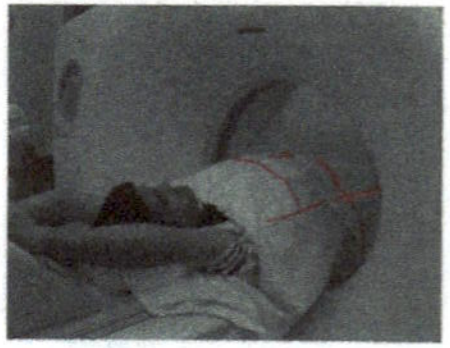

1 Lagerung

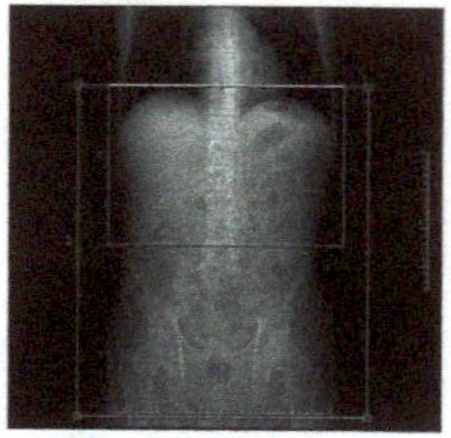

2 Topogramm/Scout

### Fragestellung

**Nativ/KM:** unklare Bauchschmerzen, prä-/postoperativ, abdominelle Raumforderung, V. a. Metastasen, Lymphknoten, Aszites, Herdsuche bei Sepsis

### Vorbereitung und Lagerung

Orale KM-Gabe: z. B. 1 Liter CT-Bariumbrei oder besser eine ca. 3%ige Lösung aus Wasser mit jodhaltigem Kontrastmittel (z. B. 30 ml Gastrografin/Peritrast auf 1 Liter Wasser) eine Stunde vor Untersuchungsbeginn trinken lassen.
Gonadenschutz! Alle Fremdkörper entfernen, bequeme Rückenlage, Kopf in Bocollokissen oder Bodyschale (Abb. 1), Arme kopfwärts strecken. Exakte symmetrische Einstellung zur Körperachse, mit Fadenkreuz kontrollieren, ggf. Korrektur nach Referenzscan.
**KM-Gabe:** großlumigen i.v. Zugang legen (lassen), KM-Injektor anschließen.

### Untersuchungsbereich

Zwerchfellkuppe bis Symphyse
(Fett und Luft müssen zu unterscheiden sein)

Fensterlage Width/Center: ca. 350/40

### Wichtiges, Tipps & Tricks

- Atemkommando mit dem Patienten vor Untersuchungsbeginn üben.
- Patientenlagerung: feet first erleichtert Lagern bei Intensivpatienten, kann Untersuchungen bei Patienten mit Platzangst ermöglichen.

Weitere Hilfe siehe Seite 2–5

| 1.5.1 Einzeilen-CT | Phase | Scan Art | Slice (mm) | Table speed (mm) | Increment (mm) | Time (s) | kV | mA | Kernel | KM Delay (s) | Post-processing |
|---|---|---|---|---|---|---|---|---|---|---|---|
| 1 | | Topo ap | 2 | | | | 120 | 100 | Std | | |
| 2 | | Referenzscan | 8 | | | 0,75 | 120 | 250 | Std | | zentrieren |
| 3 | nativ | Spirale | 8 | 12 | 8 | 0,75 | 120 | 250 | Std | | |
| KM-Gabe | **KM (ml)**<br>**flow (ml/s)** | **100**<br>**1,5** | | | | | | | | | |
| 4 | venös | Spirale | 8 | 12 | 8 | 0,75 | 120 | 250 | Std | 80 | |

| 1.5.1 Mehrzeilen-CT | Phase | Scan Art | Slice (mm) | Table speed (mm) | Increment (mm) | Time (s) | kV | mA | Kernel | KM Delay (s) | Post-processing |
|---|---|---|---|---|---|---|---|---|---|---|---|
| 1 | | Topo ap | 2 | | | | 120 | 10/100 | Std | | |
| 2 | | Topo lat | 2 | | | | 120 | 10/100 | Std | | |
| 3 | nativ | Spirale | 7,5/8 | 20–30 | 7,5/8 | 0,5 | 120 | 200–300 | Std | | |
| KM-Gabe | **KM (ml)**<br>**flow (ml/s)** | **100**<br>**1,5** | | | | | | | | | |
| 4 | venös | Spirale | 7,5/8 | 20–30 | 7,5/8 | 0,5 | 120 | 200–300 | Std | 80 | |

## 1.5.2 CT-Untersuchung: Abdomen – Leber 3 Phasen

### Fragestellung

**Nativ/KM:** hepato-/cholangiozelluläres Karzinom, Lebermetastasen, Leberhämangiom, FNH, Leberadenom, Leberinfiltration, unklare Raumforderung, Leberzirrhose, Leberversagen, nach Lebertransplantation/-teilresektion, vor/nach Chemoembolisation, vor/nach LITT

### Vorbereitung und Lagerung

Patient 15 min vor Untersuchungsbeginn 500 ml Wasser trinken lassen.
Gonadenschutz! Alle Fremdkörper entfernen, bequeme Rückenlage, Kopf in Bocollokissen oder Bodyschale (Abb. 1), Arme kopfwärts strecken. Exakte symmetrische Einstellung zur Körperachse, mit Fadenkreuz kontrollieren, ggf. Korrektur nach Referenzscan.
**KM-Gabe:** großlumigen i.v. Zugang legen (lassen), KM-Injektor anschließen.

### Untersuchungsbereich

| | |
|---|---|
| nativ: Zwerchfellkuppe bis Nierenbasis | Fensterlage Width/Center: ca. 300/40 |
| 1. KM-Phase: Zwerchfellkuppe bis Leberspitze | Fensterlage Width/Center: ca. 300/40 |
| 2. KM-Phase: Zwerchfellkuppe bis Leberspitze | Fensterlage Width/Center: ca. 300/40 |
| 3. KM-Phase: Zwerchfellkuppe bis Symphyse | Fensterlage Width/Center: ca. 350/40 |

(Fett und Luft müssen zu unterscheiden sein)

### Wichtiges, Tipps & Tricks

- Atemkommando mit dem Patienten vor Untersuchungsbeginn üben.
- Patientenlagerung: feet first erleichtert Lagern bei Intensivpatienten, kann Untersuchungen bei Patienten mit Platzangst ermöglichen.
- MPR, 3D, MIP, VRT, Vessel-Analysis-Darstellung. Spezielle Software zur Darstellung erforderlich!

Weitere Hilfe siehe Seite 2–5

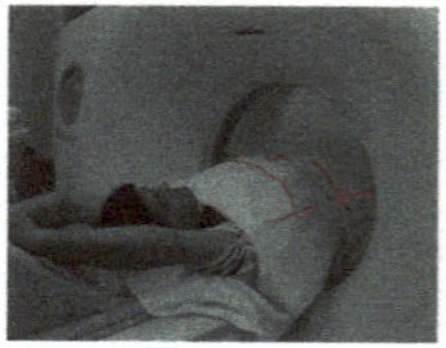
1 Lagerung

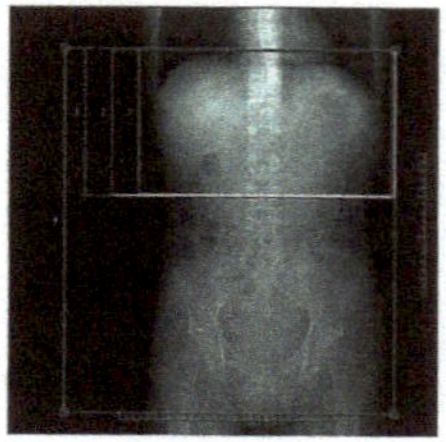
2 Topogramm/Scout

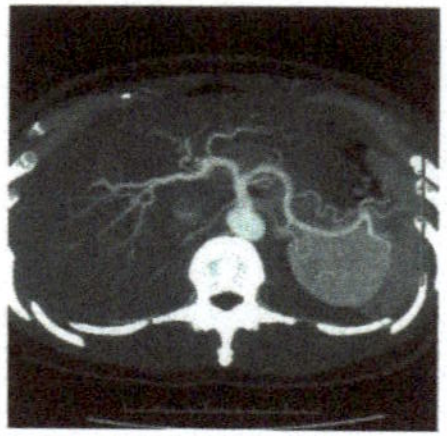
3 MIP

| 1.5.2 Einzeilen-CT | Phase | Scan Art | Slice (mm) | Table speed (mm) | Increment (mm) | Time (s) | kV | mA | Kernel | KM Delay (s) | Post-processing |
|---|---|---|---|---|---|---|---|---|---|---|---|
| 1 | | Topo ap | 2 | | | | 120 | 100 | Std | | |
| 2 | | Referenzscan | 8 | | | 0,75 | 120 | 250 | Std | | zentrieren |
| 3 | nativ | Spirale | 8 | 12 | 8 | 0,75 | 120 | 250 | Std | | |
| KM-Gabe | **KM (ml)**<br>**flow (ml/s)** | **100**<br>**4,0** | | | | | | | | | |
| 4 | arteriell | Spirale | 5 | 7,5 | 5 | 0,75 | 120 | 300 | Std | 18 | |
| 5 | venös | Spirale | 8 | 12 | 8 | 0,75 | 120 | 280 | Std | 80 | |

| 1.5.2 Mehrzeilen-CT | Phase | Scan Art | Slice (mm) | Table speed (mm) | Increment (mm) | Time (s) | kV | mA | Kernel | KM Delay (s) | Post-processing |
|---|---|---|---|---|---|---|---|---|---|---|---|
| 1 | | Topo ap | 2 | | | | 120 | 10/100 | Std | | |
| 2 | | Topo lat | 2 | | | | 120 | 10/100 | Std | | |
| 3 | nativ | Spirale | 7,5/8 | 20–30 | 7,5/8 | 0,5 | 120 | 200–300 | Std | | |
| KM-Gabe | **KM (ml)**<br>**flow (ml/s)** | **100**<br>**4,0** | | | | | | | | | |
| 4 | arteriell | Spirale | 5 | 10–20 | 5 | 0,5 | 120 | 200–300 | Std | 18 | |
| 5 | portal-venös | Spirale | 5 | 10–20 | 5 | 0,5 | 120 | 200–300 | Std | 40 | |
| 6 | venös | Spirale | 7,5/8 | 20–30 | 7,5/8 | 0,5 | 120 | 200–300 | Std | 80 | |
| 7 | arteriell | Rohdaten-Reko | 1/1,25 | | 0,6 | | | | Std | | MIP, VRT |
| 8 | portal-venös | Rohdaten-Reko | 1/1,25 | | 0,6 | | | | Std | | MIP, VRT |

## 1.5.3 CT-Untersuchung: Abdomen – Lebervolumetrie

### Fragestellung

**Nativ:** vor Lebertransplantation, vor Lebend-Leber(teil)spende, Leberteilresektion, prä-/postoperativ

### Vorbereitung und Lagerung

Gonadenschutz! Alle Fremdkörper entfernen, bequeme Rückenlage, Kopf in Bocollokissen oder Bodyschale (Abb. 1), Arme kopfwärts strecken. Exakte symmetrische Einstellung zur Körperachse, mit Fadenkreuz kontrollieren, ggf. Korrektur nach Referenzscan.

### Untersuchungsbereich

nativ: Zwerchfellkuppe bis Leberspitze

Fensterlage Width/Center: ca. 300/40

### Wichtiges, Tipps & Tricks

- Spezielle Software zur 3D-Auswertung erforderlich (Abb. 3).
- Patientenlagerung: feet first erleichtert Lagern bei Intensivpatienten, kann Untersuchungen bei Patienten mit Platzangst ermöglichen.

Weitere Hilfe siehe Seite 2–5

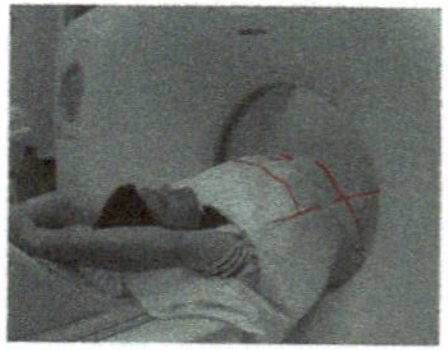

1 Lagerung

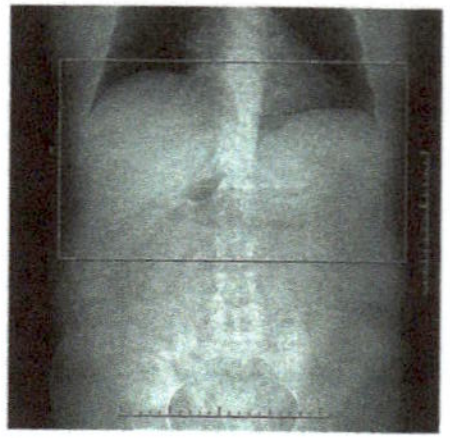

2 Topogramm/Scout

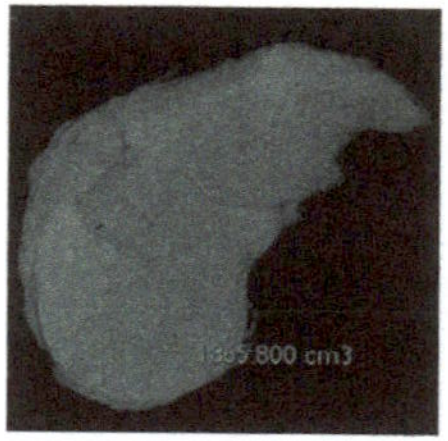

3 3D-Volumetrie

| 1.5.3 Einzeilen-CT | Phase | Scan Art | Slice (mm) | Table speed (mm) | Increment (mm) | Time (s) | kV | mA | Kernel | KM Delay (s) | Post-processing |
|---|---|---|---|---|---|---|---|---|---|---|---|
| 1 | | Topo ap | 2 | | | | 120 | 100 | Std | | |
| 2 | | Referenzscan | 5 | | | 0,75 | 120 | 250 | Std | | zentrieren |
| 3 | nativ | Spirale | 5 | 5–7,5 | 5 | 0,75 | 120 | 250 | Std | | Volumetrie |
| oder post-KM | **KM (ml)**<br>**flow (ml/s)** | **100**<br>**1,5** | | | | | | | | | |
| 3a | venös | Spirale | 5 | 5–7,5 | 5 | 0,75 | 120 | 250 | Std | 80 | Volumetrie |

| 1.5.3 Mehrzeilen-CT | Phase | Scan Art | Slice (mm) | Table speed (mm) | Increment (mm) | Time (s) | kV | mA | Kernel | KM Delay (s) | Post-processing |
|---|---|---|---|---|---|---|---|---|---|---|---|
| 1 | | Topo ap | 2 | | | | 120 | 10/100 | Std | | |
| 2 | | Topo lat | 2 | | | | 120 | 10/100 | Std | | |
| 3 | nativ | Spirale | 5 | 10–20 | 5 | 0,5 | 120 | 200–300 | Std | | Volumetrie |
| oder post-KM | **KM (ml)**<br>**flow (ml/s)** | **100**<br>**1,5** | | | | | | | | | |
| 3a | venös | Spirale | 5 | 10–20 | 5 | 0,5 | 120 | 200–300 | Std | 80 | Volumetrie |

## 1.5.4 CT-Untersuchung: Abdomen – Pankreas 3 Phasen

### Fragestellung

**Nativ/KM:** Pankreaskarzinom, Pankreasinfiltration, Insulinom, unklare Raumforderung, Pankreatitis (chronisch/akut), Pankreasinsuffizienz, Pankreaspseudozyste, Pankreasruptur

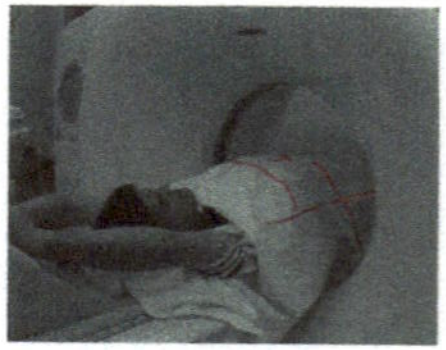

1 Lagerung

### Vorbereitung und Lagerung

Patient 15 min vor Untersuchungsbeginn 500 ml Wasser trinken lassen.
Gonadenschutz! Alle Fremdkörper entfernen, bequeme Rückenlage, Kopf in Bocollokissen oder Bodyschale (Abb. 1), Arme kopfwärts strecken. Exakte symmetrische Einstellung zur Körperachse, mit Fadenkreuz kontrollieren, ggf. Korrektur nach Referenzscan.
**KM-Gabe:** großlumigen i.v. Zugang legen (lassen), KM-Injektor anschließen.

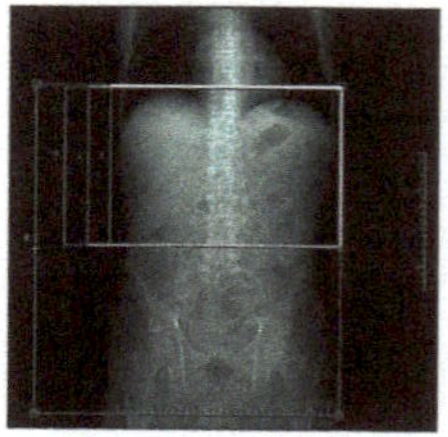

2 Topogramm/Scout

### Untersuchungsbereich

| | |
|---|---|
| nativ: Leberhilus bis Nierenbasis | Fensterlage Width/Center: ca. 300/40 |
| 1. KM-Phase: Leberhilus bis Nierenhilus | Fensterlage Width/Center: ca. 350/40 |
| 2. KM-Phase: Leberhilus bis Nierenhilus | Fensterlage Width/Center: ca. 350/40 |
| 3. KM-Phase: Leberhilus bis Symphyse | Fensterlage Width/Center: ca. 350/40 |

(Fett und Luft müssen zu unterschieden sein)

### Wichtiges, Tipps & Tricks

- Atemkommando mit dem Patienten vor Untersuchungsbeginn üben.
- Patientenlagerung: feet first erleichtert Lagern bei Intensivpatienten, kann Untersuchungen bei Patienten mit Platzangst ermöglichen.
- MPR, 3D, MIP, VRT, Vessel-Analysis-Darstellung. Spezielle Software zur Darstellung erforderlich!
- Bei Pankreatitis ist die arterielle Phase wenig hilfreich.

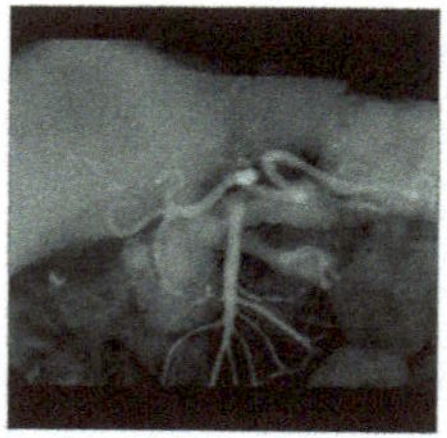

3 VRT

Weitere Hilfe siehe Seite 2–5

| 1.5.4 Einzeilen-CT | Phase | Scan Art | Slice (mm) | Table speed (mm) | Increment (mm) | Time (s) | kV | mA | Kernel | KM Delay (s) | Post-processing |
|---|---|---|---|---|---|---|---|---|---|---|---|
| 1 | | Topo ap | 2 | | | | 120 | 100 | Std | | |
| 2 | | Referenzscan | 8 | | | 0,75 | 120 | 250 | Std | | zentrieren |
| 3 | nativ | Spirale | 8 | 12 | 8 | 0,75 | 120 | 250 | Std | | |
| KM-Gabe | **KM (ml)**<br>**flow (ml/s)** | **100**<br>**4,0** | **arterielle Phase bei Pankreatitis verzichtbar** | | | | | | | | |
| 4 | arteriell | Spirale | 5 | 7,5 | 5 | 0,75 | 120 | 300 | Std | 18 | |
| 5 | venös | Spirale | 8 | 12 | 8 | 0,75 | 120 | 280 | Std | 80 | |

| 1.5.4 Mehrzeilen-CT | Phase | Scan Art | Slice (mm) | Table speed (mm) | Increment (mm) | Time (s) | kV | mA | Kernel | KM Delay (s) | Post-processing |
|---|---|---|---|---|---|---|---|---|---|---|---|
| 1 | | Topo ap | 2 | | | | 120 | 10/100 | Std | | |
| 2 | | Topo lat | 2 | | | | 120 | 10/100 | Std | | |
| 3 | nativ | Spirale | 7,5/8 | 20–30 | 7,5/8 | 0,5 | 120 | 200–300 | Std | | |
| KM-Gabe | **KM (ml)**<br>**flow (ml/s)** | **100**<br>**4,0** | **arterielle Phase bei Pankreatitis verzichtbar** | | | | | | | | |
| 4 | arteriell | Spirale | 5 | 10–20 | 5 | 0,5 | 120 | 200–300 | Std | 18 | |
| 5 | portal-venös | Spirale | 5 | 10–20 | 5 | 0,5 | 120 | 200–300 | Std | 40 | |
| 6 | venös | Spirale | 7,5/8 | 20–30 | 7,5/8 | 0,5 | 120 | 200–300 | Std | 80 | |
| 7 | arteriell | Rohdaten-Reko | 1/1,25 | | 0,5 | | | | Std | | MIP, VRT |
| 8 | portal-venös | Rohdaten-Reko | 1/1,25 | | 0,5 | | | | Std | | MIP, VRT |

## 1.5.5 CT-Untersuchung: Abdomen – Nierenspender

### Fragestellung

**Nativ/KM:** Ausschluss Nierenpathologie, Nierengefäßdarstellung

### Vorbereitung und Lagerung

Patient 15 min vor Untersuchungsbeginn 500 ml Wasser trinken lassen.
Gonadenschutz! Alle Fremdkörper entfernen, bequeme Rückenlage, Kopf in Bocollokissen oder Bodyschale (Abb. 1), Arme kopfwärts strecken. Exakte symmetrische Einstellung zur Körperachse, mit Fadenkreuz kontrollieren, ggf. Korrektur nach Referenzscan.
**KM-Gabe:** großlumigen i.v. Zugang legen (lassen), KM-Injektor anschließen.

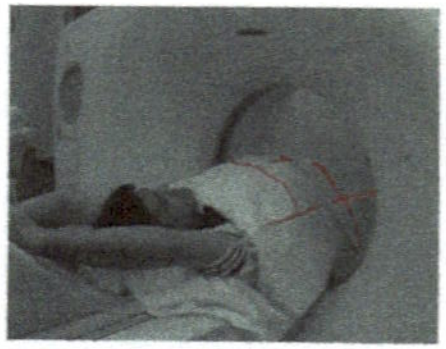
1 Lagerung

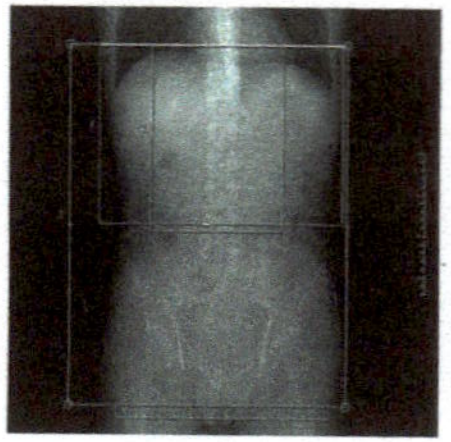
2 Topogramm/Scout

### Untersuchungsbereich

| | | |
|---|---|---|
| nativ: | Zwerchfellkuppe bis kaudal unterer Nierenpol | Fensterlage Width/Center: ca. 300/40 |
| wenn nativ kein Nierenprozess: nur arteriell | Zwerchfellkuppe bis kaudal unterer Nierenpol | Fensterlage Width/Center: ca. 360/40 |
| wenn nativ Nierenprozess: zusätzlich venös | Zwerchfellkuppe bis kaudal unterer Nierenpol | Fensterlage Width/Center: ca. 360/40 |
| sowie spätvenös | Zwerchfellkuppe bis Symphyse | Fensterlage Width/Center: ca. 360/40 |
| (Fett und Luft müssen zu unterscheiden sein) | | |

### Wichtiges, Tipps & Tricks

- Niere(n) vollständig abbilden!
- Atemkommando mit dem Patienten vor Untersuchungsbeginn üben.
- Patientenlagerung: feet first erleichtert Lagern bei Intensivpatienten, kann Untersuchungen bei Patienten mit Platzangst ermöglichen.
- MPR, 3D, MIP, VRT, Vessel-Analysis-Darstellung. Spezielle Software zur Darstellung erforderlich!

Weitere Hilfe siehe Seite 2–5

| 1.5.5 Einzeilen-CT | Phase | Scan Art | Slice (mm) | Table speed (mm) | Increment (mm) | Time (s) | kV | mA | Kernel | KM Delay (s) | Bolus-Tracking (Position) | Post-processing |
|---|---|---|---|---|---|---|---|---|---|---|---|---|
| 1 | | Topo ap | 2 | | | | 120 | 100 | Std | | | |
| 2 | | Referenzscan | 8 | | | 0,75 | 120 | 250 | Std | | | zentrieren |
| 3 | nativ | Spirale | 8 | 12 | 8 | 0,75 | 120 | 250 | Std | | | |
| KM-Gabe | KM (ml)<br>flow (ml/s) | wenn nativ kein Nierenprozess, dann<br>100<br>4,0 | | | | | | | | | | |
| 4 | arteriell | Spirale | 2 | 3 | 2 | 0,75 | 120 | 300 | Std | 18 optional | Aorta abdominalis | VRT |
| | | wenn nativ Nierenprozess, dann zusätzlich | | | | | | | | | | |
| 5 | venös | Spirale | 5 | 7,5 | 5 | 0,75 | 120 | 300 | Std | 80 | | |
| 6 | spät-venös | Spirale | 5 | 7,5 | 5 | 0,75 | 120 | 300 | Std | 5–10 min | | |

| 1.5.5 Mehrzeilen-CT | Phase | Scan Art | Slice (mm) | Table speed (mm) | Increment (mm) | Time (s) | kV | mA | Kernel | KM Delay (s) | Bolus-Tracking (Position) | Post-processing |
|---|---|---|---|---|---|---|---|---|---|---|---|---|
| 1 | | Topo ap | 2 | | | | 120 | 10/100 | Std | | | |
| 2 | | Topo lat | 2 | | | | 120 | 10/100 | Std | | | |
| 3 | nativ | Spirale | 5 | 10–20 | 5 | 0,5 | 120 | 200–300 | Std | | | |
| KM-Gabe | KM (ml)<br>flow (ml/s) | wenn nativ kein Nierenprozess, dann<br>100<br>4,0 | | | | | | | | | | |
| 4 | arteriell | Spirale | 1/1,25 | 4–10 | 1/1,25 | 0,5 | 120 | 200–300 | Std | 18 optional | Aorta abdominalis | VRT |
| | | wenn nativ Nierenprozess, dann zusätzlich | | | | | | | | | | |
| 5 | venös | Spirale | 5 | 10–20 | 5 | 0,5 | 120 | 200–300 | Std | 80 | | |
| 6 | spät-venös | Spirale | 5 | 10–20 | 5 | 0,5 | 120 | 200–300 | Std | 10–15 min | | |

## 1.5.6 CT-Untersuchung: Abdomen – Nebennierentumor

### Fragestellung

**Nativ/KM:** Nebennierenkarzinom, unklare Raumforderung, Inzidentalom, Metastase, Phäochromocytom, Conn-Syndrom

### Vorbereitung und Lagerung

Patient 15 min vor Untersuchungsbeginn 500 ml Wasser trinken lassen.
Gonadenschutz! Alle Fremdkörper entfernen, bequeme Rückenlage, Kopf in Bocollokissen oder Bodyschale (Abb. 1), Arme kopfwärts strecken. Exakte symmetrische Einstellung zur Körperachse, mit Fadenkreuz kontrollieren, ggf. Korrektur nach Referenzscan.
**Falls KM-Gabe vorgesehen:** großlumigen i.v. Zugang legen (lassen), KM-Injektor anschließen.

### Untersuchungsbereich

| | | |
|---|---|---|
| nativ: | Leberhilus bis caudal unterer Nierenpol | Fensterlage Width/Center: ca. 300/40 |
| venös: | Leberhilus bis caudal unterer Nierenpol | Fensterlage Width/Center: ca. 360/40 |
| spätvenös: (Fett und Luft müssen zu unterscheiden sein) | Leberhilus bis Symphyse | Fensterlage Width/Center: ca. 360/40 |

### Wichtiges, Tipps & Tricks

- **Nativscans in der Regel nicht verzichtbar!**
- Atemkommando mit dem Patienten vor Untersuchungsbeginn üben.
- Patientenlagerung: feet first erleichtert Lagern bei Intensivpatienten, kann Untersuchungen bei Patienten mit Platzangst ermöglichen.

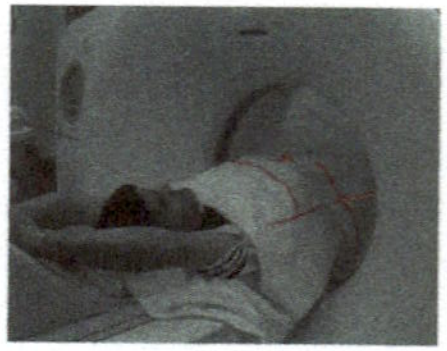

1 Lagerung

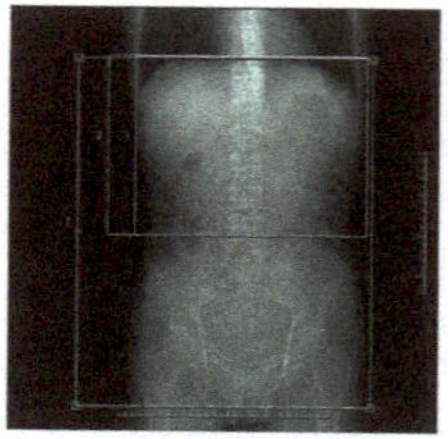

2 Topogramm/Scout

Weitere Hilfe siehe Seite 2–5

| 1.5.6 Einzeilen-CT | Phase | Scan Art | Slice (mm) | Table speed (mm) | Increment (mm) | Time (s) | kV | mA | Kernel | KM Delay (s) | Post-processing |
|---|---|---|---|---|---|---|---|---|---|---|---|
| 1 | | Topo ap | 2 | | | | 120 | 100 | Std | | |
| 2 | | Referenzscan | 8 | | | 0,75 | 120 | 250 | Std | | zentrieren |
| 3 | nativ | Spirale | 8 | 12 | 8 | 0,75 | 120 | 250 | Std | | ROI in Nebenniere |
| KM-Gabe | **KM (ml)**<br>**flow (ml/s)** | **80**<br>**1,5** | | | | | | | | | |
| 4 | venös | Spirale | 5 | 7,5 | 5 | 0,75 | 120 | 300 | Std | 80 | ROI in Nebenniere |
| 5 | spät-venös | Spirale | 5 | 7,5 | 5 | 0,75 | 120 | 300 | Std | 10–15 min | ROI in Nebenniere |

| 1.5.6 Mehrzeilen-CT | Phase | Scan Art | Slice (mm) | Table speed (mm) | Increment (mm) | Time (s) | kV | mA | Kernel | KM Delay (s) | Post-processing |
|---|---|---|---|---|---|---|---|---|---|---|---|
| 1 | | Topo ap | 2 | | | | 120 | 10/100 | Std | | |
| 2 | | Topo lat | 2 | | | | 120 | 10/100 | Std | | |
| 3 | nativ | Spirale | 7,5/8 | 20–30 | 7,5/8 | 0,5 | 120 | 200–300 | Std | | ROI in Nebenniere |
| KM-Gabe | **KM (ml)**<br>**flow (ml/s)** | **80**<br>**1,5** | | | | | | | | | |
| 4 | venös | Spirale | 5 | 10–20 | 5 | 0,5 | 120 | 200–300 | Std | 80 | ROI in Nebenniere |
| 5 | spät-venös | Spirale | 5 | 10–20 | 5 | 0,5 | 120 | 200–300 | Std | 10–15 min | ROI in Nebenniere |

## 1.5.7 CT-Untersuchung: Abdomen – Steine Nieren/ableitende Harnwege

### Fragestellung
**Nativ:** Nieren-/Ureter-/Blasensteine

### Vorbereitung und Lagerung
Gonadenschutz! Alle Fremdkörper entfernen, bequeme Rückenlage, Kopf in Bocollokissen oder Bodyschale (Abb. 1), Arme kopfwärts strecken. Exakte symmetrische Einstellung zur Körperachse, mit Fadenkreuz kontrollieren, ggf. Korrektur nach Referenzscan.

### Untersuchungsbereich
oberer Nierenpol bis Beckenboden

Fensterlage Width/Center: ca. 360/40

### Wichtiges, Tipps & Tricks
- Atemkommando mit dem Patienten vor Untersuchungsbeginn üben.
- Patientenlagerung: feet first erleichtert Lagern bei Intensivpatienten, kann Untersuchungen bei Patienten mit Platzangst ermöglichen.
- Eventuelle Steine/Konkremente mittels MPR dokumentieren.

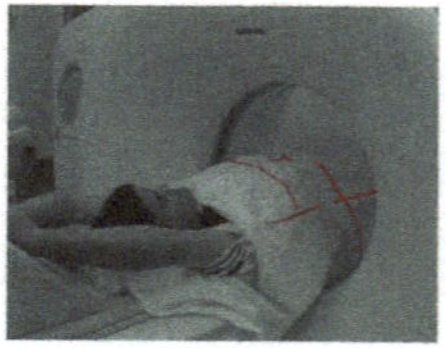

1 Lagerung

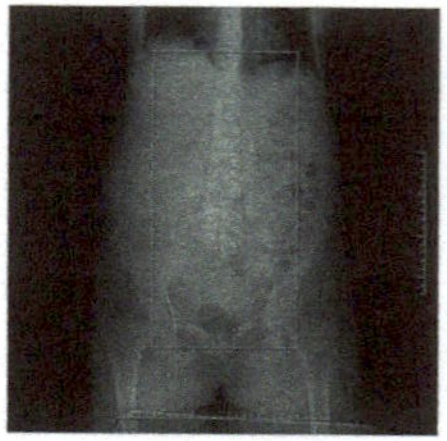

2 Topogramm/Scout

Weitere Hilfe siehe Seite 2–5

| 1.5.7 Einzeilen-CT | Phase | Scan Art | Slice (mm) | Table speed (mm) | Increment (mm) | Time (s) | kV | mA | Kernel | Post-processing |
|---|---|---|---|---|---|---|---|---|---|---|
| 1 | | Topo ap | 2 | | | | 120 | 100 | Std | |
| 2 | | Referenzscan | 3 | 0 | | 0,75 | 120 | 250 | Std | zentrieren |
| 3 | nativ | Spirale | 3 | 3–4,5 | 3 | 0,75 | 120 | 250 | Std | MPR optional |

| 1.5.7 Mehrzeilen-CT | Phase | Scan Art | Slice (mm) | Table speed (mm) | Increment (mm) | Time (s) | kV | mA | Kernel | Post-processing |
|---|---|---|---|---|---|---|---|---|---|---|
| 1 | | Topo ap | 2 | | | | 120 | 10/100 | Std | |
| 2 | | Topo lat | 2 | | | | 120 | 10/100 | Std | |
| 3 | nativ | Spirale | 3/3,75 | 10–20 | 3/3,75 | 0,5 | 120 | 200–300 | Std | MPR optional |

## 1.5.8 CT-Untersuchung: Abdomen – virtuelle Koloskopie

### Fragestellung

**KM:** Kolonkarzinom, Koloninfiltration, unklarer Kolonprozess, Kolonpassagehindernis/-stenose, Polypensuche, Divertikulose, Divertikulitis, Abszess

### Vorbereitung und Lagerung

Gonadenschutz! Alle Fremdkörper entfernen. Darmrohr legen lassen, bequeme Rückenlage (anschließend eventuell Bauchlage), Kopf in Bocollokissen oder Bodyschale (Abb. 1, 2), Arme kopfwärts strecken. Exakte symmetrische Einstellung zur Körperachse, mit Fadenkreuz kontrollieren, ggf. Korrektur nach Referenzscan.
**KM-Gabe:** großlumigen i.v. Zugang legen (lassen), KM-Injektor anschließen.
Aufblähen des Kolons durch Luftinsufflation per Darmrohr direkt vor Untersuchung (durch begleitenden Arzt/Radiologen).

### Untersuchungsbereich

| | | |
|---|---|---|
| Rückenlage | Zwerchfellkuppe bis Anus | Fensterlage Width/Center: ca. 360/-100 |
| Bauchlage | Zwerchfellkuppe bis Anus | Fensterlage Width/Center: ca. 360/-100 |

### Wichtiges, Tipps & Tricks

- Software-abhängig eventuell Untersuchung in Rücken- und Bauchlage notwendig!
- Atemkommando mit dem Patienten vor Untersuchungsbeginn üben.
- Patientenlagerung: feet first erleichtert Lagern bei Intensivpatienten, kann Untersuchungen bei Patienten mit Platzangst ermöglichen.
- Eventuell medikamentöse Darmrelaxierung (Buscopan® o. ä.), aber: Ausschluss von Kontraindikationen!
- 3D-Rekonstruktion (spezielle Software erforderlich) (Abb. 4–6).

Weitere Hilfe siehe Seite 2–5

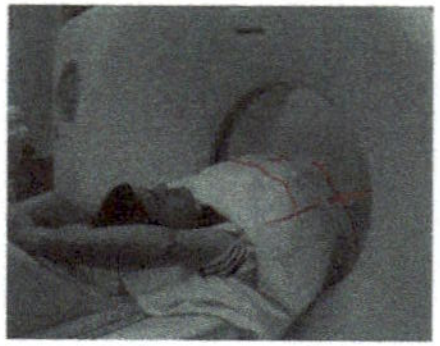
1 Lagerung

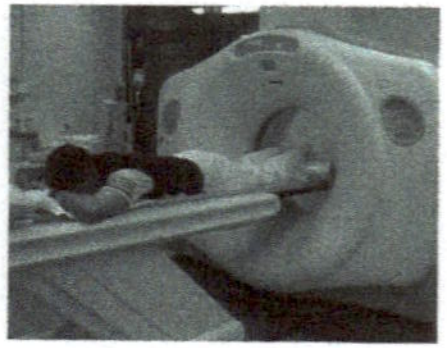
2 Lagerung

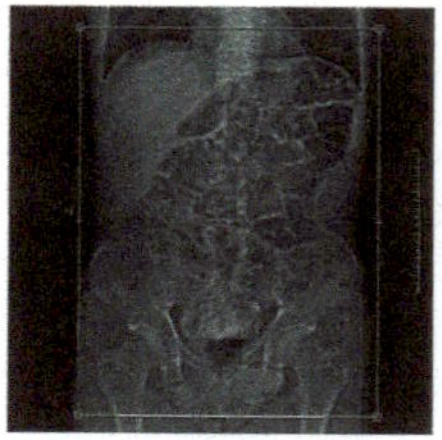
3 Topogramm/Scout

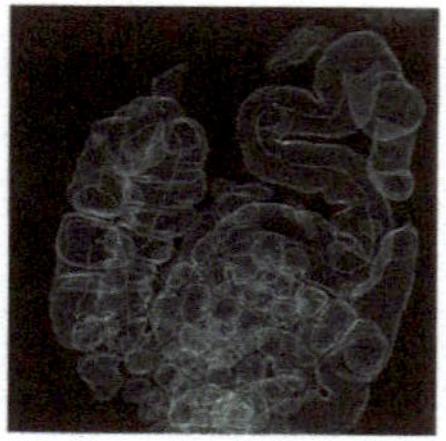
4 VRT

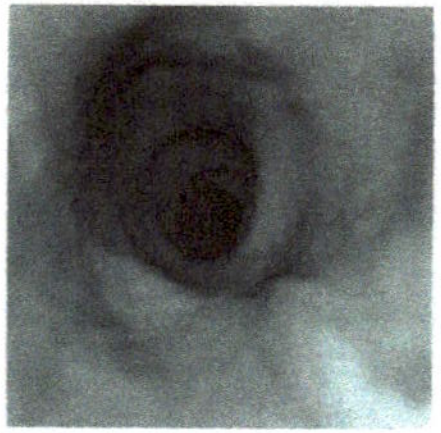
5 virtuelle Endoskopie

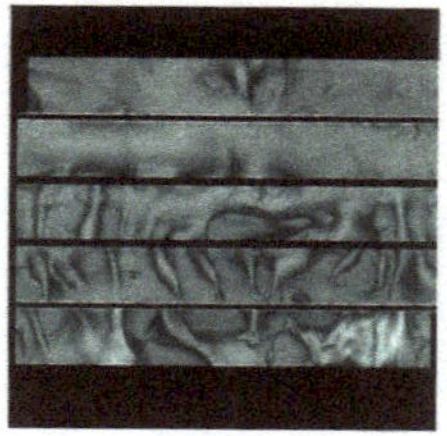
6 3D-Längsschnitte

| 1.5.8 Einzeilen-CT | Phase | Scan Art | Slice (mm) | Table speed (mm) | Increment (mm) | Time (s) | kV | mA | Kernel | KM Delay (s) | Post-processing |
|---|---|---|---|---|---|---|---|---|---|---|---|
| **Rückenlage** | | | | | | | | | | | |
| 1 | | Topo ap | 2 | | | | 120 | 100 | Std | | |
| 2 | | Referenzscan | 2 | | | 0,75 | 120 | 250 | Std | | zentrieren |
| KM-Gabe | **KM (ml)**<br>**flow (ml/s)** | **80**<br>**2,0** | | | | | | | | | |
| 3 | venös | Spirale | 2 | 4 | 2 | 0,75 | 120 | 250 | Std | 80 | virtuelle Koloskopie |
| **Bauchlage optional** | | | | | | | | | | | |
| 4 | | Topo ap | 2 | | | | 120 | 10 | Std | | |
| 5 | | Referenzscan | 2 | | | 0,75 | 120 | 250 | Std | | zentrieren |
| 6 | venös | Spirale | 2 | 4 | 2 | 0,75 | 120 | 250 | Std | post KM | virtuelle Koloskopie |

| 1.5.8 Mehrzeilen-CT | Phase | Scan Art | Slice (mm) | Table speed (mm) | Increment (mm) | Time (s) | kV | mA | Kernel | KM Delay (s) | Post-processing |
|---|---|---|---|---|---|---|---|---|---|---|---|
| **Rückenlage** | | | | | | | | | | | |
| 1 | | Topo ap | 2 | | | | 120 | 10/100 | Std | | |
| 2 | | Topo lat | 2 | | | | 120 | 10/100 | Std | | |
| KM-Gabe | **KM (ml)**<br>**flow (ml/s)** | **80**<br>**2,0** | | | | | | | | | |
| 3 | venös | Spirale | 1/1,25 | 4–10 | 1/1,25 | 0,5 | 120 | 200–300 | Std | 80 | virtuelle Koloskopie |
| **Bauchlage optional** | | | | | | | | | | | |
| 4 | | Topo ap | 2 | | | | 120 | 10/100 | Std | | |
| 5 | | Topo lat | 2 | | | | 120 | 10/100 | Std | | |
| 6 | venös | Spirale | 1/1,25 | 4–10 | 1/1,25 | 0,5 | 120 | 200–300 | Std | post KM | virtuelle Koloskopie |

## 1.5.9 CT-Untersuchung: Abdomen – Bauchaortenaneurysma (BAA)

### Fragestellung

**KM:** prä-/postoperativ, Dissektion, vor Stentimplantation, Gefäßstenose/-verschluss, Lériche-Syndrom, Ruptur(verdacht)

### Vorbereitung und Lagerung

Gonadenschutz! Alle Fremdkörper entfernen, bequeme Rückenlage, Kopf in Bocollokissen oder Bodyschale (Abb. 1), Arme kopfwärts strecken. Exakte symmetrische Einstellung zur Körperachse, mit Fadenkreuz kontrollieren, ggf. Korrektur nach Referenzscan.
**KM-Gabe:** großlumigen i.v. Zugang legen (lassen), KM-Injektor anschließen.

### Untersuchungsbereich

Unterkante BWK 11 bis Symphyse

Fensterlage Width/Center: ca. 700/100

### Wichtiges, Tipps & Tricks

- Atemkommando mit dem Patienten vor Untersuchungsbeginn üben.
- Optimales KM-Timing absolut notwendig (Bolus-Tracking, Flow-Peak-Messung oder notfalls fixes Delay). Nierenarterien müssen mitabgebildet werden.
- Patientenlagerung: feet first erleichtert Lagern bei Intensivpatienten, kann Untersuchungen bei Patienten mit Platzangst ermöglichen.
- MPR, 3D, MIP, VRT, Vessel-Analysis-Darstellung. Spezielle Software zur Darstellung erforderlich!

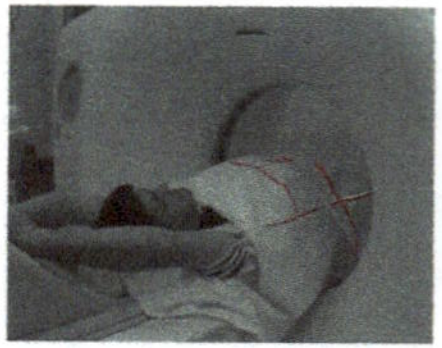
1 Lagerung

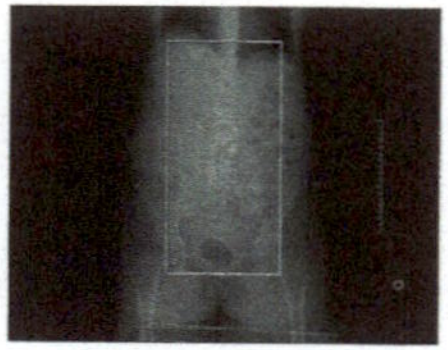
2 Topogramm/Scout

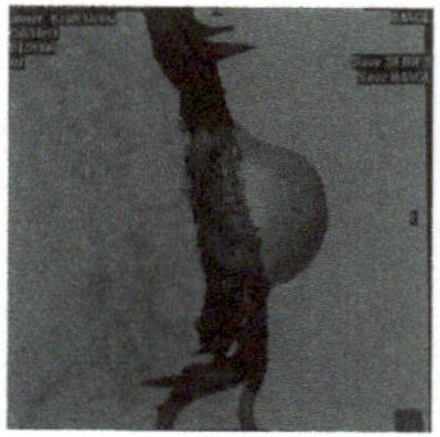
3 VRT

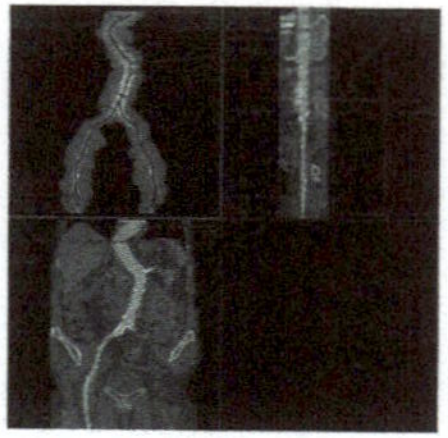
4 Vessel-Analysis

Weitere Hilfe siehe Seite 2–5

| 1.5.9 Einzeilen-CT | Phase | Scan Art | Slice (mm) | Table speed (mm) | Increment (mm) | Time (s) | kV | mA | Kernel | Bolus-Tracking (Position) | Post-processing |
|---|---|---|---|---|---|---|---|---|---|---|---|
| 1 | | Topo ap | 2 | | | | 120 | 100 | Std | | |
| 2 | | Referenzscan | 3 | | | 0,75 | 120 | 250 | Std | | zentrieren |
| KM-Gabe | **KM (ml)**<br>**flow (ml/s)** | **120**<br>**3,5** | | | | | | | | | |
| 3 | arteriell | Spirale | 3 | 4,5–6 | 3 | 0,75 | 120 | 250 | Std | Aorta abdominalis | VRT, Vessel-Analysis |

| 1.5.9 Mehrzeilen-CT | Phase | Scan Art | Slice (mm) | Table speed (mm) | Increment (mm) | Time (s) | kV | mA | Kernel | Bolus-Tracking (Position) | Post-processing |
|---|---|---|---|---|---|---|---|---|---|---|---|
| 1 | | Topo ap | 2 | | | | 120 | 10/100 | Std | | |
| 2 | | Topo lat | 2 | | | | 120 | 10/100 | Std | | |
| KM-Gabe | **KM (ml)**<br>**flow (ml/s)** | **120**<br>**3,5** | | | | | | | | | |
| 3 | arteriell | Spirale | 1/1,25 | 4–10 | 1/1,25 | 0,5 | 120 | 200–300 | Std | Aorta abdominalis | VRT, Vessel-Analysis |
| 4 | | Rohdaten-Reko | 3/3,75 | | 3/3,75 | | | | Std | | Dokumentation |

## 1.5.10 CT-Untersuchung: Abdomen – Bauchaortenaneurysma-Stent

### Fragestellung

**KM:** Aneurysma nach Stentimplantation, Ausschluss Leckage nach Stentimplantation

### Vorbereitung und Lagerung

Gonadenschutz! Alle Fremdkörper entfernen, bequeme Rückenlage, Kopf in Bocollokissen oder Bodyschale (Abb. 1), Arme kopfwärts strecken. Exakte symmetrische Einstellung zur Körperachse, mit Fadenkreuz kontrollieren, ggf. Korrektur nach Referenzscan.
**KM-Gabe:** großlumigen i.v. Zugang legen (lassen), KM-Injektor anschließen.

### Untersuchungsbereich

| | |
|---|---|
| 1. arterielle Phase Unterkante BWK 11 bis Symphyse | Fensterlage Width/Center: ca. 700/100 |
| 2. (spät)venöse Phase nur Stentbereich | Fensterlage Width/Center: ca. 700/100 |

### Wichtiges, Tipps & Tricks

- Atemkommando mit dem Patienten vor Untersuchungsbeginn üben.
- Optimales KM-Timing absolut notwendig (Bolus-Tracking, Flow-Peak-Messung oder notfalls fixes Delay). Nierenarterien müssen mitabgebildet werden.
- Patientenlagerung: feet first erleichtert Lagern bei Intensivpatienten, kann Untersuchungen bei Patienten mit Platzangst ermöglichen.
- MPR, 3D, MIP, VRT, Vessel-Analysis-Darstellung. Spezielle Software zur Darstellung erforderlich!
- Venöse Phase/Serie zum Leckage-Ausschluss notwendig.

Weitere Hilfe siehe Seite 2–5

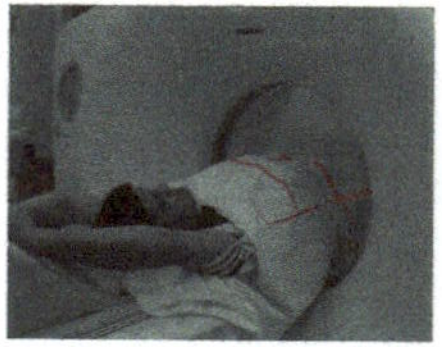
1 Lagerung

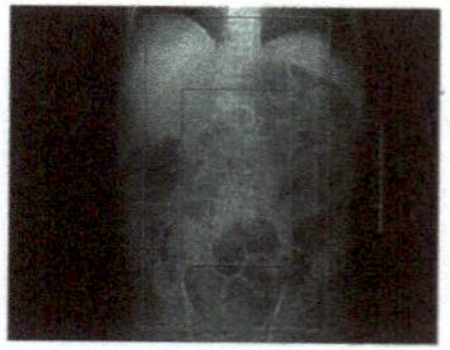
2 Topogramm/Scout

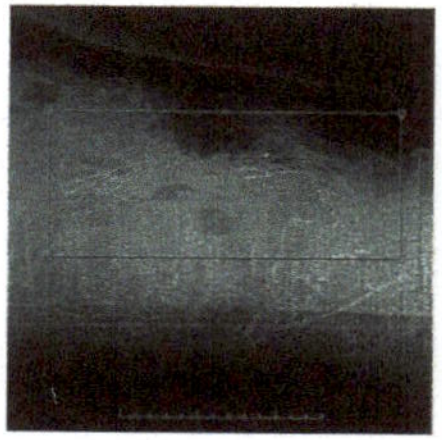
3 Topogramm/Scout

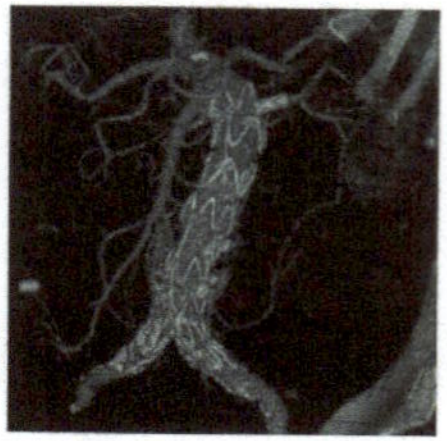
4 VRT

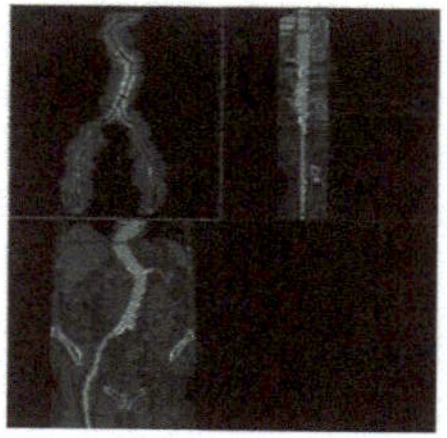
5 Vessel-Analysis

| 1.5.10 Einzeilen-CT | Phase | Scan Art | Slice (mm) | Table speed (mm) | Increment (mm) | Time (s) | kV | mA | Kernel | KM Delay (s) | Bolus-Tracking (Position) | Post-processing |
|---|---|---|---|---|---|---|---|---|---|---|---|---|
| 1 | | Topo ap | 2 | | | | 120 | 100 | Std | | | |
| 2 | | Referenzscan | 3 | | | 0,75 | 120 | 250 | Std | | | zentrieren |
| KM-Gabe | **KM (ml) 120**<br>**flow (ml/s) 3,5** | | | | | | | | | | | |
| 3 | arteriell | Spirale | 3 | 4,5–6 | 3 | 0,75 | 120 | 250 | Std | | Aorta abdominalis | VRT, Vessel-Analysis |
| 4 | venös | Spirale | 5 | 7,5 | 5 | 0,75 | 120 | 250 | Std | 120 | | |

| 1.5.10 Mehrzeilen-CT | Phase | Scan Art | Slice (mm) | Table speed (mm) | Increment (mm) | Time (s) | kV | mA | Kernel | KM Delay (s) | Bolus-Tracking (Position) | Post-processing |
|---|---|---|---|---|---|---|---|---|---|---|---|---|
| 1 | | Topo ap | 2 | | | | 120 | 10/100 | Std | | | |
| 2 | | Topo lat | 2 | | | | 120 | 10/100 | Std | | | |
| KM-Gabe | **KM (ml) 120**<br>**flow (ml/s) 3,5** | | | | | | | | | | | |
| 3 | arteriell | Spirale | 1/1,25 | 4–10 | 1/1,25 | 0,5 | 120 | 200–300 | Std | | Aorta abdominalis | VRT, Vessel-Analysis |
| 4 | venös | Spirale | 3/3,75 | 10–20 | 3/3,75 | 0,5 | 120 | 200–300 | Std | 120 | | |

## 1.5.11 CT-Untersuchung: Abdomen – Kind

### Fragestellung
**Nativ/KM:** (Suche nach) Tumor/Raumforderung/Metastasen, malignes Lymphom, Lymphknoten, prä-/postoperativ

### Vorbereitung und Lagerung
Orale KM-Gabe (ggf. über Magensonde): bis zu 200 ml CT-Bariumbrei oder 3%ige Lösung aus Wasser plus jodhaltigem Kontrastmittel (10 ml Gastrografin, Peritrast etc. auf ca. 300 ml Wasser) 30 min. vor Untersuchungsbeginn.
Gonadenschutz! Alle Fremdkörper entfernen, bequeme Rückenlage, Kopf in Bocollokissen oder Bodyschale (Abb. 1), Arme kopfwärts strecken. Exakte symmetrische Einstellung zur Körperachse, mit Fadenkreuz kontrollieren, ggf. Korrektur nach Referenzscan.
**Falls KM-Gabe vorgesehen:** großlumigen i.v. Zugang legen (lassen), KM-Injektor anschließen.

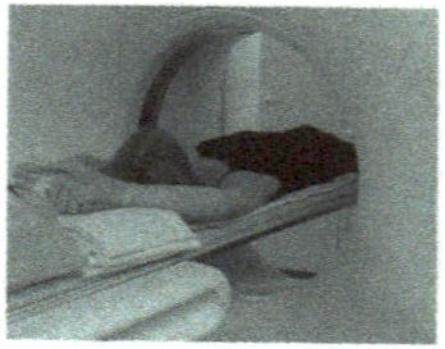
1 Lagerung

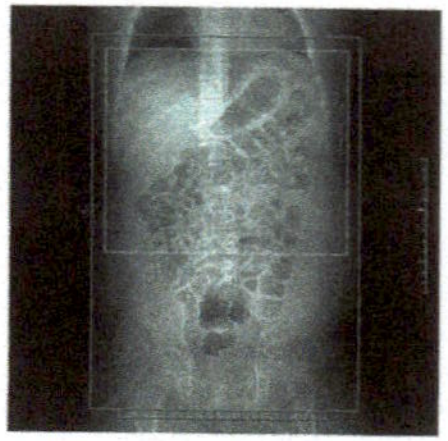
2 Topogramm/Scout

### Untersuchungsbereich

| | | |
|---|---|---|
| Nur nativ: | Zwerchfellkuppe bis Symphyse | Fensterlage Width/Center: ca. 300/40 |
| Nativ vor KM: | Zwerchfellkuppe bis Beckenkamm | Fensterlage Width/Center: ca. 300/40 |
| KM: | Zwerchfellkuppe bis Symphyse | Fensterlage Width/Center: ca. 300/40 |

(Fett und Luft müssen zu unterscheiden sein)

### Wichtiges, Tipps & Tricks
- Spezielle Vorbereitung und Aufklärung durch Radiologen vorgeschrieben! Unterschriebene Einverständniserklärung des/der Erziehungsberechtigten zur CT-Untersuchung, für Kontrastmittelgabe und eventuelle Sedierung/Narkose muss vorliegen. Aufklärung vor Ort durch untersuchenden Radiologen! Ausnahme: Notfallindikation durch anmeldenden Arzt, Bestätigung durch Radiologen.
- Kinder sollten untersuchungsbereit im CT erscheinen. Alle invasiven Maßnahmen erfolgen auf Station oder im Vorbereitungsraum vor! der Untersuchung (i.v.-Zugang, Sedierung, Narkose).
- Atemkommando mit dem Kind vor Untersuchungsbeginn üben, Untersuchungsablauf erklären!
- Beatmete Kinder: Atemstopp während der Datenaufnahme empfohlen, wenn möglich (Absprache mit Anästhesie).
- Patientenlagerung: feet first erleichtert Lagern bei Intensivpatienten, kann Untersuchungen bei Patienten mit Platzangst ermöglichen.
- Bei ängstlichen Kindern Topogramm von Puppe, Teddy o. ä. anfertigen, hilft die Angst zu überwinden.

| 1.5.11 Einzeilen-CT | Phase | Scan Art | Slice (mm) | Table speed (mm) | Increment (mm) | Time (s) | kV | mA | Kernel | KM Delay (s) | Post-processing |
|---|---|---|---|---|---|---|---|---|---|---|---|
| 1 | | Topo ap | 2 | | | | 80–120 | 40–100 | Std | | |
| 2 | | Referenzscan | 5 | | | 0,75 | 80–120 | 40–120 | Std | | zentrieren |
| 3 | nativ | Spirale | 5 | 7,5 | 5 | 0,75 | 80–120 | 40–120 | Std | | |
| KM-Gabe | **KM (ml)<br>flow (ml/s)** | **2 ml pro kg Körpergewicht<br>0,3–0,6** | | | | | | | | | |
| 4 | venös | Spirale | 5 | 7,5 | 5 | 0,75 | 80–120 | 40–120 | Std | 35–50 | |

| 1.5.11 Mehrzeilen-CT | Phase | Scan Art | Slice (mm) | Table speed (mm) | Increment (mm) | Time (s) | kV | mA | Kernel | KM Delay (s) | Post-processing |
|---|---|---|---|---|---|---|---|---|---|---|---|
| 1 | | Topo ap | 2 | | | | 80–120 | 10/100 | Std | | |
| 2 | | Topo lat | 2 | | | | 80–120 | 10/100 | Std | | |
| 3 | nativ | Spirale | 5 | 20–30 | 5 | 0,5 | 80–120 | 80–160 | Std | | |
| KM-Gabe | **KM (ml)<br>flow (ml/s)** | **2 ml pro kg Körpergewicht<br>0,3–0,6** | | | | | | | | | |
| 4 | venös | Spirale | 5 | 20–30 | 5 | 0,5 | 80–120 | 80–160 | Std | 35–50 | |

## 1.5.12 CT-Untersuchung: Abdomen – Leberperfusion

### Fragestellung

**Nativ + KM:** hepato-/cholangiozelluläres Karzinom, Lebermetastasen, Leberhämangiom, FNH, Leberadenom, unklare Raumforderung, Leberzirrhose, Leberversagen, nach Lebertransplantation/-teilresektion, vor/nach Chemoembolisation, vor/nach LITT

### Vorbereitung und Lagerung

Gonadenschutz! Alle Fremdkörper entfernen, bequeme Rückenlage, Kopf in Bocollokissen oder Bodyschale (Abb. 1), Arme kopfwärts strecken. Exakte symmetrische Einstellung zur Körperachse, mit Fadenkreuz kontrollieren, ggf. Korrektur nach Referenzscan.
**KM-Gabe:** großlumigen i.v. Zugang legen (lassen), KM-Injektor anschließen.

### Untersuchungsbereich

**Nativuntersuchung zur Lagebestimmung ROI erforderlich. ROI-Festlegung erfolgt durch den Radiologen.**

| | |
|---|---|
| nativ: Zwerchfellkuppe bis Leberunterrand | Fensterlage Width/Center: ca. 300/40 |
| Leberperfusion: Zwerchfellkuppe bis Leberunterrand | Fensterlage Width/Center: ca. 300/40 |

### Wichtiges, Tipps & Tricks

- Atemkommando mit dem Patienten vor Untersuchungsbeginn üben.
- Patientenlagerung: feet first erleichtert Lagern bei Intensivpatienten, kann Untersuchungen bei Patienten mit Platzangst ermöglichen.
- Optionale Software zur Auswertung erforderlich (Abb. 3).
- In der Regel keine Bilddokumentation der axialen Schichten notwendig.

Weitere Hilfe siehe Seite 2–5

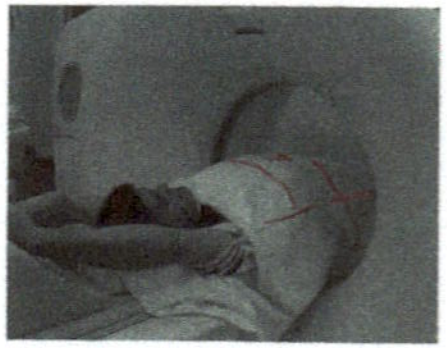
1 Lagerung

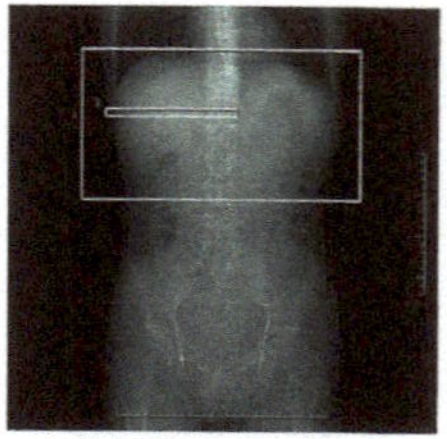
2 Topogramm/Scout

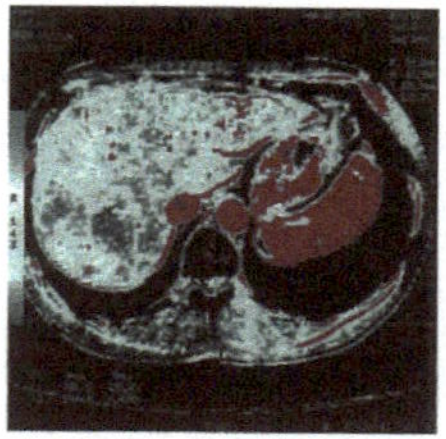
3 Perfusion

| 1.5.12 Einzeilen-CT | Phase | Scan Art | Slice (mm) | Table speed (mm) | Increment (mm) | Time (s) | kV | mA | Kernel | KM Delay (s) | Post-processing |
|---|---|---|---|---|---|---|---|---|---|---|---|
| 1 | | Topo ap | 2 | | | | 120 | 100 | Std | | |
| 2 | | Referenzscan | 5 | | | 0,75 | 120 | 250 | Std | | zentrieren |
| 3 | nativ | Spirale | 5 | 7,5 | 5 | 0,75 | 120 | 250 | Std | | |
| KM-Gabe | **KM (ml)**<br>**flow (ml/s)** | **40**<br>**4,0** | | | | | | | | | |
| 4 | post KM | Axial/Sequenz<br>22 Scans | 10 | 0 | 0 | 1 | 80 | 190 | Std | 10 | Perfusion |

| 1.5.12 Mehrzeilen-CT | Phase | Scan Art | Slice (mm) | Table speed (mm) | Increment (mm) | Time (s) | kV | mA | Kernel | KM Delay (s) | Post-processing |
|---|---|---|---|---|---|---|---|---|---|---|---|
| 1 | | Topo ap | 2 | | | | 120 | 10/100 | Std | | |
| 2 | | Topo lat | 2 | | | | 120 | 10/100 | Std | | |
| 3 | nativ | Spirale | 5 | 20–30 | 5 | 0,5 | 120 | 200–300 | Std | | |
| KM-Gabe | **KM (ml)**<br>**flow (ml/s)** | **40**<br>**4,0** | | | | | | | | | |
| 4 | post KM | Axial/Sequenz<br>22 Scans | 10 | 0 | 0 | 1 | 80 | 190 | Std | 10 | Perfusion |

## 1.5.13 CT-Untersuchung: Abdomen – Trauma

### Fragestellung

**Nativ/KM:** abdominelle Blutung/Gefäßverletzung, Aortenruptur, Leber-/Milz-/Pankreas-/Nieren-/Blasenruptur, Organhämatom, Darmperforation, Zwerchfellruptur, Fremdkörperdokumentation

### Vorbereitung und Lagerung

Gonadenschutz! Alle Fremdkörper entfernen, bequeme Rückenlage, Kopf in Bocollokissen oder Bodyschale (Abb. 1), Arme kopfwärts strecken. Exakte symmetrische Einstellung zur Körperachse, mit Fadenkreuz kontrollieren, ggf. Korrektur nach Referenzscan.
**KM-Gabe:** großlumigen i.v. Zugang legen (lassen), KM-Injektor anschließen.

### Untersuchungsbereich

KM: Zwerchfellkuppe bis Symphyse Fensterlage Width/Center: ca. 350/40
(Fett und Luft müssen zu unterscheiden sein)

### Wichtiges, Tipps & Tricks

- Atemkommando mit dem Patienten vor Untersuchungsbeginn üben. Beatmete Patienten: Atemstopp während der Untersuchung empfohlen (Absprache mit Anästhesie).
- Patientenlagerung: feet first erleichtert Lagern bei Intensivpatienten, kann Untersuchungen bei Patienten mit Platzangst ermöglichen.
- Meist Verzicht auf native Aufnahmen.

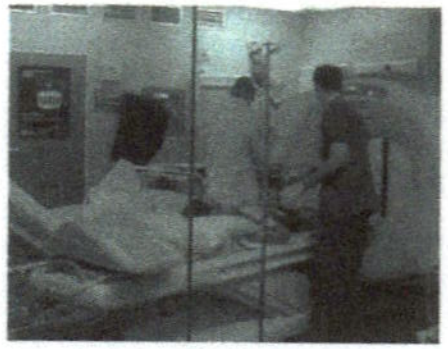

1 Lagerung

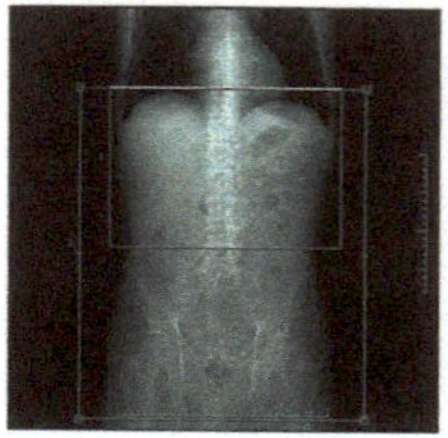

2 Topogramm/Scout

Weitere Hilfe siehe Seite 2–5

| 1.5.13 Einzeilen-CT | Phase | Scan Art | Slice (mm) | Table speed (mm) | Increment (mm) | Time (s) | kV | mA | Kernel | KM Delay (s) | Post-processing |
|---|---|---|---|---|---|---|---|---|---|---|---|
| 1 | | Topo ap | 2 | | | | 120 | 100 | Std | | |
| 2 | | Referenzscan | 3 | | | 0,75 | 120 | 250 | Std | | zentrieren |
| KM-Gabe optional | **KM (ml) 100<br>flow (ml/s) 3,5** | | | | | | | | | | |
| 3 | venös | Spirale | 3 | 4,5–6 | 3 | 0,75 | 120 | 250 | Std | 60 | |
| 4 | | Rohdaten-Reko | 2 | | 1 | | | | UHR/Std | | MPR |

| 1.5.13 Mehrzeilen-CT | Phase | Scan Art | Slice (mm) | Table speed (mm) | Increment (mm) | Time (s) | kV | mA | Kernel | KM Delay (s) | Post-processing |
|---|---|---|---|---|---|---|---|---|---|---|---|
| 1 | | Topo ap | 2 | | | | 120 | 10/100 | Std | | |
| 2 | | Topo lat | 2 | | | | 120 | 10/100 | Std | | |
| KM-Gabe optional | **KM (ml) 100<br>flow (ml/s) 3,5** | | | | | | | | | | |
| 3 | venös | Spirale | 3/3,75 | 10–20 | 3/3,75 | 1 | 120 | 200–300 | Std | 60 | |
| 4 | | Rohdaten-Reko | 1/1,25 | | 1/1,25 | | | | UHR/Std | | MPR |

## 1.6.1 CT-Untersuchung: Becken – Standard

### Fragestellung

**Nativ:** Blutung, Blasensteine, Uretersteine, Prostatakalk, verkalkte Raumforderungen
**KM:** unklarer Tumor/Raumforderung, Gefäßprozess, Embolie/Thrombose

### Vorbereitung und Lagerung

Orale KM-Gabe: z. B. 1 Liter CT-Bariumbrei oder besser eine ca. 3%ige Lösung aus Wasser mit jodhaltigem Kontrastmittel (z. B. 30 ml Gastrografin/Peritrast auf 1 Liter Wasser) eine Stunde vor Untersuchungsbeginn trinken lassen.
Gonadenschutz! Alle Fremdkörper entfernen, bequeme Rückenlage, Kopf in Bocollokissen oder Bodyschale (Abb. 1), Arme kopfwärts strecken. Exakte symmetrische Einstellung zur Körperachse, mit Fadenkreuz kontrollieren, ggf. Korrektur nach Referenzscan.
**KM-Gabe:** großlumigen i.v. Zugang legen (lassen), KM-Injektor anschließen.

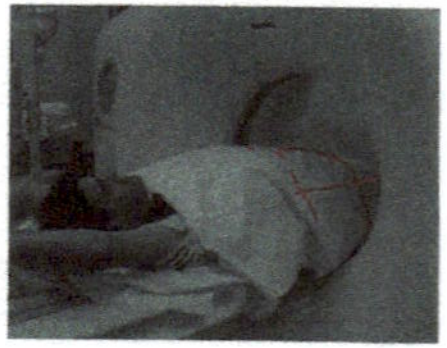
1 Lagerung

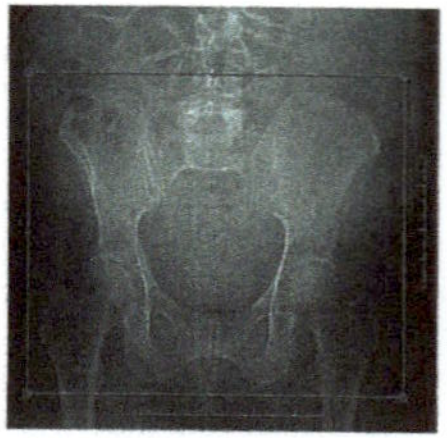
2 Topogramm/Scout

### Untersuchungsbereich

| | |
|---|---|
| Beckenkamm bis Beckenboden | Fensterlage Width/Center: ca. 350/30 |
| Eventuell komplette Untersuchung im UHR-Kernel berechnen | Fensterlage Width/Center: ca. 3000/500 |

### Wichtiges, Tipps & Tricks

- Wenn möglich, Untersuchung mit gefüllter Harnblase. Blasenkatheter ca. eine Stunde vorher abklemmen (lassen).
- Bei Untersuchung der Harnblase mit intravenöser KM-Gabe eventuell Spätaufnahmen nach 5 min.
- Eventuell Atemkommando mit dem Patienten vor Untersuchungsbeginn üben.
- Patientenlagerung: feet first erleichtert Lagern bei Intensivpatienten, kann Untersuchungen bei Patienten mit Platzangst ermöglichen.

Weitere Hilfe siehe Seite 2–5

| 1.6.1 Einzeilen-CT | Phase | Scan Art | Slice (mm) | Table speed (mm) | Increment (mm) | Time (s) | kV | mA | Kernel | KM Delay (s) | Post-processing |
|---|---|---|---|---|---|---|---|---|---|---|---|
| 1 | | Topo ap | 2 | | | | 120 | 100 | Std | | |
| 2 | | Referenzscan | 5 | | | 0,75 | 120 | 250 | Std | | zentrieren |
| 3 | nativ | Spirale | 5 | 7,5 | 5 | 0,75 | 120 | 250 | Std | | |
| KM-Gabe | **KM (ml)**<br>**flow (ml/s)** | **80–100**<br>**1,5** | | | | | | | | | |
| 4 | venös | Spirale | 5 | 7,5 | 5 | 0,75 | 120 | 250 | Std | 80 | |

| 1.6.1 Mehrzeilen-CT | Phase | Scan Art | Slice (mm) | Table speed (mm) | Increment (mm) | Time (s) | kV | mA | Kernel | KM Delay (s) | Post-processing |
|---|---|---|---|---|---|---|---|---|---|---|---|
| 1 | | Topo ap | 2 | | | | 120 | 10/100 | Std | | |
| 2 | | Topo lat | 2 | | | | 120 | 10/100 | Std | | |
| 3 | nativ | Spirale | 5 | 20–30 | 5 | 0,5 | 120 | 200–300 | Std | | |
| KM-Gabe | **KM (ml)**<br>**flow (ml/s)** | **80–100**<br>**1,5** | | | | | | | | | |
| 4 | venös | Spirale | 5 | 20–30 | 5 | 0,5 | 120 | 200–300 | Std | 80 | |

## 1.6.2 CT-Untersuchung: Becken – Trauma (Fraktur)

### Fragestellung

**Nativ:** Beckenring-/Acetabulum-/Sakrumfraktur, Iliosakralgelenksprengung, Symphysensprengung, Beckenhämatom, prä-/postoperative Kontrolle

### Vorbereitung und Lagerung

Gonadenschutz! Alle Fremdkörper entfernen, bequeme Rückenlage, Kopf in Bocollokissen oder Bodyschale (Abb. 1), Arme kopfwärts strecken. Exakte symmetrische Einstellung zur Körperachse, mit Fadenkreuz kontrollieren, ggf. Korrektur nach Referenzscan.

### Untersuchungsbereich

| | |
|---|---|
| Beckenkamm bis Schambeinbasis | Fensterlage Width/Center: ca. 350/30 |
| komplette Untersuchung im UHR-Kernel berechnen | Fensterlage Width/Center: ca. 3000/500 |

### Wichtiges, Tipps & Tricks

- 3D-Rekonstruktion bei vorderer/hinterer Beckenringfraktur/Acetabulumfraktur meist als Routineanfertigung (optionale Software nötig).
- Eventuell Atemkommando mit dem Patienten vor Untersuchungsbeginn üben.
- Patientenlagerung: feet first erleichtert Lagern bei Intensivpatienten, kann Untersuchungen bei Patienten mit Platzangst ermöglichen.

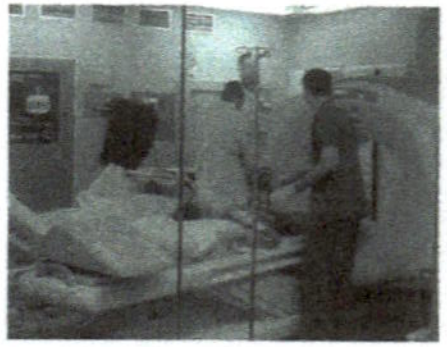

1 Lagerung

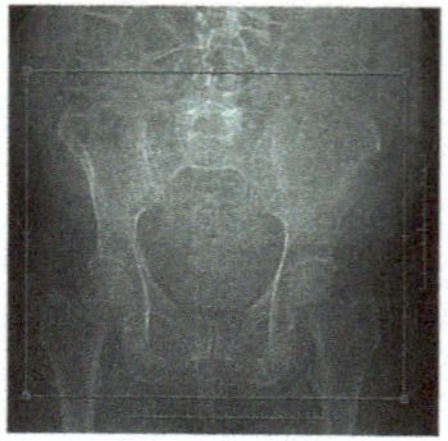

2 Topogramm/Scout

Weitere Hilfe siehe Seite 2–5

| 1.6.2 Einzeilen-CT | Phase | Scan Art | Slice (mm) | Table speed (mm) | Increment (mm) | Time (s) | kV | mA | Kernel | Post-processing |
|---|---|---|---|---|---|---|---|---|---|---|
| 1 | | Topo ap | 2 | | | | 120 | 100 | Std | |
| 2 | | Referenzscan | 1 | | | 0,75 | 140 | 300 | UHR | zentrieren |
| 3 | nativ | Spirale | 1 | 2 | 1 | 0,75 | 140 | 300 | UHR | MPR, 3D |
| 4 | | Rohdaten-Reko | 5 | | 5 | | | | Std | Weichteile Dokumentation |
| 5 | | Rohdaten-Reko | 2 | | 2 | | | | UHR | Knochen Dokumentation |

| 1.6.2 Mehrzeilen-CT | Phase | Scan Art | Slice (mm) | Table speed (mm) | Increment (mm) | Time (s) | kV | mA | Kernel | Post-processing |
|---|---|---|---|---|---|---|---|---|---|---|
| 1 | | Topo ap | 2 | | | | 120 | 10/100 | Std | |
| 2 | | Topo lat | 2 | | | | 120 | 10/100 | Std | |
| 3 | nativ | Spirale | 1/1,25 | 4–10 | 1/1,25 | 0,5 | 120 | 200–300 | UHR | MPR, 3D |
| 4 | | Rohdaten-Reko | 5 | | 5 | | | | Std | Weichteile Dokumentation |
| 5 | | Rohdaten-Reko | 2 | | 2 | | | | UHR | Knochen Dokumentation |

## 1.6.3 CT-Untersuchung: Becken (Gynäkologie)

### Fragestellung

**Nativ:** Blutung, Fremdkörper, Myomverkalkung, Zysten, Harnblasenstein, Ureterkonkremente
**KM:** Harnblasen-/Ovarial-/Endometrium-/Zervixkarzinom, unklare Raumforderung, prä-/postoperativer Situs

### Vorbereitung und Lagerung

Orale KM-Gabe: z. B. 1 Liter CT-Bariumbrei oder besser eine ca. 3%ige Lösung aus Wasser mit jodhaltigem Kontrastmittel (z. B. 30 ml Gastrografin/Peritrast auf 1 Liter Wasser) eine Stunde vor Untersuchungsbeginn trinken lassen.
Gonadenschutz! Alle Fremdkörper entfernen (auch Tampons), bequeme Rückenlage (Abb. 1), Kopf in Bocollokissen oder Bodyschale, Arme kopfwärts strecken. Exakte symmetrische Einstellung zur Körperachse, mit Fadenkreuz kontrollieren, ggf. Korrektur nach Referenzscan.
**KM-Gabe:** großlumigen i.v. Zugang legen (lassen), KM-Injektor anschließen.

### Untersuchungsbereich

Beckenkamm bis Beckenboden

Fensterlage Width/Center: ca. 350/30

### Wichtiges, Tipps & Tricks

- Wenn möglich, Untersuchung mit gefüllter Harnblase. Blasenkatheter ca. eine Stunde vorher abklemmen (lassen).
- Bei Untersuchung der Harnblase mit intravenöser KM-Gabe eventuell Spätaufnahmen nach 5 min.
- Eventuell Atemkommando mit dem Patienten vor Untersuchungsbeginn üben.
- Patientenlagerung: feet first erleichtert Lagern bei Intensivpatienten, kann Untersuchungen bei Patienten mit Platzangst ermöglichen.

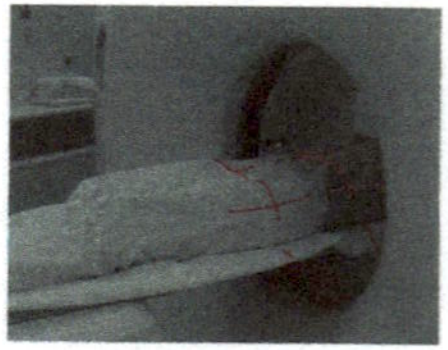
1 Lagerung

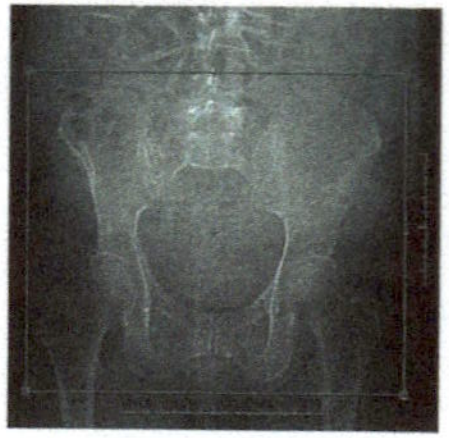
2 Topogramm/Scout

Weitere Hilfe siehe Seite 2–5

| 1.6.3 Einzeilen-CT | Phase | Scan Art | Slice (mm) | Table speed (mm) | Increment (mm) | Time (s) | kV | mA | Kernel | KM Delay (s) | Post-processing |
|---|---|---|---|---|---|---|---|---|---|---|---|
| 1 | | Topo ap | 2 | | | | 120 | 100 | Std | | |
| 2 | | Referenzscan | 3 | | | 0,75 | 120 | 250 | Std | | zentrieren |
| 3 | nativ | Spirale | 3 | 3–4,5 | 3 | 0,75 | 120 | 250 | Std | | |
| KM-Gabe | **KM (ml)**<br>**flow (ml/s)** | **80–100**<br>**1,5** | | | | | | | | | |
| 4 | venös | Spirale | 3 | 3–4,5 | 3 | 0,75 | 120 | 250 | Std | 80 | |

| 1.6.3 Mehrzeilen-CT | Phase | Scan Art | Slice (mm) | Table speed (mm) | Increment (mm) | Time (s) | kV | mA | Kernel | KM Delay (s) | Post-processing |
|---|---|---|---|---|---|---|---|---|---|---|---|
| 1 | | Topo ap | 2 | | | | 120 | 10/100 | Std | | |
| 2 | | Topo lat | 2 | | | | 120 | 10/100 | Std | | |
| 3 | nativ | Spirale | 3/3,75 | 20–30 | 3/3,75 | 0,5 | 120 | 200–300 | Std | | |
| KM-Gabe | **KM (ml)**<br>**flow (ml/s)** | **80–100**<br>**1,5** | | | | | | | | | |
| 4 | venös | Spirale | 3/3,75 | 20–30 | 3/3,75 | 0,5 | 120 | 200–300 | Std | 80 | |

## 1.7.1 CT-Untersuchung: HWS – Standard/Bandscheibe

### Fragestellung
**Nativ:** Bandscheibenprolaps/-protrusion/-sequester, enger Spinalkanal
**KM:** postoperativer Situs, Spondylodiscitis, Spondylitis, Abszess, Tumor/Raumforderung, Osteolyse

### Vorbereitung und Lagerung
Gonadenschutz! Alle Fremdkörper entfernen, bequeme Rückenlage. Kopf in Bocollokissen, Schultern aus dem Untersuchungsbereich nach kaudal verlagern (Abb. 1). Exakte symmetrische Einstellung zur Körperachse, mit Fadenkreuz kontrollieren, ggf. Korrektur nach Referenzscan.
**KM-Gabe:** großlumigen i.v. Zugang legen (lassen), KM-Injektor anschließen.

### Untersuchungsbereich
Nach ärztlicher Angabe, Bandscheibenetagen einzeln einstellen — Fensterlage Width/Center: ca. 250/30
Eventuell komplette Untersuchung im UHR-Kernel berechnen — Fensterlage Width/Center: ca. 3000/500

### Wichtiges, Tipps & Tricks
- Schultern mittels Gurt nach kaudal ziehen, Knie gesteckt (Abb. 1).
- Möglichen Tumor/angrenzenden Weichteilprozess, BS-Prolaps komplett abbilden (in einer Winkellage untersuchen, Rekonstruktion!).
- Konventionelle Röntgenaufnahmen als Einstellhilfe empfehlenswert.
- 2D-Rekonstruktion koronar und sagittal für jedes Segment anfertigen.
- Patientenlagerung: feet first erleichtert Lagern bei Intensivpatienten, kann Untersuchungen bei Patienten mit Platzangst ermöglichen.
- Raw-Data-Speicherung aktivieren.

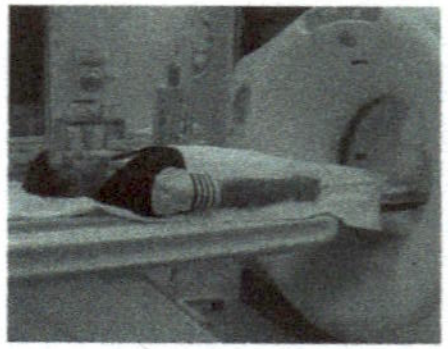
1 Lagerung

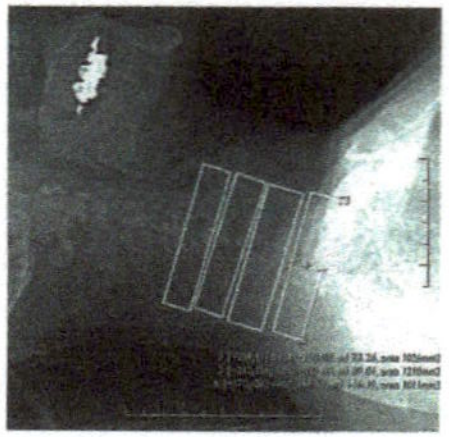
2 Topogramm/Scout

Weitere Hilfe siehe Seite 2–5

| 1.7.1 Einzeilen-CT | Phase | Scan Art | Slice (mm) | Increment (mm) | Time (s) | kV | mA | Kernel | KM Delay (s) | Post-processing |
|---|---|---|---|---|---|---|---|---|---|---|
| 1 | | Topo ap | 2 | | | 120 | 100 | Std | | |
| 2 | | Referenzscan | 3 | | 1 | 140 | 250 | Std | | zentrieren |
| 3 | nativ | Axial/Sequenz | 2 | 2 | 1–1,5 | 140 | 300 | Std | | MPR koronar + sagittal |
| KM-Gabe optional | **Schritt 3 für jedes Wirbelsegment mit entsprechender Winkelung wiederholen** | | | | | | | | | |
| | **KM (ml)**<br>**flow (ml/s)** | **80**<br>**1,5** | | | | | | | | |
| 4 | post KM | Axial/Sequenz | 2 | 2 | 1–1,5 | 140 | 300 | Std | 180 | |
| 5 | | Rohdaten-Reko | 2 | 2 | | | | UHR | | MPR koronar + sagittal |

| 1.7.1 Mehrzeilen-CT | Phase | Scan Art | Slice (mm) | Increment (mm) | Time (s) | kV | mA | Kernel | KM Delay (s) | Post-processing |
|---|---|---|---|---|---|---|---|---|---|---|
| 1 | | Topo ap | 2 | | | 140 | 10/100 | Std | | |
| 2 | | Topo lat | 2 | | | 140 | 10/100 | Std | | |
| 3 | nativ | Axial/Sequenz | 1,25/2 | 1,25/2 | 1 | 140 | 300 | Std | | MPR koronar + sagittal |
| KM-Gabe optional | **Schritt 3 für jedes Wirbelsegment mit entsprechender Winkelung wiederholen** | | | | | | | | | |
| | **KM (ml)**<br>**flow (ml/s)** | **80**<br>**1,5** | | | | | | | | |
| 4 | post KM | Axial/Sequenz | 1,25/2 | 1,25/2 | 1 | 140 | 300 | Std | 180 | |
| 5 | | Rohdaten-Reko | 1,25/2 | 1,25/2 | | | | UHR | | MPR koronar + sagittal |

## 1.7.2 CT-Untersuchung: BWS – Standard/Bandscheibe

### Fragestellung

**Nativ:** Bandscheibenprolaps/-protrusion/-sequester, enger Spinalkanal
**KM:** postoperativer Situs, Spondylodiscitis, Spondylitis, Abszess, Tumor/Raumforderung, Osteolyse

### Vorbereitung und Lagerung

Gonadenschutz! Alle Fremdkörper entfernen, bequeme Rückenlage. Kopf in Bocollokissen (Abb. 1). Arme kopfwärts strecken. Exakte symmetrische Einstellung zur Körperachse, mit Fadenkreuz kontrollieren, ggf. Korrektur nach Referenzscan.
**KM-Gabe:** großlumigen i.v. Zugang legen (lassen), KM-Injektor anschließen.

### Untersuchungsbereich

Nach ärztlicher Angabe, Bandscheibenetagen einzeln einstellen — Fensterlage Width/Center: ca. 250/30
Eventuell komplette Untersuchung im UHR-Kernel berechnen — Fensterlage Width/Center: ca. 3000/500

### Wichtiges, Tipps & Tricks

- Sagittales Topogramm bis einschließlich lumbosakraler Übergang zur sicheren Orientierung (Wirbelkörperabzählen).
- Konventionelle Röntgenaufnahmen als Einstellhilfe empfehlenswert.
- Möglichen Tumor/angrenzenden Weichteilprozess, BS-Prolaps komplett abbilden (in einer Winkellage untersuchen, Rekonstruktion!).
- 2D-Rekonstruktion koronar und sagittal für jedes Segment anfertigen.
- Patientenlagerung: feet first erleichtert Lagern bei Intensivpatienten, kann Untersuchungen bei Patienten mit Platzangst ermöglichen.
- Raw-Data-Speicherung aktivieren.

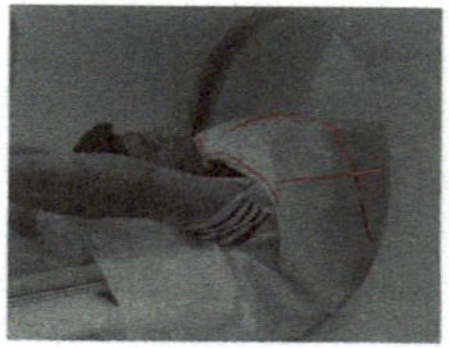
1 Lagerung

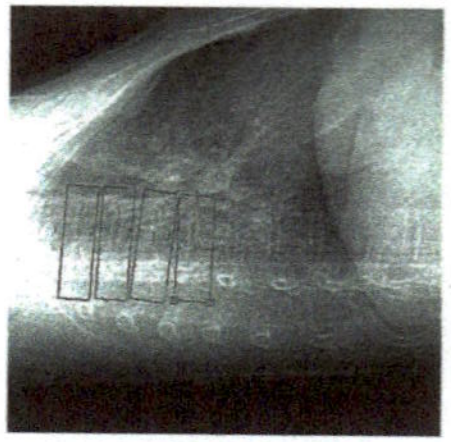
2 Topogramm/Scout

Weitere Hilfe siehe Seite 2–5

| 1.7.2 Einzeilen-CT | Phase | Scan Art | Slice (mm) | Increment (mm) | Time (s) | kV | mA | Kernel | KM Delay (s) | Post-processing |
|---|---|---|---|---|---|---|---|---|---|---|
| 1 | | Topo lat | 2 | | | 120 | 100 | Std | | |
| 2 | | Referenzscan | 2 | | 1 | 140 | 300 | Std | | zentrieren |
| 3 | nativ | Axial/Sequenz | 2 | 2 | 1–1,5 | 140 | 300 | Std | | MPR koronar + sagittal |
| | **Schritt 3 für jedes Wirbelsegment mit entsprechender Winkelung wiederholen** | | | | | | | | | |
| KM-Gabe optional | **KM (ml)<br>flow (ml/s)** | **80<br>1,5** | | | | | | | | |
| 4 | post KM | Axial/Sequenz | 2 | 2 | 1–1,5 | 140 | 300 | Std | 180 | |
| 5 | | Rohdaten-Reko | 2 | 2 | | | | UHR | | MPR koronar + sagittal |

| 1.7.2 Mehrzeilen-CT | Phase | Scan Art | Slice (mm) | Increment (mm) | Time (s) | kV | mA | Kernel | KM Delay (s) | Post-processing |
|---|---|---|---|---|---|---|---|---|---|---|
| 1 | | Topo ap | 2 | | | 140 | 10/100 | Std | | |
| 2 | | Topo lat | 2 | | | 140 | 10/100 | Std | | |
| 3 | nativ | Axial/Sequenz | 2,5/3,75 | 2,5/3,75 | 1 | 140 | 300 | Std | | MPR koronar + sagittal |
| | **Schritt 3 für jedes Wirbelsegment mit entsprechender Winkelung wiederholen** | | | | | | | | | |
| KM-Gabe optional | **KM (ml)<br>flow (ml/s)** | **80<br>1,5** | | | | | | | | |
| 4 | post KM | Axial/Sequenz | 2,5/3,75 | 2,5/3,75 | 1 | 140 | 300 | Std | 180 | |
| 5 | | Rohdaten-Reko | 2,5/3,75 | 2,5/3,75 | | | | UHR | | MPR koronar + sagittal |

## 1.7.3 CT-Untersuchung: LWS – Standard/Bandscheibe

### Fragestellung

**Nativ:** Bandscheibenprolaps/-protrusion/-sequester, enger Spinalkanal
**KM:** postoperativer Situs, Spondylodiscitis, Spondylitis, Senkungsabszess, Tumor/Raumforderung, Osteolyse

### Vorbereitung und Lagerung

Gonadenschutz! Alle Fremdkörper entfernen, bequeme Rückenlage. Kopf in Bocollokissen (Abb. 1). Arme kopfwärts strecken. Exakte symmetrische Einstellung zur Körperachse, mit Fadenkreuz kontrollieren, ggf. Korrektur nach Referenzscan.
**KM-Gabe:** großlumigen i.v. Zugang legen (lassen), KM-Injektor anschließen.

### Untersuchungsbereich

| | |
|---|---|
| Nach ärztlicher Angabe, Bandscheibenetagen einzeln einstellen | Fensterlage Width/Center: ca. 250/30 |
| Eventuell komplette Untersuchung im UHR-Kernel berechnen | Fensterlage Width/Center: ca. 3000/500 |

### Wichtiges, Tipps & Tricks

- Konventionelle Röntgenaufnahmen als Einstellhilfe empfehlenswert.
- Möglichen Tumor/angrenzenden Weichteilprozess, BS-Prolaps komplett abbilden (in einer Winkellage untersuchen, Rekonstruktion!).
- 2D-Rekonstruktion koronar und sagittal für jedes Segment anfertigen.
- Patientenlagerung: feet first erleichtert Lagern bei Intensivpatienten, kann Untersuchungen bei Patienten mit Platzangst ermöglichen.
- Raw-Data-Speicherung aktivieren.

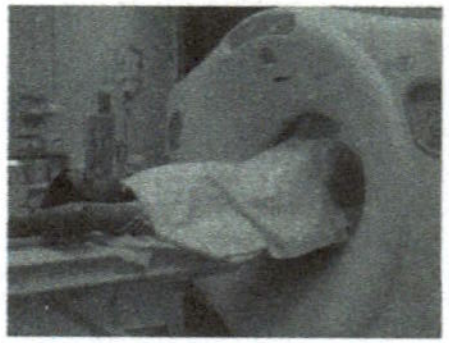
1 Lagerung

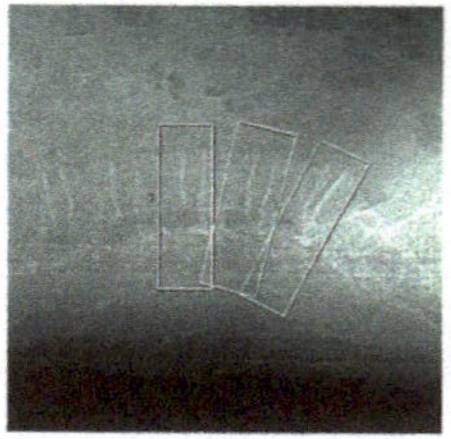
2 Topogramm/Scout

Weitere Hilfe siehe Seite 2–5

| 1.7.3 Einzeilen-CT | Phase | Scan Art | Slice (mm) | Increment (mm) | Time (s) | kV | mA | Kernel | KM Delay (s) | Post-processing |
|---|---|---|---|---|---|---|---|---|---|---|
| 1 | | Topo lat | 2 | | | 120 | 100 | Std | | |
| 2 | | Referenzscan | 3 | | 1 | 140 | 350 | Std | | zentrieren |
| 3 | nativ | Axial/Sequenz | 3 | 3 | 1–1,5 | 140 | 350 | Std | | MPR koronar + sagittal |
| | **Schritt 3 für jedes Wirbelsegment mit entsprechender Winkelung wiederholen** | | | | | | | | | |
| KM-Gabe optional | **KM (ml)<br>flow (ml/s)** | **80<br>1,5** | | | | | | | | |
| 4 | post KM | Axial/Sequenz | 3 | 3 | 1–1,5 | 140 | 350 | Std | 180 | |
| 5 | | Rohdaten-Reko | 3 | 3 | | | | UHR | | MPR koronar + sagittal |

| 1.7.3 Mehrzeilen-CT | Phase | Scan Art | Slice (mm) | Increment (mm) | Time (s) | kV | mA | Kernel | KM Delay (s) | Post-processing |
|---|---|---|---|---|---|---|---|---|---|---|
| 1 | | Topo ap | 2 | | | 140 | 10/100 | Std | | |
| 2 | | Topo lat | 2 | | | 140 | 10/100 | Std | | |
| 3 | nativ | Axial/Sequenz | 2,5/3,75 | 2,5/3,75 | 1 | 140 | 300 | Std | | MPR koronar + sagittal |
| | **Schritt 3 für jedes Wirbelsegment mit entsprechender Winkelung wiederholen** | | | | | | | | | |
| KM-Gabe optional | **KM (ml)<br>flow (ml/s)** | **80<br>1,5** | | | | | | | | |
| 4 | post KM | Axial/Sequenz | 2,5/3,75 | 2,5/3,75 | 1 | 140 | 300 | Std | 180 | |
| 5 | | Rohdaten-Reko | 2,5/3,75 | 2,5/3,75 | | | | UHR | | MPR koronar + sagittal |

## 1.7.4 CT-Untersuchung: HWS – Trauma

### Fragestellung

**Nativ:** Densfraktur, Wirbelkörper-/-bogenfraktur(en), prä-/postoperativ, Spondylolisthesis

### Vorbereitung und Lagerung

Gonadenschutz! Alle Fremdkörper entfernen, bequeme Rückenlage. Kopf in Bocollokissen (Abb. 1), falls indiziert/möglich: Schulter aus dem Untersuchungsbereich nach kaudal verlagern (Abb. 1). Exakte symmetrische Einstellung zur Körperachse, mit Fadenkreuz kontrollieren, ggf. Korrektur nach Referenzscan.

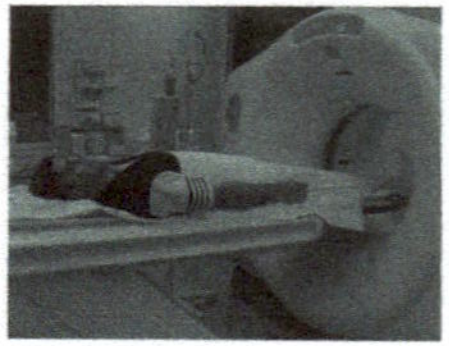

1 Lagerung

### Untersuchungsbereich

| | |
|---|---|
| Vom Arzt angeforderten Bereich **ohne** Gantryneigung! | Fensterlage Width/Center: ca. 3500/500 |
| Eventuell komplette Untersuchung im Standard-Kernel berechnen | Fensterlage Width/Center: ca. 350/40 |

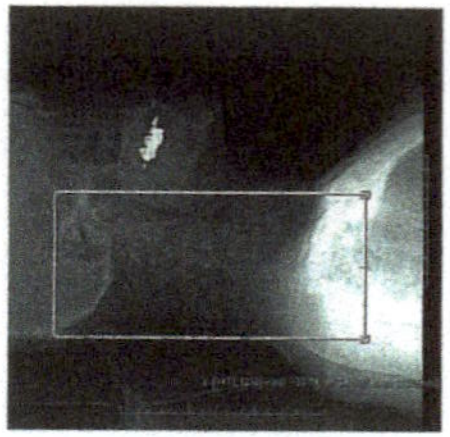

2 Topogramm/Scout

### Wichtiges, Tipps & Tricks

- Umlagerung des Patienten nur nach Absprache mit begleitendem/verantwortlichem Arzt!
- Bei Untersuchungen mit Vakuummatratze die mAs-Werte um ca. 30–50 anheben.
- Falls möglich, Schultern mittels Gurt nach kaudal ziehen, Knie gestreckt (Abb. 1).
- 2D-Rekonstruktion koronar und sagittal für jedes Segment anfertigen.
- Optional 3D-Rekonstruktion (spezielle Software notwendig).
- Patientenlagerung: feet first erleichtert Lagern bei Intensivpatienten, kann Untersuchungen bei Patienten mit Platzangst ermöglichen.
- Raw-Data-Speicherung aktivieren.

Weitere Hilfe siehe Seite 2–5

| 1.7.4 Einzeilen-CT | Phase | Scan Art | Slice (mm) | Table speed (mm) | Increment (mm) | Time (s) | kV | mA | Kernel | Post-processing |
|---|---|---|---|---|---|---|---|---|---|---|
| 1 | | Topo lat | 2 | | | | 120 | 100 | Std | |
| 2 | | Referenzscan | 3 | | | 1 | 140 | 300 | Std | zentrieren |
| 3 | nativ | Spirale | 2 | 2 | 2 | 1 | 140 | 300 | Std | MPR koronar + sagittal |
| 4 | | Rohdaten-Reko | 2 | | 2 | | | | UHR | MPR koronar + sagittal |

| 1.7.4 Mehrzeilen-CT | Phase | Scan Art | Slice (mm) | Table speed (mm) | Increment (mm) | Time (s) | kV | mA | Kernel | Post-processing |
|---|---|---|---|---|---|---|---|---|---|---|
| 1 | | Topo ap | 2 | | | | 120 | 10/100 | Std | |
| 2 | | Topo lat | 2 | | | | 120 | 10/100 | Std | |
| 3 | nativ | Spirale | 1,25/2 | 4–10 | 1,25/2 | 1 | 140 | 250–300 | Std | |
| 4 | | Rohdaten-Reko | 1,25/2 | | 1,25/2 | | | | UHR | MPR koronar + sagittal |

## 1.7.5 CT-Untersuchung: BWS – Trauma

### Fragestellung

**Nativ:** Wirbelkörper-/-bogenfraktur(en), prä-/postoperativ, Spondylolisthesis

### Vorbereitung und Lagerung

Gonadenschutz! Alle Fremdkörper entfernen, bequeme Rückenlage. Kopf in Bocollokissen (Abb. 1). Arme kopfwärts strecken. Exakte symmetrische Einstellung zur Körperachse, mit Fadenkreuz kontrollieren, ggf. Korrektur nach Referenzscan.

### Untersuchungsbereich

| | |
|---|---|
| Vom Arzt angeforderten Bereich **ohne** Gantryneigung! | Fensterlage Width/Center: ca. 3500/500 |
| Eventuell komplette Untersuchung im Standard-Kernel berechnen | Fensterlage Width/Center: ca. 350/40 |

### Wichtiges, Tipps & Tricks

- Umlagerung des Patienten nur nach Absprache mit begleitendem/verantwortlichem Arzt!
- Bei Untersuchungen mit Vakuummatratze die mAs-Werte um ca. 30–50 anheben.
- 2D-Rekonstruktion koronar und sagittal für jedes Segment anfertigen.
- Optional 3D-Rekonstruktion (spezielle Software notwendig).
- Patientenlagerung: feet first erleichtert Lagern bei Intensivpatienten, kann Untersuchungen bei Patienten mit Platzangst ermöglichen.
- Raw-Data-Speicherung aktivieren.

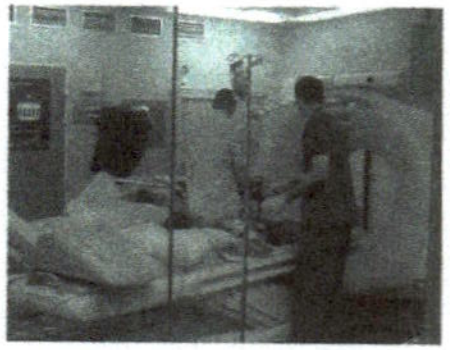
1 Lagerung

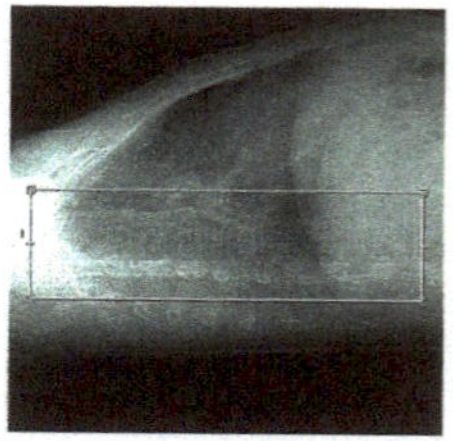
2 Topogramm/Scout

Weitere Hilfe siehe Seite 2–5

| 1.7.5 Einzeilen-CT | Phase | Scan Art | Slice (mm) | Table speed (mm) | Increment (mm) | Time (s) | kV | mA | Kernel | Post-processing |
|---|---|---|---|---|---|---|---|---|---|---|
| 1 | | Topo lat | 2 | | | | 120 | 100 | Std | |
| 2 | | Referenzscan | 2 | | | 1 | 140 | 300 | Std | zentrieren |
| 3 | nativ | Spirale | 2 | 2 | 2 | 1 | 140 | 300 | Std | MPR koronar + sagittal |
| 4 | | Rohdaten-Reko | 2 | | 2 | | | | UHR | MPR koronar + sagittal |

| 1.7.5 Mehrzeilen-CT | Phase | Scan Art | Slice (mm) | Table speed (mm) | Increment (mm) | Time (s) | kV | mA | Kernel | Post-processing |
|---|---|---|---|---|---|---|---|---|---|---|
| 1 | | Topo ap | 2 | | | | 120 | 10/100 | Std | |
| 2 | | Topo lat | 2 | | | | 120 | 10/100 | Std | |
| 3 | nativ | Spirale | 1,25/2 | 4–10 | 1,25/2 | 1 | 140 | 250–300 | Std | |
| 4 | | Rohdaten-Reko | 1,25/2 | | 1,25/2 | | | | UHR | MPR koronar + sagittal |

## 1.7.6 CT-Untersuchung: LWS – Trauma

### Fragestellung

**Nativ:** Wirbelkörper-/-bogenfraktur(en), prä-/postoperativ, Spondylolisthesis

### Vorbereitung und Lagerung

Gonadenschutz! Alle Fremdkörper entfernen, bequeme Rückenlage. Kopf in Bocollokissen (Abb. 1). Arme kopfwärts strecken, wenn möglich, sonst über Brust falten. Exakte symmetrische Einstellung zur Körperachse, mit Fadenkreuz kontrollieren, ggf. Korrektur nach Referenzscan.

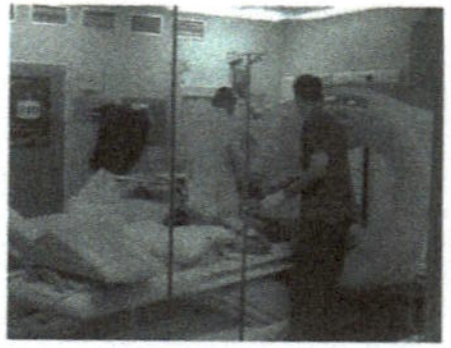

1 Lagerung

### Untersuchungsbereich

Vom Arzt angeforderten Bereich **ohne** Gantryneigung! Fensterlage Width/Center: ca. 3500/500

Eventuell komplette Untersuchung im Standard-Kernel berechnen Fensterlage Width/Center: ca. 350/40

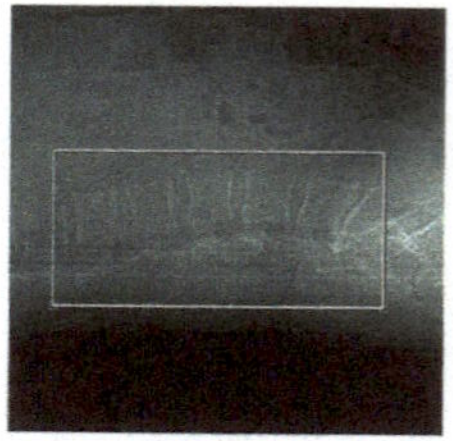

2 Topogramm/Scout

### Wichtiges, Tipps & Tricks

- Umlagerung des Patienten nur nach Absprache mit begleitendem/verantwortlichem Arzt!
- Bei Untersuchungen mit Vakuummatratze die mAs-Werte um ca. 30–50 anheben.
- 2D-Rekonstruktion koronar und sagittal für jedes Segment anfertigen.
- Optional 3D-Rekonstruktion (spezielle Software notwendig).
- Patientenlagerung: feet first erleichtert Lagern bei Intensivpatienten, kann Untersuchungen bei Patienten mit Platzangst ermöglichen.
- Raw-Data-Speicherung aktivieren.

Weitere Hilfe siehe Seite 2–5

| 1.7.6 Einzeilen-CT | Phase | Scan Art | Slice (mm) | Table speed (mm) | Increment (mm) | Time (s) | kV | mA | Kernel | Post-processing |
|---|---|---|---|---|---|---|---|---|---|---|
| 1 | | Topo lat | 2 | | | | 120 | 100 | Std | |
| 2 | | Referenzscan | 2 | | | 1 | 140 | 250 | Std | zentrieren |
| 3 | nativ | Spirale | 2 | 2 | 2 | 1 | 140 | 300–350 | Std | MPR koronar + sagittal |
| 4 | | Rohdaten-Reko | 2 | | 2 | | | | UHR | MPR koronar + sagittal |

| 1.7.6 Mehrzeilen-CT | Phase | Scan Art | Slice (mm) | Table speed (mm) | Increment (mm) | Time (s) | kV | mA | Kernel | Post-processing |
|---|---|---|---|---|---|---|---|---|---|---|
| 1 | | Topo ap | 2 | | | | 120 | 10/100 | Std | |
| 2 | | Topo lat | 2 | | | | 120 | 10/100 | Std | |
| 3 | nativ | Spirale | 1,25/2 | 4–10 | 1,25/2 | 1 | 120 | 250–300 | Std | |
| 4 | | Rohdaten-Reko | 1,25/2 | | 1,25/2 | | | | UHR | MPR koronar + sagittal |

## 1.7.7 CT-Untersuchung: WS – Myelographie

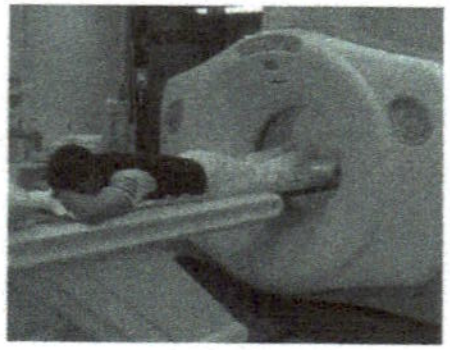
1 Lagerung

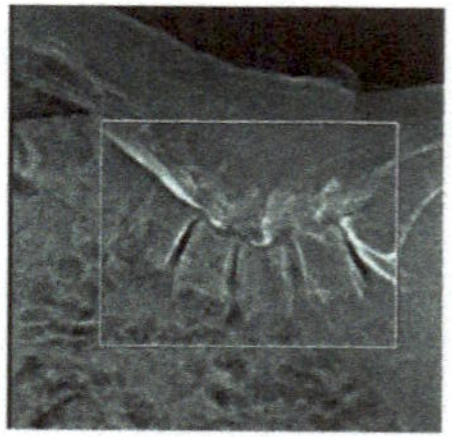
2 Topogramm/Scout

### Fragestellung

**KM:** (nach Myelographie) Wurzelkompression, Stoppliquor/Spinalkanaleinengung, Myelonalteration

### Vorbereitung und Lagerung

Gonadenschutz! Alle Fremdkörper entfernen, bequeme Bauchlage. Kopf in Kopfkissen (Abb. 1). Arme kopfwärts strecken. Exakte symmetrische Einstellung zur Körperachse, mit Fadenkreuz kontrollieren, ggf. Korrektur nach Referenzscan.
Untersuchung nach konventioneller Röntgen-Myelographie!

### Untersuchungsbereich

| | |
|---|---|
| Vom Arzt angeforderter Bereich | Fensterlage Width/Center: ca. 3500/500 |
| Eventuell komplette Untersuchung im Standard-Kernel berechnen | Fensterlage Width/Center: ca. 350/40 |

### Wichtiges, Tipps & Tricks

- Bauchlage, zur Darstellung der Nervenwurzeltaschen.
- Umlagerung des Patienten nur nach Absprache mit begleitendem/verantwortlichem Arzt!
- Eventuell 2D-Rekonstruktion koronar und sagittal anfertigen.
- Optional 3D-Rekonstruktion (spezielle Software notwendig).
- Patientenlagerung: feet first erleichtert Lagern bei Intensivpatienten, kann Untersuchungen bei Patienten mit Platzangst ermöglichen.
- Raw-Data-Speicherung aktivieren.

Weitere Hilfe siehe Seite 2–5

| 1.7.7 Einzeilen-CT | Phase | Scan Art | Slice (mm) | Table speed (mm) | Increment (mm) | Time (s) | KV | mA | Kernel | KM Delay (s) | Post-processing |
|---|---|---|---|---|---|---|---|---|---|---|---|
| | | **Bauchlage!** | | | | | | | | | |
| 1 | | Topo lat | 2 | | | | 120 | 100 | Std | | |
| 2 | | Referenzscan | 3 | | | 1 | 140 | 300 | Std | | zentrieren |
| 3 | post Myelographie | Spirale | 3 | 3–4,5 | 3 | 1 | 140 | 300 | Std | bis ca. 1 Std. nach Myelographie möglich | MPR koronar + sagittal |

| 1.7.7 Mehrzeilen-CT | Phase | Scan Art | Slice (mm) | Table speed (mm) | Increment (mm) | Time (s) | KV | mA | Kernel | KM Delay (s) | Post-processing |
|---|---|---|---|---|---|---|---|---|---|---|---|
| 1 | | Topo ap | 2 | | | | 120 | 10/100 | Std | | |
| 2 | | Topo lat | 2 | | | | 120 | 10/100 | Std | | |
| 3 | post Myelographie | Spirale | 2–2,5 | 4–10 | 2–2,5 | 1 | 120 | 250–300 | Std | bis ca. 1 Std. nach Myelographie möglich | |
| 4 | | Rohdaten-Reko | 1–2 | | 1–2 | | | | UHR | | MPR koronar + sagittal |

## 1.7.8 CT-Untersuchung: WS – Knochendichte (Osteodensität)

### Fragestellung
**Nativ:** Knochendichte

### Vorbereitung und Lagerung
Gonadenschutz! Alle Fremdkörper entfernen, bequeme Bauchlage. Kopf in Kopfkissen (Abb. 1). Arme kopfwärts strecken. Exakte symmetrische Einstellung zur Körperachse, mit Fadenkreuz kontrollieren, ggf. Korrektur nach Referenzscan.
Ggf. Gerätekalibrierung durchführen. CT-Tischauflage durch Spezialauflage mit „Osteoblock" ersetzen. Spezial-Gelkissen auf den Osteoblock legen. Zu untersuchenden Wirbelsäulenbereich über dem Osteoblock positionieren (eventuell nach Herstellerangaben vorgehen).

### Untersuchungsbereich
Typisch: LWK 1/2/3, jeweils eine Schicht, zentral oder per Softwareauswahl
Andere Wirbelkörperauswahl möglich! (z. B. wegen Metall, Wirbelkörperfraktur etc.)

Fensterlage Width/Center: ca. 1000/200

### Wichtiges, Tipps & Tricks
- Referenzblock muss unbedingt vollständig im Bildausschnitt zur Auswertung miterfasst sein!
- Spezielle Software und Hardware zur Auswertung notwendig (auch für Dual-Energy-Verfahren).
- Raw-Data-Speicherung aktivieren.

Weitere Hilfe siehe Seite 2–5

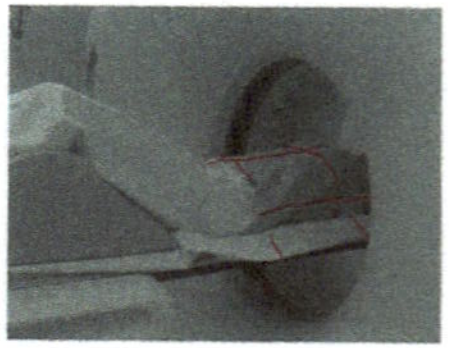
1 Lagerung

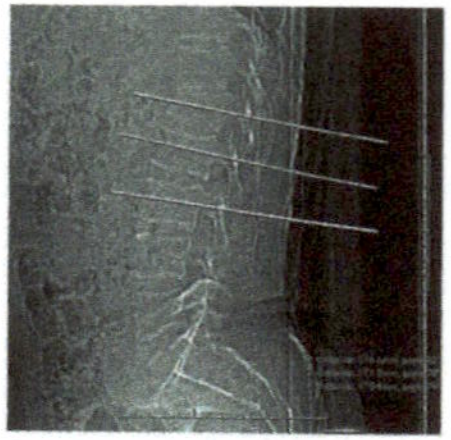
2 Topogramm/Scout

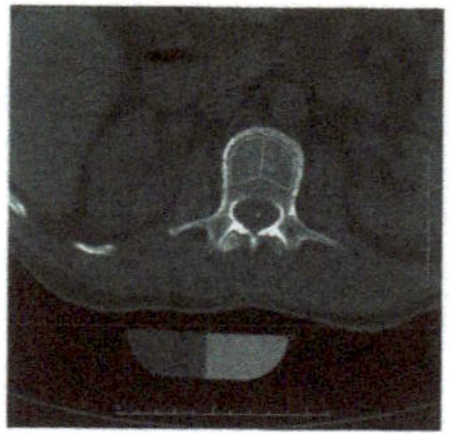
3 Osteoblock

| 1.7.8 Einzeilen-CT | Phase | Scan Art | Slice (mm) | Table speed (mm) | Time (s) | kV | mA | Kernel | Post-processing |
|---|---|---|---|---|---|---|---|---|---|
| 1 | | Topo lat | 2 | | | 120 | 100 | Std | |
| 2 | nativ | Axial/ Sequenz | 10 | | 1 | 80 | 100–300 | Std | Osteo-Auswertung |
| | Schritt 2 für jedes Wirbelsegment mit entsprechender Winkelung wiederholen | | | | | | | | |

| 1.7.8 Mehrzeilen-CT | Phase | Scan Art | Slice (mm) | Table speed (mm) | Time (s) | kV | mA | Kernel | Post-processing |
|---|---|---|---|---|---|---|---|---|---|
| 1 | | Topo lat | 2 | | | 120 | 10/100 | Std | |
| 2 | nativ | Axial/ Sequenz | 10 | | 1 | 80 | 125–350 | Std | Osteo-Auswertung |
| | Schritt 2 für jedes Wirbelsegment mit entsprechender Winkelung wiederholen | | | | | | | | |

## 1.7.9 CT-Untersuchung: WS – Navigation

### Fragestellung
**Nativ:** Wirbelkörper-/bogenfraktur, Osteolyse, vor Navigations-gesteuerter OP

### Vorbereitung und Lagerung
Gonadenschutz! Alle Fremdkörper entfernen, bequeme Rückenlage. Kopf in Bocollokissen (Abb. 1). Arme kopfwärts strecken. Exakte symmetrische Einstellung zur Körperachse, mit Fadenkreuz kontrollieren, ggf. Korrektur nach Referenzscan.

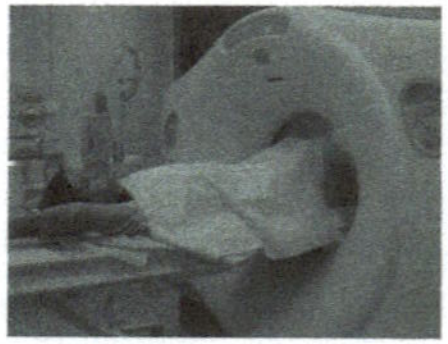
1 Lagerung

### Untersuchungsbereich
Vom Arzt angeforderter Bereich ohne Gantryneigung! Fensterlage Width/Center: ca. 3500/500
Eventuell komplette Untersuchung im Standard-Kernel berechnen Fensterlage Width/Center: ca. 350/40

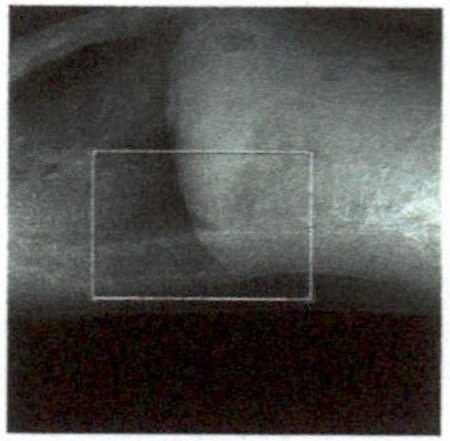
2 Topogramm/Scout

### Wichtiges, Tipps & Tricks
- Umlagerung des Patienten nur nach Absprache mit begleitendem/verantwortlichem Arzt!
- 2D-Rekonstruktion koronar und sagittal anfertigen.
- Optional 3D-Rekonstruktion (spezielle Software notwendig).
- Patientenlagerung: feet first erleichtert Lagern bei Intensivpatienten, kann Untersuchungen bei Patienten mit Platzangst ermöglichen.
- Raw-Data-Speicherung aktivieren.
- Digitale Bilddaten zur Weiterleitung in den OP dem Anforderer zur Verfügung stellen (via Netzwerk, CD-ROM etc.)

Weitere Hilfe siehe Seite 2–5

| 1.7.9 Einzeilen-CT | Phase | Scan Art | Slice (mm) | Table speed (mm) | Increment (mm) | Time (s) | kV | mA | Kernel | Post-processing |
|---|---|---|---|---|---|---|---|---|---|---|
| 1 | | Topo lat | 2 | | | | 120 | 100 | Std | |
| 2 | | Referenzscan | 2 | | | 1 | 140 | 250 | Std | zentrieren |
| 3 | nativ | Spirale | 2 | 2 | 2 | 1 | 140 | 250 | UHR | MPR koronar + sagittal |

| 1.7.9 Mehrzeilen-CT | Phase | Scan Art | Slice (mm) | Table speed (mm) | Increment (mm) | Time (s) | kV | mA | Kernel | Post-processing |
|---|---|---|---|---|---|---|---|---|---|---|
| 1 | | Topo ap | 2 | | | | 120 | 10/100 | Std | |
| 2 | | Topo lat | 2 | | | | 120 | 10/100 | Std | |
| 3 | nativ | Spirale | 1,25/2 | 4–10 | 1,25/2 | 1 | 120 | 250–300 | UHR | |
| 4 | | Rohdaten-Reko | 1,25/2 | | 1 | | | | UHR | MPR koronar + sagittal |

## 1.8.1 CT-Untersuchung: Schultergelenk

### Fragestellung

**Nativ:** Scapula-/Humeruskopffraktur, Rotatorenmanschettenläsion, Osteolyse, Fremdkörper, Hämatom, Luxation, Omarthrose, Impingement, Schultergelenkerguss, Epiphysiolyse
**KM:** Tumor/Raumforderung, Omarthritis, Schultergelenkempyem, Osteomyelitis, Phlegmone

### Vorbereitung und Lagerung

Gonadenschutz! Alle Fremdkörper entfernen, bequeme Rückenlage, Kopf in Bocollokissen oder Bodyschale (Abb. 1), Arme dicht am Körper entlang. Exakte symmetrische Einstellung zur Körperachse, mit Fadenkreuz kontrollieren, ggf. Korrektur nach Referenzscan.
**Falls KM-Gabe vorgesehen:** großlumigen i.v. Zugang legen (lassen), KM-Injektor anschließen.

### Untersuchungsbereich

| | |
|---|---|
| Acromioclavicular-Gelenk bis Tuberculum minor | Fensterlage Width/Center: ca. 3500/500 |
| Weichteilfenster | Fensterlage Width/Center: ca. 350/40 |

### Wichtiges, Tipps & Tricks

- Rohdaten speichern.
- Ggf. Gegenseite oder kompletten Körperumfang aus Rohdatensatz nachberechnen.
- MPR, 3D-Rekonstruktion.

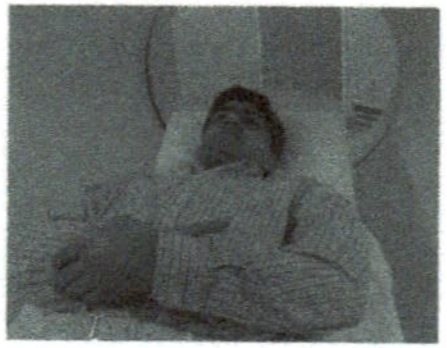

1 Lagerung

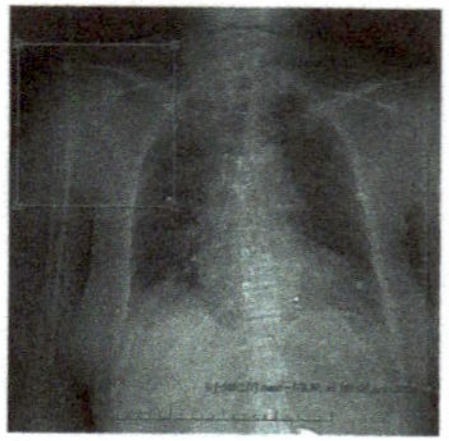

2 Topogramm/Scout

Weitere Hilfe siehe Seite 2–5

| 1.8.1 Einzeilen-CT | Phase | Scan Art | Slice (mm) | Table speed (mm) | Increment (mm) | Time (s) | kV | mA | Kernel | KM Delay (s) | Post-processing |
|---|---|---|---|---|---|---|---|---|---|---|---|
| 1 | | Topo ap | 2 | | | | 140 | 100 | Std | | |
| 2 | | Referenzscan | 2 | | | 1 | 140 | 350 | Std | | zentrieren |
| 3 | nativ | Spirale | 2 | 3 | 2 | 1 | 140 | 350 | Std | | 3D |
| 4 | | 2. Reko | 2 | | 2 | | | | UHR | | MPR koronar + sagittal |
| KM-Gabe optional | **KM (ml) 100 flow (ml/s) 2,0** | | | | | | | | | | |
| 5 | venös | Spirale | 2 | 3 | 2 | 1 | 120 | 350 | Std | 120–180 | |

| 1.8.1 Mehrzeilen-CT | Phase | Scan Art | Slice (mm) | Table speed (mm) | Increment (mm) | Time (s) | kV | mA | Kernel | KM Delay (s) | Post-processing |
|---|---|---|---|---|---|---|---|---|---|---|---|
| 1 | | Topo ap | 2 | | | | 120 | 10/100 | Std | | |
| 2 | | Topo lat | 2 | | | | 120 | 10/100 | Std | | |
| 3 | nativ | Spirale | 1,25/2 | 4–10 | 1,25/2 | 1–1,5 | 140 | 250–200 | Std | | 3D |
| 4 | | Rohdaten-Reko | 1–1,25 | | 1–1,25 | | | | UHR | | MPR koronar + sagittal |
| KM-Gabe optional | **KM (ml) 100 flow (ml/s) 2,0** | | | | | | | | | | |
| 5 | venös | Spirale | 1,25/2 | 4–10 | 1,25/2 | 1–1,5 | 140 | 250–300 | Std | 120–180 | |

## 1.8.2 CT-Untersuchung: Schultergelenk – Arthrographie

### Fragestellung
**Nativ:** Gelenkverhältnisse

### Vorbereitung und Lagerung
Gonadenschutz! Alle Fremdkörper entfernen, bequeme Rückenlage, Kopf in Bocollokissen oder Bodyschale (Abb. 1), Arme dicht am Körper entlang. Exakte symmetrische Einstellung zur Körperachse, mit Fadenkreuz kontrollieren, ggf. Korrektur nach Referenzscan.
**Vorher:** Kontrastmittelgabe (jodhaltiges isoosmol. i.v.-KM) intraartikulär unter Röntgendurchleuchtung durch Arzt, Doppelkontrast durch zusätzliche Luftinjektion, jeweils ca. 10 ml (sterile Verhältnisse!)

### Untersuchungsbereich
| | |
|---|---|
| Acromioclavicular-Gelenk bis Tuberculum minor | Fensterlage Width/Center: ca. 3500/500 |
| Weichteilfenster | Fensterlage Width/Center: ca. 350/40 |

### Wichtiges, Tipps & Tricks
- Darstellung in Innen- und Außenrotation.
- MPR, 3D-Rekonstruktion.
- CT-Untersuchung sollte spätestens 60 min nach Arthrographie durchgeführt sein.

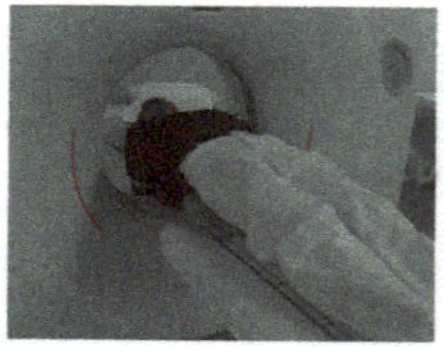
1 Lagerung Innenrotation

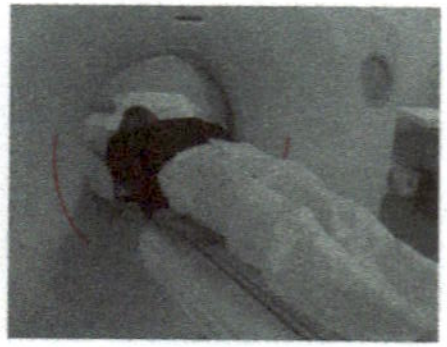
2 Lagerung Außenrotation

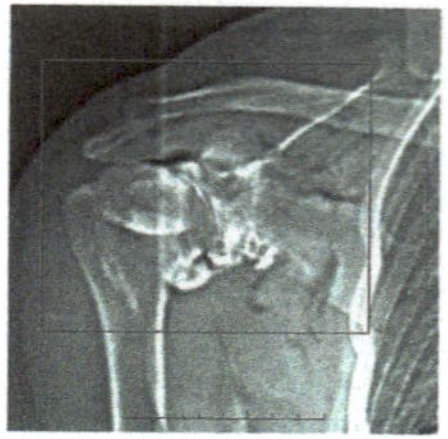
3 Topogramm/Scout

Weitere Hilfe siehe Seite 2–5

| 1.8.2 Einzeilen-CT | Phase | Scan Art | Slice (mm) | Table speed (mm) | Increment (mm) | Time (s) | kV | mA | Kernel | Post-processing |
|---|---|---|---|---|---|---|---|---|---|---|
| 1 | | Topo ap | 2 | | | | 120 | 100 | Std | |
| 2 | | Referenzscan | 2 | | | | 140 | 250–300 | UHR | zentrieren |
| 3 | nativ, Arm in Außenrotation | Spirale | 2 | 3 | 2 | 1 | 140 | 250–300 | UHR | MPR koronar + sagittal |
| 4 | nativ, Arm in Außenrotation | Spirale | 2 | 3 | 2 | 1 | 140 | 250–300 | UHR | MPR koronar + sagittal |

| 1.8.2 Mehrzeilen-CT | Phase | Scan Art | Slice (mm) | Table speed (mm) | Increment (mm) | Time (s) | kV | mA | Kernel | Post-processing |
|---|---|---|---|---|---|---|---|---|---|---|
| 1 | | Topo ap | 2 | | | | 120 | 10/100 | Std | |
| 2 | | Topo lat | 2 | | | | 120 | 10/100 | Std | |
| 3 | nativ, Arm in Außenrotation | Spirale | 1,25/2 | 4–10 | 1,25/2 | 1 | 140 | 250–300 | UHR | MPR koronar + sagittal |
| 4 | nativ, Arm in Außenrotation | Spirale | 1,25/2 | 4–10 | 1,25/2 | 1 | 140 | 250–300 | UHR | MPR koronar + sagittal |

## 1.8.3 CT-Untersuchung: Oberarm

### Fragestellung

**Nativ:** Humerus(schaft)fraktur, Osteolyse, Hämatom, Fremdkörper
**KM:** Tumor/Raumforderung, Osteomyelitis, Phlegmone

### Vorbereitung und Lagerung

Gonadenschutz! Alle Fremdkörper entfernen, bequeme Rückenlage, Kopf in Bocollokissen oder Bodyschale (Abb. 1), Arme dicht am Körper entlang. Exakte symmetrische Einstellung zur Körperachse, mit Fadenkreuz kontrollieren, ggf. Korrektur nach Referenzscan.
**Falls KM-Gabe vorgesehen:** großlumigen i.v. Zugang **auf der Gegenseite** legen (lassen), KM-Injektor anschließen.

### Untersuchungsbereich

| | |
|---|---|
| Humeruskopf bis Ellenbogengelenk | Fensterlage Width/Center: ca. 3500/500 |
| Weichteilfenster | Fensterlage Width/Center: ca. 350/40 |

### Wichtiges, Tipps & Tricks

- MPR, 3D-Rekonstruktion.

Weitere Hilfe siehe Seite 2–5

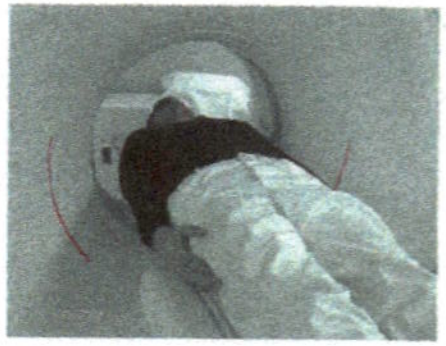

1 Lagerung

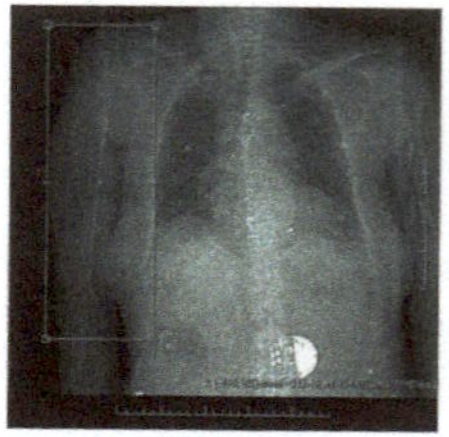

2 Topogramm/Scout

| 1.8.3 Einzeilen-CT | Phase | Scan Art | Slice (mm) | Table speed (mm) | Increment (mm) | Time (s) | kV | mA | Kernel | KM Delay (s) | Post-processing |
|---|---|---|---|---|---|---|---|---|---|---|---|
| 1 | | Topo ap | 2 | | | | 120 | 100 | Std | | |
| 2 | | Referenzscan | 2 | | | 1 | 120 | 250 | Std | | zentrieren |
| 3 | nativ | Spirale | 2 | 3 | 2 | 1 | 120 | 250 | Std | | 3D |
| 4 | | Rohdaten-Reko | 2 | | 2 | | | | UHR | | MPR koronar + sagittal |
| KM-Gabe optional | **KM (ml)**<br>**flow (ml/s)** | **100**<br>**2,0** | | | | | | | | | |
| 5 | venös | Spirale | 2 | 3 | 2 | 1 | 120 | 280 | Std | 120–180 | |

| 1.8.3 Mehrzeilen-CT | Phase | Scan Art | Slice (mm) | Table speed (mm) | Increment (mm) | Time (s) | kV | mA | Kernel | KM Delay (s) | Post-processing |
|---|---|---|---|---|---|---|---|---|---|---|---|
| 1 | | Topo ap | 2 | | | | 120 | 10/100 | Std | | |
| 2 | | Topo lat | 2 | | | | 120 | 10/100 | Std | | |
| 3 | nativ | Spirale | 1,25/2 | 4–10 | 1,25/2 | 1–1,5 | 120 | 200–250 | Std | | 3D |
| 4 | | Rohdaten-Reko | 1,25–2 | | 1,25–2 | | | | UHR | | MPR koronar + sagittal |
| KM-Gabe optional | **KM (ml)**<br>**flow (ml/s)** | **100**<br>**2,0** | | | | | | | | | |
| 5 | venös | Spirale | 1,25/2 | 4–10 | 1,25/2 | 1–1,5 | 120 | 200–250 | Std | 120–180 | |

## 1.8.4 CT-Untersuchung: Ellenbogengelenk

### Fragestellung

**Nativ:** Humeruskondylen-/Olekranon-/Radiusköpfchenfraktur, Gelenkerguss, Arthrose, Luxation, Osteolyse, Fremdkörper, Hämatom, Sulcus-ulnaris-Syndrom, Epiphysiolyse
**KM:** Tumor/Raumforderung, Arthritis, Gelenkempyem, Osteomyelitis

### Vorbereitung und Lagerung

Gonadenschutz! Alle Fremdkörper entfernen, bequeme Rückenlage, Kopf in Bocollokissen oder Bodyschale (Abb. 1), Arme dicht am Körper entlang (eventuell betroffenen Arm über den Kopf lagern).
**Falls KM-Gabe vorgesehen:** großlumigen i.v. Zugang auf der Gegenseite legen (lassen), KM-Injektor anschließen.

### Untersuchungsbereich

| | |
|---|---|
| Distaler Humerus bis proximaler Unterarm | Fensterlage Width/Center: ca. 3500/500 |
| Weichteilfenster | Fensterlage Width/Center: ca. 350/40 |

### Wichtiges, Tipps & Tricks

- MPR, 3D-Rekonstruktion.

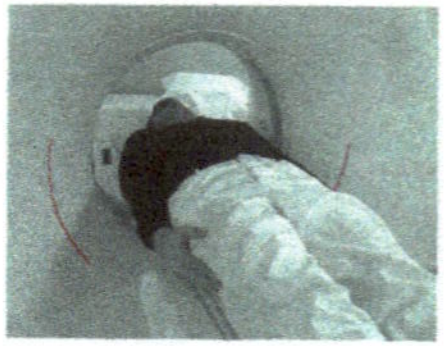
1 Lagerung

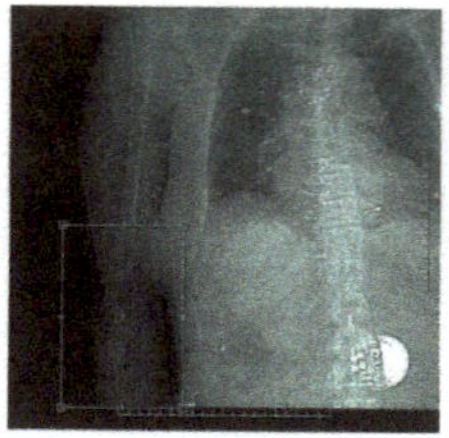
2 Topogramm/Scout

Weitere Hilfe siehe Seite 2–5

| 1.8.4 Einzeilen-CT | Phase | Scan Art | Slice (mm) | Table speed (mm) | Increment (mm) | Time (s) | kV | mA | Kernel | KM Delay (s) | Post-processing |
|---|---|---|---|---|---|---|---|---|---|---|---|
| 1 | | Topo ap | 2 | | | | 120 | 100 | Std | | |
| 2 | | Referenzscan | 2 | | | 1 | 120 | 200 | Std | | zentrieren |
| 3 | nativ | Spirale | 2 | 3 | 2 | 1 | 120 | 200 | Std | | 3D |
| 4 | | Rohdaten-Reko | 2 | | 2 | | | | UHR | | MPR koronar + sagittal |
| KM-Gabe optional | **KM (ml)**<br>**flow (ml/s)** | **100**<br>**2,0** | | | | | | | | | |
| 5 | venös | Spirale | 2 | 3 | 2 | 1 | 120 | 200 | Std | 120–180 | |

| 1.8.4 Mehrzeilen-CT | Phase | Scan Art | Slice (mm) | Table speed (mm) | Increment (mm) | Time (s) | kV | mA | Kernel | KM Delay (s) | Post-processing |
|---|---|---|---|---|---|---|---|---|---|---|---|
| 1 | | Topo ap | 2 | | | | 120 | 10/100 | Std | | |
| 2 | | Topo lat | 2 | | | | 120 | 10/100 | Std | | |
| 3 | nativ | Spirale | 1,25/2 | 4–10 | 1,25/2 | 1–1,5 | 120 | 200–250 | Std | | 3D |
| 4 | | Rohdaten-Reko | 1,25–2 | | 1,25–2 | | | | UHR | | MPR koronar + sagittal |
| KM-Gabe optional | **KM (ml)**<br>**flow (ml/s)** | **100**<br>**2,0** | | | | | | | | | |
| 5 | venös | Spirale | 1,25/2 | 4–10 | 1,25/2 | 1–1,5 | 120 | 200–250 | Std | 120–180 | |

## 1.8.5 CT-Untersuchung: Unterarm

### Fragestellung

**Nativ:** Radius(schaft)-/Ulna(schaft)fraktur, Osteolyse, Fremdkörper, Hämatom
**KM:** Tumor/Raumforderung, Osteomyelitis, Phlegmone

### Vorbereitung und Lagerung

Gonadenschutz! Alle Fremdkörper entfernen, bequeme Bauchlage, Kopf abpolstern, Arme kopfwärts strecken (Abb. 1). Exakte symmetrische Einstellung zur Körperachse.
**Falls KM-Gabe vorgesehen:** großlumigen i.v. Zugang auf der Gegenseite legen (lassen), KM-Injektor anschließen.

### Untersuchungsbereich

| | |
|---|---|
| Ellenbogengelenk bis Handgelenk | Fensterlage Width/Center: ca. 3500/500 |
| Weichteilfenster | Fensterlage Width/Center: ca. 350/40 |

### Wichtiges, Tipps & Tricks

- MPR, 3D-Rekonstruktion.

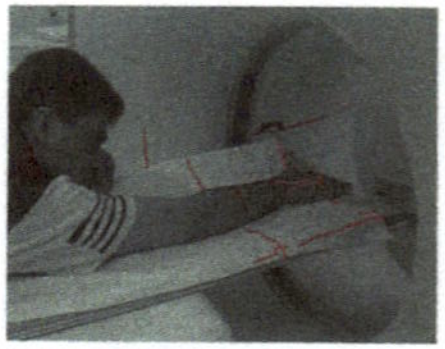

1 Lagerung

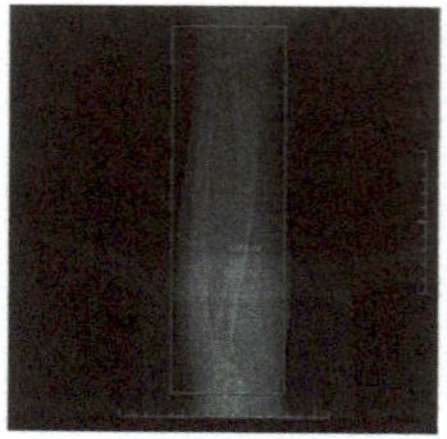

2 Topogramm/Scout

Weitere Hilfe siehe Seite 2–5

| 1.8.5 Einzeilen-CT | Phase | Scan Art | Slice (mm) | Table speed (mm) | Increment (mm) | Time (s) | kV | mA | Kernel | KM Delay (s) | Post-processing |
|---|---|---|---|---|---|---|---|---|---|---|---|
| 1 | | Topo ap | 2 | | | | 120 | 100 | Std | | |
| 2 | | Referenzscan | 2 | | | 1 | 120 | 200 | Std | | zentrieren |
| 3 | nativ | Spirale | 2 | 3 | 2 | 1 | 120 | 200 | Std | | 3D |
| 4 | | Rohdaten-Reko | 2 | | 2 | | | | UHR | | MPR koronar + sagittal |
| KM-Gabe optional | **KM (ml)**<br>**flow (ml/s)** | **100**<br>**2,0** | | | | | | | | | |
| 5 | venös | Spirale | 2 | 3 | 2 | 1 | 120 | 200 | Std | 120–180 | |

| 1.8.5 Mehrzeilen-CT | Phase | Scan Art | Slice (mm) | Table speed (mm) | Increment (mm) | Time (s) | kV | mA | Kernel | KM Delay (s) | Post-processing |
|---|---|---|---|---|---|---|---|---|---|---|---|
| 1 | | Topo ap | 2 | | | | 120 | 10/100 | Std | | |
| 2 | | Topo lat | 2 | | | | 120 | 10/100 | Std | | |
| 3 | nativ | Spirale | 1,25/2 | 4–10 | 1,25/2 | 1–1,5 | 120 | 200–250 | Std | | 3D |
| 4 | | Rohdaten-Reko | 1,25–2 | | 1,25–2 | | | | UHR | | MPR koronar + sagittal |
| KM-Gabe optional | **KM (ml)**<br>**flow (ml/s)** | **100**<br>**2,0** | | | | | | | | | |
| 5 | venös | Spirale | 1,25/2 | 4–10 | 1,25/2 | 1–1,5 | 120 | 200–250 | Std | 120–180 | |

## 1.8.6 CT-Untersuchung: Handgelenk

### Fragestellung

**Nativ:** distale Radius-/Ulna-/Galeazzifraktur, Distorsion, Fremdkörper, Handgelenkerguss, Hämatom, Luxation, Arthrose, Karpaltunnelsyndrom, Epiphysiolyse
**KM:** Tumor/Raumforderung, Arthritis, Tendovaginitis, Tendinitis, Phlegmone, Osteomyelitis

### Vorbereitung und Lagerung

Gonadenschutz! Alle Fremdkörper entfernen, bequeme Bauchlage, Kopf abgepolstert, Arme kopfwärts strecken (Abb. 1). Exakte symmetrische Einstellung zur Körperachse.
**Falls KM-Gabe vorgesehen:** großlumigen i.v. Zugang auf der Gegenseite legen (lassen), KM-Injektor anschließen.

### Untersuchungsbereich

| | |
|---|---|
| Distaler Unterarm bis distale Handwurzelknochen | Fensterlage Width/Center: ca. 3500/500 |
| Weichteilfenster | Fensterlage Width/Center: ca. 350/40 |

### Wichtiges, Tipps & Tricks

- MPR, 3D-Rekonstruktion.

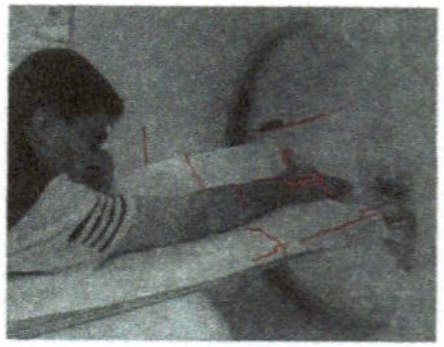

1 Lagerung

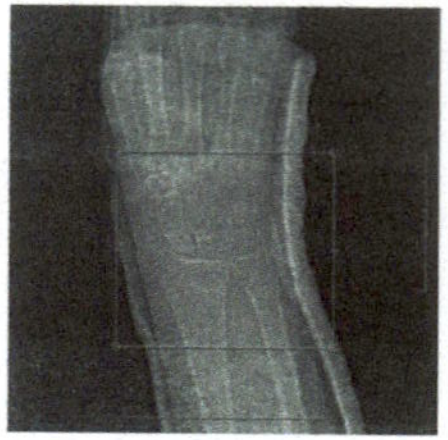

2 Topogramm/Scout

Weitere Hilfe siehe Seite 2–5

| 1.8.6 Einzeilen-CT | Phase | Scan Art | Slice (mm) | Table speed (mm) | Increment (mm) | Time (s) | kV | mA | Kernel | KM Delay (s) | Post-processing |
|---|---|---|---|---|---|---|---|---|---|---|---|
| 1 | | Topo ap | 2 | | | | 120 | 100 | Std | | |
| 2 | | Referenzscan | 2 | | | 1 | 120 | 200 | Std | | zentrieren |
| 3 | nativ | Spirale | 2 | 3 | 2 | 1 | 120 | 200 | Std | | 3D |
| 4 | | Rohdaten-Reko | 2 | | 2 | | | | UHR | | MPR koronar + sagittal |
| KM-Gabe optional | **KM (ml)**<br>**flow (ml/s)** | **100**<br>**2,0** | | | | | | | | | |
| 5 | venös | Spirale | 2 | 3 | 2 | 1 | 120 | 200 | Std | 120–180 | |

| 1.8.6 Mehrzeilen-CT | Phase | Scan Art | Slice (mm) | Table speed (mm) | Increment (mm) | Time (s) | kV | mA | Kernel | KM Delay (s) | Post-processing |
|---|---|---|---|---|---|---|---|---|---|---|---|
| 1 | | Topo ap | 2 | | | | 120 | 10/100 | Std | | |
| 2 | | Topo lat | 2 | | | | 120 | 10/100 | Std | | |
| 3 | nativ | Spirale | 1,25/2 | 4–10 | 1,25/2 | 1–1,5 | 120 | 200–250 | Std | | 3D |
| 4 | | Rohdaten-Reko | 1–2 | | 1–2 | | | | UHR | | MPR koronar + sagittal |
| KM-Gabe optional | **KM (ml)**<br>**flow (ml/s)** | **100**<br>**2,0** | | | | | | | | | |
| 5 | venös | Spirale | 1,25/2 | 4–10 | 1,25/2 | 1–1,5 | 120 | 200–250 | Std | 120–180 | |

## 1.8.7 CT-Untersuchung: Hand (Handwurzel, Mittelhand, Finger)

### Fragestellung

**Nativ:** Metakarpalfraktur, Fremdkörper, Hämatom, Arthrose, Luxation, Pseudarthrose, Osteonekrose, Osteolyse
**KM:** Tumor/Raumforderung, Arthritis, Osteomyelitis, Tendinitis, Tendovaginitis, Phlegmone

### Vorbereitung und Lagerung

Gonadenschutz! Alle Fremdkörper entfernen, bequeme Bauchlage, Kopf abpolstern, Arme kopfwärts strecken (Abb. 1).
**Falls KM-Gabe vorgesehen:** großlumigen i.v. Zugang auf der Gegenseite legen (lassen), KM-Injektor anschließen

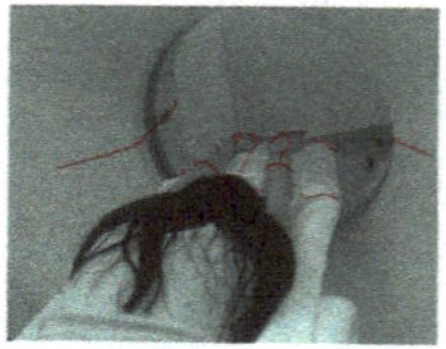

1 Lagerung

### Untersuchungsbereich

| | |
|---|---|
| Handgelenk bis Fingerspitzen | Fensterlage Width/Center: ca. 3500/500 |
| Weichteilfenster | Fensterlage Width/Center: ca. 350/40 |

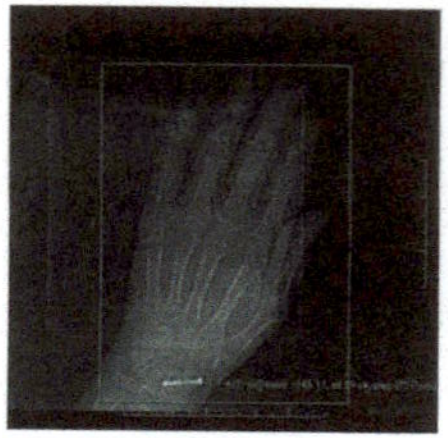

2 Topogramm/Scout

### Wichtiges, Tipps & Tricks

- MPR, 3D-Rekonstruktion.

Weitere Hilfe siehe Seite 2–5

| 1.8.7 Einzeilen-CT | Phase | Scan Art | Slice (mm) | Table speed (mm) | Increment (mm) | Time (s) | kV | mA | Kernel | KM Delay (s) | Post-processing |
|---|---|---|---|---|---|---|---|---|---|---|---|
| 1 | | Topo ap | 2 | | | | 120 | 100 | Std | | |
| 2 | | Referenzscan | 2 | | | 1 | 120 | 200 | Std | | zentrieren |
| 3 | nativ | Spirale | 2 | 3 | 2 | 1 | 120 | 200 | Std | | 3D |
| 4 | | Rohdaten-Reko | 2 | | 2 | | | | UHR | | MPR koronar + sagittal |
| KM-Gabe optional | **KM (ml)**<br>**flow (ml/s)** | **100**<br>**2,0** | | | | | | | | | |
| 5 | venös | Spirale | 2 | 3 | 2 | 1 | 120 | 200 | Std | 120–180 | |

| 1.8.7 Mehrzeilen-CT | Phase | Scan Art | Slice (mm) | Table speed (mm) | Increment (mm) | Time (s) | kV | mA | Kernel | KM Delay (s) | Post-processing |
|---|---|---|---|---|---|---|---|---|---|---|---|
| 1 | | Topo ap | 2 | | | | 120 | 10/100 | Std | | |
| 2 | | Topo lat | 2 | | | | 120 | 10/100 | Std | | |
| 3 | nativ | Spirale | 1,25/2 | 4–10 | 1,25/2 | 1–1,5 | 120 | 200–250 | Std | | 3D |
| 4 | | Rohdaten-Reko | 1,25–2 | | 1,25–2 | | | | UHR | | MPR koronar + sagittal |
| KM-Gabe optional | **KM (ml)**<br>**flow (ml/s)** | **100**<br>**2,0** | | | | | | | | | |
| 5 | venös | Spirale | 1,25/2 | 4–10 | 1,25/2 | 1–1,5 | 120 | 200–250 | Std | 120–180 | |

## 1.8.8 CT-Untersuchung: Schulterblatt (Scapula)

### Fragestellung

**Nativ:** Scapulafraktur, Osteolyse, prä-/postoperativ

### Vorbereitung und Lagerung

Gonadenschutz! Alle Fremdkörper entfernen, bequeme Rückenlage, Kopf in Bocollokissen oder Bodyschale (Abb. 1), Arme dicht am Körper entlang. Exakte symmetrische Einstellung zur Körperachse, mit Fadenkreuz kontrollieren, ggf. Korrektur nach Referenzscan.

### Untersuchungsbereich

| | |
|---|---|
| Acromioclavicular-Gelenk bis subscapulär | Fensterlage Width/Center: ca. 3500/500 |
| Weichteilfenster | Fensterlage Width/Center: ca. 350/40 |

### Wichtiges, Tipps & Tricks

- Rohdaten speichern.
- Ggf. Gegenseite oder kompletten Körperumfang aus Rohdatensatz nachberechnen.
- MPR, 3D-Rekonstruktion.

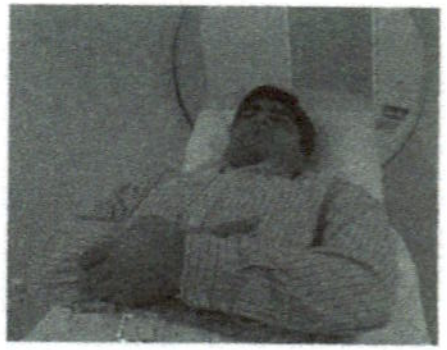

1 Lagerung

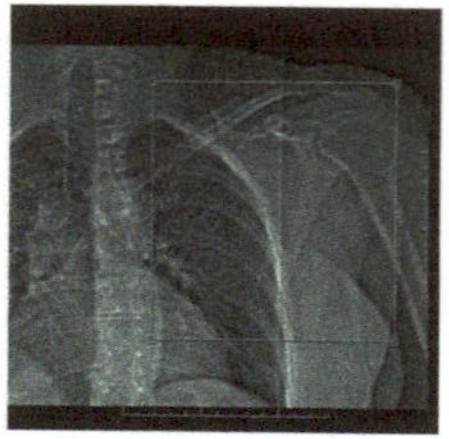

2 Topogramm/Scout

Weitere Hilfe siehe Seite 2–5

| 1.8.8 Einzeilen-CT | Phase | Scan Art | Slice (mm) | Table speed (mm) | Increment (mm) | Time (s) | kV | mA | Kernel | Post-processing |
|---|---|---|---|---|---|---|---|---|---|---|
| 1 | | Topo ap | 2 | | | | 140 | 100 | Std | |
| 2 | | Referenzscan | 2 | | | 1 | 140 | 350 | Std | zentrieren |
| 3 | nativ | Spirale | 2 | 3 | 2 | 1 | 140 | 350 | UHR | MPR koronar + sagittal |
| 4 | | Rohdaten-Reko | 2 | | 2 | | | | Std | 3D |

| 1.8.8 Mehrzeilen-CT | Phase | Scan Art | Slice (mm) | Table speed (mm) | Increment (mm) | Time (s) | kV | mA | Kernel | Post-processing |
|---|---|---|---|---|---|---|---|---|---|---|
| 1 | | Topo ap | 2 | | | | 120 | 10/100 | Std | |
| 2 | | Topo lat | 2 | | | | 120 | 10/100 | Std | |
| 3 | nativ | Spirale | 1,25/2 | 4–10 | 1,25/2 | 1 | 140 | 250–300 | UHR | MPR koronar + sagittal |
| 4 | | Rohdaten-Reko | 1–2 | | 0,5–1 | | | | Std | 3D |

## 1.9.1 CT-Untersuchung: Hüftgelenk

### Fragestellung

**Nativ:** Acetabulum-/Femurkopf-/Schenkelhalsfraktur, TEP, Coxarthrose, Gelenkerguss, Hüftkopfnekrose/M. Perthes, Hüftluxation, vor/nach Umstellungsosteotomie, Osteolyse, Epiphysiolyse
**KM:** Tumor/Raumforderung, Gelenkempyem, Coxarthritis, Osteomyelitis

### Vorbereitung und Lagerung

Gonadenschutz! Alle Fremdkörper entfernen, bequeme Rückenlage, Kopf in Bocollokissen (Abb. 1), Arme kopfwärts strecken, sonst über Brust verschränken. Exakte symmetrische Einstellung zur Körperachse.
**Falls KM-Gabe vorgesehen:** großlumigen i.v. Zugang legen (lassen), KM-Injektor anschließen.

### Untersuchungsbereich

| | |
|---|---|
| Supraacetabulär bis Unterrand Trochanter minor | Fensterlage Width/Center: ca. 3500/500 |
| Weichteilfenster | Fensterlage Width/Center: ca. 350/40 |

### Wichtiges, Tipps & Tricks

- MPR, 3D-Rekonstruktion.

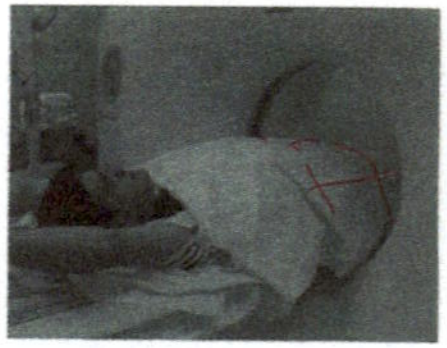
1 Lagerung

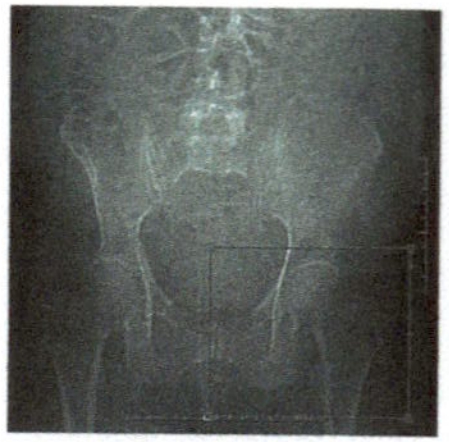
2 Topogramm/Scout

Weitere Hilfe siehe Seite 2–5

| 1.9.1 Einzeilen-CT | Phase | Scan Art | Slice (mm) | Table speed (mm) | Increment (mm) | Time (s) | kV | mA | Kernel | KM Delay (s) | Post-processing |
|---|---|---|---|---|---|---|---|---|---|---|---|
| 1 | | Topo ap | 2 | | | | 140 | 100 | Std | | |
| 2 | | Referenzscan | 2 | | | 1 | 140 | 250 | Std | | zentrieren |
| 3 | nativ | Spirale | 2 | 3 | 2 | 1 | 140 | 250 | Std | | 3D |
| 4 | | Rohdaten-Reko | 2 | | 2 | 1 | | | UHR | | MPR koronar + sagittal |
| KM-Gabe optional | **KM (ml)**<br>**flow (ml/s)** | **100**<br>**2,0** | | | | | | | | | |
| 5 | venös | Spirale | 2 | 3 | 2 | 1 | 140 | 250 | Std | 120–180 | |

| 1.9.1 Mehrzeilen-CT | Phase | Scan Art | Slice (mm) | Table speed (mm) | Increment (mm) | Time (s) | kV | mA | Kernel | KM Delay (s) | Post-processing |
|---|---|---|---|---|---|---|---|---|---|---|---|
| 1 | | Topo ap | 2 | | | | 120 | 10/100 | Std | | |
| 2 | | Topo lat | 2 | | | | 120 | 10/100 | Std | | |
| 3 | nativ | Spirale | 1,25/2 | 4–10 | 1,25/2 | 1–1,5 | 120 | 200–250 | Std | | 3D |
| 4 | | Rohdaten-Reko | 1,25–2 | | 1,25–2 | | | | UHR | | MPR koronar + sagittal |
| KM-Gabe optional | **KM (ml)**<br>**flow (ml/s)** | **100**<br>**2,0** | | | | | | | | | |
| 5 | venös | Spirale | 1,25/2 | 4–10 | 1,25/2 | 1–1,5 | 120 | 200–250 | Std | 120–180 | |

## 1.9.2 CT-Untersuchung: Drehfehlerbestimmung Oberschenkel (Antetorsionswinkel)

### Fragestellung

**Nativ**: prä-/postoperativ

### Vorbereitung und Lagerung

Gonadenschutz! Alle Fremdkörper entfernen, bequeme Rückenlage, Kopf in Bocollokissen (Abb. 1), Arme kopfwärts strecken oder über Brust verschränken. Exakte symmetrische Einstellung zur Körperachse. Beine mit Pflaster fixieren.

### Untersuchungsbereich

| | |
|---|---|
| 2 Scans Hüfte bis 2 Scans Kniegelenk | Fensterlage Width/Center: ca. 3500/500 |
| Weichteilfenster | Fensterlage Width/Center: ca. 350/40 |

### Wichtiges, Tipps & Tricks

- Eventuell Bildaddition.
- Digitale Winkelbestimmung durch Distance- oder Angle-Funktion, ggf. mit Stift und Winkelmesser auf Film.
- **Beide Seiten im Vergleich.**

Weitere Hilfe siehe Seite 2–5

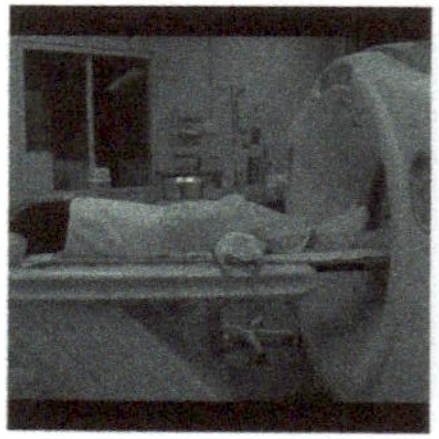
1 Lagerung

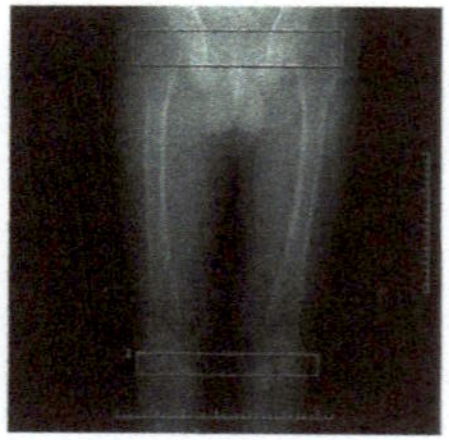
2 Topogramm/Scout

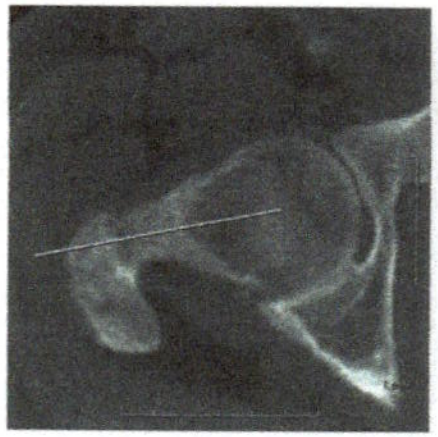
3 digitale Angulierung

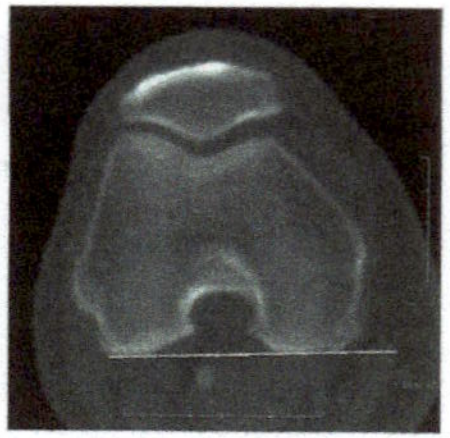
4 digitale Angulierung

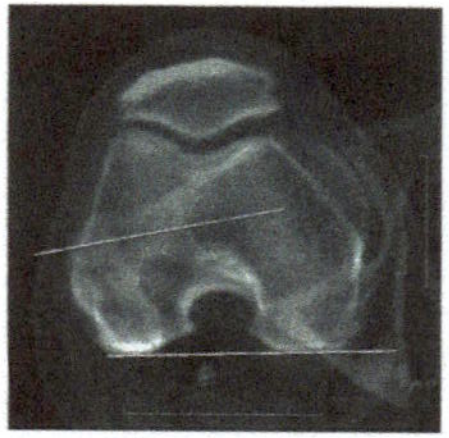
5 Imageaddition

| 1.9.2 Einzeilen-CT | Phase | Scan Art | Slice (mm) | Increment (mm) | Time (s) | kV | mA | Kernel | Post-processing |
|---|---|---|---|---|---|---|---|---|---|
| 1 | | Topo ap | 2 | | | 140 | 100 | Std | |
| 2 | | Referenzscan | 2 | | 1 | 140 | 250 | Std | zentrieren |
| 3 | nativ | Axial/Sequenz | 2–5 | 2–5 | 1 | 140 | 250 | UHR | Bildaddition Winkelbestimmung |

| 1.9.2 Mehrzeilen-CT | Phase | Scan Art | Slice (mm) | Increment (mm) | Time (s) | kV | mA | Kernel | Post-processing |
|---|---|---|---|---|---|---|---|---|---|
| 1 | | Topo ap | 2 | | | 120 | 10/100 | Std | |
| 2 | | Topo lat | 2 | | | 120 | 10/100 | Std | |
| 3 | nativ | Axial/Sequenz | 2–5 | 2–5 | 1 | 120 | 250 | UHR | Bildaddition Winkelbestimmung |

## 1.9.3 CT-Untersuchung: Oberschenkel

### Fragestellung

**Nativ:** Femurfraktur, Fremdkörper, Osteolyse, prä-/postoperativ, Hämatom
**KM:** Tumor/Raumforderung, Phlegmone, Osteomyelitis

### Vorbereitung und Lagerung

Gonadenschutz! Alle Fremdkörper entfernen, bequeme Rückenlage, Kopf in Bocollokissen (Abb. 1). Exakte symmetrische Einstellung zur Körperachse.
**Falls KM-Gabe:** großlumigen i.v. Zugang legen (lassen), KM-Injektor anschließen.

### Untersuchungsbereich

| | |
|---|---|
| Acetabulum bis Kniegelenk | Fensterlage Width/Center: ca. 3500/500 |
| Weichteilfenster | Fensterlage Width/Center: ca. 350/40 |

### Wichtiges, Tipps & Tricks

- MPR, 3D-Rekonstruktion.
- Eventuell Untersuchungsbereich vom verantwortlichen Radiologen eingrenzen lassen.

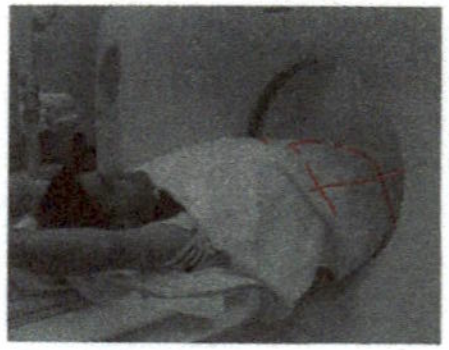

1 Lagerung

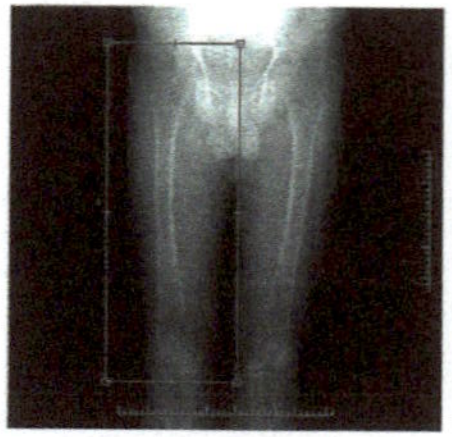

2 Topogramm/Scout

Weitere Hilfe siehe Seite 2–5

| 1.9.3 Einzeilen-CT | Phase | Scan Art | Slice (mm) | Table speed (mm) | Increment (mm) | Time (s) | kV | mA | Kernel | KM Delay (s) | Post-processing |
|---|---|---|---|---|---|---|---|---|---|---|---|
| 1 | | Topo ap | 2 | | | | 120 | 100 | Std | | |
| 2 | | Referenzscan | 5 | | | 1 | 120 | 250 | Std | | zentrieren |
| 3 | nativ | Spirale | 5 | 7,5 | 5 | 1 | 120 | 250 | Std | | |
| 4 | | Rohdaten-Reko | 2 | | 2 | | | | UHR | | MPR koronar + sagittal |
| KM-Gabe optional | **KM (ml)**<br>**flow (ml/s)** | **100**<br>**2,0** | | | | | | | | | |
| 5 | venös | Spirale | 5 | 7,5 | 5 | 1 | 120 | 250 | Std | 120–180 | |

| 1.9.3 Mehrzeilen-CT | Phase | Scan Art | Slice (mm) | Table speed (mm) | Increment (mm) | Time (s) | kV | mA | Kernel | KM Delay (s) | Post-processing |
|---|---|---|---|---|---|---|---|---|---|---|---|
| 1 | | Topo ap | 2 | | | | 120 | 10/100 | Std | | |
| 2 | | Topo lat | 2 | | | | 120 | 10/100 | Std | | |
| 3 | nativ | Spirale | 5 | 20–30 | 5 | 1 | 120 | 200–250 | Std | | |
| 4 | | Rohdaten-Reko | 1,25–2 | | 1,25–2 | | | | UHR | | MPR koronar + sagittal |
| KM-Gabe optional | **KM (ml)**<br>**flow (ml/s)** | **100**<br>**2,0** | | | | | | | | | |
| 5 | venös | Spirale | 5 | 20–30 | 5 | 1 | 120 | 200–250 | Std | 120–180 | |

## 1.9.4 CT-Untersuchung: Kniegelenk

### Fragestellung

**Nativ:** Femurkondylen-/Tibiakopf-/Fibulaköpfchenfraktur, TEP, Gonarthrose, Gelenkerguss, Luxation, Epiphysiolyse, Meniskusläsion, Kreuzbandriss/-plastik, Distorsion, Patellaläsion
**KM:** Tumor/Raumforderung, Gelenkempyem, Gonarthritis

### Vorbereitung und Lagerung

Gonadenschutz! Alle Fremdkörper entfernen, bequeme Rückenlage, Kopf in Bocollokissen (Abb. 1). Exakte symmetrische Einstellung zur Körperachse. Beine mit Pflaster fixieren.
**Falls KM-Gabe:** großlumigen i.v. Zugang legen (lassen), KM-Injektor anschließen.

### Untersuchungsbereich

| | |
|---|---|
| Distaler Femur bis proximale Tibia | Fensterlage Width/Center: ca. 3500/500 |
| Weichteilfenster | Fensterlage Width/Center: ca. 350/40 |

### Wichtiges, Tipps & Tricks

- MPR koronar und sagittal.
- 3D, VRT.

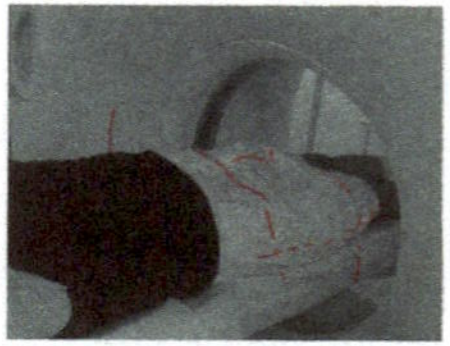
1 Lagerung

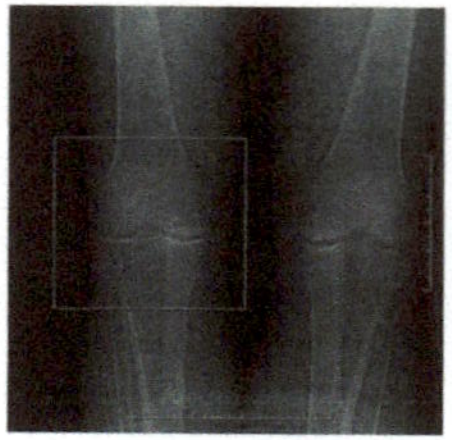
2 Topogramm/Scout

Weitere Hilfe siehe Seite 2–5

| 1.9.4 Einzeilen-CT | Phase | Scan Art | Slice (mm) | Table speed (mm) | Increment (mm) | Time (s) | kV | mA | Kernel | KM Delay (s) | Post-processing |
|---|---|---|---|---|---|---|---|---|---|---|---|
| 1 | | Topo ap | 2 | | | | 120 | 100 | Std | | |
| 2 | | Referenzscan | 2 | | | 1 | 120 | 250 | Std | | zentrieren |
| 3 | nativ | Spirale | 2 | 3 | 2 | 1 | 120 | 250 | Std | | |
| 4 | | Rohdaten-Reko | 2 | | 2 | | | | UHR | | MPR koronar + sagittal |
| KM-Gabe optional | **KM (ml)**<br>**flow (ml/s)** | **100**<br>**2,0** | | | | | | | | | |
| 5 | venös | Spirale | 3 | 4,5 | 3 | 1 | 120 | 250 | Std | 180 | |

| 1.9.4 Mehrzeilen-CT | Phase | Scan Art | Slice (mm) | Table speed (mm) | Increment (mm) | Time (s) | kV | mA | Kernel | KM Delay (s) | Post-processing |
|---|---|---|---|---|---|---|---|---|---|---|---|
| 1 | | Topo ap | 2 | | | | 120 | 10/100 | Std | | |
| 2 | | Topo lat | 2 | | | | 120 | 10/100 | Std | | |
| 3 | nativ | Spirale | 2–2,5 | 4–10 | 2–2,5 | 1 | 120 | 200–250 | Std | | |
| 4 | | Rohdaten-Reko | 1,25–2 | | 1,25–2 | | | | UHR | | MPR koronar + sagittal |
| KM-Gabe optional | **KM (ml)**<br>**flow (ml/s)** | **100**<br>**2,0** | | | | | | | | | |
| 5 | venös | Spirale | 2–2,5 | 4–10 | 2–2,5 | 1 | 120 | 200–250 | Std | 120–180 | |

## 1.9.5 CT-Untersuchung: Unterschenkel

### Fragestellung

**Nativ:** Tibia(schaft)-/Fibula(schaft)fraktur, prä-/postoperativ, Fremdkörper, Osteolyse
**KM:** Tumor/Raumforderung, Abszess/Phlegmone, Osteomyelitis

### Vorbereitung und Lagerung

Gonadenschutz! Alle Fremdkörper entfernen, bequeme Rückenlage, Kopf in Bocollokissen (Abb. 1). Exakte symmetrische Einstellung zur Körperachse. Beine mit Pflaster fixieren.
**Falls KM-Gabe:** großlumigen i.v. Zugang legen (lassen), KM-Injektor anschließen.

### Untersuchungsbereich

| | |
|---|---|
| Kniegelenkspalt bis Sprunggelenkspalt | Fensterlage Width/Center: ca. 3500/500 |
| Weichteilfenster | Fensterlage Width/Center: ca. 350/40 |

### Wichtiges, Tipps & Tricks

- MPR koronar und sagittal.
- 3D, VRT.
- Eventuell Untersuchungsbereich vom verantwortlichen Radiologen eingrenzen lassen.

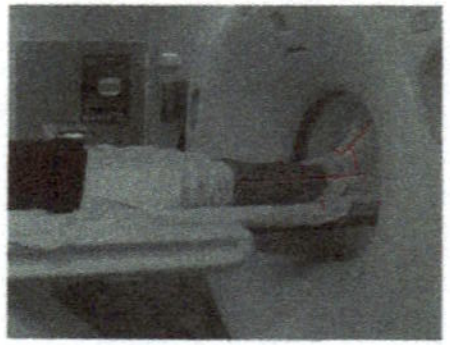
1 Lagerung

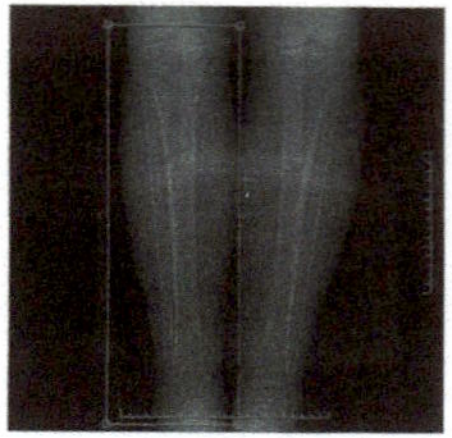
2 Topogramm/Scout

Weitere Hilfe siehe Seite 2–5

| 1.9.5 Einzeilen-CT | Phase | Scan Art | Slice (mm) | Table speed (mm) | Increment (mm) | Time (s) | kV | mA | Kernel | KM Delay (s) | Post-processing |
|---|---|---|---|---|---|---|---|---|---|---|---|
| 1 | | Topo ap | 2 | | | | 120 | 100 | Std | | |
| 2 | | Referenzscan | 5 | | | 1 | 120 | 250 | Std | | zentrieren |
| 3 | nativ | Spirale | 5 | 7,5 | 5 | 1 | 120 | 250 | Std | | |
| 4 | | Rohdaten-Reko | 2 | | 2 | | | | UHR | | MPR koronar + sagittal |
| KM-Gabe optional | **KM (ml)**<br>**flow (ml/s)** | **100**<br>**2,0** | | | | | | | | | |
| 5 | venös | Spirale | 5 | 7,5 | 5 | 1 | 120 | 250 | Std | 120–180 | |

| 1.9.5 Mehrzeilen-CT | Phase | Scan Art | Slice (mm) | Table speed (mm) | Increment (mm) | Time (s) | kV | mA | Kernel | KM Delay (s) | Post-processing |
|---|---|---|---|---|---|---|---|---|---|---|---|
| 1 | | Topo ap | 2 | | | | 120 | 10/100 | Std | | |
| 2 | | Topo lat | 2 | | | | 120 | 10/100 | Std | | |
| 3 | nativ | Spirale | 1,25–2 | 4–10 | 1,25–2 | 1 | 120 | 200–250 | Std | | |
| 4 | | Rohdaten-Reko | 1,25–2 | | 1,25–2 | | | | UHR | | VRT, MPR koronar + sagittal |
| KM-Gabe optional | **KM (ml)**<br>**flow (ml/s)** | **100**<br>**2,0** | | | | | | | | | |
| 5 | venös | Spirale | 5 | 20–30 | 5 | 1 | 120 | 200–250 | Std | 120–180 | |

## 1.9.6 CT-Untersuchung: Drehfehlerbestimmung Unterschenkel (Tibiatorsionswinkel)

### Fragestellung
**Nativ:** prä-/postoperativ

### Vorbereitung und Lagerung
Gonadenschutz! Alle Fremdkörper entfernen, bequeme Rückenlage, Kopf in Bocollokissen (Abb. 1). Exakte symmetrische Einstellung zur Körperachse. Beine mit Pflaster fixieren.

### Untersuchungsbereich
2 Bilder Kniegelenk bis 2 Bilder distales Tibiaplateau

Fensterlage Width/Center: ca. 3500/500

### Wichtiges, Tipps & Tricks
- Eventuell Bildaddition.
- digitale Winkelbestimmung durch Distance- oder Angle-Funktion, ggf. mit Stift und Winkelmesser auf Film.
- **Beide Seiten im Vergleich!**

Weitere Hilfe siehe Seite 2–5

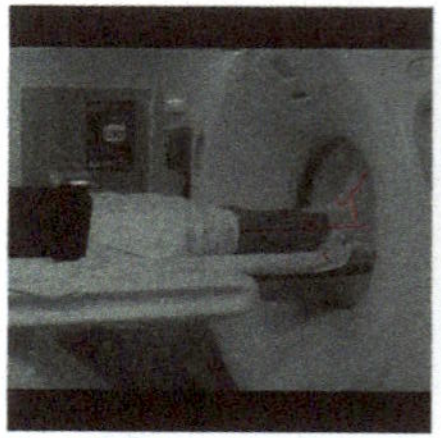
1 Lagerung

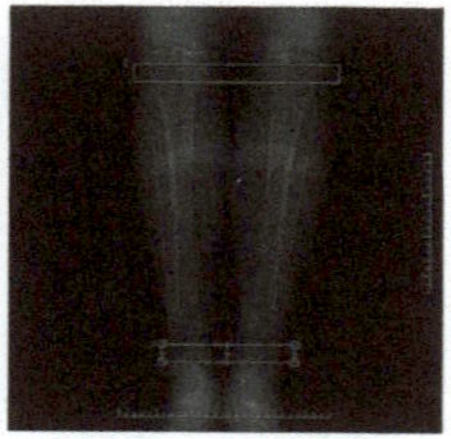
2 Topogramm/Scout

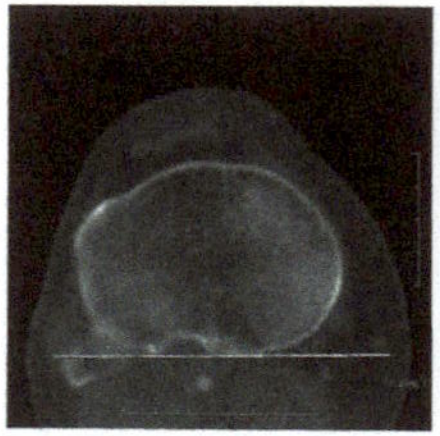
3 digitale Angulierung

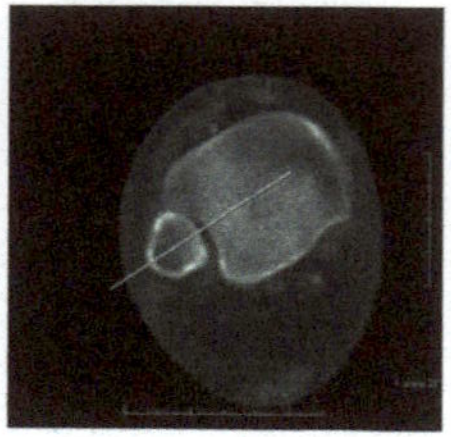
4 digitale Angulierung OSG

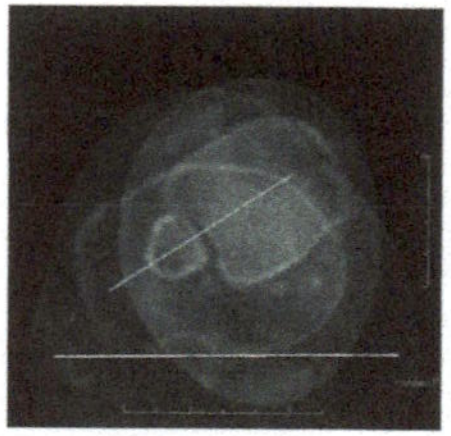
5 Imageaddition

| 1.9.6 Einzeilen-CT | Phase | Scan Art | Slice (mm) | Table speed (mm) | Increment (mm) | Time (s) | kV | mA | Kernel | Post-processing |
|---|---|---|---|---|---|---|---|---|---|---|
| 1 | | Topo ap | 2 | | | | 120 | 100 | Std | |
| 2 | | Referenzscan | 2 | | | 1 | 120 | 250 | Std | zentrieren |
| 3 | nativ | Axial/Sequenz | 2 | 2 | | 1 | 120 | 250 | UHR | Bildaddition Winkelbestimmung |

| 1.9.6 Mehrzeilen-CT | Phase | Scan Art | Slice (mm) | Table speed (mm) | Increment (mm) | Time (s) | kV | mA | Kernel | Post-processing |
|---|---|---|---|---|---|---|---|---|---|---|
| 1 | | Topo ap | 2 | | | | 120 | 10/100 | Std | |
| 2 | | Topo lat | 2 | | | | 120 | 10/250 | Std | |
| 3 | nativ | Axial/Sequenz | 2–5 | | 2–5 | 1 | 120 | 250 | UHR | Bildaddition Winkelbestimmung |

# 1.9.7 CT-Untersuchung: oberes Sprunggelenk (OSG)

## Fragestellung

**Nativ:** distale Tibia-/Fibulafraktur, Weber-Frakturen, prä-/postoperativ, Arthrose, Distorsion, Luxation, Gelenkerguss, Bandläsion, Osteochondrosis dissecans, Epiphysiolyse
**KM:** Tumor/Raumforderung, Arthritis, Tendinitis, Tendovaginitis

## Vorbereitung und Lagerung

Gonadenschutz! Alle Fremdkörper entfernen, bequeme Rückenlage, Kopf in Bocollokissen (Abb. 1). Exakte symmetrische Einstellung zur Körperachse. Füße mit Pflaster fixieren.
**Falls KM-Gabe:** großlumigen i.v. Zugang legen (lassen), KM-Injektor anschließen.

## Untersuchungsbereich

| | |
|---|---|
| Distaler Unterschenkel bis Calcaneus | Fensterlage Width/Center: ca. 3500/500 |
| Weichteilfenster | Fensterlage Width/Center: ca. 350/40 |

## Wichtiges, Tipps & Tricks

- MPR koronar und sagittal.
- 3D, VRT.

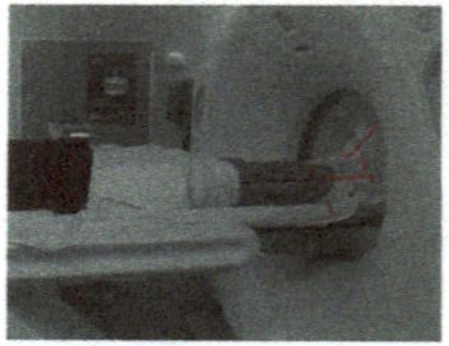
1 Lagerung

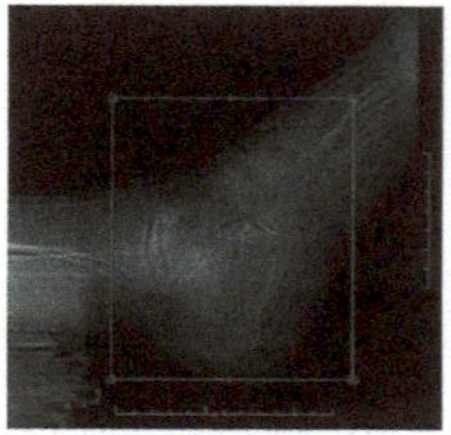
2 Topogramm/Scout

Weitere Hilfe siehe Seite 2–5

| 1.9.7 Einzeilen-CT | Phase | Scan Art | Slice (mm) | Table speed (mm) | Increment (mm) | Time (s) | kV | mA | Kernel | KM Delay (s) | Post-processing |
|---|---|---|---|---|---|---|---|---|---|---|---|
| 1 | | Topo lat | 2 | | | | 120 | 100 | Std | | |
| 2 | | Referenzscan | 2 | | | 1 | 120 | 250 | Std | | zentrieren |
| 3 | nativ | Spirale | 2 | 3 | 2 | 1 | 120 | 250 | Std | | 3D |
| 4 | | Rohdaten-Reko | 2 | | 2 | 1 | | | UHR | | MPR koronar + sagittal |
| KM-Gabe optional | **KM (ml)<br>flow (ml/s)** | **100<br>2,0** | | | | | | | | | |
| 5 | venös | Spirale | 5 | 5 | 5 | 1 | 120 | 250 | Std | 120–180 | |

| 1.9.7 Mehrzeilen-CT | Phase | Scan Art | Slice (mm) | Table speed (mm) | Increment (mm) | Time (s) | kV | mA | Kernel | KM Delay (s) | Post-processing |
|---|---|---|---|---|---|---|---|---|---|---|---|
| 1 | | Topo ap | 2 | | | | 120 | 10/100 | Std | | |
| 2 | | Topo lat | 2 | | | | 120 | 10/100 | Std | | |
| 3 | nativ | Spirale | 1,25/2 | 4–10 | 1,25/2 | 1 | 120 | 250 | Std | | 3D |
| 4 | | Rohdaten-Reko | 1–2 | | 1–2 | | | | UHR | | VRT, MPR koronar + sagittal |
| KM-Gabe optional | **KM (ml)<br>flow (ml/s)** | **100<br>2,0** | | | | | | | | | |
| 5 | venös | Spirale | 3 | 10–20 | 3 | 1 | 120 | 250 | Std | 120–180 | |

## 1.9.8 CT-Untersuchung: Fuß (Fußwurzelknochen, Mittelfuß, Zehen)

### Fragestellung

**Nativ:** Naviculare-/Metatarsalefraktur, prä-/postoperativ, Arthrose, Luxation, Osteolyse, Osteonekrose, Hämatom, Pseudarthrose
**KM:** Tumor/Raumforderung, Arthritis, Tendinitis, Tendovaginitis

### Vorbereitung und Lagerung

Gonadenschutz! Alle Fremdkörper entfernen, bequeme Rückenlage, Kopf in Bocollokissen. Exakte symmetrische Einstellung zur Körperachse. Beine angewinkelt aufstellen, Füße mit Pflaster fixieren (Abb. 1).
**Falls KM-Gabe:** großlumigen i.v. Zugang legen (lassen), KM-Injektor anschließen.

### Untersuchungsbereich

| | |
|---|---|
| Zehenspitzen bis Talus | Fensterlage Width/Center: ca. 3500/500 |
| Weichteilfenster | Fensterlage Width/Center: ca. 350/40 |

### Wichtiges, Tipps & Tricks

- MPR koronar und sagittal.
- 3D, VRT.

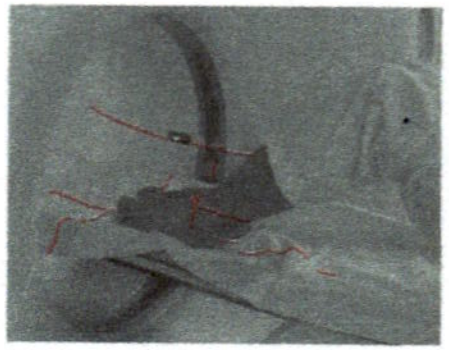

1 Lagerung

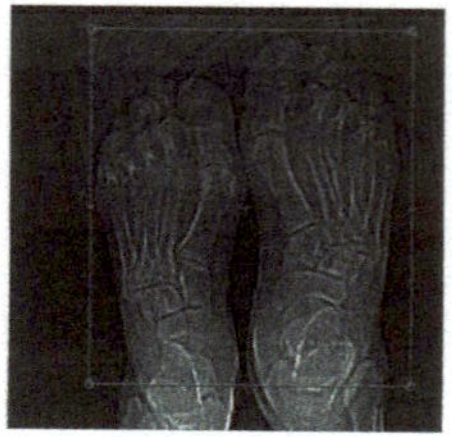

2 Topogramm/Scout

Weitere Hilfe siehe Seite 2–5

| 1.9.8 Einzeilen-CT | Phase | Scan Art | Slice (mm) | Table speed (mm) | Increment (mm) | Time (s) | kV | mA | Kernel | KM Delay (s) | Post-processing |
|---|---|---|---|---|---|---|---|---|---|---|---|
| 1 | | Topo ap | 2 | | | | 120 | 100 | Std | | |
| 2 | | Referenzscan | 2 | | | 1 | 120 | 250 | Std | | zentrieren |
| 3 | nativ | Spirale | 2 | 3 | 2 | 1 | 120 | 250 | Std | | 3D |
| 4 | | Rohdaten-Reko | 2 | | 2 | 1 | | | UHR | | MPR koronar + sagittal |
| KM-Gabe optional | **KM (ml)**<br>**flow (ml/s)** | **100**<br>**2,0** | | | | | | | | | |
| 5 | venös | Spirale | 2 | 3 | 2 | 1 | 120 | 250 | Std | 120–180 | |

| 1.9.8 Mehrzeilen-CT | Phase | Scan Art | Slice (mm) | Table speed (mm) | Increment (mm) | Time (s) | kV | mA | Kernel | KM Delay (s) | Post-processing |
|---|---|---|---|---|---|---|---|---|---|---|---|
| 1 | | Topo ap | 2 | | | | 120 | 10/100 | Std | | |
| 2 | | Topo lat | 2 | | | | 120 | 10/100 | Std | | |
| 3 | nativ | Spirale | 1,25/2 | 4–10 | 1,25/2 | 1 | 120 | 250 | Std | | 3D |
| 4 | | Rohdaten-Reko | 1–2 | | 1–2 | | | | UHR | | VRT, MPR koronar + sagittal |
| KM-Gabe optional | **KM (ml)**<br>**flow (ml/s)** | **100**<br>**2,0** | | | | | | | | | |
| 5 | venös | Spirale | 2–2,5 | 4–10 | 2–2,5 | 1 | 120 | 250 | Std | 120–180 | |

## 1.9.9a CT-Untersuchung: Calcaneus koronar

### Fragestellung

**Nativ:** Calcaneusfraktur, prä-/postoperativ

### Vorbereitung und Lagerung

Gonadenschutz! Alle Fremdkörper entfernen, bequeme Rückenlage, Kopf in Bocollokissen. Exakte symmetrische Einstellung zur Körperachse. Beine angewinkelt aufstellen, Fußsohle flach auf Untersuchungstisch stellen, Füße mit Pflaster fixieren (Abb. 1).

### Untersuchungsbereich

Calcaneus komplett abbilden

Fensterlage Width/Center: ca. 3500/500

### Wichtiges, Tipps & Tricks

- MPR axial und sagittal.
- 3D-Rekonstruktion, VRT.

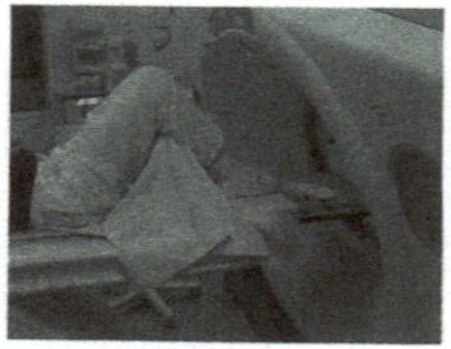

1 Lagerung

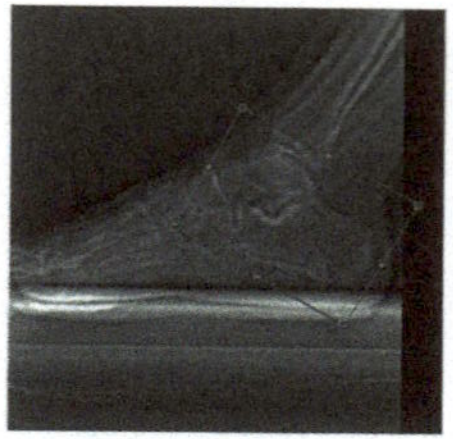

2 Topogramm/Scout

Weitere Hilfe siehe Seite 2–5

| 1.9.9a Einzeilen-CT | Phase | Scan Art | Slice (mm) | Table speed (mm) | Increment (mm) | Time (s) | kV | mA | Kernel | Post-processing |
|---|---|---|---|---|---|---|---|---|---|---|
| 1 | | Topo ap | 2 | | | | 120 | 100 | Std | |
| 2 | | Referenzscan | 2 | | | 1 | 120 | 250 | Std | zentrieren |
| 3 | nativ | Spirale | 2 | 2–3 | 2 | 1 | 120 | 250 | UHR | MPR axial + sagittal |
| 4 | optional | Rohdaten-Reko | 2 | | 1 | | | | Std | 3D |

| 1.9.9a Mehrzeilen-CT | Phase | Scan Art | Slice (mm) | Table speed (mm) | Increment (mm) | Time (s) | kV | mA | Kernel | Post-processing |
|---|---|---|---|---|---|---|---|---|---|---|
| 1 | | Topo ap | 2 | | | | 120 | 10/100 | Std | |
| 2 | | Topo lat | 2 | | | | 120 | 10/100 | Std | |
| 3 | nativ | Spirale | 1,25/2 | 4–10 | 1,25/2 | 1 | 120 | 250 | UHR | VRT, MPR axial + sagittal |
| 4 | optional | Rohdaten-Reko | 1 | | 0,5 | | | | Std | 3D |

## 1.9.9b CT-Untersuchung: Calcaneus axial

### Fragestellung
**Nativ:** Calcaneusfraktur, prä-/postoperativ

### Vorbereitung und Lagerung
Gonadenschutz! Alle Fremdkörper entfernen, bequeme Rückenlage, Kopf in Bocollokissen, Arme kopfwärts strecken. Exakte symmetrische Einstellung zur Körperachse. Beine ausstrecken, fixieren (Abb. 1).

### Untersuchungsbereich
Calcaneus Hinterkante bis proximale Mittelfußknochen

Fensterlage Width/Center: ca. 3500/500

### Wichtiges, Tipps & Tricks
- MPR koronar und sagittal.
- 3D-Rekonstruktion.

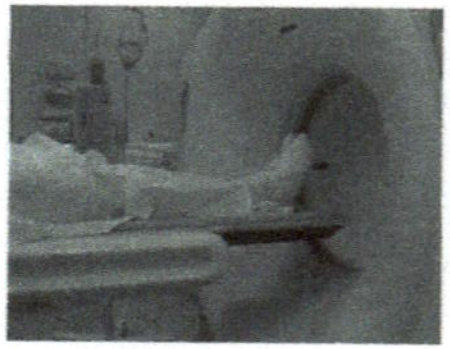
1 Lagerung

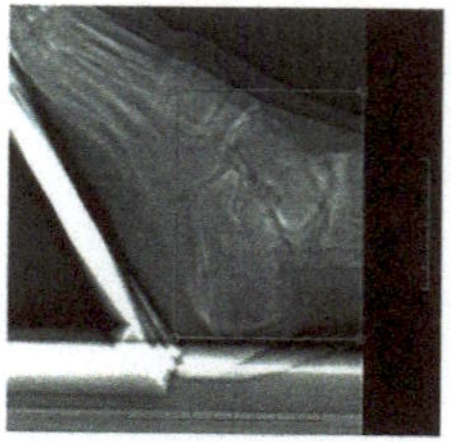
2 Topogramm/Scout

Weitere Hilfe siehe Seite 2–5

| 1.9.9b Einzeilen-CT | Phase | Scan Art | Slice (mm) | Table speed (mm) | Increment (mm) | Time (s) | kV | mA | Kernel | Post-processing |
|---|---|---|---|---|---|---|---|---|---|---|
| 1 | | Topo ap | 2 | | | | 120 | 100 | Std | |
| 2 | | Referenzscan | 2 | | | 1 | 120 | 250 | Std | zentrieren |
| 3 | nativ | Spirale | 2 | 2–3 | 2 | 1 | 120 | 250 | UHR | MPR koronar + sagittal |
| 4 | optional | Rohdaten-Reko | 2 | | 1 | | | | Std | 3D |

| 1.9.9b Mehrzeilen-CT | Phase | Scan Art | Slice (mm) | Table speed (mm) | Increment (mm) | Time (s) | kV | mA | Kernel | Post-processing |
|---|---|---|---|---|---|---|---|---|---|---|
| 1 | | Topo ap | 2 | | | | 120 | 10/100 | Std | |
| 2 | | Topo lat | 2 | | | | 120 | 10/100 | Std | |
| 3 | nativ | Spirale | 1,25/2 | 4–10 | 1,25/2 | 1 | 120 | 250 | UHR | VRT, MPR koronar +sagittal |
| 4 | optional | Rohdaten-Reko | 2 | | 0,5 | | | | Std | 3D |

## 1.9.10 CT-Untersuchung: Becken-Bein-Angiographie arteriell

### Fragestellung

**KM:** Becken-/Beingefäßstenose/-verschluss/-embolie/-aneurysma/-dissektion, prä-/postoperativ, postinterventionell, vor/nach Bypass

### Vorbereitung und Lagerung

Gonadenschutz! Alle Fremdkörper entfernen, bequeme Rückenlage, Kopf in Bocollokissen, Arme kopfwärts strecken oder über Brust verschränken. Exakte symmetrische Einstellung zur Körperachse. Beine strecken und horizontal lagern, Fersen unterpolstern, Füße mit Pflaster fixieren (Abb. 1).

**KM-Gabe:** großlumigen i.v. Zugang legen (lassen), KM-Injektor anschließen.

### Untersuchungsbereich

Beckenkamm bis oberes Sprunggelenk

Fensterlage Width/Center: ca. 900/100

### Wichtiges, Tipps & Tricks

- MPR, 3D, MIP, VRT, Vessel-Analysis-Darstellung. Spezielle Software zur Darstellung erforderlich!
- Mit Einzeilen-CT oft nur bis Mitte Unterschenkel möglich!

Weitere Hilfe siehe Seite 2–5

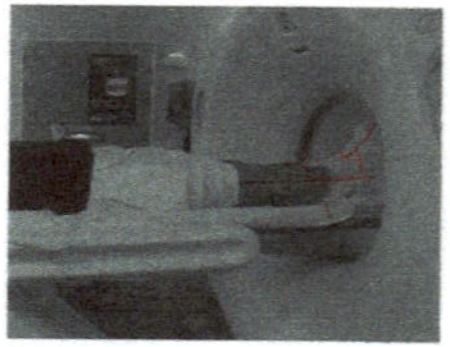

1 Lagerung

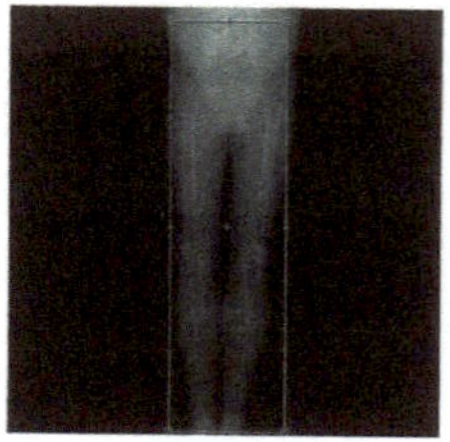

2 Topogramm/Scout

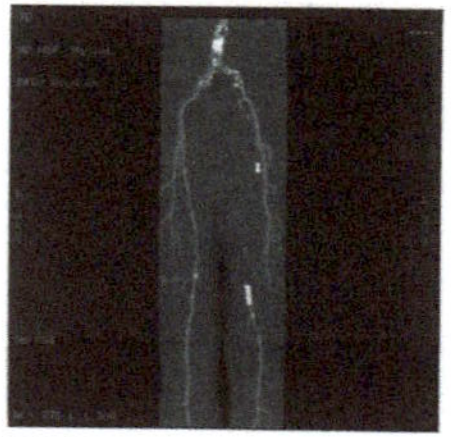

3 MIP

| 1.9.10 Einzeilen-CT | Phase | Scan Art | Slice (mm) | Table speed (mm) | Increment (mm) | Time (s) | kV | mA | Kernel | Bolus-Tracking (Position) | Post-processing |
|---|---|---|---|---|---|---|---|---|---|---|---|
| 1 | | Topo ap | 2 | | | | 120 | 100 | Std | | |
| 2 | | Referenzscan | 3 | | | 0,75 | 120 | 250 | Std | | zentrieren |
| KM-Gabe | KM (ml) 140<br>flow (ml/s) 4,0 | | | | | | | | | | |
| 3 | arteriell | Spirale | 3 | 6 | 2 | 0,75 | 120 | 250 | Std | distale Aorta abdominalis | VRT, Vessel-Analysis |

| 1.9.10 Mehrzeilen-CT | Phase | Scan Art | Slice (mm) | Table speed (mm) | Increment (mm) | Time (s) | kV | mA | Kernel | Bolus-Tracking (Position) | Post-processing |
|---|---|---|---|---|---|---|---|---|---|---|---|
| 1 | | Topo ap | 2 | | | | 120 | 10/100 | Std | | |
| 2 | | Topo lat | 2 | | | | 120 | 10/100 | Std | | |
| KM-Gabe optional | KM (ml) 140<br>flow (ml/s) 4,0 | | | | | | | | | | |
| 3 | arteriell | Spirale | 1,25/2 | 4–10 | 1,25/2 | 1 | 120 | 250 | Std | distale Aorta abdominalis | VRT, Vessel-Analysis |

## 1.9.11 CT-Untersuchung: Becken-Bein-Phlebographie venös

### Fragestellung

**KM:** Beinvenenthrombose, Venenklappeninsuffizienz, Unter-/Oberschenkelvarikosis, Thrombophlebitis

### Vorbereitung und Lagerung

Gonadenschutz! Alle Fremdkörper entfernen, bequeme Rückenlage, Kopf in Bocollokissen, Arme kopfwärts strecken oder über Brust verschränken. Exakte symmetrische Einstellung zur Körperachse. Beine strecken und horizontal lagern, Fersen unterpolstern, Füße mit Pflaster fixieren (Abb. 1).

**KM-Gabe:** großlumigen i.v. Zugang legen (lassen), KM-Injektor anschließen

### Untersuchungsbereich

Beckenkamm bis oberes Sprunggelenk

Fensterlage Width/Center: ca. 900/100

### Wichtiges, Tipps & Tricks

- MPR sagittal und koronar.
- MIP (spezielle Software erforderlich).
- Mit Einzeilen-CT meist nur bis Mitte Unterschenkel möglich!

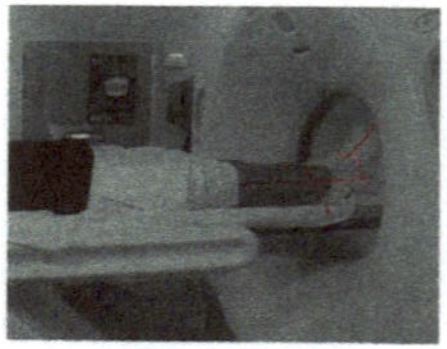

1 Lagerung

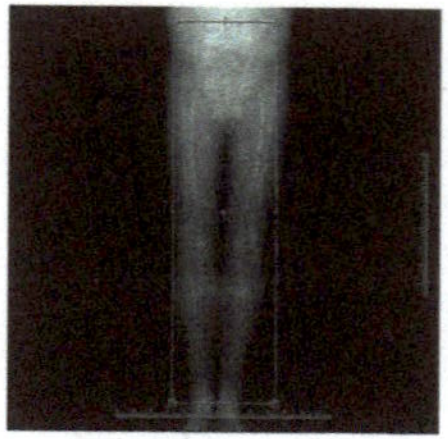

2 Topogramm/Scout

Weitere Hilfe siehe Seite 2–5

| 1.9.11 Einzeilen-CT | Phase | Scan Art | Slice (mm) | Table speed (mm) | Increment (mm) | Time (s) | kV | mA | Kernel | KM Delay (s) | Post-processing |
|---|---|---|---|---|---|---|---|---|---|---|---|
| 1 | | Topo ap | 2 | | | | 120 | 100 | Std | | |
| 2 | | Referenzscan | 3 | | | 0,75 | 120 | 250 | Std | | zentrieren |
| KM-Gabe | **KM (ml) 140<br>flow (ml/s) 4,0** | | | | | | | | | | |
| 3 | venös | Spirale | 3 | 6 | 2 | 0,75 | 120 | 250 | Std | 100 | MIP |

| 1.9.11 Mehrzeilen-CT | Phase | Scan Art | Slice (mm) | Table speed (mm) | Increment (mm) | Time (s) | kV | mA | Kernel | KM Delay (s) | Post-processing |
|---|---|---|---|---|---|---|---|---|---|---|---|
| 1 | | Topo ap | 2 | | | | 120 | 10/100 | Std | | |
| 2 | | Topo lat | 2 | | | | 120 | 10/100 | Std | | |
| KM-Gabe | **KM (ml) 140<br>flow (ml/s) 4,0** | | | | | | | | | | |
| 3 | venös | Spirale | 1,25/2 | 4–10 | 1,25/2 | 0,5 | 120 | 250 | Std | 100 | MIP |

## 1.10.1 CT-Kombi-Untersuchung: Kopf-Hals-Thorax-Abdomen (nur Mehrzeilen-CT)

### Fragestellung

**Nativ/KM:** Fokussuche

### Vorbereitung und Lagerung

Patient 30 min vor Untersuchungsbeginn 500 bis 1000 ml orales KM trinken lassen.
Gonadenschutz! Alle Fremdkörper entfernen, bequeme Rückenlage, Kopf in Bocollokissen. Für Thorax und Abdomen, wenn möglich, Arme kopfwärts strecken, für Kopf und Hals Arme am Körper entlang lagern (Abb. 1). Exakte symmetrische Einstellung zur Körperachse, mit Fadenkreuz kontrollieren, ggf. Korrektur nach Referenzscan.
**KM-Gabe:** großlumigen i.v. Zugang legen (lassen), KM-Injektor anschließen.

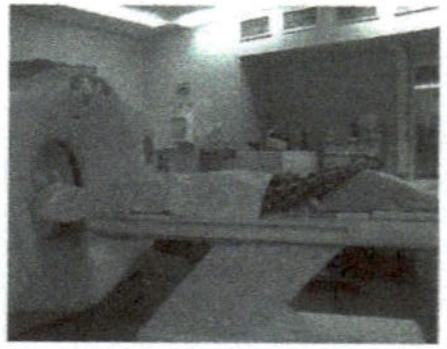

1 Lagerung für Thorax und Abdomen

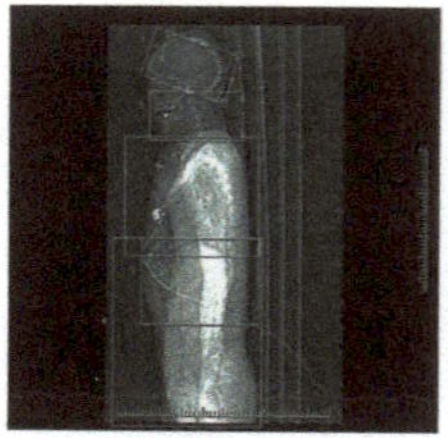

2 Topogramm/Scout

### Untersuchungsbereich

**nativ:**

| | |
|---|---|
| Kopf: Foramen magnum bis Kalottendach | Fensterlage Width/Center: ca. 190/40 |
| Oberbauch: Zwerchfellkuppe bis Nierenbasis | Fensterlage Width/Center: ca. 300/40 |
| **KM:** | |
| Thorax: Zwerchfellwinkel bis Kinnspitze | Fensterlage Width/Center: ca. 350/35 |
| Abdomen: Zwerchfellkuppe bis Beckenboden | Fensterlage Width/Center: ca. 350/40 |
| Hals: Orbitaboden bis Aortenbogen | Fensterlage Width/Center: ca. 350/35 |
| Kopf: Foramen magnum bis Kalottendach | Fensterlage Width/Center: ca. 190/40 |

### Wichtiges, Tipps & Tricks

- Atemkommando mit dem Patienten vor Untersuchungsbeginn üben, Prozedere erklären, falls möglich! Beatmete Patienten: Atemstopp während der Datenaufnahme empfohlen (Absprache mit Anästhesie).
- Patientenlagerung: feet first erleichtert Lagern bei Intensivpatienten, kann Untersuchungen bei Patienten mit Platzangst ermöglichen.

Weitere Hilfe siehe Seite 2–5

| 1.10.1 Mehrzeilen-CT | Phase | Scan Art | Slice (mm) | Table speed (mm) | Increment (mm) | Time (s) | kV | mA | Kernel | KM Delay (s) |
|---|---|---|---|---|---|---|---|---|---|---|
| **Arme am Körper entlang** | | | | | | | | | | |
| 1 | | Topo ap | 2 | | | | 120 | 10/100 | Std | |
| 2 | | Topo lat | 2 | | | | 120 | 10/100 | Std | |
| 3 | Kopf nativ | Axial/Sequenz | 5 | 10 | | 1 | 120 | 260 | Std | |
| 4 | Kopf nativ | Axial/Sequenz | 8 | 16 | | 1 | 120 | 260 | Std | |
| **Arme kopfwärts strecken lassen** | | | | | | | | | | |
| 5 | Oberbauch nativ | Spirale | 7,5/8 | 20–30 | 7,5/8 | 0,7/0,75 | 120 | 260 | Std | |
| KM-Gabe | **KM (ml)**<br>**flow (ml/s)** | **80**<br>**2,5** | | | | | | | | |
| 6 | Thorax venös | Spirale | 5 | 20–30 | 5 | 0,5 | 120 | 180–250 | Std | 40 |
| 7 | Abdomen venös | Spirale | 5 | 20–30 | 5 | 1 | 120 | 250 | Std | 80 |
| **Arme am Körper entlang** | | | | | | | | | | |
| KM-Gabe | **KM (ml)**<br>**flow (ml/s)** | **50**<br>**1,0** | | | | | | | | |
| 8 | Hals | Spirale | 5 | 20–30 | 5 | 1 | 120 | 250–300 | Std | 40 |
| 9 | Kopf post KM | Axial/Sequenz | 5 | 10 | | 1 | 120 | 260 | Std | |
| 10 | Kopf post KM | Axial/Sequenz | 8 | 16 | | 1 | 120 | 260 | Std | |

## 1.10.2 CT-Kombi-Untersuchung: Kopf-Hals-Thorax-Abdomen 3 Phasen (nur Mehrzeilen-CT)

### Fragestellung

**Nativ/KM:** Fokussuche inklusive Oberbauchorgandiagnostik

### Vorbereitung und Lagerung

Patient 15 min vor Untersuchungsbeginn 500 bis 1000 ml Wasser trinken lassen.
Gonadenschutz! Alle Fremdkörper entfernen, bequeme Rückenlage, Kopf in Bocollokissen. Für Thorax und Abdomen, wenn möglich, Arme kopfwärts strecken, für Kopf und Hals Arme am Körper entlang lagern (Abb. 1). Exakte symmetrische Einstellung zur Körperachse, mit Fadenkreuz kontrollieren, ggf. Korrektur nach Referenzscan.
**KM-Gabe:** großlumigen i.v. Zugang legen (lassen), KM-Injektor anschließen.

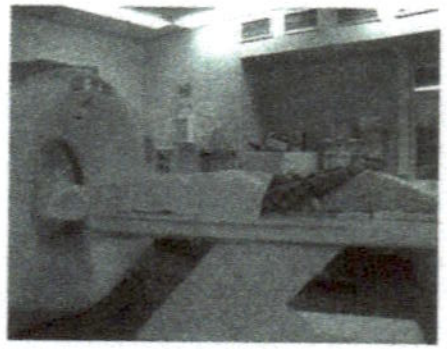

1 Lagerung Thorax und Abdomen

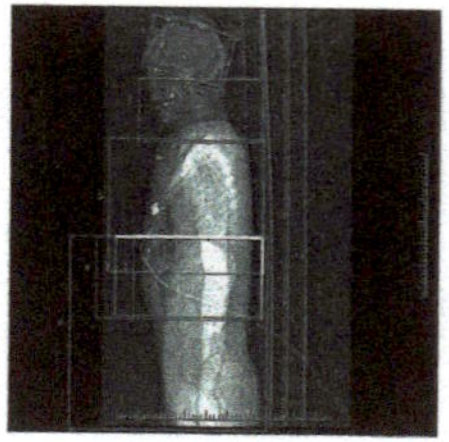

2 Topogramm/Scout

### Untersuchungsbereich

| | |
|---|---|
| **nativ:** | |
| Kopf: Foramen magnum bis Kalottendach | Fensterlage Width/Center: ca. 190/40 |
| Oberbauch: Zwerchfellkuppe bis Nierenbasis | Fensterlage Width/Center: ca. 300/40 |
| **KM:** | |
| 1. KM-Phase: Zwerchfellkuppe bis Leberspitze | Fensterlage Width/Center: ca. 300/40 |
| 2. KM-Phase: Zwerchfellkuppe bis Leberspitze | Fensterlage Width/Center: ca. 300/40 |
| Thorax: Zwerchfellwinkel bis Kinnspitze | Fensterlage Width/Center: ca. 350/35 |
| Abdomen **venös:** Zwerchfellkuppe bis Beckenboden | Fensterlage Width/Center: ca. 350/40 |
| Hals: Orbitaboden bis Aortenbogen | Fensterlage Width/Center: ca. 350/35 |
| Kopf: Foramen magnum bis Kalottendach | Fensterlage Width/Center: ca. 190/40 |

### Wichtiges, Tipps & Tricks

- Atemkommando mit dem Patienten vor Untersuchungsbeginn üben, Prozedere erklären, falls möglich! Beatmete Patienten: Atemstopp während der Datenaufnahme empfohlen (Absprache mit Anästhesie).
- Patientenlagerung: feet first erleichtert Lagern bei Intensivpatienten, kann Untersuchungen bei Patienten mit Platzangst ermöglichen.

Weitere Hilfe siehe Seite 2–5

| 1.10.2 Mehrzeilen-CT | Phase | Scan Art | Slice (mm) | Table speed (mm) | Increment (mm) | Time (s) | kV | mA | Kernel | KM Delay (s) | Post-processing |
|---|---|---|---|---|---|---|---|---|---|---|---|
| **Arme am Körper entlang** | | | | | | | | | | | |
| 1 | | Topo ap | 2 | | | | 120 | 10/100 | Std | | |
| 2 | | Topo lat | 2 | | | | 120 | 10/100 | Std | | |
| 3 | Kopf nativ | Axial/Sequenz | 5 | 10 | | 1 | 120 | 260 | Std | | |
| 4 | Kopf nativ | Axial/Sequenz | 8 | 16 | | 1 | 120 | 260 | Std | | |
| **Arme kopfwärts strecken lassen** | | | | | | | | | | | |
| 5 | Oberbauch nativ | Spirale | 7,5/8 | 20–30 | 7,5/8 | 0,7/0,75 | 120 | 260 | Std | | |
| KM-Gabe | **KM (ml)**<br>**flow (ml/s)** | **100**<br>**4,0** | | | | | | | | | |
| 6 | Oberbauch arteriell | Spirale | 5 | 10–20 | 5 | 0,5 | 120 | 300 | Std | 18 | |
| 7 | Oberbauch venös | Spirale | 5 | 10–20 | 5 | 0,5 | 120 | 300 | Std | 40 | |
| 8 | Thorax venös | Spirale | 5 | 10–20 | 5 | 0,5 | 120 | 250 | Std | 60 | |
| 9 | Abdomen venös | Spirale | 7,5/8 | 20–30 | 5 | 0,5 | 120 | 300 | Std | 80 | |
| **Arme am Körper entlang** | | | | | | | | | | | |
| KM-Gabe | **KM (ml)**<br>**flow (ml/s)** | **50**<br>**1,5** | | | | | | | | | |
| 10 | Hals | Spirale | 5 | 10–20 | 5 | 1 | 120 | 300 | Std | 40 | |
| 11 | Kopf post KM | Axial/Sequenz | 5 | 10 | | 1 | 120 | 260 | Std | | |
| 12 | Kopf post KM | Axial/Sequenz | 8 | 16 | | 1 | 120 | 260 | Std | | |
| 13 | arteriell | Rohdaten-Reko | 2–3 | | 2–3 | | | | Std | | MIP, VRT |
| 14 | portal venös | Rohdaten-Reko | 2–3 | | 2–3 | | | | Std | | MIP, VRT |

## 1.10.3 CT-Kombi-Untersuchung: Polytrauma (AUDI-Modus) (nur Mehrzeilen-CT)

### Fragestellung

**Nativ/KM:** Screening für Verletzungen (AUDI = aggressive use of diagnostic imaging)

### Vorbereitung und Lagerung

Gonadenschutz! Alle Fremdkörper entfernen, Rückenlage, Kopf in Bocollokissen. Für Thorax-Abdomen Arme wenn möglich kopfwärts strecken, für Kopf-Hals Arme am Körper entlang lagern (Abb. 1). Exakte symmetrische Einstellung zur Körperachse (mit Fadenkreuz kontrollieren, ggf. Korrektur nach Referenzscan).

**KM-Gabe:** großlumigen i.v. Zugang legen (lassen), KM-Injektor anschließen.

### Untersuchungsbereich

**nativ:**

| | |
|---|---|
| Kopf: Hirnschädel | Fensterlage Width/Center: ca. 200/40 |
| Gesicht-Hals: Stirnhöhle bis BWK 1 | Fensterlage Width/Center: ca. 3500/500 |

**KM:**

| | |
|---|---|
| Thorax-Abdomen: HWK 7 bis proximaler Oberschenkel | Fensterlage Width/Center: ca. 350/40 |

Selektive FOV für knöcherne Bereiche und Wirbelsäule aus Rohdaten berechnen

### Wichtiges, Tipps & Tricks

- Oberste Priorität ist das schnelle Abbilden von Hirn- und Körperstamm.
- Dünnschicht-Spiral-Mode mit Option zur Rekonstruktion dickerer Schichten, sagittale und koronare MPR für Spinalkanalabbildung.
- Atemkommando mit dem Patienten vor Untersuchungsbeginn üben, Prozedere erklären, falls möglich! Beatmete Patienten: Atemstopp während der Datenaufnahme empfohlen (Absprache mit Anästhesie).
- Patientenlagerung: feet first erleichtert Lagern bei Intensivpatienten, kann Untersuchungen bei Patienten mit Platzangst ermöglichen.

Weitere Hilfe siehe Seite 2–5

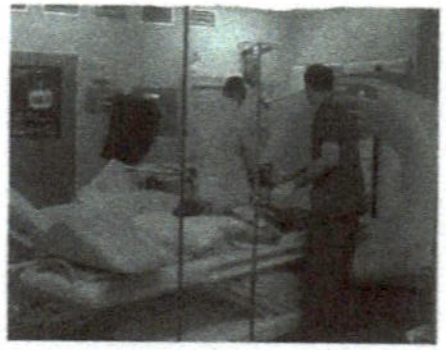
1 Lagerung

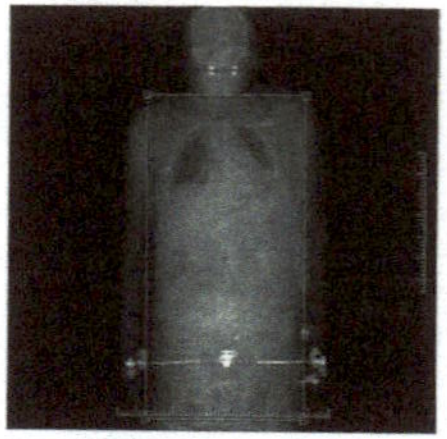
2 Topogramm/Scout

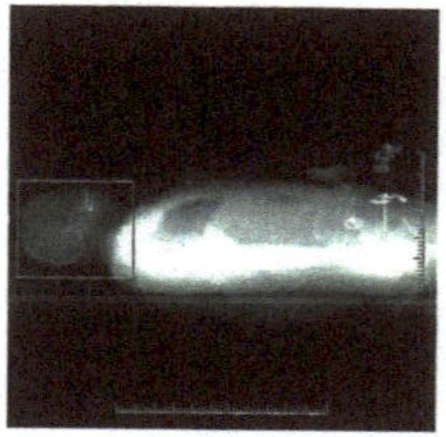
3 Topogramm/Scout

| 1.10.3 Mehrzeilen-CT | Phase | Scan Art | Slice (mm) | Table speed (mm) | Increment (mm) | Time (s) | kV | mA | Kernel | KM Delay (s) | Post-processing |
|---|---|---|---|---|---|---|---|---|---|---|---|
| **Arme am Körper entlang** | | | | | | | | | | | |
| 1 | | Topo ap | 2 | | | | 120 | 10/100 | Std | | |
| 2 | | Topo lat | 2 | | | | 120 | 10/100 | Std | | |
| 3 | Kopf/Gesichtsschädel/ HWS nativ | Spirale | 2–3,75 | 10–20 | 2–3,75 | 0,5–1 | 120 | 250 | Std | | |
| **wenn möglich, Arme kopfwärts strecken (lassen)** | | | | | | | | | | | |
| KM-Gabe | **KM (ml)**<br>**flow (ml/s)** | **150**<br>**3,5** | | | | | | | | | |
| 4 | Thorax/Abdomen venös | Spirale | 2–3,75 | 10–20 | 2–3,75 | 0,5–1 | 120 | 250 | Std | 60 | |
| 5 | Kopf/Gesichtsschädel/ HWS nativ | Keine Reko aus den Rohdaten, sondern Nachverarbeitung der Bilder | | | | | | | | | Knochenfenster + Filter |
| 6 | Thorax/Abdomen venös | Keine Reko aus den Rohdaten, sondern Nachverarbeitung der Bilder | | | | | | | | | Knochenfenster + Filter |
| 3 | Kopf/Gesichtsschädel/ HWS nativ | Rohdaten-Reko | 1–1,25 | | 1–1,25 | | | | Std | | 3D, MPR koronar + sagittal |
| 4 | Thorax/Abdomen venös | Rohdaten-Reko | 1–1,25 | | 1–1,25 | | | | Std | | 3D, MPR koronar + sagittal |

# 2 MRT

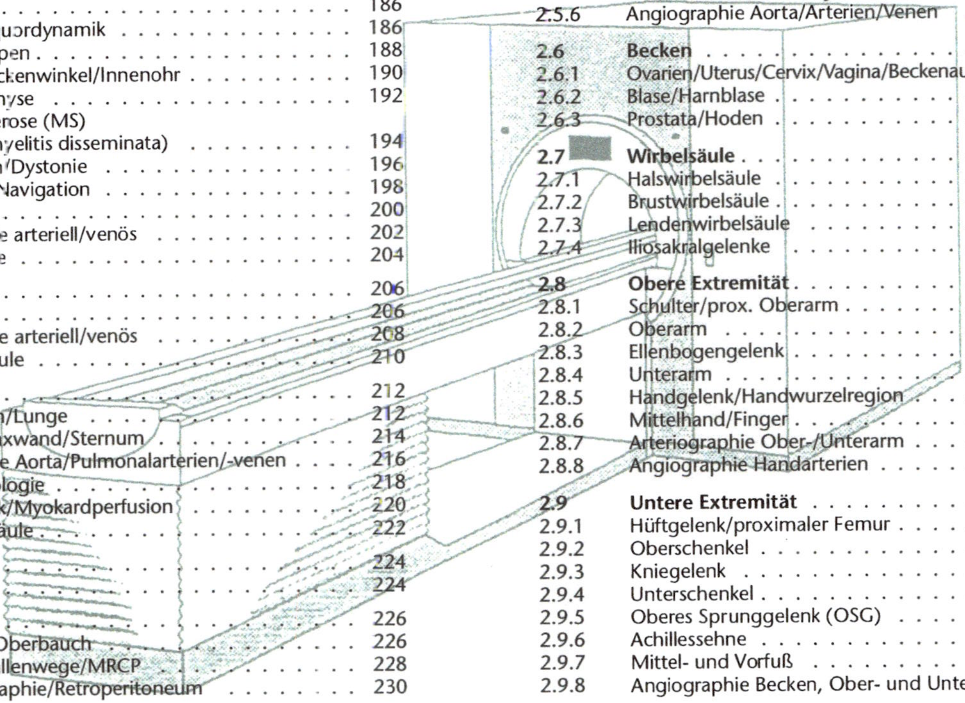


**2.0 Allgemeines** . . . 182

**2.1 Kopf** . . . 186
2.1.1 Standard/Liquordynamik . . . 186
2.1.2 Temporallappen . . . 188
2.1.3 Kleinhirnbrückenwinkel/Innenohr . . . 190
2.1.4 Sella/Hypophyse . . . 192
2.1.5 Multiple Sklerose (MS) (Encephalomyelitis disseminata) . . . 194
2.1.6 M. Parkinson/Dystonie . . . 196
2.1.7 Stereotaxie/Navigation . . . 198
2.1.8 Orbita(e) . . . 200
2.1.9 Angiographie arteriell/venös . . . 202
2.1.10 Kiefergelenke . . . 204

**2.2 Hals** . . . 206
2.2.1 Weichteile . . . 206
2.2.2 Angiographie arteriell/venös . . . 208
2.2.3 Halswirbelsäule . . . 210

**2.3 Thorax** . . . 212
2.3.1 Mediastinum/Lunge . . . 212
2.3.2 Pleura/Thoraxwand/Sternum . . . 214
2.3.3 Angiographie Aorta/Pulmonalarterien/-venen . . . 216
2.3.4a Herzmorphologie . . . 218
2.3.4b Herzdynamik/Myokardperfusion . . . 220
2.3.5 Brustwirbelsäule . . . 222

**2.4 Mamma** . . . 224
2.4.1 Mamma . . . 224

**2.5 Abdomen** . . . 226
2.5.1 Leber/Milz/Oberbauch . . . 226
2.5.2 Pankreas/Gallenwege/MRCP . . . 228
2.5.3 Niere/Urographie/Retroperitoneum . . . 230
2.5.4 Nebennieren . . . 232
2.5.5 Gastrointestinaltrakt/Hydro-MRT . . . 234
2.5.6 Angiographie Aorta/Arterien/Venen . . . 236

**2.6 Becken** . . . 238
2.6.1 Ovarien/Uterus/Cervix/Vagina/Beckenausmessung . . . 238
2.6.2 Blase/Harnblase . . . 240
2.6.3 Prostata/Hoden . . . 242

**2.7 Wirbelsäule** . . . 244
2.7.1 Halswirbelsäule . . . 244
2.7.2 Brustwirbelsäule . . . 246
2.7.3 Lendenwirbelsäule . . . 248
2.7.4 Iliosakralgelenke . . . 250

**2.8 Obere Extremität** . . . 252
2.8.1 Schulter/prox. Oberarm . . . 252
2.8.2 Oberarm . . . 254
2.8.3 Ellenbogengelenk . . . 256
2.8.4 Unterarm . . . 258
2.8.5 Handgelenk/Handwurzelregion . . . 260
2.8.6 Mittelhand/Finger . . . 262
2.8.7 Arteriographie Ober-/Unterarm . . . 264
2.8.8 Angiographie Handarterien . . . 266

**2.9 Untere Extremität** . . . 268
2.9.1 Hüftgelenk/proximaler Femur . . . 268
2.9.2 Oberschenkel . . . 270
2.9.3 Kniegelenk . . . 272
2.9.4 Unterschenkel . . . 274
2.9.5 Oberes Sprunggelenk (OSG) . . . 276
2.9.6 Achillessehne . . . 278
2.9.7 Mittel- und Vorfuß . . . 280
2.9.8 Angiographie Becken, Ober- und Unterschenkel . . . 282

# 2.0 MRT: Allgemeines, Wichtiges, Patientenvorbereitung und -aufklärung

## Aufklärung

- Indikationsstellung durch Radiologen überprüfen lassen!
- Optimale Patientenmitarbeit ist die halbe Untersuchung! Deshalb lieber mehr Zeit für ordentliche Aufklärung des Patienten über Untersuchungsmethode, Kontrastmittelgabe einschließlich möglicher Komplikationen sowie sein Verhalten während der Untersuchung, als Abbruch oder Sequenzwiederholung bzw. schlechte Bildqualität.
- Sorgfältige Dokumentation von Anamnese und Aufklärung durch Arzt mit handschriftlichen Notizen und Unterschrift der Einverständniserklärung durch Patient bzw. bei Kindern durch (beide!) Erziehungsberechtigten/Vormund und jeweils den untersuchenden Arzt!
- Bei geplanter Kontrastmittelgabe sorgfältige Aufklärung durch Arzt mit handschriftlichen Notizen und Unterschrift der Einverständniserklärung durch Patient bzw. bei Kindern durch (beide!) Erziehungsberechtigten/Vormund und Arzt!
- Keine Delegierung von Aufklärungsgesprächen durch den Arzt an nichtärztliches Personal, juristisch problematisch!
- Den Patienten nochmals nach eventuellen Unklarheiten befragen.

## Patientenvorbereitung

- Bei klaustrophoben Patienten eventuell zunächst „Testlauf". Eventuell nach Rücksprache mit behandelndem Arzt leichte Sedierung (Pulsoxymeter-Überwachung!).
- Patient soll *vor* der Untersuchung auf die Toilette gehen! Besonders wichtig bei Kindern!
- Patient sollte nicht direkt vor dem KM-MRT eine größere Mahlzeit eingenommen haben, am besten Nahrungskarenz von ca. 2–3 Stunden. Medikamente sollen natürlich eingenommen werden, z. B. Insulin, Betablocker, Blutdrucksenker o. ä.
- *Unverzichtbare Laborwerte vor* Untersuchungsbeginn: aktuelles Kreatinin im Serum, bei geplanter MRT-gesteuerter Intervention (Punktion, Biopsie o. ä.) Gerinnungsparameter notwendig (TPZ, PTT, Thrombozyten).
- Kein Herzschrittmacher-Patient ins MRT, ebenso keine Patienten mit nicht entfernbaren längeren metallischen Sonden (Stimulatoren etc.). Alle mobilisierbaren Metallteile entfernen. Achten auf: Halsketten, Brille, Hörgeräte, Ohrringe, Zahnprothesen, Piercingschmuck (auch Zunge/Mamille/Nabel usw.), Epithesen, Prothesen, Haarklammern, Kämme, Perücken u. ä.).
- Keine Untersuchung bzw. vorherige Abklärung bei nicht entfernbarem Metall im/am Körper, eventuell Röntgenaufnahme zum Ausschluss metallischen Materials empfohlen. Geld aus allen Taschen entfernen. Schwere Gürtelschnallen entfernen.
- Bei medizinischen metallischen Implantaten ggf. unter **www.mrisafety.com** anmelden und über MRT-Verträglichkeit nachlesen.
- Patient möglichst weitgehend (zumindest im zu untersuchenden Bereich) entkleiden, OP-Hemd/Kittel *ohne* Metallknöpfe anbieten. Bequeme optimale Lagerung des Patienten ist Voraussetzung für Ruhigliegen und beste Bildqualität. Unterpolsterung, wo es helfen kann (Hals/Nacken/Schulter, Rücken, Knie, Fersen).
- Fixierung leicht beweglicher Körperteile im Untersuchungsbereich empfohlen.

- I.v.-Zugang an Arm/Hand legen, falls nicht vorhanden. Falls abhängig von der Indikation KM notwendig sein könnte, vor der Untersuchung einen (besser großlumigen) i.v. Zugang legen (lassen) sowie eine mit 0,9% Kochsalzlösung gefüllte 10 ml-Spritze bzw. einen Injektor mit Verlängerungsschlauch anschließen, spart Zeit und vermeidet Lageveränderungen.
- KM-Injektor: KM aufziehen, entlüften, anschließen, programmieren.
- Während der KM-Injektion Patientenmonitoring durch Arzt, damit im Fall einer KM-Reaktion/Fehlinjektion sofort interveniert werden kann.
- Bei Untersuchungen des Gesichtsschädels und der Augen auf „metallischen" Lidschatten oder Make-up achten, auch Mascara! Vor der Untersuchung abschminken lassen!
- Immer Gehörschutz anbieten (Kopfhörer/Ohrstöpsel).
- Notfallknopf in die Hand geben. Bei Untersuchungen im Kopf-/Halsbereich Mund schließen lassen.
- Bei eingeschränkter Nierenfunktion kann Gd-haltiges KM bis zu einem Kreatininwert im Serum von 3 mg/100 ml unbedenklich gegeben werden. Bei Kreatininwerten über 3 mg/100 ml Rücksprache mit zuweisendem Arzt. Bei Patienten mit Nierenversagen, terminaler Niereninsuffizienz und bei Dialyse-Patienten Terminabsprache mit Zuweiser bezüglich eventueller Dialyse nach KM-MRT.

## Untersuchungstechnik

- Exakte symmetrische Einstellung zur Körperachse (mit Laserkreuz kontrollieren), vermeidet zeitaufwendige Lagekorrektur nach Scout und zeitaufwendige Schrägeinstellung der Aufnahmen.
- Bei (Intensivpflege-)Patienten mit zentralem Venenkatheter KM-Gabe mit *hoher Flussgeschwindigkeit nicht über 3-Wege-Hahn!* 3-Wege-Hahn entfernen, Direktanschluss oder anderer/neuer venöser Zugang!
- Bei Hydro-MRT von Magen und/oder Darm muss der Patient nüchtern sein.
- EKG-Triggerung oder Fingerpulsableitung macht nur Sinn bei klarer R-Zacken-Ableitung, normalerweise wird ab R-Zacke das Trigger-delay gemessen. Bei Arrhythmie eventuell Verzicht auf EKG-Triggerung und Umsteigen auf Atemanhalte-Sequenzen, falls möglich.
- Statt teurem eisenoxidhaltigem oralem KM kann auch Heidelbeersaft den gleichen Zweck erfüllen.
- Nach Kenntnis der interessierenden und abzubildenden Körperregion Spulenwahl zur Optimierung des FOV.
- FOV immer optimieren, so klein wie möglich, so groß wie nötig nach Fragestellung. Einfaltungsartefakte vermeiden (koronar!). Rechteck-FOV verkürzt Messzeit, erhöht aber das Rauschen (bei Extremitätenuntersuchung gängige Praxis). Rechteck-Matrix (rectangular) auf der Basis 256 empfohlen (geringeres Rauschen), bei Hochauflösung bis 512 in Phasengradienten-Richtung, sonst reicht meist 192 in Phasengradienten-Richtung bei gewünschter normaler Ortsauflösung.
- Schlucken während der Messung vermeiden, nicht auf Nichtschlucken hinweisen, bewirkt meist das Gegenteil! Besser jeweils vor der Sequenz schlucken und/oder husten lassen.

## KM-Zwischenfall

- Kontrastmittelzufuhr stoppen.
- Arzt informieren.
- Patient aus dem Gerät herausfahren.
- Vorgehen je nach Schwere der Symptomatik in Absprache mit Arzt vor Ort, ggf. Reanimations-Team/Notarzt/Intensivmedizin benachrichtigen (siehe Seite X–XI).

## Kinder-MRT

- Bei Kindern ärztliches Vorgespräch *einen Tag vor der Untersuchung* mit allen Erziehungsberechtigten anstreben, Untersuchungsraum zeigen.
- Kinder vor der Untersuchung zur Toilette bringen lassen (schicken).
- Kinder unter 5 Jahre sollten durch Kinderarzt oder Anästhesisten überwacht und ggf. sediert werden. Gute Fixierung vermeidet Bewegungsartefakte!
- Bei ängstlichen Kindern eventuell scout-view von Teddy oder Puppe machen (Cave! Metall!!), kann Angst nehmen.
- Bei älteren Kindern sollte/kann ein Elternteil oder Betreuer im Untersuchungsraum bleiben (Hörschutz!).
- KM-Gabe bei Kindern analog zu Erwachsenen (0,1–0,2 mmol/kg KG), jedoch flow reduzieren bei kleinen Kindern und Säuglingen.
- Stillende Mütter sollten nach KM-Gabe eine Stillpause von ca. 24 Stunden einhalten und die Muttermilch verwerfen.

## Nachsorge

- *Interventionelle MRT*: Untersuchungsprotokoll und Kurzbefund mit auf die Station geben. Patient soll mindestens eine Stunde nach der Untersuchung auf der Station/in der Abteilung in kürzeren Abständen kontrolliert werden (Blutung, Verbandskontrolle, septischer Schock, Blutdruck-Kontrolle, Pneumothorax).

## 2.1.1 MRT-Untersuchung: Kopf – Standard/Liquordynamik

### Fragestellung

**Nativ:** unklare Kopfschmerzen, Hirndruck, Hydrozephalus, Hirnblutung, Hirninfarkt
**KM:** Tumor, Metastasen, Gefäßprozess, Hirnabszess, Hirninfarkt, Enzephalitis, Meningitis

### Vorbereitung und Lagerung

Bequeme Rückenlage, Knie unterpolstern, Kopf in Kopfspule, Spulenmitte über Nasenwurzel, Ohrstöpsel, ggf. Fixieren des Kopfes seitlich mit Polstern, Arme seitlich am Körper. Notfallknopf in die Hand geben. Möglichst genaue symmetrische Einstellung zur Körperachse (mit Laserkreuz kontrollieren). Mund schließen lassen. Nochmal auf Ruhiglage hinweisen.

**KM-Gabe:** großlumigen i.v. Zugang legen (lassen), eine mit 0,9% Kochsalzlösung gefüllte 10 ml-Spritze bzw. Injektor mit Verlängerungsschlauch anschließen.

### Untersuchungsbereich

Foramen magnum bis Kalottendach, transversale Schichten ggf. gewinkelt (parallel zur Verbindungslinie anteriore-posteriore Kommissur, Abb. 3), bei Liquordynamik mediosagittal und selektiv transversal (Abb. 5).

### Wichtiges, Tipps & Tricks

- Bei Verdacht auf Meningeom, insbesondere Keilbeinflügelmeningeom: T1-Sequenzen mit Fettsättigung + KM (koronar!).
- Mastoid bei Verdacht auf Meningitis vollständig abbilden (koronar!).

Weitere Hilfe siehe Seite 182–184

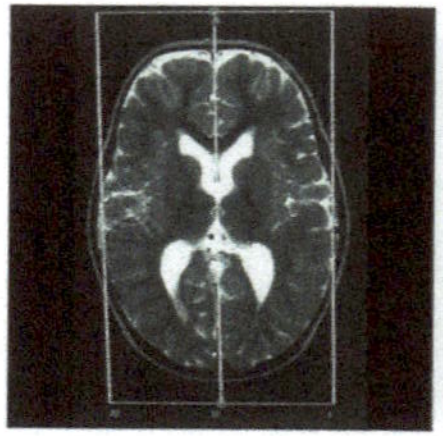

1 transversal

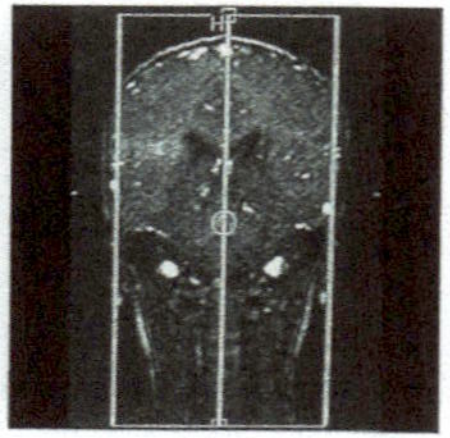

2 koronar, FOV

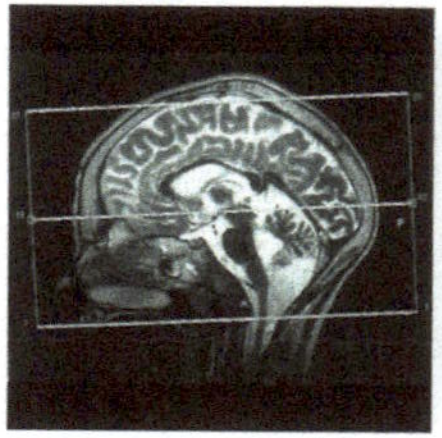

3 sagittal

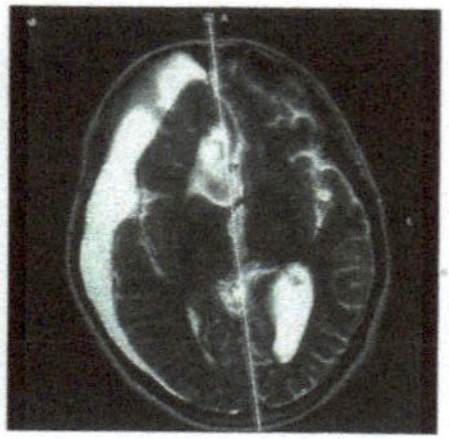

4 Liquordynamik sagittal

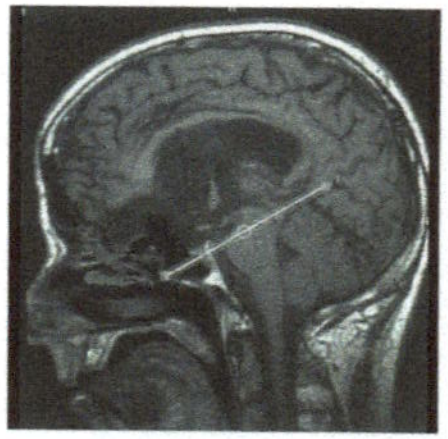

5 Liquordynamik transversal

## Sequenzprotokoll Kopf – Standard

| Mess-Sequenz | | 1. | 2. optional | 3. | 4. + 5. optional | 6. optional | 7. optional | 8. + 9. + 10. optional | 11. + 12. + 13. | 14. + 15. |
|---|---|---|---|---|---|---|---|---|---|---|
| Indikation | Scout | Ganzhirn | bei Infarkt | Ganzhirn | weitere Ebenen | Kinder/ Markreife | Hirnstamm-läsion | Blutung/ Kalk | bei Pathologie | Liquor-dynamik |
| Gewichtung | | T2 | T2 | T1 | T1 | Prot./T2 | T2 | T2* | T1 + KM **(fatsat)** | T2 |
| Sequenztyp | Scout/FISP o.ä. | FSE/TSE | Flair/IR | TSE/SE | TSE/SE | Doppel-SE | FSE/TSE | FFE/GRE | TSE/SE | FISP/PSIF |
| Orientierung | 3 Ebenen | tra (gewinkelt) | tra (gewinkelt) | tra (gewinkelt) | kor/sag | tra (gewinkelt) | sag | tra/kor/sag | tra/kor/sag | sag/tra |
| TR (ms) | | 3500–4500 | 5000–9000 | 450–600 | 450–600 | 2500–4000 | 2500–4500 | 700–900 | 450–600 | 20 |
| TE (ms) | | 90–120 | 100–120 | 9–15 | 9–15 | 15–25/ 90–120 | 90–120 | 15–35 | 9–15 | kleinstes (eff. ca. 37) |
| TI (ms) | | | 1900–2300 | | | | | | | |
| Flipwinkel (Grad) | | | | 50–70 | 50 –70 | | | 15–20 | 50–70 | 80 |
| FOV (mm) | 250–300 | 230 | 230 | 230 | 230 | 200–230 | 230 | 230 | 230 | sag 230, tra 180 |
| Schicht-anzahl | je 1–3 | 19–23 | 19–23 | 19–23 | 19–23 | 19–23 | bis 19 | bis 23 | 19–23 | 1 |
| Schicht-dicke (mm) | 5–8 | 5–6 | 5–6 | 5–6 | 5–6 | 4–5 | 3 | 3–6 | 5–6 | 4 |
| Schichtab-stand (mm) bzw. -faktor | | 1–1,2<br>0,2 | 1–1,2<br>0,2 | 1–1,2<br>0,2 | 1–1,2<br>0,2 | 1<br>0,2–0,25 | 0,33–1<br>0,1–0,33 | 1–2<br>0,33 | 1–1,2<br>0,2 | 0 |
| Bildmitt-lungen | | 2–4 | bis 2 | 2 | 2 | 1 | bis 3 | 2 | 2 | 1 |
| Sonstiges | mindestens je eine Schicht in 3 Ebenen | ggf. 50 bis 80 mm Sättigungsblock transversal über Hals ca. 10 mm kaudal der untersten bei **transversalen** Schichten, Flusskompensation empfohlen, bei **koronaren** Schichten auf Einfaltungsartefakte achten! ETL bei FLAIR bis 30, KM-Aufnahmen eventuell mit Fettsättigung. Koronare und sagittale Schichten senkrecht zu transversalen. Dünne Hirnstammschichten sagittal mittig auf koronarem und transversalem Scout einstellen. | | | | | | | | routinemäßig mediosagittal, zusätzlich transversal in Höhe des Aquädukts |

## 2.1.2 MRT-Untersuchung: Kopf – Temporallappen

### Fragestellung

**Nativ:** Epilepsie, klinischer Hinweis auf Temporallappenprozess, EEG-Fokus temporal
**KM:** auffälliger Befund nativ, Ausschluss Temporallappenprozess

### Vorbereitung und Lagerung

Bequeme Rückenlage, Knie unterpolstern, Kopf in Kopfspule, Spulenmitte über Nasenwurzel, Ohrstöpsel, ggf. Fixieren des Kopfes seitlich mit Polstern, Arme seitlich am Körper. Notfallknopf in die Hand geben. Möglichst genaue symmetrische Einstellung zur Körperachse (mit Laserkreuz kontrollieren). Mund schließen lassen. Nochmal auf Ruhiglage hinweisen.
**KM-Gabe:** großlumigen i.v. Zugang legen (lassen), eine mit 0,9% Kochsalzlösung gefüllte 10 ml-Spritze bzw. Injektor mit Verlängerungsschlauch anschließen.

### Untersuchungsbereich

Routinemäßig zuerst Ganzhirn transversal (Ausnahme: Voraufnahmen vorhanden). Etwa Orbitamitte bis Schädelbasis, transversale Schichten nach ventrokaudal gewinkelt parallel zur **Fissura sylvii** im parasagittalen Scout (Abb. 1). Koronare Schichten senkrecht zu den transversalen ausrichten (Abb. 3).

### Wichtiges, Tipps & Tricks

- Exakte Einstellung parallel bzw. senkrecht zum Temporallappen beachten!

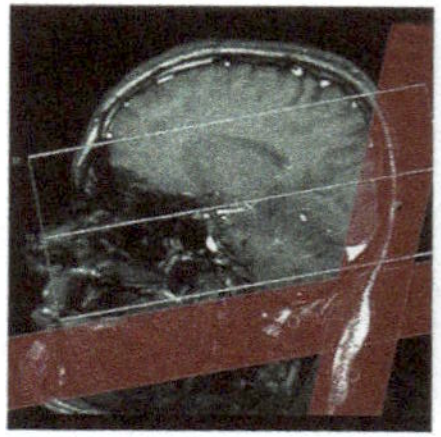
1 transversal

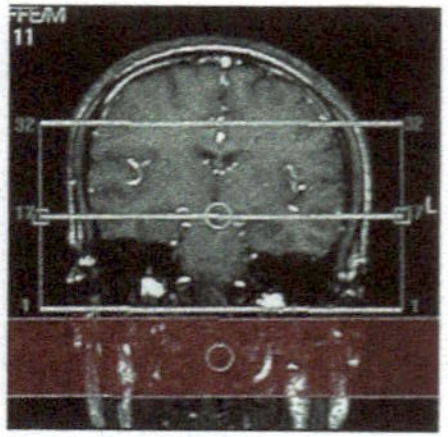
2 transversal

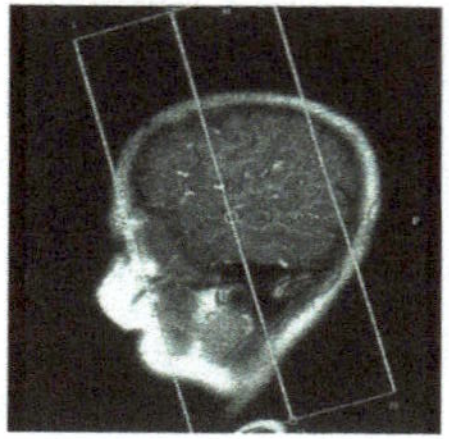
3 koronar

Weitere Hilfe siehe Seite 182–184

| Sequenzprotokoll Temporallappen | | | | | | | | |
|---|---|---|---|---|---|---|---|---|
| Mess-Sequenz | | 1. | 2. | 3. | 4. | 5. optional | 6. optional | 7. optional |
| Indikation | Scout/FISP o. ä. | Ganzhirn | Herdnachweis | Herdnachweis | Herdnachweis | Herdnachweis | Herdnachweis | Herdnachweis |
| Gewichtung | | T2 | T2 | T2 | T1 | T1 | T1 + KM | T1 |
| Sequenztyp | Scout/FISP o.ä. | TSE/SE | FLAIR/IR | TSE/SE | TSE/SE | TSE/SE | TSE/SE | STIR |
| Orientierung | 3 Ebenen | tra (gewinkelt) | kor (gewinkelt) | kor (gewinkelt) | kor (gewinkelt) | tra (gewinkelt) | kor (gewinkelt) | kor (gewinkelt) |
| TR (ms) | | 3500–4500 | 5000–9000 | 2500–4500 | 450–600 | 450–600 | 450–600 | ca. 3500 |
| TE (ms) | | 90–120 | 100–120 | 90–120 | 9–15 | 9–15 | 9–15 | 60–70 |
| TI (ms) | | | 1900–2300 | | | | | ca. 140 |
| Flipwinkel (Grad) | | | | | 50–70 | 50–70 | 50–70 | |
| Schicht-anzahl | je 1–3 | 19–23 | 19–23 | 19–23 | 19–23 | 19–23 | 19–23 | 19–23 |
| Schicht-dicke (mm) | 5–8 | 5–6 | 3 | 3 | 3 | 3 | 3 | 4 |
| Schichtab-stand (mm) bzw. -faktor | | 1–1,2<br>0,2 | 0,3–0,6<br>0,1–0,2 | 0,3–0,6<br>0,1–0,2 | 0,3–0,6<br>0,1–0,2 | 0,3–0,6<br>0,1–0,2 | 0,3–0,6<br>0,1–0,2 | 0,4–0,8<br>0,1–0,2 |
| Bildmitt-lungen | | 2–4 | 1–2 | bis 3 | 2 | 2 | 2 | 1–2 |
| Sonstiges | 3 sagittale Schichten: 2× durch Mitte Orbitae, 1× median | ggf. 50 bis 80 mm Sättigungsblock transversal über Hals, **Winkelung parallel zur Fissura Sylvii** | koronare Schichten senkrecht zu transversalen, ETL bis 30 | jeweils 40 mm Sättigungsblocks schräg koronar über venöse Sinus dorsal sowie transversal über Schädelbasis caudal des Temporallappens | | | | hohe Matrix 512, wenn möglich |

## 2.1.3 MRT-Untersuchung: Kopf – Kleinhirnbrückenwinkel/Innenohr

### Fragestellung

**Nativ/KM:** Raumforderung, Akustikusneurinom/Meningeom, Innenohr-Abklärung, vor Cochlea-Implantat, Hirnnervenläsion

### Vorbereitung und Lagerung

Bequeme Rückenlage, Knie unterpolstern, Kopf in Kopfspule, Spulenmitte über Nasenwurzel, Ohrstöpsel, ggf. Fixieren des Kopfes seitlich mit Polstern, Arme seitlich am Körper. Notfallknopf in die Hand geben. Möglichst genaue symmetrische Einstellung zur Körperachse (mit Laserkreuz kontrollieren). Mund schließen lassen. Nochmal auf Ruhiglage hinweisen.

**KM-Gabe:** großlumigen i.v. Zugang legen (lassen), eine mit 0,9% Kochsalzlösung gefüllte 10 ml-Spritze bzw. Injektor mit Verlängerungsschlauch anschließen.

### Untersuchungsbereich

Routinemäßig zuerst Ganzhirn transversal (Ausnahme: Voraufnahmen vorhanden), Zielaufnahmen etwa Orbitamitte bis Schädelbasis, transversale Schichten meist nicht gewinkelt (Abb. 1), 3D-Aufnahmen Cochlea beidseits mit gekreuzten schräg koronaren Blöcken (Abb. 5).

### Wichtiges, Tipps & Tricks

- Kopfschieflage berücksichtigen! Exakte Einstellung transversal mit symmetrischer Darstellung beider Mastoide/innerer Gehörgänge!
- Cochlea/Innenohrdarstellung nach 3D-Sequenz mittels MIP-Technik.

Weitere Hilfe siehe Seite 182–184

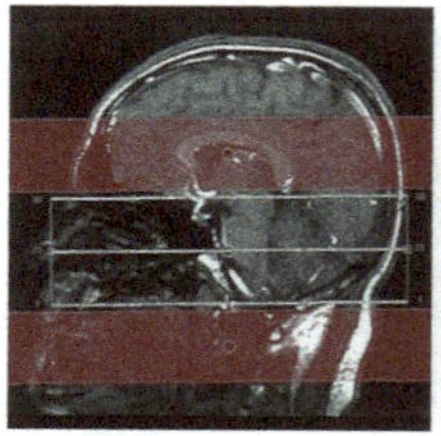
1 transversal

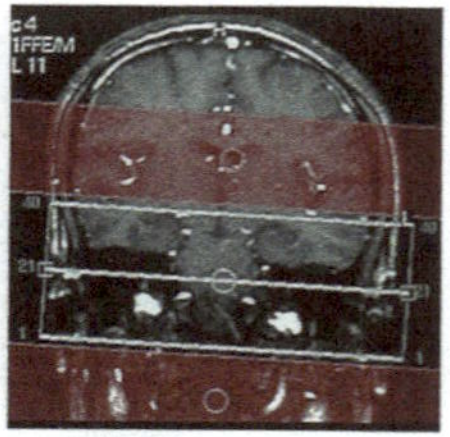
2 transversal

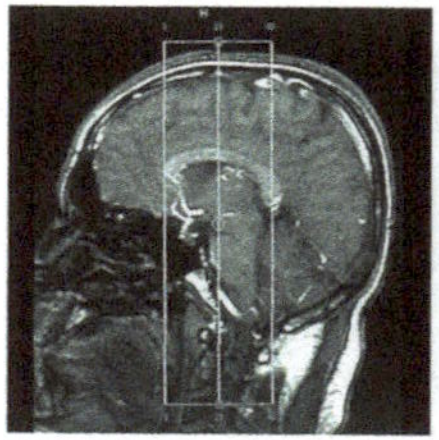
3 koronar

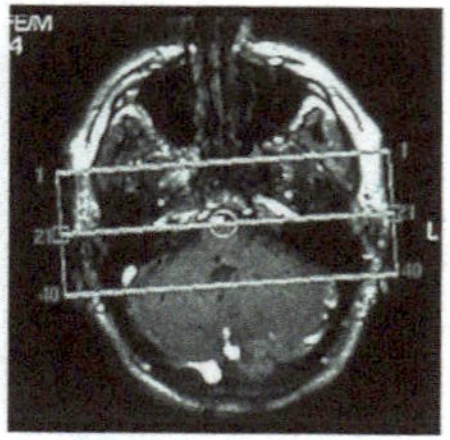
4 koronar

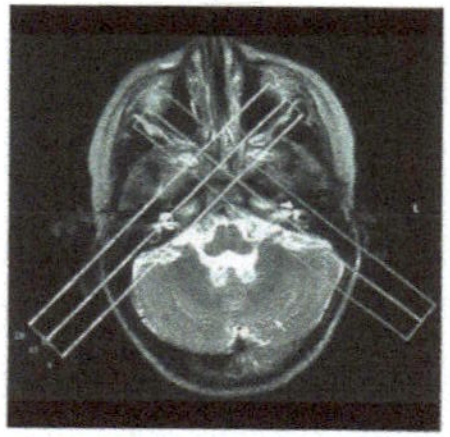
5 Cochlea-3D, gekreuzt

## Sequenzprotokoll Kleinhirnbrückenwinkel/Cochlea

| Mess-Sequenz | | 1. | 2. optional | 3. + 4. | 5. (+ 6.) | 7. optional statt 3. + 4. | 8. optional statt 5./6. | 9. | 10. optional statt 9. |
|---|---|---|---|---|---|---|---|---|---|
| Indikation | Scout | Ganzhirn | selektiv | immer 2 Ebenen | selektiv | selektiv | selektiv | Cochlea-Abklärung | Cochlea-Abklärung |
| Gewichtung | | T2 | T2 | T1 | T1 + KM | T1 | T1 + KM | T2 | T2 |
| Sequenztyp | Scout/FISP o. ä. | FSE/TSE | FSE/TSE | TSE/SE | TSE/SE | 3D-GRE/FFE | 3D-GRE/FFE | 3D-FSE/TSE | 3D-FSE/TSE |
| Orientierung | 3 Ebenen | tra (10°) | tra oder kor | tra und kor | tra und/oder kor | 3D (tra) | 3D (tra) | 3D (tra) | 3D (sag/kor) |
| TR (ms) | | 3500–4500 | 2500–4500 | 450–600 | 450–600 | so kurz wie möglich | so kurz wie möglich | 4000–5000 | 4000–5000 |
| TE (ms) | | 90–120 | 90–120 | 9–15 | 9–15 | 4–7 (10) | 4–7 (10) | ca. 300 | ca. 400 |
| Flipwinkel (Grad) | | | | 50–70 | 50–70 | 30–50 | 30–50 | | |
| FOV (mm) | 250–300 | 230 | 230–260 | 230 | 230 | 180–220 | 180–220 | 200 | 200 |
| Schicht-anzahl | je 1–3 | 19–23 | bis 23 | 19–23 | 19–23 | Block bis 50 mm | Block bis 50 mm | Block 25–35 mm | 2 Blöcke rechts und links bis 40 mm |
| Schicht-dicke (mm) | 5–8 | 5–6 | 2–3 | 2–3 | 2–3 | < 1,25 mm (bis 40 Schichten) | < 1,25 mm (bis 40 Schichten) | 1 bis 1,2 mm | < 2 mm (bis 30 Schichten) |
| Schichtab-stand (mm) bzw. -faktor | | 1–1,2<br>0,2 | 0,5–1<br>0,25–0,33 | 0,5–1<br>0,25–0,33 | 0,5–1<br>0,25–0,33 | 0 | 0 | bis 50% überlappend | bis 50% überlappend |
| Bildmitt-lungen | | 2–4 | 1–2 | 2 | 2 | 1 | 1 | 1 | 1 |
| Sonstiges | je eine Schicht in 3 Ebenen | ggf. 50 bis 80 mm Sättigungsblock transversal über Hals | 30 mm Sättigungsblöcke parallel zu den transversalen Schichten ca. 10 mm kranial bzw. kaudal der Grenzschichten, ggf. Flusskompensation, bei koronaren Schichten Einfaltungsartefakte beachten! | | | keine Sättigung, bei 0,5 Tesla TE um 10 ms | | schräg koronare/sagittale Schichten bds. über Innenohr, keine Sättigung, ETL bis 70, MIP in verschiedenen Ebenen bei kleinem FOV | |

## 2.1.4 MRT-Untersuchung: Kopf – Sella/Hypophyse

### Fragestellung

**Nativ/KM:** selläre/paraselläre Raumforderung, Chiasma-Affektion, Hypophysenprozess/-adenom, Sellametastase, Kraniopharyngeom

### Vorbereitung und Lagerung

Bequeme Rückenlage, Knie unterpolstern, Kopf in Kopfspule, Spulenmitte über Nasenwurzel, Ohrstöpsel, ggf. Fixieren des Kopfes seitlich mit Polstern, Arme seitlich am Körper. Notfallknopf in die Hand geben. Möglichst genaue symmetrische Einstellung zur Körperachse (mit Laserkreuz kontrollieren). Mund schließen lassen. Nochmal auf Ruhiglage hinweisen.

**KM-Gabe:** großlumigen i.v. Zugang legen (lassen), eine mit 0,9% Kochsalzlösung gefüllte 10 ml-Spritze bzw. Injektor mit Verlängerungsschlauch anschließen.

### Untersuchungsbereich

Routinemäßig zuerst Ganzhirn transversal (Ausnahme: Voraufnahmen vorhanden), Zielaufnahmen selektiv im Sellabereich, meist koronar und sagittal.

### Wichtiges, Tipps & Tricks

- KM-Dynamik: Sequenz-Serie starten, dann sofort KM injizieren. Vorteil: bessere Darstellung langsam anreichernder Mikroadenome!
- Alternativ halbe KM-Dosis.

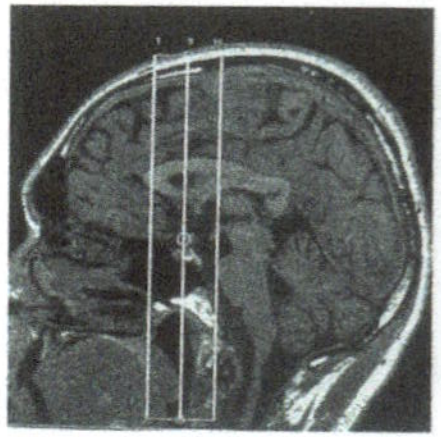

1 koronar

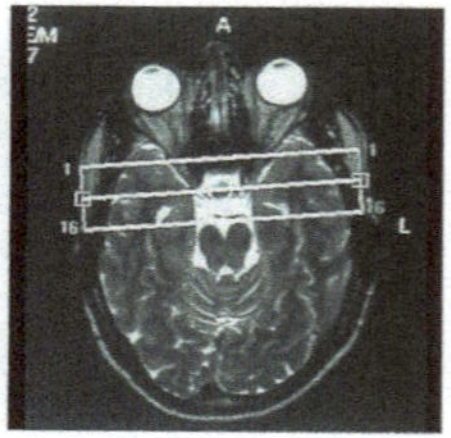

2 koronar

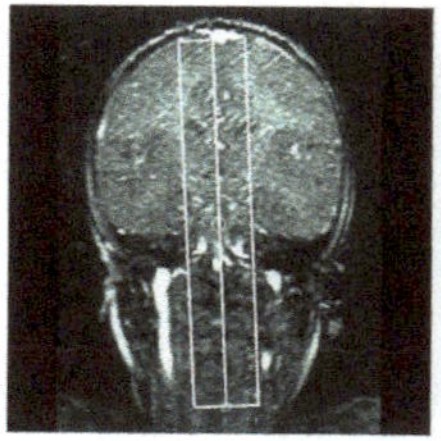

3 sagittal

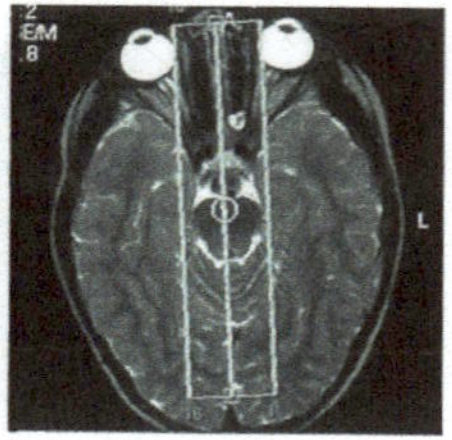

4 sagittal

Weitere Hilfe siehe Seite 182–184

| Sequenzprotokoll Sella/Hypophyse | | | | | | |
|---|---|---|---|---|---|---|
| Mess-Sequenz | | 1. | 2. | 3. + 4. | 5. + 6. | 7. optional statt 5. + 6. |
| Indikation | Scout | Ganzhirn | Sella selektiv | Sella selektiv | Sella selektiv | Sella selektiv |
| Gewichtung | | T2 | T2 | T1 | T1 + KM | T1 + KM |
| Sequenztyp | Scout/FISP o. ä. | FSE/TSE | FSE/TSE | TSE/SE | TSE/SE | 3D–GRE/FFE |
| Orientierung | 3 Ebenen | tra (gewinkelt) | sag | kor + sag | kor + sag | 3D–kor |
| TR (ms) | | 3500–4500 | 3500–4500 | 450–600 | 450–600 | minimal |
| TE (ms) | | 90–120 | 90–120 | 9–15 | 9–15 | 4–7 |
| Flipwinkel (Grad) | | | | 50–70 | 50–70 | 30 |
| FOV (mm) | 250–300 | 230 | 230 | 200 | 200 | 180–200 |
| Schicht-anzahl | je 1–3 | 19–23 | 19–23 | 19–23 | 19–23 | ca. 50 mm Block |
| Schicht-dicke (mm) | 5–8 | 5–6 | 3 | 2–3 | 2–3 | < 1 |
| Schichtab-stand (mm) bzw. -faktor | | 1–1,2<br>0,2 | 0 | 0,25–1<br>0,1–0,33 | 0,25–1<br>0,1–0,33 | 0 |
| Bildmitt-lungen | | 2–4 | 2–4 | 2 | 2 | 1 |
| Sonstiges | mindestens je eine Schicht in 3 Ebenen | ggf. 50 bis 80 mm Sättigungsblock transversal über Hals, ETL bis 18 | ETL bis 18 | ggf. 40 mm Sättigungsblocks schräg koronar über venöse Sinus dorsal sowie transversal über Schädelbasis wie bei Temporallappen, KM eventuell mit halber Dosis bei Mikroadenomen | | ca. 15 × hintereinander |

## 2.1.5 MRT-Untersuchung: Kopf – Multiple Sklerose (MS) (Encephalomyelitis disseminata)

### Fragestellung

**Nativ/KM:** Multiple Sklerose, bei Herdbefunden KM-Gabe

### Vorbereitung und Lagerung

Bequeme Rückenlage, Knie unterpolstern, Kopf in Kopfspule, Spulenmitte über Nasenwurzel, Ohrstöpsel, ggf. Fixieren des Kopfes seitlich mit Polstern, Arme seitlich am Körper. Notfallknopf in die Hand geben. Möglichst genaue symmetrische Einstellung zur Körperachse (mit Laserkreuz kontrollieren). Mund schließen lassen. Nochmal auf Ruhiglage hinweisen.

**KM-Gabe:** großlumigen i.v. Zugang legen (lassen), eine mit 0,9% Kochsalzlösung gefüllte 10 ml-Spritze bzw. Injektor mit Verlängerungsschlauch anschließen.

### Untersuchungsbereich

Ganzhirn, Foramen ovale bis Kalottendach, transversale Schichten gewinkelt (parallel zur Verbindungslinie anteriore-posteriore Kommissur), Einstellung wie Kopf – Standard (2.1.1).

### Wichtiges, Tipps & Tricks

- Bei MS-Patienten ggf. doppelte KM-Dosis bzw. höher konzentriertes KM und Spätaufnahmen nach ca. 40 bis 60 Minuten sinnvoll.

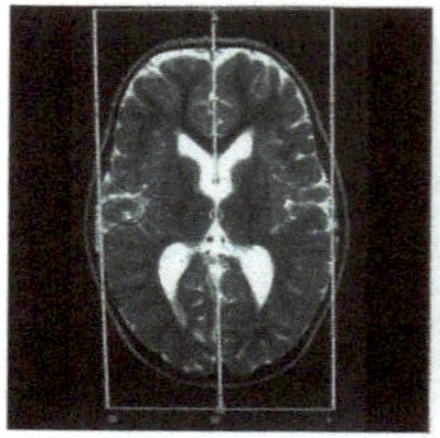

1 transversal, FOV

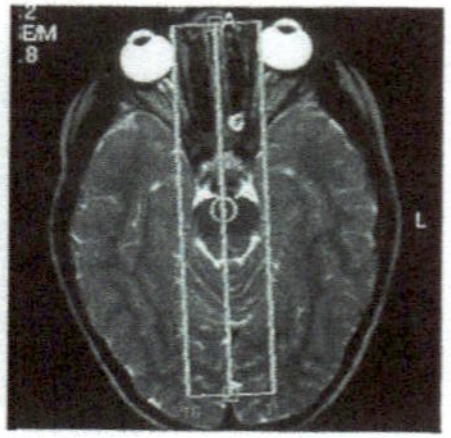

2 sagittal

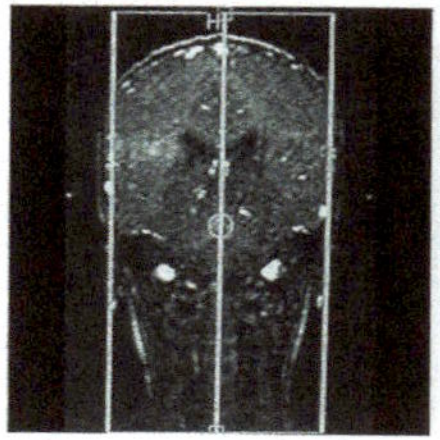

3 koronar, FOV

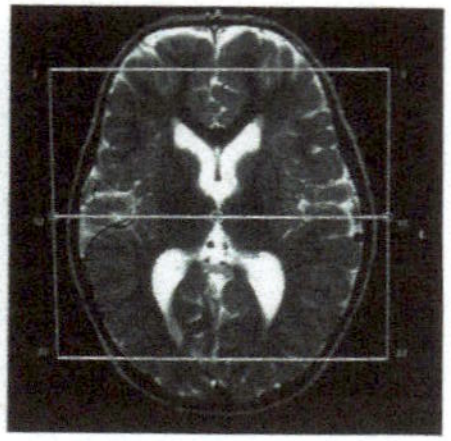

4 koronar

Weitere Hilfe siehe Seite 182–184

**Sequenzprotokoll MS**

| Mess-Sequenz | | 1. | 2. optional | 3. | 4. optional | 5. | 6. | 7. |
|---|---|---|---|---|---|---|---|---|
| Indikation | Scout | | Hirnstamm und Balken | | | Herdsuche | bei Pathologie | bei Pathologie |
| Gewichtung | | T2 | T2 | T1 | T1 | T2 | T1 + Gd | T1 + Gd |
| Sequenztyp | Scout/FISP o. ä. | FSE/TSE | FSE/TSE | TSE/SE | TSE/SE | Flair/IR | TSE/SE | TSE/SE |
| Orientierung | 3 Ebenen | tra (gewinkelt) | sag | tra (gewinkelt) | kor | tra (gewinkelt) | tra (gewinkelt) | kor |
| TR (ms) | | 3500–4500 | 3500–4500 | 400–600 | 400–600 | 5000–9000 | 400–600 | 400–600 |
| TE (ms) | | 90–120 | 90–120 | 9–15 | 9–15 | 100–120 | 9–15 | 9–15 |
| TI (ms) | | | | | | 1900–2300 | | |
| Flipwinkel (Grad) | | | | 50–70 | 50–70 | | 50–70 | 50–70 |
| FOV (mm) | 250–300 | 230 | 230 | 230 | 230 | 230 | 230 | 230 |
| Schichtanzahl | je 1–3 | 19–23 | 19–23 | 19–23 | 19–23 | 19–23 | 19–23 | 19–23 |
| Schichtdicke (mm) | 5–8 | 5–6 | 3 | 5–6 | 5–6 | 5–6 | 5–6 | 5–6 |
| Schichtabstand (mm) bzw. -faktor | | 1–1,2<br>0,2 | 0,33–1<br>0,1–0,33 | 1–1,2<br>0,2 | 1–1,2<br>0,2 | 1–1,2<br>0,2 | 1–1,2<br>0,2 | 1–1,2<br>0,2 |
| Bildmittlungen | | 2–4 | 2–4 | 2 | 2 | 1 | 2 | 2 |
| Sonstiges | mindestens je eine Schicht in 3 Ebenen | ggf. 50 bis 80 mm Sättigungsblock transversal über Hals ca. 10 mm kaudal der untersten bei **transversalen** Schichten, Flusskompensation empfohlen, bei **koronaren** Schichten auf Einfaltungsartefakte achten! ETL bei den T2-gewichteten Sequenzen bis 16 | | | | | | |

## 2.1.6 MRT-Untersuchung: Kopf – M. Parkinson/Dystonie

### Fragestellung

**Nativ:** Verdacht a. M. Parkinson bzw. unklare Dystonien

### Vorbereitung und Lagerung

Bequeme Rückenlage, Knie unterpolstern, Kopf in Kopfspule, Spulenmitte über Nasenwurzel, Ohrstöpsel, ggf. Fixieren des Kopfes seitlich mit Polstern, Arme seitlich am Körper. Notfallknopf in die Hand geben. Möglichst genaue symmetrische Einstellung zur Körperachse (mit Laserkreuz kontrollieren). Mund schließen lassen. Nochmal auf Ruhiglage hinweisen.

**Falls KM-Gabe vorgesehen:** großlumigen i.v. Zugang legen (lassen), eine mit 0,9% Kochsalzlösung gefüllte 10 ml-Spritze bzw. Injektor mit Verlängerungsschlauch anschließen.

### Untersuchungsbereich

Zielaufnahmen zentrales Hirn, Schädelbasis bis hochparietal, transversale Schichten ggf. winkeln. Einstellung wie Kopf – Standard (2.1.1).

### Wichtiges, Tipps & Tricks

- KM-Gabe nur in Ausnahmefällen notwendig.

Weitere Hilfe siehe Seite 182–184

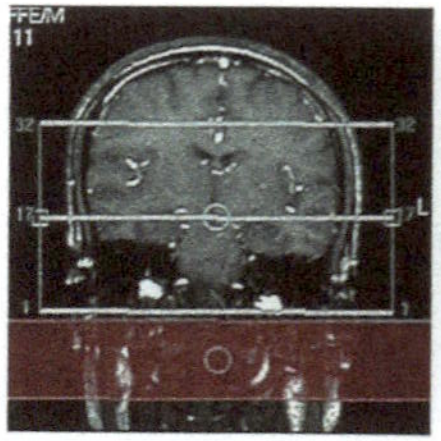


1 transversal

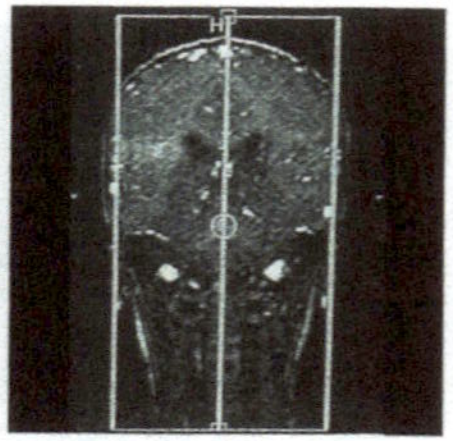

2 koronar, FOV

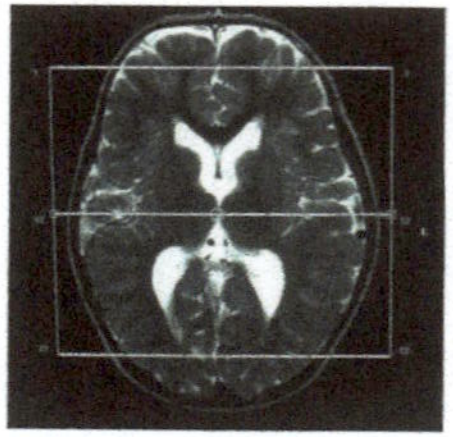

3 koronar

| Sequenzprotokoll M. Parkinson/Dystonie | | | | | |
|---|---|---|---|---|---|
| Mess-Sequenz | | 1. | 2. | 3. | 4. |
| Indikation | Scout | selektiv zentral | selektiv zentral | Herdsuche zentral | Herdsuche zentral |
| Gewichtung | | T2 | T2 | T1 | T1 |
| Sequenztyp | Scout/FISP o. ä. | FSE/TSE | FSE/TSE | IR | IR |
| Orientierung | 3 Ebenen | tra (gewinkelt) | kor | tra (gewinkelt) | kor |
| TR (ms) | | bis 4500 | bis 4500 | 5000–7000 | 5000–7000 |
| TE (ms) | | 90 | 90 | 16 bis 20 | 16 bis 20 |
| TI (ms) | | | | ca. 350 | ca. 350 |
| Flipwinkel (Grad) | | 70 | 70 | | |
| FOV (mm) | 250–300 | 230 | 230 | 230 | 230 |
| Schicht-anzahl | je 1–3 | 40 | 40 | 32 | 32 |
| Schicht-dicke (mm) | 5 bis 8 | 3 | 3 | 2 bis 3 | 2 bis 3 |
| Schichtab-stand (mm) bzw. -faktor | | 0,3–1<br>0,1–0,33 | 0,3–1<br>0,1–0,33 | 0,2–1<br>0,1–0,33 | 0,2–1<br>0,1–0,33 |
| Bildmitt-lungen | | 2 bis 4 | 2 bis 4 | 3 | 3 |
| Sonstiges | mindestens je eine Schicht in 3 Ebenen | ggf. 50 bis 80 mm Sättigungsblock transversal über Hals ca. 10 mm kaudal der untersten bei **transversalen** Schichten, Flusskompensation empfohlen, bei **koronaren** Schichten auf Einfaltungsartefakte achten! ETL bis 20 bei den TSE-Sequenzen | | | |

## 2.1.7 MRT-Untersuchung: Kopf – Stereotaxie/Navigation

### Fragestellung

**Nativ:** prä- und postoperativ bei Stimulationselektrodenimplantation bei M. Parkinson/chronischen Schmerzen
**KM:** bei anreichernden Raumforderungen vor Hirnbiopsie

### Vorbereitung und Lagerung

Anlage des MRT-kompatiblen Stereotaxierahmens im OP bzw. Anlegen der MR-kompatiblen Markierungen auf der Kopfhaut. Patient in der Regel sediert bzw. anästhesiert. Rückenlage, Knie unterpolstern, Kopf mit Stereotaxie-Rahmen (Abb. 1) in Kopfspule, Spulenmitte über Nasenwurzel, Ohrstöpsel, ggf. zusätzlich Fixieren des Kopfes, Arme seitlich am Körper. Genaue symmetrische Einstellung zur Körperachse (mit Laserkreuz kontrollieren). Mund schließen.
**KM-Gabe:** bei Navigations-MRT **vor** der Umlagerung auf Patiententisch KM-Gabe über großlumigen i.v. Zugang (ist meistens bereits vorher erfolgt, immer abklären).

### Untersuchungsbereich

Bei Navigation Ganzhirn, Foramen magnum bis Kalottendach, transversale Schichten **nicht** gewinkelt. Bei Stereotaxie Mittellinie und Kommissuren zusammen mit den Markierungen des Stereotaxierahmens erkennbar.

### Wichtiges, Tipps & Tricks

- Pulsoxymeter-Überwachung sinnvoll.
- Auf einem transversalen Schnitt müssen beide Kommissuren zusammen mit den Markierungen des Stereotaxierahmens erkennbar sein.

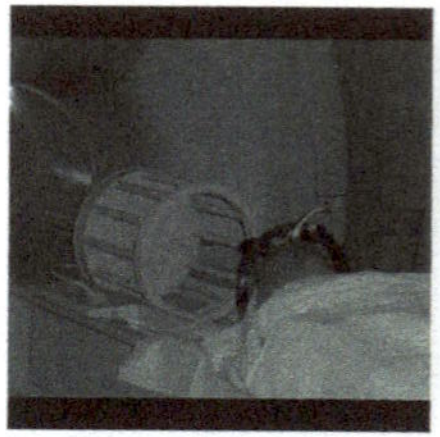
1 Stereotaxie-Rahmen/ Kopfspule

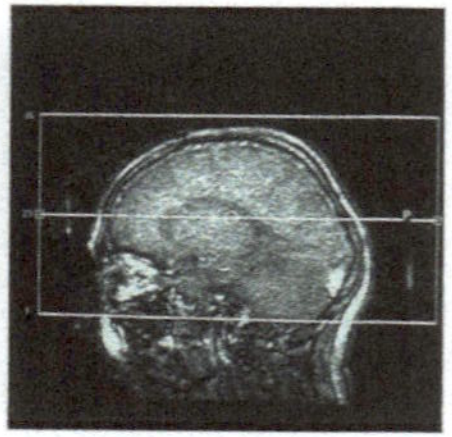
2 transversal-3D

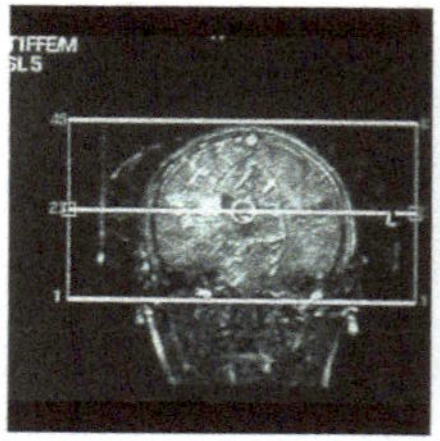

3 transversal-3D

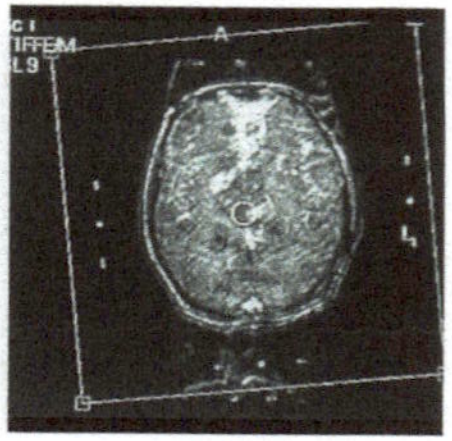

4 transversal-3D, FOV

Weitere Hilfe siehe Seite 182–184

| Sequenzprotokoll Stereotaxie/Navigation | | | | | | | |
|---|---|---|---|---|---|---|---|
| Mess-Sequenz | | 1. Stereotaxie | 2. Stereotaxie | 3. Stereotaxie | 4. Stereotaxie postoperativ | 1. Navigation | 2. Navigation optional |
| Indikation | Scout | Mittellinie | Kommissuren | Thalami/ Subthalami | Thalami/ Subthalami | Ganzhirn | bei nicht anreichernden Herden, Ganzhirn |
| Gewichtung | | T1 | T1 | T1 | T1 | T1 | T2 |
| Sequenztyp | Scout/FISP o. ä. | TSE/SE | TSE/SE | 3D-GRE/FFE | 3D-GRE/FFE | 3D-GRE/FFE | TSE/FSE |
| Orientierung | 3 Ebenen | sag | tra (gewinkelt) | 3D (kor) | 3D (kor) | 3D (tra) | tra |
| TR (ms) | | 450–600 | 450–600 | kürzeste | kürzeste | kürzeste | 3500–4500 |
| TE (ms) | | 9–15 | 9–15 | 4–7 | 4–7 | 4–7 | 90–120 |
| Flipwinkel (Grad) | | 50–70 | 50–70 | 30–40 | 30–40 | 30–40 | 50–70 |
| FOV (mm) | 250–300 | 200 | 200 | 180–200 | 180–200 | 180–200 | 230 |
| Schichtanzahl | je 1–3 | 19–23 | 19–23 | ca. 50 mm Block | ca. 50 mm Block | Ganzhirn, ca. 60 | 3 × je 23 |
| Schichtdicke (mm) | 5–8 | 2 | 2 | < 1 | < 1 | 2 | 2 |
| Schichtabstand (mm) bzw. -faktor | | 0,2–0,5<br>0,1–0,25 | 0,2–0,2<br>0,1–0,25 | 0 | 0 | 0 | 0,2–0,5<br>0,1–0,25 |
| Bildmittlungen | | 2 | 2 | 1 | 1 | 1 | 1 |
| Sonstiges | je eine Schicht in 3 Ebenen | ggf. 40 mm Sättigungsblock schräg koronar dorsal | exakt parallel zur Verbindungslinie beider Kommissuren, Markierungen müssen erkennbar sein | | vollständige Darstellung aller Elektroden notwendig | **KM-Gabe vor der Untersuchung!** Alle Marker müssen erkennbar sein | **bei nicht KM-aufnehmenden Raumforderungen,** in der Regel 3 Sequenzen zur vollständigen Erfassung des gesamten Schädels inkl. Markierungen |

## 2.1.8 MRT-Untersuchung: Kopf – Orbita(e)

### Fragestellung

**Nativ:** Raumforderungen intraorbital, Sehnervenaffektion, Exophthalmus, endokrine Orbitopathie
**KM:** Tumor, Metastasen, Gefäßprozess, Entzündung, malignes Lymphom, Pseudotumor, Aderhautmelanom

### Vorbereitung und Lagerung

Bequeme Rückenlage, Knie unterpolstern, Kopf in Kopfspule (Spulenmitte über Nasenwurzel) oder unter Orbita-Oberflächenspule (**Doppelspule**: Spulenmitte über Nasenwurzel. **Einzelspule**: Spulenmitte über jeweiligem Bulbus zentriert, Kopf leicht zur Gegenseite gedreht, so dass untersuchter Sehnerv etwa senkrecht verläuft). Ohrstöpsel, ggf. Fixieren des Kopfes seitlich mit Polstern, Arme seitlich am Körper. Notfallknopf in die Hand geben. Genaue symmetrische Einstellung zur Körperachse (mit Laserkreuz kontrollieren). Augen geschlossen. Mund schließen lassen. Nochmal auf Ruhiglage hinweisen.
**KM-Gabe:** großlumigen i.v. Zugang legen (lassen), eine mit 0,9% Kochsalzlösung gefüllte 10 ml-Spritze bzw. Injektor mit Verlängerungsschlauch anschließen.

### Untersuchungsbereich

Bei Kopfspule zuerst Ganzhirn transversal (wie Kopf – Standard), sonst bzw. anschließend Zielaufnahmen der Orbita +/– Chiasma (je nach Spule), Winkelung nach Sehnerv-Verlauf (Abb. 1, 3).

### Wichtiges, Tipps & Tricks

- **Kopfspule/Orbitadoppelspule:** parasagittale Aufnahmen in zwei Blöcken jeweils parallel zum Sehnerv, Kreuzung der Blöcke über dem Chiasma (Abb. 3, 4).

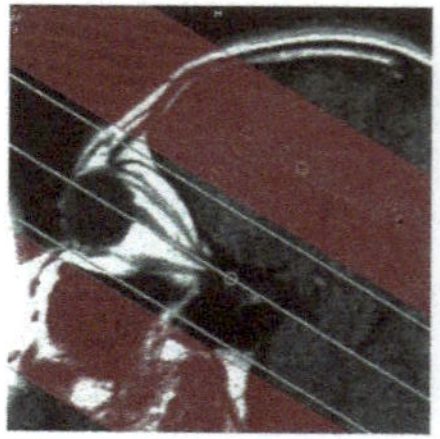

1 parallel zum Sehnerv

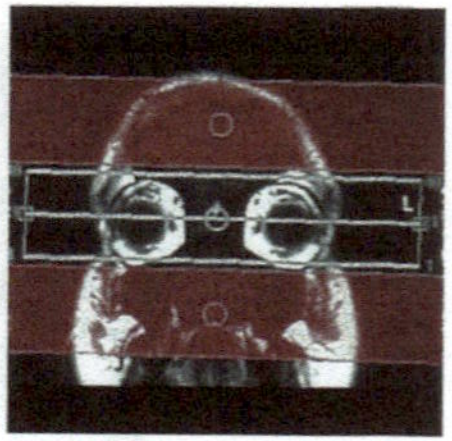

2 parallel zum Sehnerv

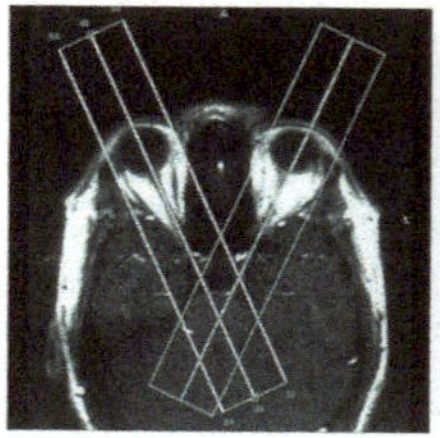

3 gekreuzt sagittal

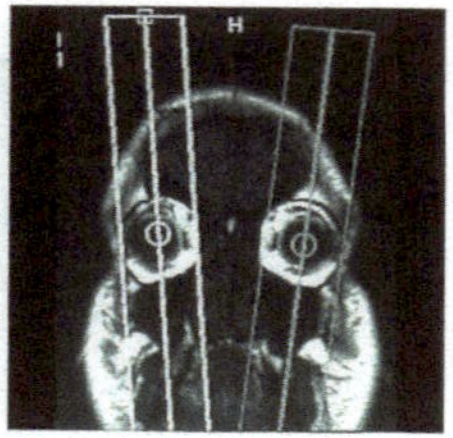

4 gekreuzt sagittal

Weitere Hilfe siehe Seite 182–184

| Sequenzprotokoll Orbita(e) | | | | | | | | | |
|---|---|---|---|---|---|---|---|---|---|
| Mess-Sequenz | | 1. | 2. Kopfspule oder Doppelspule Orbita | 3. Kopfspule oder Doppelspule Orbita | 4. Kopfspule oder Doppelspule Orbita optional statt 3. | 5. Kopfspule oder Doppelspule Orbita | 6. Kopfspule Wiederholung 3./4. und 5. | 7. Kopfspule oder Doppelspule Orbita | 8. Einzelspule Orbita |
| Indikation | Scout | Ganzhirn | beide Orbitae | beide Orbitae | beide Orbitae | beide Orbitae | beide Orbitae | endokrine Orbitopathie | eine Orbita |
| Gewichtung | | T2 | T2 **fatsat** | T1 **fatsat** | T1 **fatsat** | T1 **(fatsat)** | T1 **fatsat + KM** | T2 Multiecho | **wie 2.,3./4.,6.,7.** |
| Sequenztyp | Scout/FISP o.ä. | FSE/TSE | FSE/TSE | TSE/SE | 3D-GRE/FFE | TSE/SE | siehe 3./4. | FSE/TSE | **wie 2.,3./4.,6.,7.** |
| Orientierung | 3 Ebenen | tra (gewinkelt) | kor | tra, parallel zum Sehnerv | | sag, **jeweils** parallel zum Sehnerv | siehe 3./4. | kor | **wie 2.,3./4.,6.,7.** |
| TR (ms) | | 3500–4500 | 3500–4500 | 450–600 | so kurz wie möglich | 450–600 | siehe 3./4. | bis 3500 | **wie 2.,3./4.,6.,7.** |
| TE (ms) | | 90–120 | 90–120 | 9–15 | 4–7 | 9–15 | siehe 3./4. | 8×, 30 bis 240 | **wie 2.,3./4.,6.,7.** |
| Flipwinkel (Grad) | | 50–70 | 50–70 | 50–70 | 30–50 | 50–70 | siehe 3./4. | 90 | **wie 2.,3./4.,6.,7.** |
| FOV (mm) | 150–300 | 230 | 230 | < 230 | < 230 | < 230 | siehe 3./4. | < 180 | 120–180 |
| Schichtanzahl | je 1–3 | 19–23 | 19–23 | bis 23 | 50–60 | 2 × je 11 | siehe 3./4. | 1 bis 3 | **wie 2.,3./4.,6.,7.** |
| Schichtdicke (mm) | 5–8 | 5–6 | 3 (Kopfspule) 1–2 (Orbitaspule) | 3 (Kopfspule) 1–2 (Orbitaspule) | 1 | 2–3 (Kopfspule) 1–2 (Orbitaspule) | siehe 3./4. | 6 | 1–2 |
| Schichtabstand (mm) bzw. -faktor | | 1–1,2<br>0,2 | 0,33–1<br>0,1–0,33 | 0,33–1<br>0,1–0,33 | 0 | 0,33–1<br>0,1–0,33 | siehe 3./4. | 3,6–6<br>0,5–1 | 0,1–0,5<br>0,1–0,25 |
| Bildmittlungen | | 2–4 | 1–2 | 2 | 1 | 2 | siehe 3./4. | 1 | **wie 2.,3./4.,6.,7.** |
| Sonstiges | je eine Schicht transversal und koronar, 3 Schichten sagittal: 1 × median, 2 × durch Orbitae | ggf. 50 bis 80 mm Sättigungsblock transversal über Hals, ETL bis 16 | **Fettsättigung,** Chiasma mitabbilden, ETL bis 16 | **Fettsättigung,** je ein Sättigungsblock transversal ober- und unterhalb der Schichten | | **parasagittale** Schichtführung jeweils parallel zu den Sehnerven, kreuzen über Chiasma, oversampling, **ggf. Fettsättigung** | **Fettsättigung,** je ein Sättigungsblock transversal ober- und unterhalb der Schichten | **T2-Zeit-Kalkulation** | **wie 2.,3./4.,6.,7.** |

## 2.1.9 MRT-Untersuchung: Kopf – Angiographie arteriell/venös

### Fragestellung

**Nativ/(selten KM):** Gefäßprozesse intrakraniell, Hirnangiome, Hirnaneurysma, Gefäßversorgung von Raumforderungen, Blutungen unklarer Genese, Hirninfarkt, Sinusvenenthrombose

### Vorbereitung und Lagerung

Bequeme Rückenlage, Knie unterpolstern, Kopf in Kopfspule, Spulenmitte über Nasenwurzel zentriert, Ohrstöpsel, ggf. Fixieren des Kopfes seitlich mit Polstern, Arme seitlich am Körper. Notfallknopf in die Hand geben. Möglichst genaue symmetrische Einstellung zur Körperachse (mit Laserkreuz kontrollieren). Mund schließen lassen. Nochmal auf Ruhiglage hinweisen.

**Falls KM-Gabe vorgesehen:** großlumigen i.v. Zugang legen (lassen), eine mit 0,9% Kochsalzlösung gefüllte 10 ml-Spritze bzw. Injektor mit Verlängerungsschlauch anschließen.

### Untersuchungsbereich

In der Regel: arteriell – Schädelbasis bis Seitenventrikelniveau (Abb. 1, 2), venös – Sella nach dorsal bis Occiput (Abb. 3, 4), sonst Zielaufnahmen der interessierenden Region.

### Wichtiges, Tipps & Tricks

- KM-Gabe **überwiegend nicht notwendig**, da keine Bildqualitätsverbesserung/Zusatzinformation.

Weitere Hilfe siehe Seite 182–184

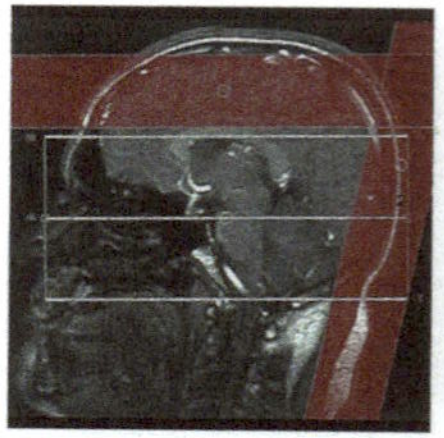

1 arteriell-3D, transversal

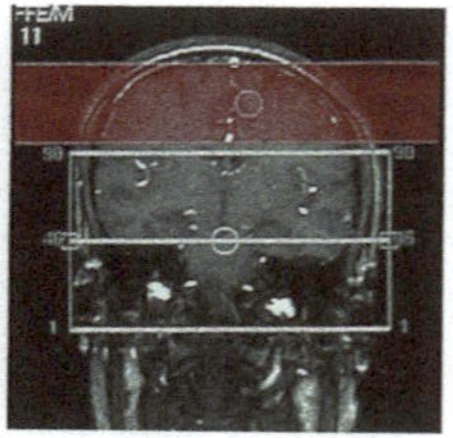


2 arteriell-3D, transversal

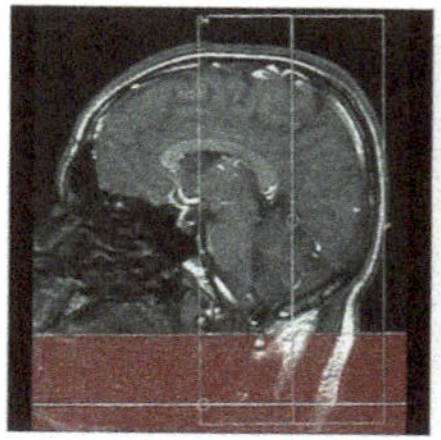

3 venös-3D, koronar

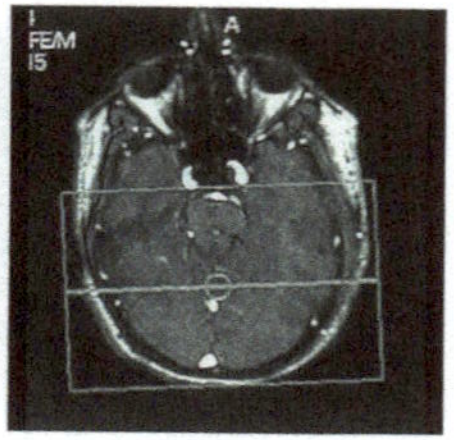


4 venös-3D, koronar

**Sequenzprotokoll Kopf – Angiographie**

| Mess-Sequenz | | 1. optional arteriell bzw. venös | 2. arteriell | 3. optional statt 2. | 4. + 5. optional arteriell | 6. venös |
|---|---|---|---|---|---|---|
| Indikation | Scout | Ganzhirn-Übersicht | Befund gezielt HSG bis Balken | Befund gezielt HSG bis Balken | Befund gezielt | Sinusvenen, venöser Abfluss |
| Gewichtung | | T2 | Angio | Angio | T1 + KM | Angio |
| Sequenztyp | Scout/FISP o. ä. | FSE/TSE | 3D-TOF-GRE/FFE | 3D-TOF-GRE/FFE | TSE/SE | 3D-TOF-GRE/FFE |
| Orientierung | 3 Ebenen | tra (gewinkelt) | tra | tra | tra/kor | kor |
| TR (ms) | | 3500–4500 | 7 bis 10 | 50 bis 60 | 450–600 | 24 |
| TE (ms) | | 90–120 | ca. 1,6 | ca. 3,4 | 9–15 | ca. 4,9 |
| Flipwinkel (Grad) | | | 20 | 20 | 50–70 | 40–60 |
| FOV (mm) | 250–300 | 230 | 200–230 | 200–230 | 230 | 230 |
| Schicht-anzahl | je 1–3 | 19–23 | ca. 90 mm Block | ca. 90 mm Block | 19–23 | ca. 60 |
| Schicht-dicke (mm) | 5–8 | 5–6 | 1,6 | 1,6 | 2,5–3 | 1–2 |
| Schichtab-stand (mm) bzw. -faktor | | 1–1,2<br>0,2 | 0 | 0 | 0,5–1<br>0,2–0,33 | 0 |
| Bildmitt-lungen | | 2–4 | 1 | 1 | 2 | 1 |
| Sonstiges | je eine Schicht in 3 Ebenen | ggf. 50 bis 80 mm Sättigungsblock transversal über Hals | transversaler Sättigungsblock hochkranial über Sinus sagittalis, ggf. schräg koronar über venösen Sinus dorsal, MIP-3D-Nachverarbeitung | | ggf. 50 bis 80 mm Sättigungsblock transversal über Hals, Einfaltungsartefakte vermeiden | 50 bis 80 mm Sättigungsblock transversal über Hals, Einfaltungsartefakte vermeiden, MIP-3D-Nachverarbeitung |

## 2.1.10 MRT-Untersuchung: Kopf – Kiefergelenke

### Fragestellung

**Nativ:** Fehlstellung, Degeneration, Luxation, Entzündung
**Selten KM:** Tumor, Entzündung

### Vorbereitung und Lagerung

Bequeme Rückenlage, Knie unterpolstern. Kiefergelenk-(TMJ-) Spule anpassen (Spulenmitte über beiden Kiefergelenken zentrieren), alternativ Kopf hoch in Kopfspule oder auf flexible OF-Spule (seitlich hochbiegen und fixieren). Ohrstöpsel, Arme seitlich am Körper. Notfallknopf in die Hand geben. Genaue symmetrische Einstellung zur Körperachse (mit Laserkreuz kontrollieren). Mundöffnung prüfen, Einfügen des Aufbisskeils ohne Kopfbewegung üben. Zunächst Aufnahmen mit geschlossenem Kiefer. Nochmal auf Ruhiglage hinweisen.

**KM-Gabe nur selten notwendig:** ggf. großlumigen i.v. Zugang legen (lassen), eine mit 0,9% Kochsalzlösung gefüllte 10 ml-Spritze bzw. Injektor mit Verlängerungsschlauch anschließen, nach Injektion ca. 2 Minuten Verzögerung bis Messbeginn empfohlen.

### Untersuchungsbereich

Zielaufnahmen der Kiefergelenke beidseits.

### Wichtiges, Tipps & Tricks

- Auf „metallischen" Lidschatten oder Make up achten!
- Schräge sagittale Aufnahmen nicht durch Sinus sigmoideus legen oder Sättigungsblock über Sinus sigmoideus legen.
- Aufbisskeil vor der Untersuchung anpassen für maximale Mundöffnung über mehrere Minuten, üben.
- Bei KM-Gabe: eventuell doppelte Dosis ca. 20 bis 30 min vor Untersuchungsbeginn und Kaugummi-Kauen vor der Untersuchung erlauben bessere Gelenkdarstellung.

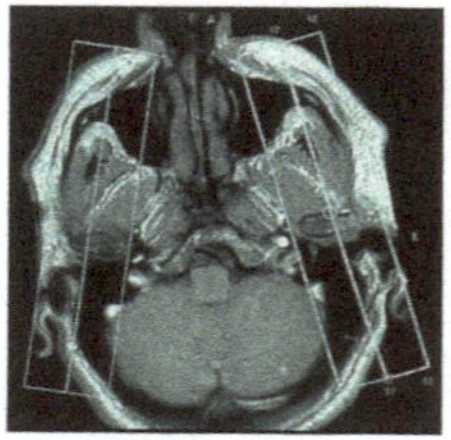

1 schräg sagittal

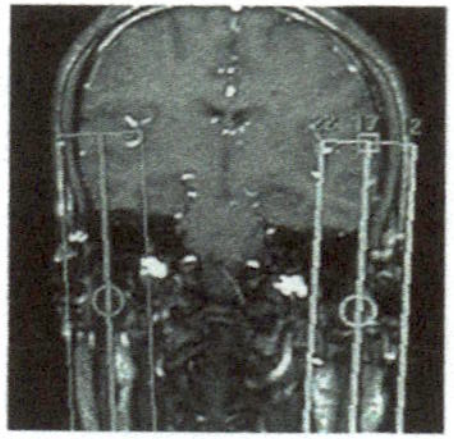

2 schräg sagittal

Weitere Hilfe siehe Seite 182–184

| Sequenzprotokoll Kiefergelenk | | | | | | | | | |
|---|---|---|---|---|---|---|---|---|---|
| Mess-Sequenz | | 1. Übersicht | 2. | 3. optional statt 2. | 4. optional | 5. optional statt 4. | 6. | 7. optional | 8. + 9. + 10. optional |
| Indikation | Scout | Gelenkregion | Gelenkregion | Gelenkregion | Gelenkregion | Gelenkregion | Gelenkregion | Gelenkregion | bei Tumor/ Entzündung |
| Gewichtung | | T1 | T1 | T1 | T1 | T1 | T1 | T2 | T1 + Gd |
| Sequenztyp | Scout/FISP o. ä. | TSE/SE | TSE/SE | FFE/GRE | TSE/SE | FFE/GRE | TSE/SE | FSE/TSE | TSE/SE |
| Orientierung | 3 Ebenen | tra | sag (gewinkelt) | sag (gewinkelt) | kor | kor | sag (gewinkelt) | sag (gewinkelt) | tra/kor/sag (gewinkelt) |
| TR (ms) | | 450–600 | 450–600 | 300–400 | 450–600 | 300–400 | 450–600 | 2500–4000 | 450–600 |
| TE (ms) | | 9–15 | 9–15 | 5–9 | 9–15 | 5–9 | 9–15 | 90–120 | 9–15 |
| Flipwinkel (Grad) | | 50–70 | 50–70 | 30–50 | 50–70 | 30–50 | 50–70 | | 50–70 |
| FOV (mm) | Kopfspule 250<br>Kieferspule 180 | Kopfspule 200<br>Kieferspule 120 | Kopfspule 200<br>Kieferspule 120 | Kopfspule 200<br>Kieferspule 120 | Kopfspule 200<br>Kieferspule 120 | Kopfspule 200<br>Kieferspule 120 | Kopfspule 200<br>Kieferspule 120 | Kopfspule 200<br>Kieferspule 120 | Kopfspule 200<br>Kieferspule 120 |
| Schicht-anzahl | je 1–3 | bis 23 | bis 23 | bis 23 | bis 23 | bis 23 | bis 23 | bis 23 | bis 23 |
| Schicht-dicke (mm) | 5 | 2–3 | 2 | 2 | 2 | 2 | 2 | 2–3 | 2–3 |
| Schichtab-stand (mm) bzw. -faktor | | 0,2–0,3<br>0,1 | 0–0,4<br>0–0,2 | 0–0,4<br>0–0,2 | 0–0,4<br>0–0,2 | 0–0,4<br>0–0,2 | 0–0,4<br>0–0,2 | 0–0,6<br>0–0,2 | 0–0,6<br>0–0,2 |
| Bildmitt-lungen | | 2 | 2 | 2 | 2 | 2 | 2 | 1–2 | 2 |
| Sonstiges | je eine Schicht in 3 Ebenen | Mund **zu** | Mund **zu**, Winkelung parallel zum Unterkieferast, Phase ap, oversampling | | Phase re-li, oversampling, Mund **zu**, ggf. jeweils parakoronare Schichten gewinkelt senkrecht über Kieferköpfchen | | Mund **auf**, mit Keil fixiert, Winkelung parallel zum Unterkieferast | Mund **zu**, Winkelung parallel zum Unterkieferast, Phase ap, oversampling | |

## 2.2.1 MRT-Untersuchung: Hals – Weichteile

### Fragestellung

**Nativ/KM:** Raumforderungen, Gefäßprozess, Entzündung/Abszess, Phlegmone, Larynxkarzinom, malignes Lymphom, Schilddrüsenveränderungen

### Vorbereitung und Lagerung

Oberkörper bis auf Unterwäsche freimachen, bequeme Rückenlage, Knie unterpolstern, Hals in „array-Spule" (Hals/head-neck/WS), selten Körper-/Thoraxspule bei großem FOV notwendig, Spulenmitte meist Kehlkopfoberrand, Ohrstöpsel/Kopfhörer, ggf. Fixieren des Kopfes seitlich mit Polstern, Arme seitlich am Körper. Notfallknopf in die Hand geben. Symmetrische Einstellung zur Körperachse (mit Laserkreuz kontrollieren). Mund schließen lassen. Nochmal auf Ruhiglage während der Messungen hinweisen. Vor der Messung schlucken lassen.

**KM-Gabe:** großlumigen i.v. Zugang legen (lassen), eine mit 0,9% Kochsalzlösung gefüllte 10 ml-Spritze bzw. Injektor mit Verlängerungsschlauch anschließen. Nach KM-Gabe ca. 2 Minuten Verzögerung bis Messbeginn empfohlen.

### Untersuchungsbereich

In der Regel Schädelbasis/Densspitze bis Manubrium/ca. Th2, axiale und koronare Schichten je nach Lage gewinkelt, senkrecht zueinander.

### Wichtiges, Tipps & Tricks

- Vor der Messung schlucken lassen, Hinweise auf Nichtschlucken während der Messung bewirken das Gegenteil!
- Bei transversalen Schichten meist Bildqualitätsverbesserung durch parallele Sättigung darüber und darunter.
- Bei großem FOV oder adipösen Patienten „ohne Hals" flexible Thoraxspule, „Doppelspule", große Wirbelspule (mit Bereichsverstärkung) oder notfalls Körperspule verwenden.

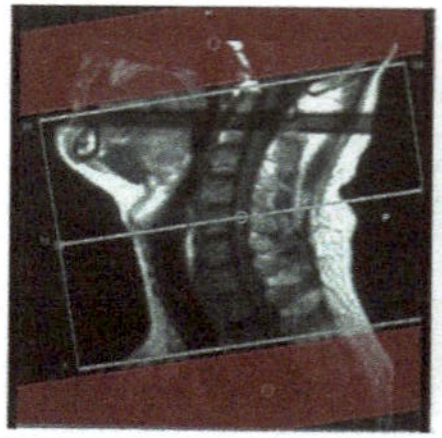
1 transversal

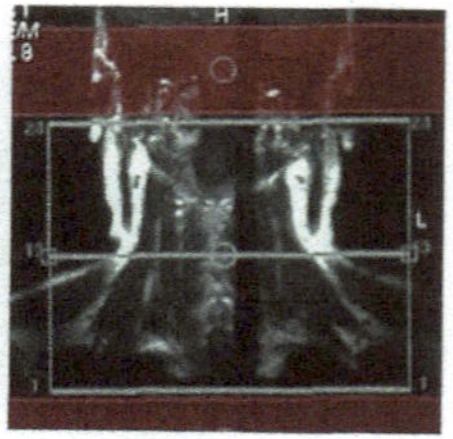
2 transversal

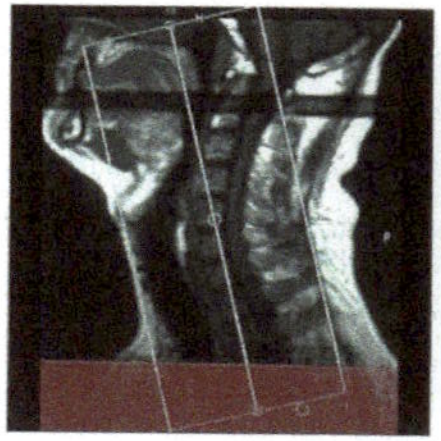
3 koronar

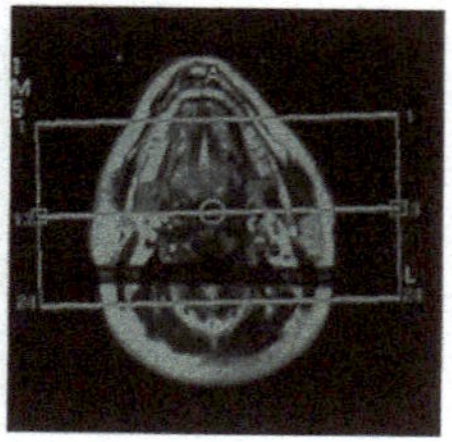
4 koronar

Weitere Hilfe siehe Seite 182–184

**Sequenzprotokoll Halsweichteile**

| Mess-Sequenz | | 1. | 2. optional | 3. | 4. optional | 5. | 6. + 7. optional | 8. | 9. + 10. optional | 11. optional |
|---|---|---|---|---|---|---|---|---|---|---|
| Indikation | Scout | Ganzhals fatsat | Ganzhals nativ | lokalisiert nativ | Ganzhals nativ | lokalisiert nativ | weitere Ebenen | lokalisiert KM | weitere Ebenen + KM | Abgrenzung Pathologie |
| Gewichtung | | T2 **fatsat** | T2 | T2 | T2 | T1 | T1 | T1 + **KM** | T1 + **KM** | T1 + **KM fatsat** |
| Sequenztyp | Scout/FISP o. ä. | FSE/TSE | IR | FSE/TSE | FSE/TSE | TSE/SE | TSE/SE | TSE/SE | TSE/SE | TSE/SE |
| Orientierung | 3 Ebenen | kor | kor | tra | sag | tra | kor/sag | tra | kor/sag | kor |
| TR (ms) | | 2500–3500 | 5000–7000 | 2500–4500 | 2500–4500 | 450–600 | 450–600 | 450–600 | 450–600 | 450–600 |
| TE (ms) | | 60–90 | 30–60 | 90–120 | 90–120 | 9–15 | 9–15 | 9–15 | 9–15 | 9–15 |
| TI (ms) | | | 120–140 | | | | | | | |
| Flipwinkel (Grad) | | | | | | 50–70 | 50–70 | 50–70 | 50–70 | 50–70 |
| FOV (mm) | 250–300 | < 250 | < 250 | < 200 | < 250 | < 200 | < 250 | < 200 | < 250 | < 250 |
| Schicht-anzahl | je 1–3 | 19–23 | 19–23 | bis 30 | 19–23 | bis 30 | 19–23 | bis 30 | 19–23 | 19–23 |
| Schicht-dicke (mm) | 5–8 | 5–6 | 5–6 | 5–6 | bis 5 | 5–6 | 5–6 | 5–6 | 5–6 | 5–6 |
| Schichtab-stand (mm) bzw. -faktor | | 1–1,2<br>0,2 | 1–1,2<br>0,2 | 1–1,2<br>0,2 | 0,5–1<br>0,1–0,2 | 1–1,2<br>0,2 | 0,5–1,2<br>0,1–0,2 | 1–1,2<br>0,2 | 0,5–1,2<br>0,1–0,2 | 0,5–1,2<br>0,1–0,2 |
| Bildmitt-lungen | | 2 | 1–2 | 2 | 2 | 2 | 2 | 2 | 2 | 2 |
| Sonstiges | mindestens je eine Schicht in in 3 Ebenen | 30–50 mm Sättigungsblock transversal über Hals in Jugulum-Höhe, bei transversaler Schichtführung parallele Sättigung unterhalb und oberhalb vermindert Pulsationsartefakte, ggf. Flusskompensation, bei koronaren Schichten auf Einfaltungsartefakte achten! Rechteck-FOV verkürzt Messzeit, erhöht Rauschen! | | | | | | | | |

## 2.2.2 MRT-Untersuchung: Hals – Angiographie arteriell/venös

### Fragestellung

**Nativ/KM:** Tumor-/Metastasenbezug zu Halsgefäßen, Gefäßprozess, A. carotis-Stenose/-Verschluss/-Thrombose, Dissektion, Jugularisthrombose

### Vorbereitung und Lagerung

Oberkörper bis auf Unterwäsche freimachen, bequeme Rückenlage, Knie unterpolstern, Hals in „array-Spule" (Hals/head-neck/WS), selten Körper-/Thoraxspule bei großem FOV notwendig, Spulenmitte meist Kehlkopfoberrand, Ohrstöpsel/Kopfhörer, ggf. Fixieren des Kopfes seitlich mit Polstern, Arme seitlich am Körper. Notfallknopf in die Hand geben. Symmetrische Einstellung zur Körperachse (mit Laserkreuz kontrollieren). Mund schließen lassen. Nochmal auf Ruhiglage während der Messungen hinweisen. **Vor** der Messung schlucken lassen.

**KM-Gabe:** großlumigen i.v. Zugang legen (lassen), eine mit 0,9% Kochsalzlösung gefüllte 10 ml-Spritze bzw. Injektor mit Verlängerungsschlauch anschließen.

### Untersuchungsbereich

In der Regel Clivus bis Manubrium/ca. Th2, nach Scout am besten schnelle Phasenkontrast-Angiographie zur Gefäßlokalisation (2 Blöcke sagittal 50–60 mm), daran „echte" Angiographie-Sequenzen einstellen (s. Abb. 1, 2).

### Wichtiges, Tipps & Tricks

- Vor der Messung schlucken lassen, Hinweise auf Nichtschlucken während der Messung bewirken das Gegenteil!
- Faustregel: Injektionsgeschwindigkeit: KM-Volumen durch halbe Sequenzzeit = Geschwindigkeit in ml/s (meist 1–2 ml/s).
- Testbolus mit 2 ml KM im Schlauch und 20 ml NaCl Nachinjektion. Kreislaufzeitermittlung: Beginn des Signalanstiegs im Bulbus caroticus nach Injektionsbeginn in Sekunden. Kreislaufzeit minus ⅓ Sequenzzeit = KM-delay in Sekunden bei normalen Angio-Sequenzen mit sequenzieller k-Raum-Füllung, anschließend Nachverarbeitung mit Subtraktion KM-Aufnahmen minus native. Bei Sequenzen mit elliptisch-zentrischer k-Raum-Füllung nur Kreislaufzeit-delay (Vorteile: reine arterielle Darstellung, venöser flow wird unterdrückt, keine Subtraktion notwendig).
- Getrennte Darstellung rechte und linke A. carotis in koronarer MIP.

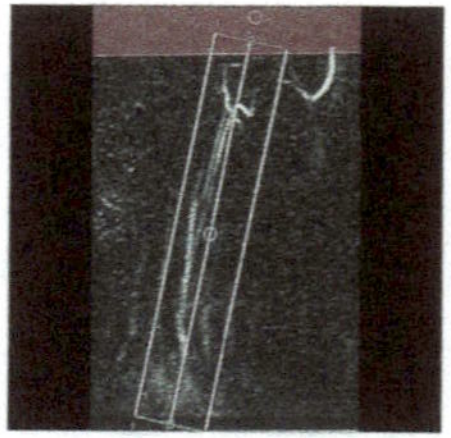

1 Einstellung 3D-Angio auf Phasenkontrast-Angio

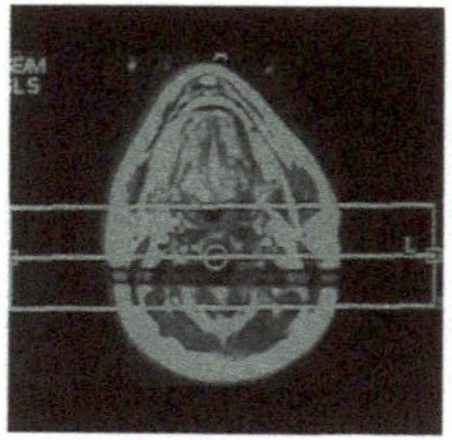

2 3D-Angio koronar

Weitere Hilfe siehe Seite 182–184

| Sequenzprotokoll Hals – Angiographie | | | | | | | | |
|---|---|---|---|---|---|---|---|---|
| Mess-Sequenz | | 1. optional Testbolus | 2. optional arteriell | 3. arteriell nativ | 4. optional statt 3. | 5. arteriell KM | 6. optional statt 5. | 1. venös |
| Indikation | Scout | Kreislaufzeit-Bestimmung | Dissektion/ Blutung | Aa. carotides | Aa. carotides | Aa. carotides | Aa. carotides | Vv. jugulares |
| Gewichtung | | T1 | T1 fat-sat | Angio | Angio | Angio + **KM** | Angio + **KM** | Angio |
| Sequenztyp | Scout/FISP o. ä. | FFE/GRE | TSE/SE | 3D-TOF-GRE | 3D-TOF-FFE | 3D-TOF-GRE | 3D-TOF-FFE | 3D-TOF-GRE |
| Orientierung | 3 Ebenen | tra | kor | kor | kor | kor | kor | kor |
| TR (ms) | | 5–14 | 450–600 | 6–9 | 2,5–5 | 6–9 | 2,5–5 | 6–9 |
| TE (ms) | | 1,4–4 | 9–15 | ca. 2,3 | ca. 1,5 | ca. 2,3 | ca. 1–2 | ca. 2,3 |
| Flipwinkel (Grad) | | 20–60 | 50–70 | 40–50 | 25–45 | 40–50 | 25–40 | 40–50 |
| FOV (mm) | 250–300 | 300 | bis ca. 300 | 300–360 | 300–360 | 300–360 | 300–360 | 300–360 |
| Schicht-anzahl | je 1–3 | 30–40, in gleicher Lokalisation | 19–23 | 50–60 mm Block, bis 36 Schichten | 50–60 mm Block, bis 36 Schichten | 50–60 mm Block, bis 36 Schichten | 50–60 mm Block, bis 36 Schichten | 50–60 mm Block, bis 36 Schichten |
| Schicht-dicke (mm) | 5–8 | 5 | 3–4 | ca. 1,6 | ca. 1,6 | ca. 1,6 | ca. 1,6 | ca. 1,6 |
| Schichtab-stand (mm) bzw. -faktor | | 0 | 0,5–1<br>0,2–0,33 | 0 | 0 | 0 | 0 | 0 |
| Bildmitt-lungen | | 1 | 2 | 1 | 1 | 1 | 1 | 1 |
| Sonstiges | transversal und koronar je eine Schicht, sagittal eine median und zwei durch die Gefäßscheiden | **bei vorgesehener KM-Applikation** Messzeit 30 × 1 s in der gleichen Schicht, Ermittlung des Signalanstiegs und -maximums | Einfaltungs-artefakte vermeiden | Atemanhalte-Technik, Sättigungsblock oberhalb der Schichten, 512er Matrix empfohlen, ggf. Rechteckmatrix, Einfaltungsartefakte vermeiden, KM-Gabe nach errechnetem delay, MIP-3D-Nachverarbeitung | | | | Sättigungsblock unterhalb der Schichten unterdrückt arteriellen Fluss, MIP-3D-Nachverarbeitung |

## 2.2.3 MRT-Untersuchung: Hals – Wirbelsäule

### Fragestellung

**Nativ/KM:** Bandscheibenprolaps/-protrusion, Wirbelkörperfraktur/-osteolyse, Spondylitis, Spondylodiscitis, zervikales Querschnittsyndrom, zervikale Myelopathie, spinale Blutung/Hämatom, spinaler Abszess, spinale Raumforderung, prä-/postoperativer Situs

### Vorbereitung und Lagerung

Oberkörper bis auf Unterwäsche freimachen, bequeme Rückenlage, Knie unterpolstern, ggf. weitere Polsterungen bis zur schmerzfreien Lage. Hals in Halsspule bzw. Wirbelsäulen-OF-Spule, selten Bodyspule bei großem FOV notwendig. Spulenmitte meist Kehlkopfbereich, bei kurzem Hals eher Jugulum. Ohrstöpsel, ggf. Fixieren des Kopfes seitlich mit Polstern, Arme seitlich am Körper. Notfallknopf/-klingel/-ball in die Hand geben. Gerade Einstellung zur Körperachse (mit Laserkreuz kontrollieren) in Halsmitte. Nochmal auf Ruhiglage während der Sequenzen hinweisen. Vor der Messung schlucken lassen.

**KM-Gabe:** großlumigen i.v. Zugang legen (lassen), eine mit 0,9% Kochsalzlösung gefüllte 10 ml-Spritze bzw. Injektor mit Verlängerungsschlauch anschließen. Falls KM-Gabe notwendig, nach Injektion ca. 2 Minuten Verzögerung bis Messbeginn empfohlen.

### Untersuchungsbereich

In der Regel Pons bis Manubrium/ca. Th2, sagittale und transversale Schichten je nach Lage gewinkelt, koronare parallel zum Bandscheibenfach.

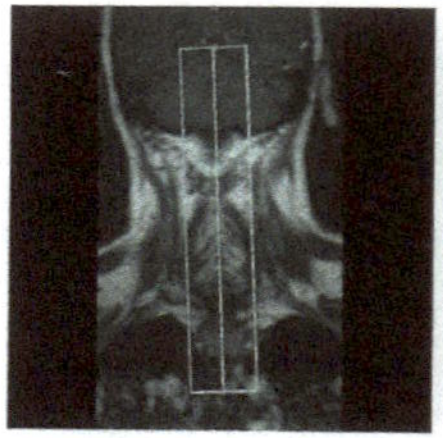

1 sagittal

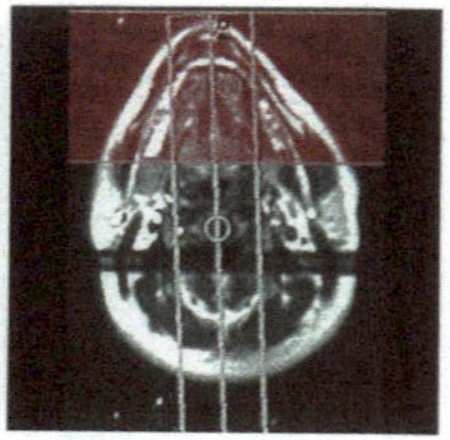

2 sagittal

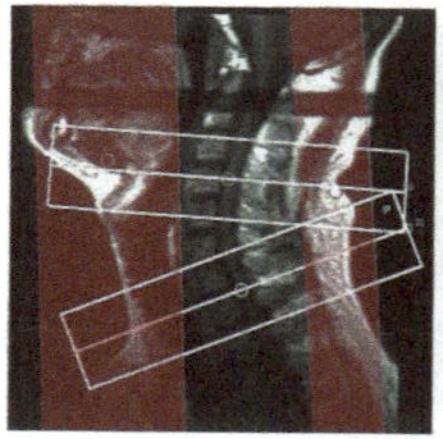

3 transversal, zwei Blöcke

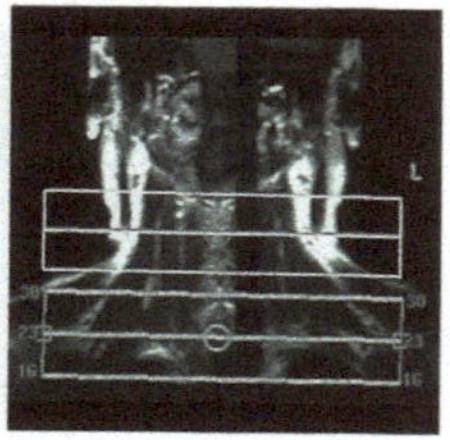

4 transversal, zwei Blöcke

### Wichtiges, Tipps & Tricks

- **Vor** der Messung schlucken lassen, Hinweise auf Nichtschlucken während der Messung bewirken das Gegenteil!
- Bei BWS-/HWS-Kyphose Becken unterpolstern und/oder Kopf leicht unterpolstern, eventuell Halskrause. Eventuell selektive transversale Anpassung durch Einstellung in sagittaler und koronarer Ebene. Auf Miterfassung aller seitlichen Anteile der skoliotischen Wirbelsäule bei sagittaler Schnittführung achten. Bei angrenzender Weichteilpathologie alles mitabbilden.
- Koronarer Sättigungsblock über dorsalem subkutanen Fettgewebe bei adipösen Patienten sinnvoll.
- Bei großem transversalen Schichtblock über ganze HWS meist Bildqualitätsverbesserung durch parallele Sättigung darüber und darunter.
- Mehrere verschieden gewinkelte transversale Schichten in unterschiedlichen Höhen innerhalb einer Messplanung einstellbar (Abb. 3, 4).
- Bei großem FOV oder adipösen Patienten „ohne Hals" „Doppelspule", große Wirbelspule (mit Bereichsverstärkung) oder notfalls Körperspule verwenden.
- Bei fraglichem Gefäßprozess Angio-Sequenzen anschließen. Nach operativen Eingriffen KM-Gabe empfohlen zum Nachweis von Narbengewebe.

Weitere Hilfe siehe Seite 182–184

**Sequenzprotokoll Halswirbelsäule**

| Mess-Sequenz | | 1. | 2. + 3. | 4. optional statt 3. tra | 5. optional statt 3. tra | 6. | 7. optional | 8. optional statt 7. | 9. + 10. |
|---|---|---|---|---|---|---|---|---|---|
| Indikation | Scout | Übersicht WK/Myelon | Übersicht WK/Myelon | Spinalkanal transversal | Spinalkanal transversal | Übersicht Nervenwurzeln | WK-Läsion Fraktur | WK-Läsion Fraktur | Pathologie/post-operativ nach KM |
| Gewichtung | | T2 | T1 | T2 | Protonendichte | T2 | T2 **fatsat** | T2 | T1+ **KM (fatsat)** |
| Sequenztyp | Scout/FISP o.ä. | FSE/TSE | TSE/SE | GRE/FFE | FSE/TSE | FSE/TSE | FSE/TSE | STIR | TSE/SE |
| Orientierung | 3 Ebenen | sag | sag/tra (gewinkelt) | tra (gewinkelt) | tra (gewinkelt) | kor | sag | sag | sag/tra (gewinkelt) |
| TR (ms) | | 2500–4500 | 450–600 | 500–850 | 1500–2000 | 3500–4500 | 2500–4500 | ca. 3500 | 450–600 |
| TE (ms) | | 90–120 | 9–15 | 18–26 | 12–20 | 100–150 | 90–120 | 60–70 | 9–15 |
| TI (ms) | | | | | | | | ca. 140 | |
| Flipwinkel (Grad) | | | 50–70 | 20–30 | | | | | 50–70 |
| FOV (mm) | 250–300 | < 260 | sag < 260<br>tra ca. 200 | ca. 200 | ca. 200 | 250–300 | < 260 | < 260 | sag < 260<br>tra ca. 200 |
| Schicht-anzahl | je 1–3 | bis 19 | sag bis 19<br>tra bis 32 | bis 32 | bis 32 | bis 15 | bis 19 | bis 19 | sag bis 19<br>tra bis 32 |
| Schicht-dicke (mm) | 5–8 | 3–4 | 3–4 | 3–4 | 3–4 | 4–6 | 3–4 | 3–4 | 3–4 |
| Schichtab-stand (mm) bzw. -faktor | | 0,6–0,8<br>0,2 | 0,6–0,8<br>0,2 | 0,6–0,8<br>0,2 | 0,6–0,8<br>0,2 | 0,4–0,6<br>0,1 | 0,3–0,8<br>0,1–0,2 | 0,3–0,8<br>0,1–0,2 | 0,6–0,8<br>0,2 |
| Bildmitt-lungen | | bis 3 | bis 3 | 2 | 2–3 | bis 2 | bis 3 | 1–2 | bis 3 |
| Sonstiges | je eine Schicht transversal und koronar, 3 Schichten sagittal | 30–50 mm Sättigungsblöcke kranial transversal über Pons und (schräg) koronar ventral der HWS, ggf. kaudal transversal über Thorax. Ggf. Flusskompensation, bei sagittalen und koronaren Aufnahmen Oversampling, Phasenkodierung pa. Turbofaktor bei TSE 15–25, bei STIR 8–15. Einfaltungsartefakte vermeiden! Rechteck-FOV verkürzt Messzeit, erhöht Rauschen! Bei Skoliose und bei begleitender Weichteil-Läsion auf komplette Abbildung achten, ggf. FOV-Vergrößerung. Transversale Schichten bei vermehrter Lordosierung ggf. in mehreren Blöcken, auf sagittalem und koronarem Scout den WK-Deckplatten anpassen. Ohne erkennbare Pathologie 3 transversale „Routine"-Blöcke C 4/5–C 6/7. | | | | | | | |

## 2.3.1 MRT-Untersuchung: Thorax – Mediastinum/Lunge

### Fragestellung

**Nativ/KM:** Bronchialkarzinom, malignes Lymphom, Lungenmetastasen, mediastinale Tumorinfiltration, mediastinale Raumforderung, Thymustumor, Ösophagustumor, Mediastinalabszess, Lungenabszess, obere Einflussstauung

### Vorbereitung und Lagerung

Bis auf Unterwäsche entkleiden, Oberkörper freimachen, vor Untersuchungsbeginn EKG-Elektroden anbringen (geräte-/herstellerabhängig unterschiedlich), auf jeden Fall klare Ableitung anstreben. Bequeme Rückenlage, Knie unterpolstern. Body-array- oder flexible Body-Spule, bei großem FOV Body-Spule notwendig, Spulenmitte nach Fragestellung, meist Sternummitte. Ohrstöpsel oder Kopfhörer, ggf. Fixieren des Kopfes seitlich mit Polstern, Arme besser seitlich am Körper, bei starker Adipositas über Kopf. Notfallknopf in die Hand geben. Symmetrische Einstellung zur Körperachse (mit Laserkreuz kontrollieren). Nochmal auf Ruhiglage und auf **gleichmäßige, flache** Atmung während der Sequenzen hinweisen.
**KM-Gabe:** großlumigen i.v. Zugang legen (lassen), eine mit 0,9% Kochsalzlösung gefüllte 10 ml-Spritze bzw. Injektor mit Verlängerungsschlauch anschließen. Nach KM-Gabe ca. 2 Minuten Verzögerung bis Messbeginn empfohlen.

### Untersuchungsbereich

In der Regel Mitte Hals bis unterer Rippenbogen. Transversale und sagittale Schichten, senkrecht zueinander, seltener koronar.

### Wichtiges, Tipps & Tricks

- Atem-Gating nur retrospektiv, sonst zu zeitaufwendig!
- Patienten-Compliance ist essentiell. EKG-Monitor muss saubere R-Zacke und gleichmäßige Herzfrequenz zeigen.
- Effektive Atemartefaktminderung durch Sättigung der vorderen Thoraxwand.
- Bei Arrhythmie eventuell Atemanhalte-Sequenzen (schlechtere Ortsauflösung!) oder Verzicht auf EKG-Ableitung. Bei sehr adipösen Patienten eventuell Pulsableitung über Fingerelektrode oder atypische Ableitung über Extremitäten, wenn möglich.

Weitere Hilfe siehe Seite 182–184

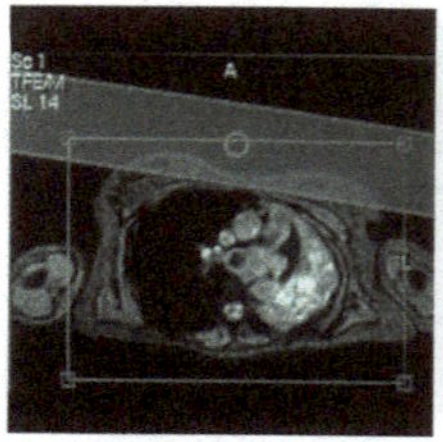

1 transversal, FOV

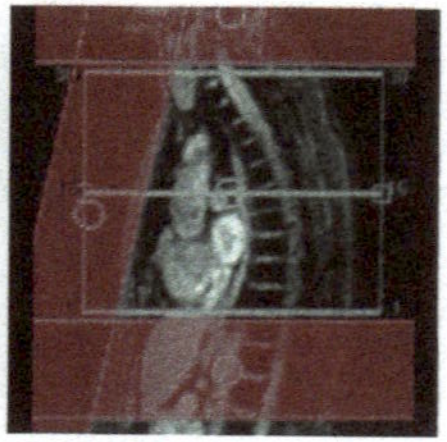
2 transversal

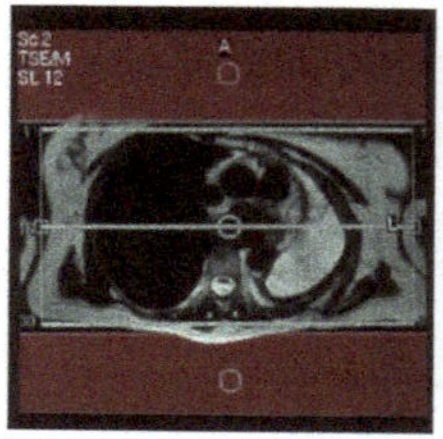

3 koronar

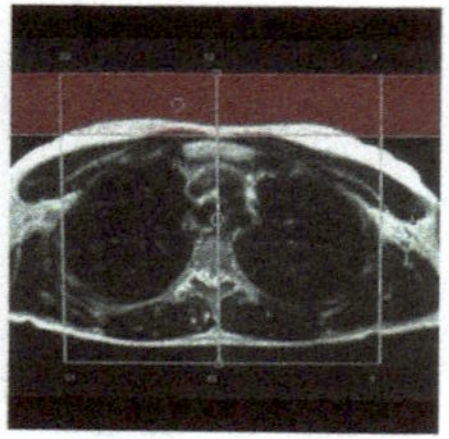
4 sagittal

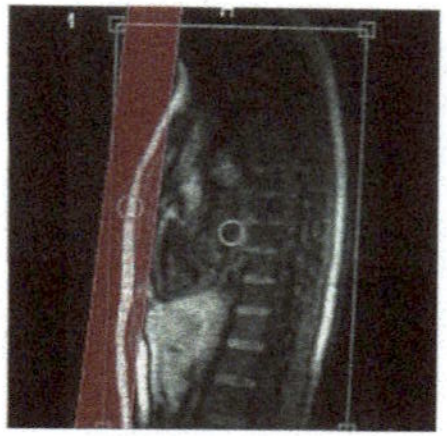
5 sagittal, FOV

**Sequenzprotokoll Lunge/Mediastinum**

| Mess-Sequenz | | 1. | 2. optional | 3. optional statt 1. | 4. optional statt 2. | 5. | 6. optional | 7. | 8. optional statt 7. |
|---|---|---|---|---|---|---|---|---|---|
| Indikation | Scout | Übersicht Morphologie | Übersicht Morphologie | Übersicht Morphologie | Übersicht Morphologie | Übersicht SI | Übersicht SI | post-KM | post-KM |
| Gewichtung | | T1-**EKG** | T1-**EKG** | T1-**Atemhalt** | T1-**Atemhalt** | **T2 (fatsat) (Atemhalt)** | T2-**Atemhalt** | T1-KM **EKG** | T1-**Atemhalt** |
| Sequenztyp | Scout/FISP o. ä. | SE **(black-blood)** | SE **(black-blood)** | FFE/GRE | FFE/GRE | FSE/TSE | HASTE | SE **(black-blood)** | FFE/GRE |
| Orientierung | 3 Ebenen | tra | kor/sag | tra | kor/sag | tra/kor | tra/kor | tra/kor/sag | tra/kor/sag |
| TR (ms) | | 500–800 (EKG–15%) | 500–800 (EKG–15%) | 100–140 | 100–140 | 2500–3500 | ca. 12 | 500–800 (EKG–15%) | 100–140 |
| TE (ms) | | 9–12 | 9–12 | 4–10 | 4–10 | 90–120 | ca. 95 | 9–12 | 4–10 |
| Flipwinkel (Grad) | | 65 | 65 | 60 | 60 | | 150 | 65 | 60 |
| FOV (mm) | 400–500 | ca. 300 | ca. 400 | ca. 300 | bis 400 | 300–400 | 300–400 | ca. 300 | ca. 300 |
| Schicht-anzahl | je 1–3 | bis 25 | bis 25 | bis 30 | bis 30 | bis 30 | bis 30 | bis 25 | bis 30 |
| Schicht-dicke (mm) | 5–8 | 5–8 | 5–8 | 5–8 | 5–8 | 5–8 | 5–8 | 5–8 | 5–8 |
| Schichtab-stand (mm) bzw. -faktor | | 1–2<br>0,2–0,4 | 1–2<br>0,2–0,4 | 1–2<br>0,2–0,4 | 1–2<br>0,2–0,4 | 1–2<br>0,2–0,4 | 1–2<br>0,2–0,4 | 1–2<br>0,2–0,4 | 1–2<br>0,2–0,4 |
| Bildmitt-lungen | | 2 | 2 | 1–2 | 1–2 | 1 | 1 | 2 | 1–2 |
| Sonstiges | je eine Schicht in 3 Ebenen | Transversale Schichten: Phase re-li. Koronar/sagittal: Phase eher kranio-kaudal + oversampling, auf Einfaltung achten! Rechteck-FOV verkürzt Messzeit, erhöht Rauschen! Vorsättigung ventrale Thoraxwand empfohlen. Sättigungsblöcke kranial und kaudal sinnvoll, Fettsättigung bei T2-Sequenzen in Einzelfällen sinnvoll. T2-Sequenzen auch als Atemanhalte-Sequenzen einsetzbar. Falls möglich/vorhanden: EGK-gesteuerte T1-SE-**black-blood**-Sequenzen empfohlen (TR ca. 15% kleiner als Herzfrequenz) für signallose Gefäßdarstellung. Atemgating überwiegend nicht sinnvoll, da Vorsättigung der Brustwand effektiv. | | | | | | | |

## 2.3.2 MRT-Untersuchung: Thorax – Pleura/Thoraxwand/Sternum

### Fragestellung

**Nativ/KM:** pleurale Raumforderung, Pleuramesotheliom, Thoraxwandprozess, Rippentumor, Pleuraempyem,/-erguss, Sternumprozess, retrosternale Lymphknoten

### Vorbereitung und Lagerung

Bis auf Unterwäsche entkleiden, Oberkörper freimachen. EKG-Ableitung nur notwendig bei simultaner mediastinaler Diagnostik. Abhängig von der Fragestellung lokaler Prozess kleine oder große Oberflächenspule mit Lagerung der Pathologie spulennah, bei ausgedehnter oder diffuser Pathologie Body-array-Spule oder Bodyspule. Bequeme Lagerung, eventuell bei Schräg- oder Seitenlage abstützen, unterpolstern. Sternumuntersuchung in Rückenlage mit ventraler Oberflächenspule, Body-array- oder Body-Spule. Ohrstöpsel oder Kopfhörer, Arme seitlich am Körper oder über Kopf. Notfallknopf in die Hand geben. Nochmal auf Ruhiglage und **gleichmäßige flache** Atmung während der längeren Sequenzen hinweisen. Patienten auf Atemanhalte-Sequenzen vorbereiten.

**KM-Gabe:** großlumigen i.v. Zugang legen (lassen), eine mit 0,9% Kochsalzlösung gefüllte 10 ml-Spritze bzw. Injektor mit Verlängerungsschlauch anschließen. Nach KM-Gabe ohne Dynamik bis zu 2 Minuten Verzögerung bis Messbeginn empfohlen.

### Untersuchungsbereich

Abhängig von Lokalisation und Ausdehnung, bei lokalen Pathologien kleines FOV bei Oberflächenspule, sonst gesamter Thorax einschließlich dorsobasaler Recessus.

### Wichtiges, Tipps & Tricks

- Beste Darstellung lokaler Thoraxwandpathologie durch Direktpositionierung auf Spulenmitte, Kontrolle und ggf. Korrektur nach Scout.
- Sequenzen mit niedrigerer Bandbreite empfehlenswert für hochauflösende Aufnahmen. T2-Aufnahmen eventuell mit Fettsättigung!
- Atem-Gating nicht notwendig. Flache gleichmäßige Bauchatmung.
- Sättigung der nicht interessierenden/spulenfernen sich bewegenden/pulsierenden Strukturen (z. B. Herz/Aorta).
- Beste Sternum-Darstellung mit Oberflächenspule (z. B. großer Ring) durch 3-mm gewinkelte koronare Schichtführung durch anteriore Brustwand in Rückenlage (Abb. 3, 4), Bauchlage nur in Ausnahmefällen (unbequem!).

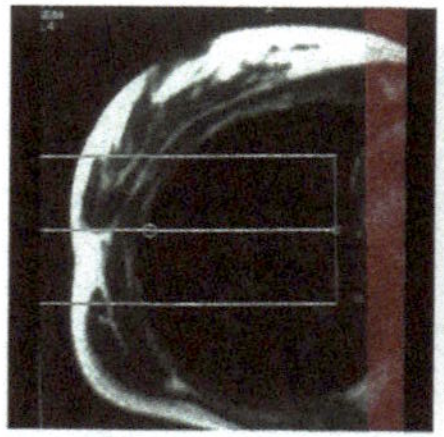
1 koronar

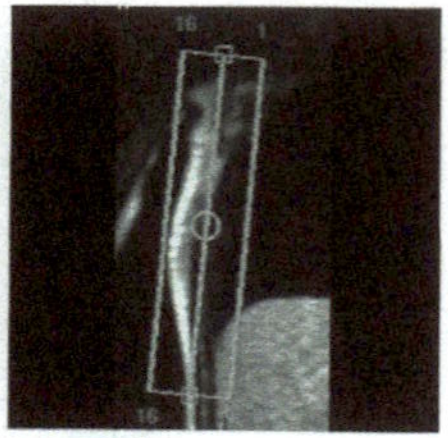
2 sagittal

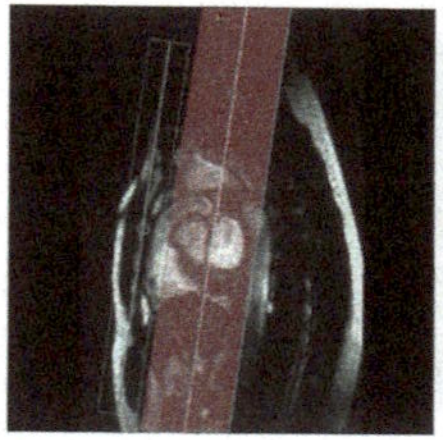
3 koronar, Sternum

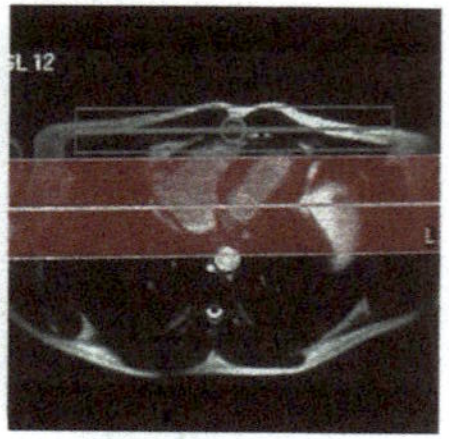

4 koronar, Sternum

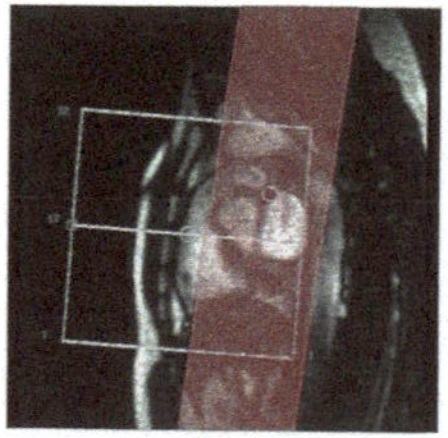
5 transversal, Sternum

Weitere Hilfe siehe Seite 182–184

| Sequenzprotokoll Pleura/Thoraxwand/Sternum | | | | | | | | | |
|---|---|---|---|---|---|---|---|---|---|
| Mess-Sequenz | | 1. + 2. (+ 3.) | 4. + 5. (+ 6.) optional statt 1.–3. | 7. + 8. (+ 9.) optional statt 1.–3. | 10. + 12. (+ 13.) | 14. + 15. (+ 16.) | 1a. + 2a. (+ 3a.) | 4a. + 5a. (+ 6a.) | 7a. + 8a. (+ 9a.) |
| Indikation | Scout | Übersicht | Übersicht | Übersicht | Übersicht | post-KM bei Pathologie | Hochauflösung Zielaufnahmen | Hochauflösung Zielaufnahmen | Hochauflösung post-KM bei Pathologie |
| Gewichtung | | **T2-fatsat** | T2 | T2-**Atemhalt** | T1 | T1-KM | **T2-fatsat** | T1 | T1-KM |
| Sequenztyp | Scout/FISP o. ä. | FSE/TSE | STIR | FSE/TSE | TSE/SE | TSE/SE | FSE/TSE | TSE/SE | TSE/SE |
| Orientierung | 3 Ebenen | kor/sag/tra (möglichst 90 Grad zueinander) | | | | | kor/sag/tra (möglichst 90 Grad zueinander) | | |
| TR (ms) | | 2500–3500 | ca. 3500 | 2500–4000 | 450–600 | 450–600 | 2500–3500 | 450–600 | 450–600 |
| TE (ms) | | 90–120 | 60–70 | 100–140 | 9–15 | 9–15 | 90–120 | 15–20 | 15–20 |
| TI (ms) | | | ca. 140 | | | | | | |
| Flipwinkel (Grad) | | | | | 50–90 | 50–90 | | 70–90 | 70–90 |
| FOV (mm) | 400–500 (300 bei Hochauflösung) | 300–400 | 300–400 | 300–400 | 300–400 | 300–400 | 120–200 | 100–160 | 100–160 |
| Schichtanzahl | je 1–3 | bis 25 | bis 25 | bis 25 | bis 25 | bis 25 | bis 20 | bis 20 | bis 20 |
| Schichtdicke (mm) | 5–8 | 3–6 | 3–6 | 3–4 | 3–6 | 3–6 | 1–3 | 1–3 | 1–3 |
| Schichtabstand (mm) bzw. -faktor | | 0,5–1<br>0,1–0,33 | 0,5–1<br>0,1–0,33 | 0,5–1<br>0,1–0,33 | 0,5–1<br>0,1–0,33 | 0,5–1<br>0,1–0,33 | 0,33–1<br>0,1–0,33 | 0,33–1<br>0,1–0,33 | 0,33–1<br>0,1–0,33 |
| Bildmittlungen | | 1–2 | 1–2 | 1–2 | 2 | 2 | 1–2 | 2 | 2 |
| Sonstiges | je eine Schicht in 3 Ebenen | Transversale Schichten: Phase re-li. Koronar/sagittal: Phase eher kranio-kaudal + oversampling, auf Einfaltung achten! Rechteck-FOV verkürzt Messzeit, erhöht Rauschen! **Pleura und Thoraxwand:** sagittale + transversale Schichten senkrecht zur Pleura. **Sternum:** parallele koronare Schichten in 2 Ebenen ausrichten, Schichtdicke maximal 4 mm, transversale (bis 6 mm) /sagittale (bis 4 mm) im rechten Winkel dazu. Sättigungsblöcke kranial und kaudal möglich, nicht unbedingt nötig. T2-Sequenzen auch als Atemanhalte-Sequenzen einsetzbar. Atemgating verzichtbar, zu zeitaufwendig. **Hochauflösung:** mit interessierendem FOV auf Spule legen, Sequenzen mit **reduzierter Bandbreite** benutzen, vermindert Rauschen, Matrix mindestens 256 × 512 | | | | | | | |

## 2.3.3 MRT-Untersuchung: Thorax – Angiographie Aorta/Pulmonalarterien/-venen

### Fragestellung

**Nativ/KM:** thorakales Aortenaneurysma, Aortendissektion, Aorteninfiltration, Pulmonalarterienembolie, Cavathrombose

### Vorbereitung und Lagerung

Bis auf Unterwäsche entkleiden, Oberkörper freimachen, EKG-Ableitung nur notwendig bei diagnostischer Mediastinaldarstellung (siehe 2.3.1). Bequeme Rückenlage, Knie unterpolstern. Body-array- oder (flexible) Body-Spule. Spulenmitte etwa Sternummitte. Ohrstöpsel oder Kopfhörer, Arme seitlich am Körper. Notfallknopf in die Hand geben. Symmetrische Einstellung zur Körperachse (mit Laserkreuz kontrollieren). Nochmal auf Ruhiglage und **gleichmäßige flache** Atmung während längerer Sequenzen hinweisen. **Prinzip der Atemanhalte-Sequenzen erläutern. Vor KM-Gabe notwendig: Bestimmung der Kreislaufzeit.**

**KM-Gabe:** großlumigen i.v. Zugang legen (lassen), eine mit 0,9% Kochsalzlösung gefüllte 10 ml-Spritze bzw. Injektor mit Verlängerungsschlauch anschließen.

### Untersuchungsbereich

In der Regel Mitte Hals bis unterer Rippenbogen. Schräg koronare bzw. schräg sagittale Aufnahmen parallel zum Aortenverlauf.

### Wichtiges, Tipps & Tricks

- Faustregel: Injektionsgeschwindigkeit: KM-Volumen durch halbe Sequenzzeit = Geschwindigkeit in ml/s (meist 1,5–3 ml/s).
- Testbolus mit 2 ml KM im Schlauch und 20 ml NaCl Nachinjektion. Kreislaufzeitermittlung: Beginn des Signalanstiegs in thorakaler Aorta bzw. in der Pulmonalarterien nach Injektionsbeginn in Sekunden. Kreislaufzeit minus $\frac{1}{3}$ Sequenzzeit = KM-delay in Sekunden bei normalen Angio-Sequenzen mit sequenzieller k-Raum-Füllung. Bei Sequenzen mit elliptisch-zentrischer k-Raum-Füllung nur Kreislaufzeit-delay. Vorteile: reine arterielle Darstellung, venöser flow wird unterdrückt. Pulmonalvenen-Darstellung ca. 10 Sekunden später starten.
- Nachverarbeitung mit MIP-Technik und eventuell Subtraktion: KM-Sequenzen minus Nativ-Sequenz.
- Effektive Atemartefaktminderung durch Sättigung der vorderen Thoraxwand.

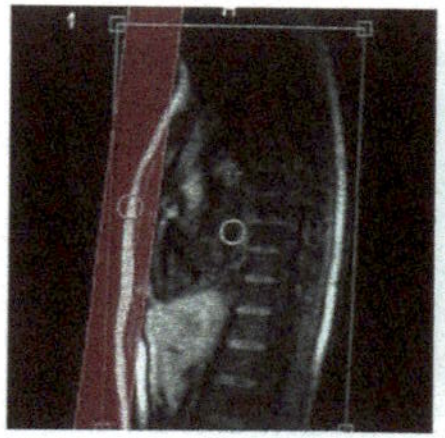
1 Aorta sagittal, FOV

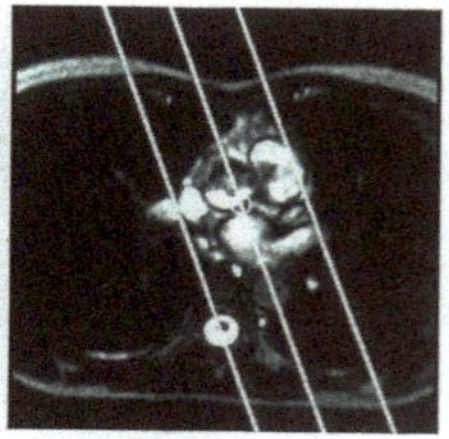
2 Aorta sagittal

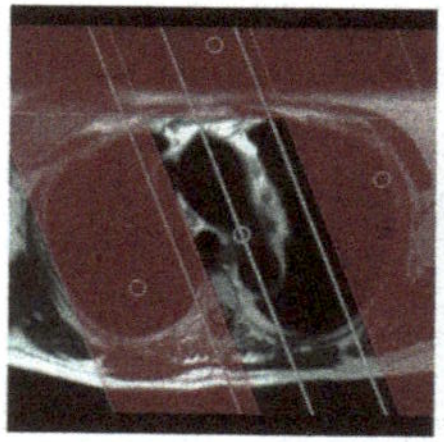
3 Aorta sagittal + Sättigung

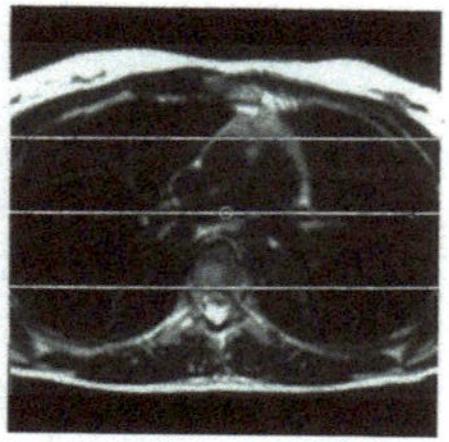
4 Pulmonalarterien, koronar

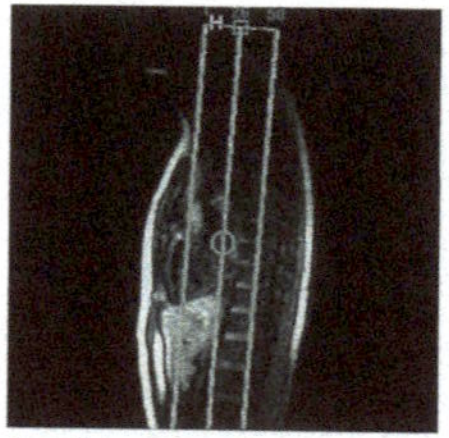
5 Pulmonalarterien, koronar

Weitere Hilfe siehe Seite 182–184

**Sequenzprotokoll Thorax – Angiographie**

| Mess-Sequenz | | 1. optional Testbolus | 2. optional | 3 | 4. optional statt 3. | 5. | 6. optional statt 5. | 7. | 8. optional statt 7. |
|---|---|---|---|---|---|---|---|---|---|
| Indikation | Scout | Kreislaufzeit-Bestimmung | Übersicht Gefäßmorphologie | Aortographie | Aortographie | Pulmonalarterien | Pulmonalarterien | Pulmonalvenen | Pulmonalvenen |
| Gewichtung | | T1 | T1-EKG | (KM)-Angio **Atemhalt** | (KM)-Angio **Atemhalt** | (KM)-Angio **Atemhalt** | (KM)-Angio **Atemhalt** | (KM)-Angio **Atemhalt** | (KM)-Angio **Atemhalt** |
| Sequenztyp | Scout/FISP o. ä. | T1-GRE | SE (black-blood) | 3D-TOF-GRE | 3D-TOF-FFE | 3D-TOF-GRE | 3D-TOF-FFE | 3D-TOF-GRE | 3D-TOF-FFE |
| Orientierung | 3 Ebenen | tra | tra/kor | sag (schräg) | sag (schräg) | kor | kor | kor | kor |
| TR (ms) | | 5–14 | 500–800 (EKG minus 5%) | 6–9 | 2,5–5 | 6–9 | 2,5–5 | 6–9 | 2,5–5 |
| TE (ms) | | 1,4–4 | 9–12 | 1,8–2,5 | ca. 1,5 | 1,8–2,5 | ca. 1,5 | 1,8–2,5 | ca. 1,5 |
| Flipwinkel (Grad) | | 20–60 | 65 | 30–40 | 25–45 | 30–40 | 25–45 | 30–40 | 25–45 |
| FOV (mm) | 400–500 | 350 | tra ca. 300<br>kor ca. 360 | ca. 400 | ca. 400 | ca. 400 | ca. 400 | ca. 400 | ca. 400 |
| Schichtanzahl | je 1–3 | ca. 30, in gleicher Lokalisation | bis 25 | 60–80 mm Block, bis 36 Schichten | 60–80 mm Block, bis 36 Schichten | 80–100 mm Block, bis 40 Schichten | 80–100 mm Block, bis 40 Schichten | 80–100 mm Block, bis 40 Schichten | 80–100 mm Block, bis 40 Schichten |
| Schichtdicke (mm) | 5–8 | 5 | 5–8 | 1,6–2,2 | 1,6–2,2 | 2–2,5 | 2–2,5 | 2–2,5 | 2–2,5 |
| Schichtabstand (mm) bzw. -faktor | | 0 | 1–2<br>0,2–0,4 | 0 | 0 | 0 | 0 | 0 | 0 |
| Bildmittlungen | | 1 | 2 | 1 | 1 | 1 | 1 | 1 | 1 |
| Sonstiges | je eine Schicht in 3 Ebenen | Testbolus 2 ml Gd-KM + 20 ml NaCl. Messung 30 × 1 s in der gleichen Schicht: Aorta descendens in Vorhofhöhe bzw. Pulmonalarterien-Aufzweigung. Ermittlung von Signalanstieg und -maximum | EGK-gesteuerte T1-SE-black-blood-Sequenzen empfohlen (TR ca. 15% kleiner als Herzfrequenz) für signallose Gefäßdarstellung. Einfaltungsartefakte vermeiden | Atemanhalte-Technik, 512er Matrix empfohlen, ggf. Rechteckmatrix, Einfaltungsartefakte vermeiden, ggf. KM-Gabe nach errechneter Kreislaufzeit mit oder ohne delay je nach Sequenz. Eventuell Wiederholung der arteriellen Angiosequenz nach ca. 10 s Atempause. Jeweils MIP-3D-Nachverarbeitung. Aortographie: schräg sagittaler Schichtblock etwa nach Verlauf des Aortenbogens ausrichten. Pulmonalarterien: koronarer Block. Pulmonalvenen: gleiche Einstellung wie Pulmonalarterien, aber ca. 10 s Zeitverzögerung gegenüber pulmonal-arterieller Sequenz. | | | | | |

## 2.3.4a MRT-Untersuchung: Thorax – Herzmorphologie

### Fragestellung

**Nativ/selten KM:** Herzvergrößerung, Myokardbeurteilung, Herzbinnenraumbeurteilung, kardiale Raumforderung, Perikarderguss

### Vorbereitung und Lagerung

Bis auf Unterwäsche entkleiden, Oberkörper freimachen, vor Untersuchungsbeginn EKG-Elektroden anbringen (Geräte-/Hersteller-abhängig unterschiedlich), auf jeden Fall klare Ableitung anstreben. Bequeme Rückenlage, Knie unterpolstern. Body-array- oder flexible Body-Spule, eventuell Body-Spule. Spulenmitte über Herz zentrieren. Ohrstöpsel oder Kopfhörer, ggf. Fixieren des Kopfes seitlich mit Polstern, Arme besser seitlich am Körper, bei starker Adipositas über Kopf. Notfallknopf in die Hand geben. Symmetrische Einstellung zur Körperachse (mit Laserkreuz kontrollieren). Nochmal auf Ruhiglage und auf Atemanhalte-Sequenzen vorbereiten, auf **gleichmäßige, ruhige und flache** Atmung während eventueller längerer Sequenzen hinweisen.
**Falls KM-Gabe vorgesehen:** großlumigen i.v. Zugang legen (lassen), eine mit 0,9% Kochsalzlösung gefüllte 10 ml-Spritze bzw. Injektor mit Verlängerungsschlauch anschließen. Nach KM-Gabe in der Regel Verzögerung des Messbeginns um ca. 1–2 min.

### Untersuchungsbereich

In der Regel Aortenbogen bis Mitte linker Leberlappen, anteriore Brustwand bis Aorta descendens.

### Wichtiges, Tipps & Tricks

- Anwendung von **sog. black-blood-Sequenzen** am besten in Atemanhaltetechnik empfohlen (EKG-Triggerung, TR = RR-Abstand in ms minus ca. 15%), ermöglicht meist ein Bild/s. **Protonendichte-Sequenzen bei Nativ-Aufnahmen bevorzugen, T1-Sequenzen bei geplanter KM-Gabe.**
- Atemanhalte-Sequenzen bevorzugen, trotz der etwas schlechteren Ortsauflösung! EKG-Monitor sollte saubere R-Zacke und gleichmäßige Herzfrequenz zeigen. Bei Arrhythmie und sehr adipösen Patienten eventuell Pulsableitung über Fingerelektrode.
- **Herz-Standardeinstellungen: 1)** Transversale und koronare (sagittale) Übersicht, auf transversaler Ebene Einstellung der **langen Herzachse (Zweikammerblick/RAO)** (Abb. 1). **2)** Auf **RAO**-Bild Einstellung der **kurzen Herzachse** (**LAO/Zweikammerblick**) parallel zur Mitralklappenebene (Abb. 3, 4). **3)** Einstellung **Vierkammerblick** senkrecht zu Septum (Bild **RAO**) und in Ventrikelmitte (Bild **LAO**) sowie unterhalb Aortenwurzel (Bild **koronar**) (Abb. 6, 7, 8; nächste Seite).
- Vorsättigung der anterioren Thoraxwand. Eventuell Atem-Gating in Navigatortechnik bei nicht kooperationsfähigen/anästhesierten Patienten.

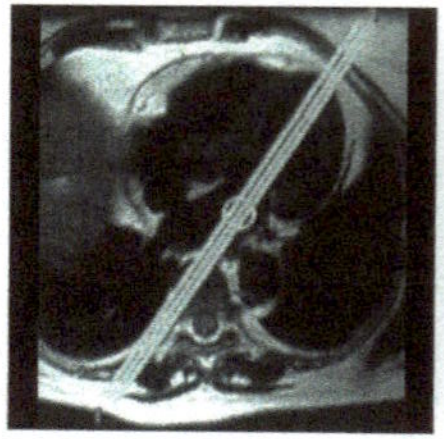

1 Planung RAO

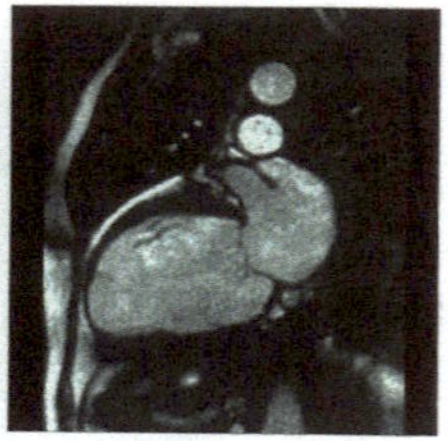

2 RAO, Zweikammerblick, lange Herzachse

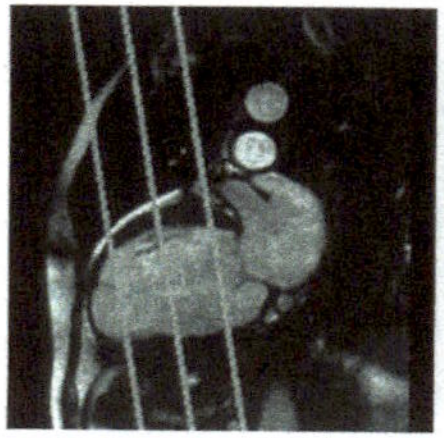

3 Planung LAO

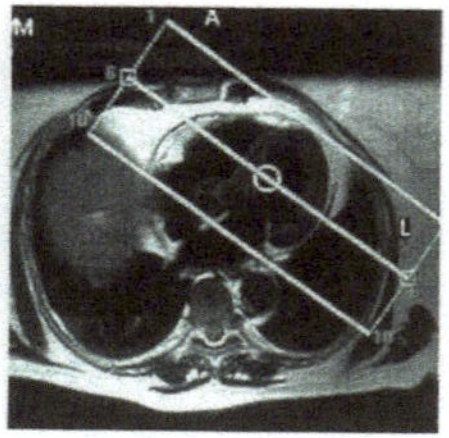

4 Planung LAO

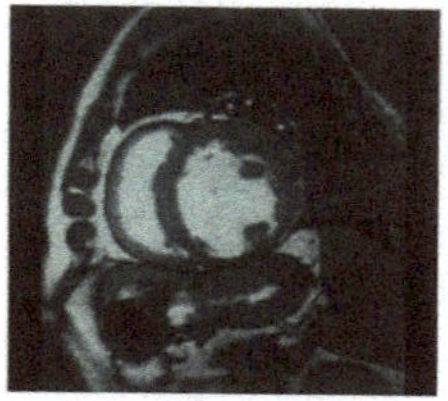

5 LAO, Zweikammerblick, kurze Herzachse

Weitere Hilfe siehe Seite 182–184

| Sequenzprotokoll Herzmorphologie | | | | | | | |
|---|---|---|---|---|---|---|---|
| Mess-Sequenz | | 1. + 2. + (3.) | 4. | 5. | 6. | 7. + 8. + 9. optional | 10. optional |
| Indikation | Scout | Übersicht Morphologie | Zweikammerblick, lange Herzachse, RAO | Zweikammerblick, kurze Herzachse, LAO | Vierkammerblick | KM-Gabe bei Pathologie | bei Marfan-Syndrom/Aortenisthmusstenose |
| Gewichtung | | T1-/PD-**EKG Atemhalt** | T1-/PD-**EKG Atemhalt** | T1-/PD-**EKG Atemhalt** | T1-/PD-**EKG Atemhalt** | T1-**EKG Atemhalt** | T1-/PD-**EKG Atemhalt** |
| Sequenztyp | Scout/FISP o.ä. | TSE/(SE) **black-blood** | TSE/(SE) **black-blood** | TSE/(SE) **black-blood** | TSE/(SE) **black-blood** | TSE/(SE) **black-blood** | TSE/(SE) **black-blood** |
| Orientierung | 3 Ebenen | tra/kor/(sag) | gewinkelt sag (anatomisch) | 2 Ebenen gewinkelt (anatomisch) | 3 Ebenen gewinkelt (anatomisch) | wie 4. / 5. / 6. | kor/sag (gewinkelt nach Aortenverlauf) |
| TR (ms) | | T1: 500–800<br>PD: ca. 1500<br>(EKG –15%) | T1: 500–800<br>PD: ca. 1500<br>(EKG –15%) | T1: 500–800<br>PD: ca. 1500<br>(EKG –15%) | T1: 500–800<br>PD: ca. 1500<br>(EKG –15%) | 500–800<br>(EKG –15%) | T1: 500–800<br>PD: ca. 1500<br>(EKG –15%) |
| TE (ms) | | T1: 20<br>PD: 35 | T1: 20<br>PD: 35 | T1: 20<br>PD: 35 | T1: 20<br>PD: 35 | 20 | T1: 20<br>PD: 35 |
| Flipwinkel (Grad) | | | | | | | |
| FOV (mm) | 400–500 | tra/(sag): 300–350<br>kor: 350–400 | 350–400 | 300–350 | 350–400 | 300–400 | 350–400 |
| Schichtanzahl | je 1–3 | ca. 16–20 | ca. 16–20 | ca. 16–20 | ca. 16–20 | ca. 16–20 | ca. 16–20 |
| Schichtdicke (mm) | 5–8 | 6–8 | 6–8 | 6–8 | 6–8 | 6–8 | 6–8 |
| Schichtabstand (mm) bzw. -faktor | | 0 | 0 | 0 | 0 | 0 | 0 |
| Bildmittlungen | | 1 | 1 | 1 | 1 | 1 | 1 |
| Sonstiges | mindestens je eine Schicht in 3 Ebenen | ggf. Trigger-delay der jeweiligen Herzfrequenz anpassen. Meist nur koronare Zusatzebene. | Bei Nativ-Aufnahmen Protonendichte-Sequenzen bevorzugen. Falls KM vorgesehen (Raumforderung/Entzündung), T1-Sequenzen nativ und nach KM. Eventuell oversampling koronar, auf Einfaltung achten! Rechteck-FOV verkürzt Messzeit, erhöht Rauschen! Vorsättigung ventrale Thoraxwand empfohlen. Sättigungsblock dorsal, kranial und kaudal wegen Zeitsparen überwiegend verzichtbar. T2-Sequenzen meist verzichtbar, sonst als Atemanhalte-Sequenzen einzusetzen. Bei Patienten mit Marfan-Syndrom oder Aortenisthmusstenose/Aneurysma schräg sagittale/koronare Aufnahmen im Aortenverlauf sinnvoll. | | | | |

## 2.3.4b MRT-Untersuchung: Thorax – Herzdynamik/Myokardperfusion

### Fragestellung

**Nativ/KM:** Myokardbewegung, Herzklappenfunktion, Myokardperfusion, Narbendetektion

### Vorbereitung und Lagerung

Bis auf Unterwäsche entkleiden, Oberkörper freimachen, vor Untersuchungsbeginn EKG-Elektroden anbringen (Geräte-/Hersteller-abhängig unterschiedlich), auf jeden Fall klare Ableitung anstreben. Bequeme Rückenlage, Knie unterpolstern. Body-array- oder flexible Body-Spule, eventuell Body-Spule. Spulenmitte über Herz zentrieren. Ohrstöpsel oder Kopfhörer, ggf. Fixieren des Kopfes seitlich mit Polstern, Arme besser seitlich am Körper, bei starker Adipositas über Kopf. Notfallknopf in die Hand geben. Symmetrische Einstellung zur Körperachse (mit Laserkreuz kontrollieren). Nochmal auf Ruhiglage und **auf Atemanhalte-Sequenzen vorbereiten. Falls KM-Gabe vorgesehen:** großlumigen i.v. Zugang legen (lassen), eine mit 0,9% Kochsalzlösung gefüllte 10 ml-Spritze bzw. Injektor mit Verlängerungsschlauch anschließen. KM-Gabe in der Regel mit doppelter Dosis und ca. 20 min Verzögerung des Sequenzstarts.

### Untersuchungsbereich

Wie Herzmorphologie. 3-Ebenen-Scout direkt durch Herz macht Übersicht verzichtbar, ggf. zweiter Scout nach Korrektur.

### Wichtiges, Tipps & Tricks

- Funktionsbeurteilung mit **GRE-bright-blood-Sequenzen** (EKG-Triggerung, Atemhalt, ggf. cine-mode). EKG-Monitor sollte saubere R-Zacke und gleichmäßige Herzfrequenz zeigen. Bei Arrhythmie und sehr adipösen Patienten eventuell Pulsableitung über Fingerelektrode.
- **Herz-Standardeinstellungen** wie unter 2.3.4a.
- Vorsättigung der anterioren Thoraxwand. Eventuell Atem-Gating in Navigatortechnik bei nicht kooperationsfähigen/anästhesierten Patienten.
- **KM-Gabe zur Spät-Kontrastierung des Myokards: Infarkt- und Narbennachweis. Doppelte KM-Dosis und Sequenzverzögerung um ca. 20 min.** Meist je 5 Atemanhalte-Sequenzen: eine RAO-Schicht, 3 bis 5 LAO-Schichten und eine Vierkammerblick-Schicht.

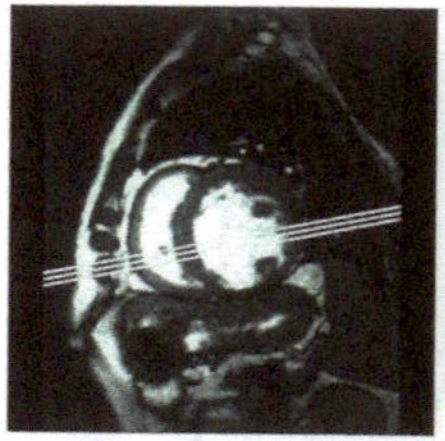
6 Planung Vierkammerblick

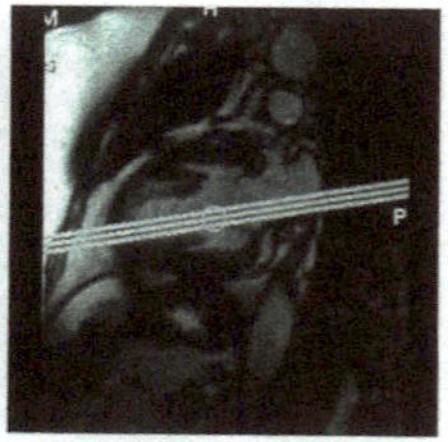
7 Planung Vierkammerblick

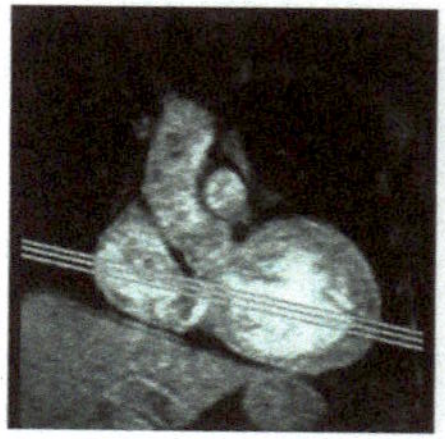
8 Planung Vierkammerblick

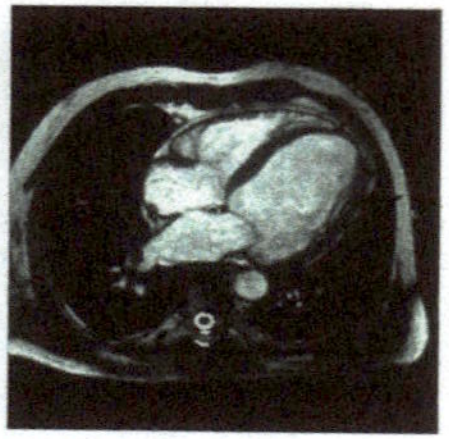
9 Vierkammerblick

Weitere Hilfe siehe Seite 182–184

| Sequenzprotokoll Herzdynamik/Myokardperfusion | | | | | |
|---|---|---|---|---|---|
| Mess-Sequenz | | fakultativ | 1. | 2. | 3. | 4. + 5. + 6. |
| Indikation | Herz-Scout | Korrektur-Scout erspart Übersichts-sequenz | Zweikammer-blick, lange Herzachse, RAO | Zweikammer-blick, kurze Herzachse, LAO | Vierkammer-blick | Spät-KM-Anreicherung Myokard, Infarkt- + Narbennachweis |
| Gewichtung | | | T1/T2-**EKG Atemhalt** | T1/T2-**EKG Atemhalt** | T1/T2-**EKG Atemhalt** | **T1 EKG** |
| Sequenztyp | Scout/FISP o. ä. | Scout/FISP o. ä. | FFE/GRE | FFE/GRE | FFE/GRE | FFE/GRE |
| Orientierung | 3 Ebenen | 3 Ebenen | gewinkelt sag (anatomisch) | 2 Ebenen gewinkelt (anatomisch) | 3 Ebenen gewinkelt (anatomisch) | **wie 1. bis 3. Standard-Einstellungen** |
| TR (ms) | | | 3,1–3,7 (kürzestes) | 3,1–3,7 (kürzestes) | ca. 5 (kürzestes) | ca. 7,6 |
| TE (ms) | | | ca. 1,6 (kürzestes) | ca. 1,6 (kürzestes) | ca. 1,6 (kürzestes) | ca. 4,4 |
| Flipwinkel (Grad) | | | 15 | 15 | 15 | ca. 25 |
| FOV (mm) | 400 | 400 | 300–350 | 300–350 | 300–350 | 350 |
| Schicht-anzahl | je 1–3 | je 1–3 | 1–3 | 10–12 (3) | 1–3 | RAO 1<br>LAO 3–5<br>Vierkammerblick 1 |
| Schicht-dicke (mm) | 5–8 | 5–8 | 6–8 | 6–8 | 6–8 | 6–8 |
| Schichtab-stand (mm) bzw. -faktor | | | 0 | 0,8–1,6<br>0,1–0,2 | 0 | 0–1,6<br>0–0,2 |
| Bildmitt-lungen | | | 1 | 1 | 1 | 1 |
| Sonstiges | Herz-Scout mit je einer Schicht in drei Ebenen | Korrektur-Scout erspart Übersichts-sequenz | Ggf. Trigger-delay der jeweiligen Herzfrequenz anpassen. Eventuell oversampling koronar, auf Einfaltung achten! Rechteck-FOV verkürzt Meßzeit, erhöht Rauschen! Vorsättigung ventrale Thoraxwand empfohlen. Ggf. Sequenz-Nachverarbeitung im cine-mode. Spätanreicherung nach KM: doppelte KM-Dosis (ca. 25–40 ml Gd) i.v., nach ca. 20 min: eine Schicht RAO/3–5 Schichten LAO/eine Schicht Vierkammerblick. | | | |

## 2.3.5 MRT-Untersuchung: Thorax – Brustwirbelsäule

### Fragestellung

**Nativ/KM:** Bandscheibenprolaps/-protrusion, Wirbelkörperfraktur/-osteolyse, Spondylitis, Spondylodiscitis, thorakales Querschnittsyndrom, spinale Blutung/Hämatom, spinaler Abszess, spinale Raumforderung, prä-/postoperativer Situs

### Vorbereitung und Lagerung

Oberkörper – auf Unterwäsche freimachen, bequeme Rückenlage auf Wirbelsäulenspule, eventuell LWS und/oder Hals unterpolstern. Knie unterpolstern, Spulenmitte etwa Sternummitte oder nach Schmerz-/Prozesslokalisation. Ohrstöpsel, ggf. Fixieren des Kopfes seitlich mit Polstern, Arme über Kopf lagern oder seitlich am Körper. Notfallknopf in die Hand geben. Besonders wichtig: gerade Einstellung zur Körperachse (mit Laserkreuz kontrollieren). Nochmal auf Ruhiglage und auf **ruhige gleichmäßige, eher flache Bauchatmung** hinweisen.

**KM-Gabe:** großlumigen i.v. Zugang legen (lassen), eine mit 0,9% Kochsalzlösung gefüllte 10 ml-Spritze bzw. Injektor mit Verlängerungsschlauch anschließen. Falls KM-Gabe notwendig, nach Injektion ca. 2 Minuten Verzögerung bis Messbeginn empfohlen.

### Untersuchungsbereich

In der Regel Mitte Hals bis 2 Finger unterhalb Xiphoid, sagittaler Body-Spulen-Scout und FOV von 500 mm zum Wirbelkörperabzählen. Sagittale und transversale, seltener koronare Schichten je nach Lage gewinkelt, transversale parallel zum Bandscheibenfach.

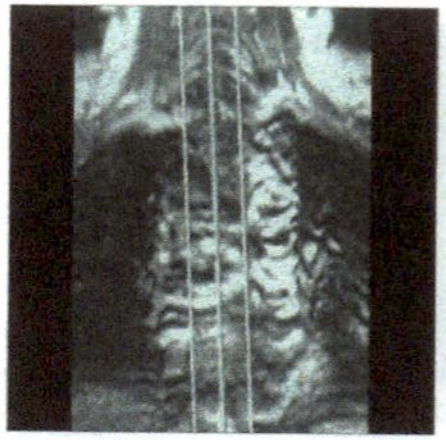

1 sagittal

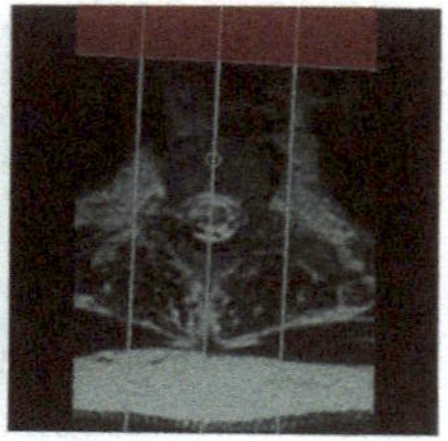

2 sagittal

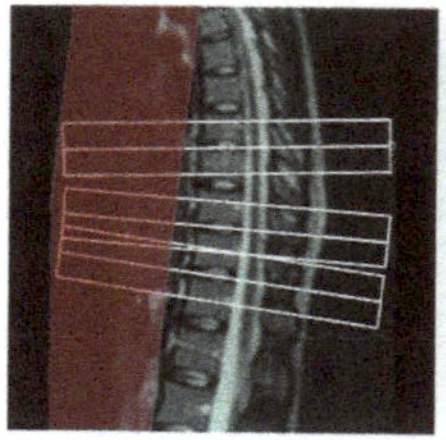

3 transversal, drei Blöcke

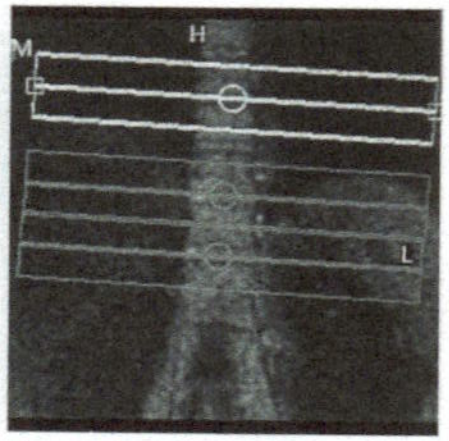


4 transversal, drei Blöcke

### Wichtiges, Tipps & Tricks

- Bei Skoliose eventuell selektive transversale Anpassung durch Einstellung in sagittaler und koronarer Ebene. Auf Miterfassung aller seitlichen Anteile der skoliotischen Wirbelsäule bei sagittaler Schnittführung achten. Bei angrenzender Weichteilpathologie alles mitabbilden.
- Bei großem transversalem Schichtblock über mehrere BWS-Etagen Bildqualitätsverbesserung durch parallele Sättigung darüber und darunter.
- Mehrere verschieden gewinkelte transversale Schichten in unterschiedlichen Höhen innerhalb einer Messplanung einstellbar (Abb. 3, 4).
- Koronarer Sättigungsblock über dorsalem subkutanen Fettgewebe bei adipösen Patienten sinnvoll.
- Nach KM-Gabe bei schnellen Sequenzen ca. 1–2 Minuten Verzögerung bis Messbeginn empfohlen. Bei fraglichem Gefäßprozess Angio-Sequenzen anschließen. Nach operativen Eingriffen KM-Gabe empfohlen zum Nachweis von Narbengewebe.

Weitere Hilfe siehe Seite 182–184

**Sequenzprotokoll Brustwirbelsäule**

| Mess-Sequenz | | 1. | 2. + 3. | 4. optional statt 3. tra | 5. optional statt 3. tra | 6. | 7. optional | 8. optional statt 7. | 9. + 10. |
|---|---|---|---|---|---|---|---|---|---|
| Indikation | Scout | Übersicht WK/Myelon | Übersicht WK/Myelon | Spinalkanal transversal | Spinalkanal transversal | Übersicht Nervenwurzeln | WK-Läsion Fraktur | WK-Läsion Fraktur | Pathologie/post-operativ nach KM |
| Gewichtung | | T2 | T1 | T2 | Protonendichte | T2 | T2 fatsat | T2 | T1+ **KM (fatsat)** |
| Sequenztyp | Scout/FISP o.ä. | FSE/TSE | TSE/SE | GRE/FFE | FSE/TSE | FSE/TSE | FSE/TSE | STIR | TSE/SE |
| Orientierung | 3 Ebenen | sag | sag/tra (gewinkelt) | tra (gewinkelt) | tra (gewinkelt) | kor | sag | sag | sag/tra (gewinkelt) |
| TR (ms) | | 2500–4500 | 450–600 | 500–850 | 1500–2000 | 3500–4500 | 2500–4500 | ca. 3500 | 450–600 |
| TE (ms) | | 90–120 | 9–15 | 18–26 | 12–20 | 100–150 | 90–120 | 60–70 | 9–15 |
| TI (ms) | | | | | | | | ca. 140 | |
| Flipwinkel (Grad) | | | 50–70 | 20–30 | | | | | 50–70 |
| FOV (mm) | 500 | 300–350 | sag 300–350<br>tra ca. 200 | ca. 200 | ca. 200 | ca. 350 | 300–350 | 300–350 | sag 300–350<br>tra ca. 200 |
| Schicht-anzahl | je 1–3 | bis 19 | sag–19<br>tra–32 | bis 32 | bis 32 | bis 15 | bis 19 | bis 19 | sag–19<br>tra–32 |
| Schicht-dicke (mm) | 5–8 | 3–4 | 3–4 | 3–4 | 3–4 | 4–6 | 3–4 | 3–4 | 3–4 |
| Schichtab-stand (mm) bzw. -faktor | | 0,6–0,8<br>0,2 | 0,6–0,8<br>0,2 | 0,6–0,8<br>0,2 | 0,6–0,8<br>0,2 | 0,4–0,6<br>0,1 | 0,3–0,8<br>0,1–0,2 | 0,3–0,8<br>0,1–0,2 | 0,6–0,8<br>0,2 |
| Bildmitt-lungen | | bis 3 | bis 3 | 2 | 2–3 | bis 2 | bis 3 | 1–2 | bis 3 |
| Sonstiges | Body-Spule! je eine Schicht transversal und koronar, 3 Schichten sagittal | Sättigungsblock (schräg) koronar ventral der BWS, eventuell auch dorsal über Fettgewebe, entfällt bei koronaren Sequenzen. Ggf. Flusskompensation, bei sagittalen und koronaren Aufnahmen Oversampling, Phasenkodierung pa. Turbofaktor bei TSE 15–25, bei STIR 8–15. Bei koronaren und sagittalen Sequenzen Einfaltungsartefakte vermeiden! Rechteck-FOV verkürzt Messzeit, erhöht Rauschen! Bei Skoliose und bei begleitender Weichteil-Läsion auf komplette Abbildung achten, ggf. FOV-Vergrößerung. Transversale Schichten ggf. in mehreren Blöcken an unterschiedliche Kyphosierung anpassen, sowohl auf sagittalem wie koronarem Scout aus-richten an Wirbelkörper-Deckplatten. | | | | | | | |

## 2.4.1 MRT-Untersuchung: Mamma

### Fragestellung

**Nativ/KM:** Brustkrebs, Mammakarzinom/-nachweis/-staging, Mammaimplantat/-aufbauplastik, Mastopathie, Mastitis, Fibroadenom, multifokaler/multizentrischer Tumor, prä-/postoperativer Situs

### Vorbereitung und Lagerung

Oberkörper freimachen, EKG-Ableitung nur notwendig bei gleichzeitiger diagnostisch relevanter Mediastinaldarstellung (siehe 2.3.1). Meist Mammadoppelspule in **Bauchlage**. Auf möglichst bequeme Lagerung achten, ggf. Becken/distale Unterschenkel/Kopf unterpolstern. Ohrstöpsel oder Kopfhörer, Arme besser seitlich am Körper, nur bei starker Adipositas über Kopf. Notfallknopf in die Hand geben. Nochmal auf Ruhiglage und **ruhige gleichmäßige, eher flache** Atmung während der längeren Sequenzen hinweisen.
**KM-Gabe:** großlumigen i.v. Zugang legen (lassen), eine mit 0,9% Kochsalzlösung gefüllte 10 ml-Spritze bzw. Injektor mit Verlängerungsschlauch anschließen. Über KM-Dynamik aufklären! Nach KM-Gabe bis ca. 10 Minuten Sequenzwiederholung.

### Untersuchungsbereich

Mammae beidseits bis Thoraxwand, koronar beide Axillae mitabbilden. Ggf. Abbildung vorderes Mediastinum.

### Wichtiges, Tipps & Tricks

- Dünnschicht-3D-T1-Sequenzen nativ und mit KM-Dynamik über ca. 6 bis 8 Minuten Methode der Wahl.
- Nachverarbeitung der KM-Anflutung in beiden Mammae mittels Subtraktion, MIP und graphischer Darstellung sinnvoll.
- Phasenkodierung rechts-links wegen Herzpulsation.
- Bei kleinen Mammae Spulenauspolsterung mit Zellstoff o. ä. sinnvoll.
- Koronare Sequenz T1 nativ oder T2 fatsat zur Abbildung der Axillae beidseits.

Weitere Hilfe siehe Seite 182–184

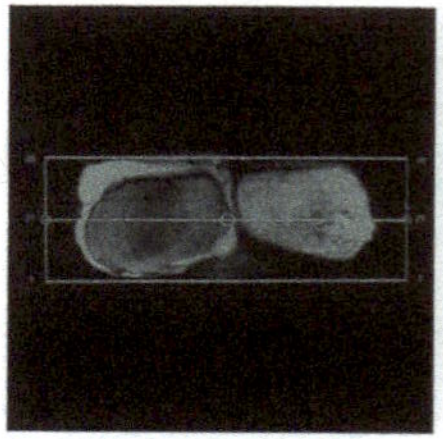
1 transversal

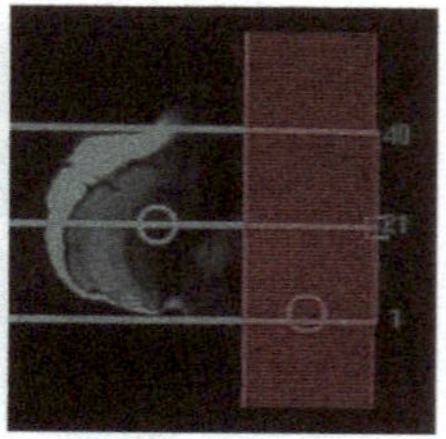
2 transversal

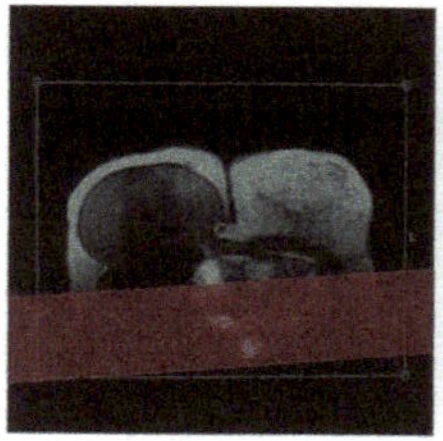
3 transversal, FOV

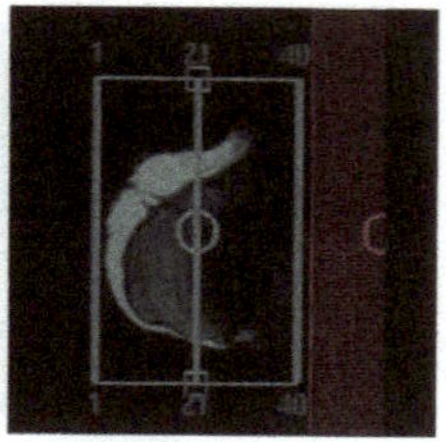
4 koronar

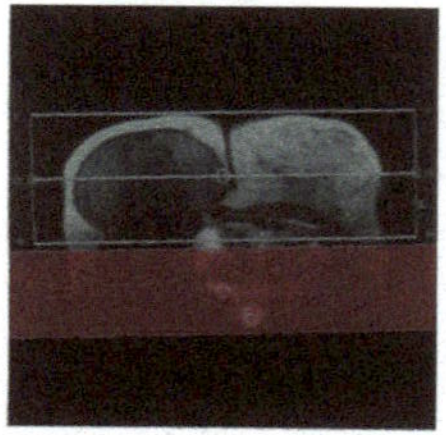
5 koronar

| Sequenzprotokoll Mamma | | | | | | | | |
|---|---|---|---|---|---|---|---|---|
| Mess-Sequenz | | 1. | 2. | 3. | 4. optional statt 2. | 5. optional statt 3. | 6. | 7. optional |
| Indikation | Scout | Übersicht | nativ | KM-Dynamik | nativ | KM-Semi-dynamik | post-KM | abschließende Übersicht |
| Gewichtung | | T2 **(fatsat)** | T1 | T1-KM | T1 | T1-KM | T1-KM | T2 **(fatsat)** |
| Sequenztyp | Scout/FISP o. ä. | FSE/TSE | 3D-GRE | 3D-GRE | 3D-GRE SPIR | 3D-GRE SPIR | 3D-GRE | FSE/TSE |
| Orientierung | 3 Ebenen | tra | tra | tra | tra | tra | kor | kor |
| TR (ms) | | 2500–3500 | 7–11 | 7–11 | ca. 7,3 | ca. 7,3 | 7–11 | 2500–3500 |
| TE (ms) | | 90–120 | 4–6 | 4–6 | ca. 4,6 | ca. 4,6 | 4–6 | 90–120 |
| Flipwinkel (Grad) | | | 25 | 25 | 25 | 25 | 25 | |
| FOV (mm) | 300–350 | ca. 350 | ca. 350 | ca. 350 | ca. 350 | ca. 350 | ca. 350 | ca. 350 |
| Schicht-anzahl | je 1–3 | 19–23 | ca. 120 mm Block | ca. 120 mm Block | ca. 120 mm Block | ca. 120 mm Block | ca. 120 mm Block | 19–23 |
| Schicht-dicke (mm) | 5–8 | 3–4 | < 4 | < 4 | < 4 | < 4 | < 4 | 3–4 |
| Schichtab-stand (mm) bzw. -faktor | | 0–1<br>0–0,25 | | | | | | 0–1<br>0–0,25 |
| Bildmitt-lungen | | 1 | 1 | 1 | 1 | 1 | 1 | 1 |
| Sonstiges | je eine Schicht axial und koronar, zwei parasagittal, jeweils durch Mammae | Phase li-re wg. Herzpulsation, Fettsättigung empfohlen | Phase li-re wg. Herzpulsation, keine Sättigung notwendig | ca. eine Messung/min, ca. 6–8 Messungen, Phase li-re wg. Herzpulsation | höhere Auflösung bei 512er Matrix, Phase li-re | höhere Auflösung bei 512er Matrix, 2 Messungen: 1 min/ 5 min p.i., Phase li-re | Phase kranio-kaudal, keine Sättigung notwendig, Einfaltungsartefakte vermeiden | Phase kranio-kaudal + oversampling, auf Einfaltung achten! Rechteck-FOV verkürzt Messzeit, erhöht Rauschen! Fettsättigung empfohlen |

## 2.5.1 MRT-Untersuchung: Abdomen – Leber/Milz/Oberbauch

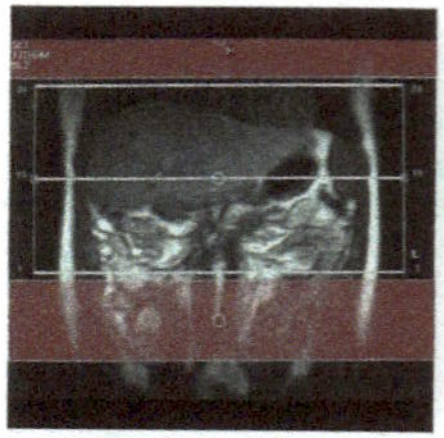
1 transversal

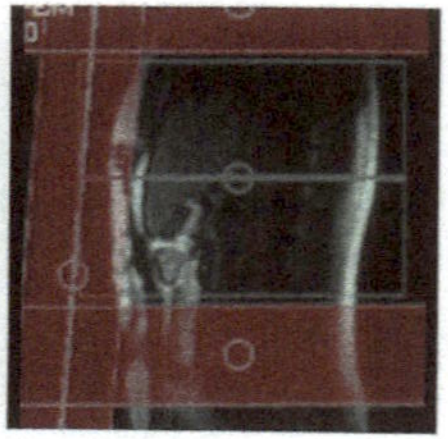
2 transversal

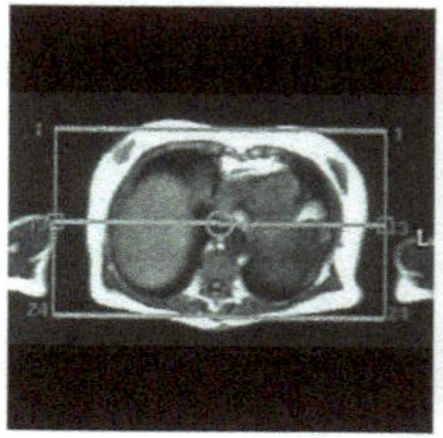
3 koronar

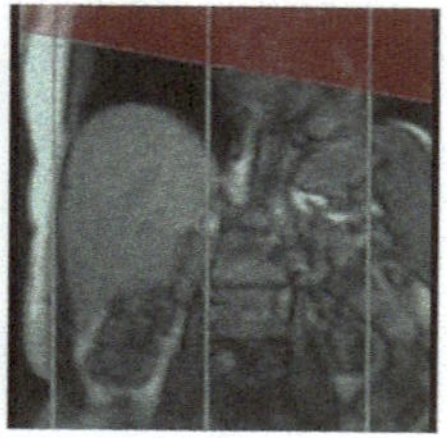
4 Leber sagittal

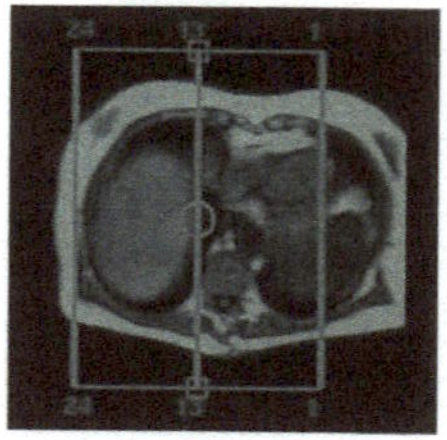
5 Leber sagittal

### Fragestellung

**Nativ/KM:** hepato-/cholangiozelluläres Karzinom, Leberhämangiom, Lebermetastase, Steatosis, FNH, Leberadenom, vor/nach Lebertransplantation, Leberzirrhose, Leberabszess, unklarer Leberherd, Zystenleber, Milzprozess, malignes Lymphom, subphrenischer Abszess

### Vorbereitung und Lagerung

Entkleiden bis auf Unterwäsche, bequeme Rückenlage, eventuell Knie unterpolstern. Body-array- oder flexible Body-Spule, bei großem FOV Body-Spule notwendig, Spulenmitte etwa Zweifingerbreite unter Xiphoid. Ohrstöpsel oder Kopfhörer, Arme seitlich am Körper oder über Kopf. Notfallknopf in die Hand geben. Symmetrische Einstellung zur Körperachse (mit Laserkreuz kontrollieren). Nochmal auf Ruhiglage und auf **ruhige gleichmäßige, eher flache** Atmung während der längeren Sequenzen hinweisen. **Auf Atemanhaltesequenzen vorbereiten.**
**KM-Gabe (Gd):** großlumigen i.v. Zugang legen (lassen), eine mit 0,9% Kochsalzlösung gefüllte 10 ml-Spritze bzw. Injektor mit Verlängerungsschlauch anschließen. Nach KM-Gabe entweder sofortige dynamische Untersuchung mit Atemanhalte-Sequenzen oder längere Sequenz nach ca. 1–2 Minuten Verzögerung, eventuell Spätaufnahmen nach 10 Minuten.
**KM-Gabe (superparamagnetisch [SPIO o. ä.]):** großlumigen i.v. Zugang legen (lassen), nach initialen T1- und T2-Basis-Sequenzen langsame KM-Infusion (nach Angaben des KM-Herstellers), eventuell „Nachspülen" mit bis zu 50 ml 0,9% Kochsalzlösung. Fortsetzen der Untersuchung nach unterschiedlicher Wartezeit, ca. 10 bis 90 Minuten.

### Untersuchungsbereich

In der Regel Zwerchfellkuppe bis Aortenbifurkation, drei Ebenen.

### Wichtiges, Tipps & Tricks

- Atemanhalte-Sequenzen verwenden. Atem-Gating/-triggering zu aufwendig.
- **Nur bei längeren Sequenzen:** Eventuell medikamentöse Darmmotilitätsminderung (Buscopan® o. ä.). Eventuell Bauchdeckengurt oder flache, nicht zu schwere Sandsäcke (Cave! Metallanteile) auf die Bauchdecke zur Bewegungsdämpfung der Bauchdecke. Effektive Atem-Artefaktminderung durch Sättigung der vorderen Bauchwand (Abb. 2).
- Bei möglichem Gefäßprozess Angiographie-Sequenzen anschließen (arterielle/portal-venöse/venöse Phasen beachten!).
- Signalminderung/-auslöschung von Magen- bzw. Darminhalt durch superparamagnetisches KM peroral, alternativ Heidelbeersaft, ca. 20–30 Minuten vor der Untersuchung trinken lassen!

Weitere Hilfe siehe Seite 182–184

| Sequenzprotokoll Leber/Milz/Oberbauch | | | | | | | | | | |
|---|---|---|---|---|---|---|---|---|---|---|
| Mess-Sequenz | | 1. + 2. | 3. + 4. optional statt 1. + 2. | 5. | 6. optional statt 5. | 7. optional | 8. | 9. | 10. |
| Indikation | Scout | Übersicht | Übersicht | Übersicht | Übersicht | Gd-KM-Gabe Dynamik | post-Gd-KM | Leber post SP-KM (60–90 min) | Leber post SP-KM (60–90 min) |
| Gewichtung | | **T2-Atemhalt** | **T2-Atemhalt** | **T1-Atemhalt** | **T1-Atemhalt** | **T1-KM Atemhalt** | **T1-KM Atemhalt (fatsat)** | **T2-KM Atemhalt (fatsat)** | **T1-KM Atemhalt (fatsat)** |
| Sequenztyp | Scout/FISP o. ä. | FSE/TSE | HASTE | FFE/GRE | TSE/SE | FFE/GRE | FFE/GRE | FSE/TSE | FFE/GRE |
| Orientierung | 3 Ebenen | tra + kor | tra + kor | tra (kor/sag) | tra (kor/sag) | tra (kor/sag) | tra (kor/sag) | tra + kor | tra (kor/sag) |
| TR (ms) | | 2500–4000 | ca. 12 | 100–140 | ca. 300 | 100–140 | 100–140 | 2500–4000 | 100–140 |
| TE (ms) | | 100–140 | ca. 95 | 4–10 | ca. 12 | 4–10 | 4–10 | 100–140 | 4–10 |
| Flipwinkel (Grad) | | | 150 | 60 | | 60 | 60 | | 60 |
| FOV (mm) | 400–500 | 350–400 | 350–400 | 300–350 | 300–350 | 300–350 | 300–350 | 350–400 | ca. 300 |
| Schichtanzahl | je 1–3 | bis 30 | bis 30 | bis 30 | ca. 10, 3–4 Blöcke | 5 mal bis 30 | bis 30 | bis 30 | bis 30 |
| Schichtdicke (mm) | 5–8 | 6–8 | 6–8 | 6–8 | 6–8 | 6–8 | 6–8 | 6–8 | 6–8 |
| Schichtabstand (mm) bzw. -faktor | | 0,6–1,6<br>0,1–0,2 | 0,6–1,6<br>0,1–0,2 | 0,6–1,6<br>0,1–0,2 | 0,6–1,6<br>0,1–0,2 | 0,6–1,6<br>0,1–0,2 | 0,6–1,6<br>0,1–0,2 | 0,6–1,6<br>0,1–0,2 | 0,6–1,6<br>0,1–0,2 |
| Bildmittlungen | | 1 | 1 | 1–2 | 1–2 | 1 | 1–2 | 1 | 1–2 |
| Sonstiges | je eine Schicht in 3 Ebenen | Atemanhalte-Sequenzen bevorzugen! 30–50 mm Sättigungsblöcke über ventraler Bauchwand, kranial (und kaudal) des FOV. Fettsättigung nativ nach Absprache, in Einzelfällen zur Leber-Differentialdiagnostik sinnvoll. Vor KM-Gabe Nativ-Aufnahmen nur transversal empfohlen, weitere Ebenen post-KM. Bei Gd-KM-Gabe kann KM-Dynamik sinnvoll sein: in der Regel transversale Sequenz 5 über 5 min. Ggf. Spätaufnahme nach 6–10 min. Bei Gabe von superparamagnetischem KM (SPIO/Mn) in der Leberdiagnostik T2-Aufnahmen post-KM! Eventuell post-KM-Sequenzen mit Fettsättigung sinnvoll. Atemgating verzichtbar, da Vorsättigung der Bauchwand effektiv. Rechteck-FOV verkürzt Messzeit, erhöht Rauschen! Auf Einfaltung achten! | | | | | | | |

## 2.5.2 MRT-Untersuchung: Abdomen – Pankreas/Gallenwege/MRCP

### Fragestellung

**Nativ/KM:** Pankreas-/Gallenwegskarzinom, Pankreatitis, Cholangitis, Klatskintumor, Insulinom, Pankreasraumforderung, Cholezystitis, Choledocholithiasis, Pankreasgangkonkremente, Pankreas(pseudo)zyste, Papillenstenose/-karzinom, prä- bzw. postoperativer Situs

### Vorbereitung und Lagerung

**Patient sollte nüchtern sein.** Entkleiden bis auf Unterwäsche, bequeme Rückenlage, eventuell Knie unterpolstern. Body-array- oder flexible Body-Spule, bei großem FOV Body-Spule notwendig, Spulenmitte etwa Zweifingerbreite unter Xiphoid. Ohrstöpsel oder Kopfhörer, Arme seitlich am Körper oder über Kopf. Notfallknopf in die Hand geben. Symmetrische Einstellung zur Körperachse (mit Laserkreuz kontrollieren). Ggf. nach Scout Korrektur der Spulenmitte. Nochmal auf Ruhiglage und auf **ruhige gleichmäßige flache** Atmung während der längeren Sequenzen hinweisen. Auf Atemanhalte-Sequenzen vorbereiten.

**Perorale Gabe von supramagnetischem KM:** ca. 20–30 Minuten vorher trinken lassen **(alternativ Heidelbeersaft, vergleichbare Wirkung)**.

**KM-Gabe:** großlumigen i.v. Zugang legen (lassen), eine mit 0,9% Kochsalzlösung gefüllte 10 ml-Spritze bzw. Injektor mit Verlängerungsschlauch anschließen. Nach KM-Gabe entweder sofortige dynamische Untersuchung mit Atemanhalte-Sequenzen oder längere Sequenz nach ca. 1–2 Minuten Verzögerung.

**Pankreatikographie nach Sekretin-Gabe:** sehr langsame i.v. Injektion von 1 Klinik-Einheit (KE), nach ca. 3 Minuten Sequenzstart, eventuell nach 6 Minuten wiederholen (vorher Kontraindikationen ausschließen).

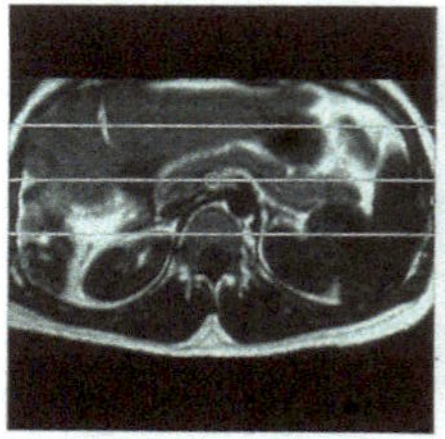
1 koronar

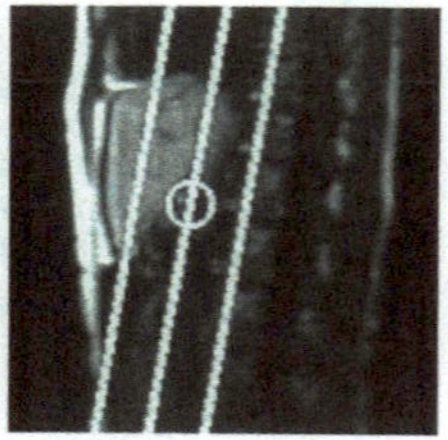
2 koronar

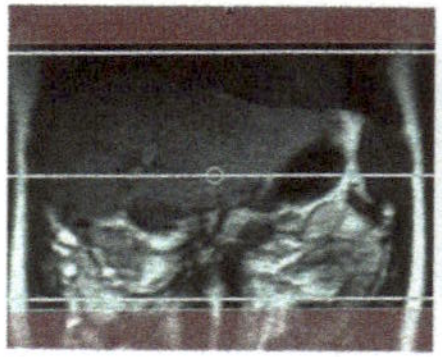
3 transversal

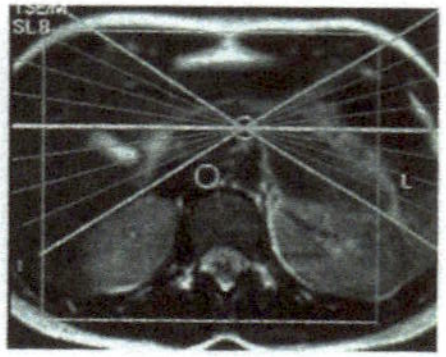
4 koronar, gewinkelt, Shim-Feld

### Untersuchungsbereich

In der Regel Zwerchfellkuppe bis Leberunterrand, transversale und koronare Schichtführung. MRCP koronar, mehrfache gewinkelte Schichten, eventuell selektives Shim-Feld über zentrale Leber-/Pankreaskopfregion (Abb. 4, 5).

### Wichtiges, Tipps & Tricks

- Atemanhalte-Sequenzen verwenden. Atem-Gating/-triggering zu aufwendig. Eventuell T1-TSE Atemanhaltesequenz als Localizer verwenden.
- Nur bei längeren Sequenzen: Eventuell medikamentöse Darmmotilitätsminderung (Buscopan® o.ä.). Eventuell Bauchdeckengurt oder flache, nicht zu schwere Sandsäcke (Cave! Metallanteile) auf die Bauchdecke zur Bewegungsdämpfung der Bauchdecke. Effektive Atem-Artefaktminderung durch Sättigung der vorderen Bauchwand möglich.
- Bei schlechter Abgrenzbarkeit von Pankreaskopf und Duodenum Rechtsseitenlage des Patienten, ggf. vorher ca. 500 ml Wasser trinken lassen.
- Bei Zustand nach Nierentransplantation: Einstellung wie bei Becken-MRT (siehe 2.6).

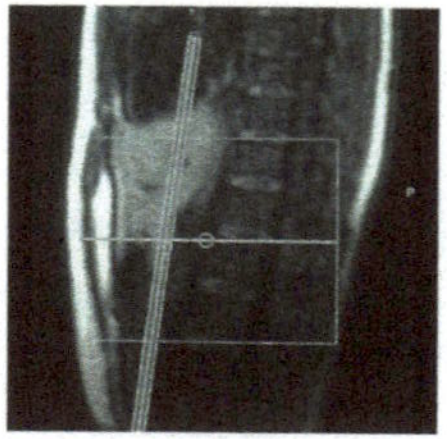
5 koronar, gewinkelt, Shim-Feld

Weitere Hilfe siehe Seite 182–184

**Sequenzprotokoll Pankreas/Gallenwege/MRCP**

| Mess-Sequenz | | 1. | 2. | 3. optional | 4. optional statt 3. | 1a. + 2a | 3a. | 4a. optional | 5a. | 6a. optional statt 5a. |
|---|---|---|---|---|---|---|---|---|---|---|
| Indikation | Scout | Übersicht Gallenwege | MRCP Gallenwege/ Pankreasgang | MRCP Gallenwege/ Pankreasgang | MRCP Gallenwege/ Pankreasgang | Übersicht Pankreas | Übersicht Pankreas | Pankreas-gang nach Sekretingabe | Pankreas post-KM | Gd-KM-Gabe Dynamik Pankreasherd |
| Gewichtung | | T2 (Atemhalt) | T2-**Atem-halt fatsat** | T2-**Atem-halt fatsat** | T2-***Atem-gating*** **fatsat** | T2 (Atem-halt) **fatsat** | T1-**Atem-halt fatsat** | T2-**Atem-halt fatsat** | T1-KM **Atem-halt fatsat** | T1-KM **Atem-halt fatsat** |
| Sequenztyp | Scout/FISP o. ä. | FSE/TSE | HASTE | RARE/TSE | FSE/TSE | FSE/TSE | FFE/GRE | RARE/TSE | FFE/GRE | FFE/GRE |
| Orientierung | 3 Ebenen | tra | kor | kor | kor | kor + tra | tra (kor) | kor | tra + kor | tra (kor/sag) |
| TR (ms) | | 2500–4000 | ca. 12 | 2500–3000 | ca. 5000 | 2500–4000 | 100–140 | 2500–3000 | 100–140 | 100–140 |
| TE (ms) | | 100–140 | ca. 95 | ca. 1100 | ca. 250 | 100–140 | 4–10 | ca. 1100 | 4–10 | 4–10 |
| Flipwinkel (Grad) | | | ca. 150 | ca. 150 | | | 60 | ca. 150 | 60 | 60 |
| FOV (mm) | 400–500 | 350–400 | 350–400 | 350–400 | 350–400 | 350–400 | 350–400 | 350–400 | 350–400 | 350–400 |
| Schicht-anzahl | je 1–3 | bis 30 | bis 30 | 1 | ca. 30 | bis 30 | bis 30 | 1 | bis 30 | 5 mal bis 20 |
| Schicht-dicke (mm) | 5–8 | 6–8 | 3–4 | 70–80 mm Block | 3–4 | 5–6 | 5–6 | 70–80 mm Block | 5–6 | 4–5 |
| Schichtab-stand (mm) bzw. -faktor | | 0,6–1,6<br>0,1–0,2 | bis 50% überlappend | 0 | 50% überlappend | 1–1,2<br>0,2 | 1–1,2<br>0,2 | 0 | 1–1,2<br>0,2 | 1<br>0,2–0,25 |
| Bildmitt-lungen | | bis 3 | 1 | 1 | 1 | bis 3 | 1 | 1 | 1 | 1 |
| Sonstiges | je eine Schicht in 3 Ebenen | Atemanhalte-Sequenzen bevorzugen! 30–50 mm Sättigungsblöcke über ventraler Bauchwand, kranial (und kaudal) des FOV. HASTE-Sequenzen mit MIP-Nachverarbeitung, RARE fakultativ, einstellen auf transversaler Schicht. **Gallenwege + DHC:** koronare Schicht ca. 20–30 Grad nach sagittal kippen parallel zu den zentralen Gallenwegen intrahepatisch. Eventuell selektives Shim-Feld über zentrale Leber und Pankreaskopf. **Pankreasgang:** Kippung in die andere Richtung parallel zum Pankreaskorpus. Jeweils auf sagittalem Scout Kippung nach transversal etwa parallel zur BWS. **Pankreasherdsuche:** Bei KM-Gabe kann Dynamik sinnvoll sein: Sequenz 6a wiederholen über 3 min. Eventuell Spätaufnahme nach 6–10 min. Atemgating in der Regel verzichtbar (Ausnahme: Sequenz 4.), da Vorsättigung der Bauchwand effektiv. Rechteck-FOV verkürzt Messzeit, erhöht Rauschen! Auf Einfaltung achten! **Pankreatikographie nach i.v.-Sekretin:** Sequenz 4a nach 3 min, eventuell erneut nach 6 min. | | | | | | | | |

## 2.5.3 MRT-Untersuchung: Abdomen – Niere/Urographie/ Retroperitoneum

### Fragestellung

**Nativ/KM:** Nierenzellkarzinom/Hypernephrom, Nierenmetastase, Nierenabszess, Nierenriss, Nierenstauung, Nierenstein, Ureterstenose, Schrumpfnieren, Transplantatniere/Nierentransplantation, Nierenadenom, Angiomyolipom, Nierenbeckentumor/-entzündung/Pyelonephritis, Senkungsabszess, Zystennieren, prä- bzw. postoperativer Situs

### Vorbereitung und Lagerung

Entkleiden bis auf Unterwäsche, bequeme Rückenlage, eventuell Knie unterpolstern. Body-array- oder flexible Body-Spule, bei großem FOV Body-Spule notwendig, Spulenmitte etwa Zweifingerbreite unter Xiphoid. Ohrstöpsel oder Kopfhörer, Arme seitlich am Körper oder über Kopf. Notfallknopf in die Hand geben. Symmetrische Einstellung zur Körperachse (mit Laserkreuz kontrollieren). Ggf. nach Scout Korrektur der Spulenmitte. Nochmal auf Ruhiglage und auf **ruhige, gleichmäßige, flache** Atmung während der längeren Sequenzen hinweisen. **Auf Atemanhalte-Sequenzen vorbereiten.**

**KM-Gabe:** großlumigen i.v. Zugang legen (lassen), eine mit 0,9% Kochsalzlösung gefüllte 10 ml-Spritze bzw. Injektor mit Verlängerungsschlauch anschließen. Nach KM-Gabe entweder sofortige dynamische Untersuchung mit Atemanhalte-Sequenzen oder längere Sequenz nach ca. 1–2 Minuten Verzögerung.

**MR-Urographie:** i.v. Gabe von 0,1 mg/kg KG Furosemid, max. 5 mg (bei Obstruktion). Ca. 60 s nach Furosemid-Gabe normale Gd-Dosis (0,1 mmol/kg KG) i.v. Nach Scout ca. 8–10 min nach KM-Gabe Urographie-Sequenzen starten.

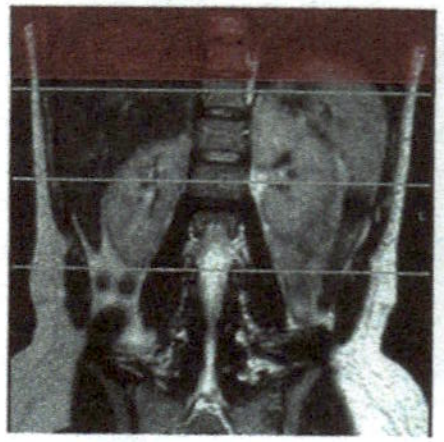
1 transversal

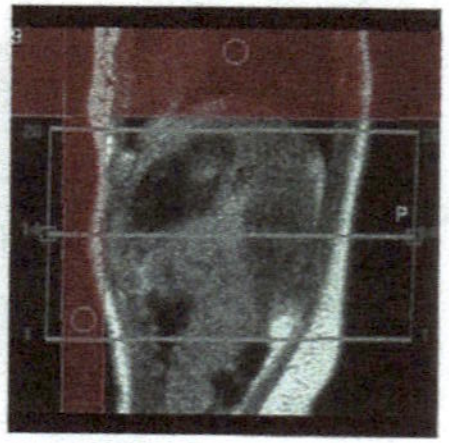
2 transversal

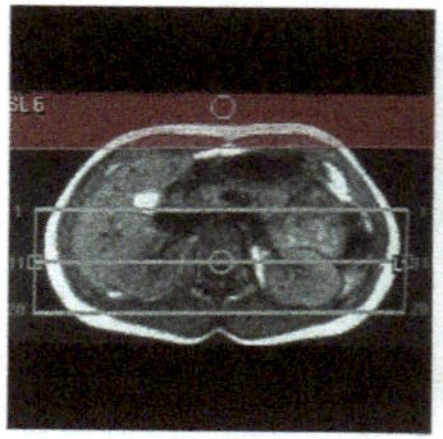
3 koronar

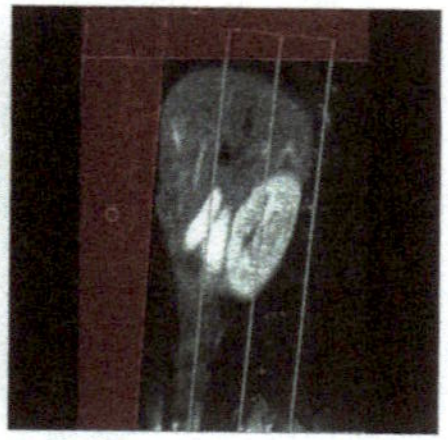
4 koronar

### Untersuchungsbereich

In der Regel Leberhilus bis Beckenboden, überwiegend transversale und koronare Schichtführung, Urographie schräg koronar.

### Wichtiges, Tipps & Tricks

- Atemanhalte-Sequenzen verwenden. Atem-Gating/-triggering zu aufwendig.
- **Nur bei längeren Sequenzen:** Eventuell medikamentöse Darmmotilitätsminderung (Buscopan® o. ä.). Eventuell Bauchdeckengurt oder flache, nicht zu schwere Sandsäcke (Cave! Metallanteile) auf die Bauchdecke zur Bewegungsdämpfung der Bauchdecke. Effektive Atemartefaktminderung durch Sättigung der vorderen Bauchwand.
- Bei Zustand nach Nierentransplantation/Beckenniere: Einstellung wie bei Becken-MRT (siehe 2.6).

Weitere Hilfe siehe Seite 182–184

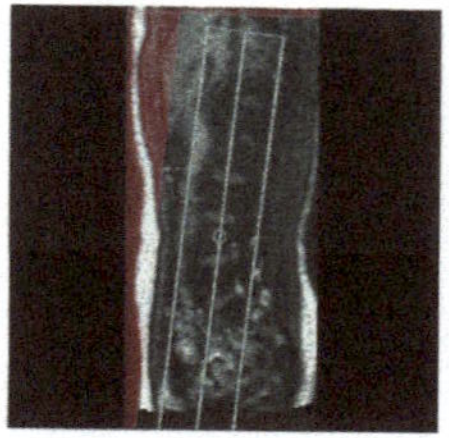
5 Urographie koronar

| Sequenzprotokoll Niere/Retroperitoneum/MR-Urographie | | | | | | | | | |
|---|---|---|---|---|---|---|---|---|---|
| Mess-Sequenz | | 1. + 2. | 3. + 4. optional statt 1. + 2. | 5. (+ 6.) | 7. (+ 8.) | 9. optional | 10. | 11. optional statt 10. | 12. optional statt 10. |
| Indikation | Scout | Niere/ Retroperit. Übersicht | Niere/ Retroperit. Übersicht | Niere/ Retroperit. Übersicht | Niere/ Retroperit. post-KM | Gd-KM-Gabe Dynamik | MR-KM-Urographie nach Furosemid | MR-KM-Urographie nach Furosemid | MR-KM-Urographie nach Furosemid |
| Gewichtung | | T2-KM **Atemhalt (fatsat)** | T2-KM **Atemhalt (fatsat)** | T1-**Atemhalt (fatsat)** | T1-KM **Atemhalt (fatsat)** | T1-KM **Atemhalt (fatsat)** | T1-KM Atemhalt fatsat | T2-KM **Atemhalt** | T1-KM **Atemhalt fatsat** |
| Sequenztyp | Scout/FISP o.ä. | FSE/TSE | HASTE | FFE/GRE | FFE/GRE | FFE/GRE | 3D-Turbo IR | TSE/RARE | 3D-FISP |
| Orientierung | 3 Ebenen | kor (gewinkelt) + tra | kor (gewinkelt) + tra | tra (+ kor) | tra (+ kor) | kor | kor (gewinkelt) | kor (gewinkelt) | kor (gewinkelt) |
| TR (ms) | | 2500–4000 | ca. 12 | 100–140 | 100–140 | 100–140 | 3000 | ca. 2900 | ca. 7 |
| TE (ms) | | 100–140 | ca. 95 | 4–10 | 4–10 | 4–10 | 1000 | ca. 200 | ca. 2,3 |
| TI (ms) | | | | | | | 90 | | |
| Turbofaktor | | | | | | | **100** | **ca. 180** | |
| Flipwinkel (Grad) | | | 150 | 60 | 60 | 60 | | | 40–50 |
| FOV (mm) | 400–500 | 300(tra)–400 | 300(tra)–400 | 300(tra)–400 | 300(tra)–400 | 300–350 | ca. 450 | ca. 450 | ca. 450 |
| Schichtanzahl | je 1–3 | bis 30 | bis 30 | bis 30 | bis 30 | 3–4 mal bis 20 | 1 | 1 | 60–80 mm Block |
| Schichtdicke (mm) | 5–8 | 4–6 | 4–6 | 4–6 | 4–6 | 4–5 | 60–80 mm Block | 60–80 mm Block | ca. 2 mm |
| Schichtabstand (mm) bzw. -faktor | | 0,8–1,2 0,2 | 0,8–1,2 0,2 | 0,8–1,2 0,2 | 0,8–1,2 0,2 | 0,8–1 0,2 | 0 | 0 | 50% überlappend |
| Bildmittlungen | | 1 | 1 | 1 | 1 | 1 | 1 | 1 | 1 |
| Sonstiges | je eine Schicht in 3 Ebenen | Atemanhalte-Sequenzen bevorzugen! Ggf. 30–50 mm Sättigungsblöcke kranial (und kaudal) des FOV. Fettsättigung nativ nach Absprache, nach KM-Gabe empfohlen. Bei kleinen Nierentumoren kann KM-Dynamik sinnvoll sein: Sequenz 9 über 3 min, ggf. Spätaufnahme nach ca. 6 min. Atemgating verzichtbar. Rechteck-FOV verkürzt Messzeit, erhöht Rauschen! Generell großes FOV, trotzdem auf Einfaltung achten! **MR-Urographie:** bis zu max. 5 mg Furosemid i.v., nach ca. 30 s Gd-Gabe i.v., anschließend Scout. Sequenzstart ca. 6 bis 10 min nach KM-Gabe, eventuell mehrfach wiederholen. Breiter schräg koronarer Sättigungsblock über gesamten ventral liegenden Abdomenanteilen. | | | | | | | |

## 2.5.4 MRT-Untersuchung: Abdomen – Nebennieren

### Fragestellung

**Nativ/KM:** Nebennierentumor/-karzinom/-metastase, Phäochromozytom, Nebennierenblutung, Inzidentalom, Nebenniereninfiltration, Nebennierenabszess, Conn-Syndrom, prä-/postoperativer Situs

### Vorbereitung und Lagerung

Entkleiden bis auf Unterwäsche, bequeme Rückenlage, eventuell Knie unterpolstern. Body-array- oder flexible Body-Spule, bei großem FOV Body-Spule notwendig, Spulenmitte etwa Zweifingerbreite unter Xiphoid. Ohrstöpsel oder Kopfhörer, Arme seitlich am Körper oder über Kopf. Notfallknopf in die Hand geben. Symmetrische Einstellung zur Körperachse (mit Laserkreuz kontrollieren). Ggf. nach Scout Korrektur der Spulenmitte. Nochmal auf Ruhiglage und auf **ruhige, gleichmäßige, flache** Atmung während der längeren Sequenzen hinweisen. **Auf Atemanhalte-Sequenzen vorbereiten.**

**KM-Gabe:** großlumigen i.v. Zugang legen (lassen), eine mit 0,9% Kochsalzlösung gefüllte 10 ml-Spritze bzw. Injektor mit Verlängerungsschlauch anschließen. Nach KM-Gabe entweder sofortige dynamische Untersuchung mit Atemanhalte-Sequenzen oder längere Sequenz nach ca. 1–2 Minuten Verzögerung.

### Untersuchungsbereich

In der Regel Zwerchfellkuppe links bis Nierenhilus, überwiegend transversale und koronare Schichtführung.

### Wichtiges, Tipps & Tricks

- Atemanhalte-Sequenzen verwenden. Atem-Gating/-triggering zu aufwendig.
- **Nur bei längeren Sequenzen:** Eventuell medikamentöse Darmmotilitätsminderung (Buscopan® o.ä.). Eventuell Bauchdeckengurt oder flache, nicht zu schwere Sandsäcke (Cave! Metallanteile) auf die Bauchdecke zur Bewegungsdämpfung der Bauchdecke. Effektive Atemartefaktminderung durch Sättigung der vorderen Bauchwand.

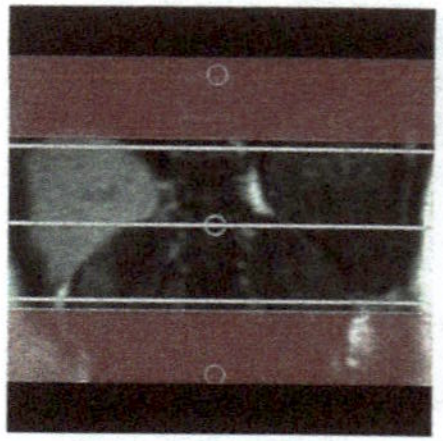
1 transversal

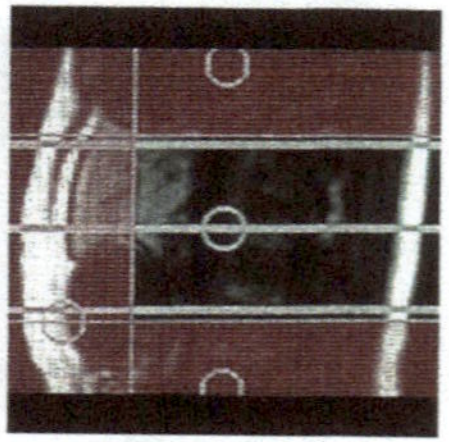
2 transversal

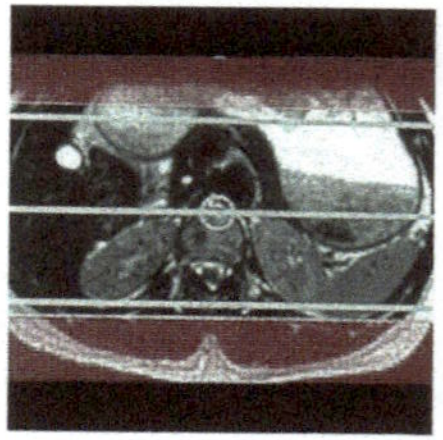
3 koronar

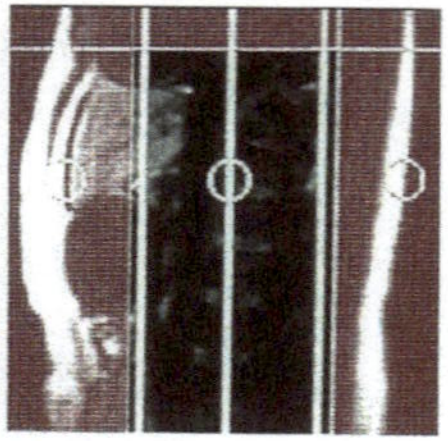
4 koronar

Weitere Hilfe siehe Seite 182–184

| Sequenzprotokoll Nebenniere | | | | | | | |
|---|---|---|---|---|---|---|---|
| Mess-Sequenz | | 1. + 2. | 3. | 4. | 5. | 6. optional statt 5. | 7. |
| Indikation | Scout | Nebenniere Übersicht | Nebenniere Übersicht | Nebenniere Übersicht | Nebenniere Übersicht | Nebenniere nativ vor KM-Dynamik | Nebenniere Gd-KM-Dynamik |
| Gewichtung | | T2-KM **Atemhalt** | T1 **Atemhalt** | T1 **Atemhalt** | T1 **Atemhalt (fatsat)** | T1-KM **Atemhalt (fatsat)** | T1-KM **Atemhalt (fatsat)** |
| Sequenztyp | Scout/FISP o. ä. | FSE/TSE | GRE **in-phase** | GRE **opposed-phase** | FFE/GRE | FFE/GRE | FFE/GRE |
| Orientierung | 3 Ebenen | kor + tra | tra | tra | tra | tra | tra |
| TR (ms) | | 2500–4000 | 100–140 | 100–140 | 30–40 | 100–140 | 100–140 |
| TE (ms) | | 120–150 | ca. 4,4 (1,5T)<br>ca. 6.6 (1,0T) | ca. 2,2/6,6 (1,5T)<br>ca. 3,3/9,9 (1,0T) | ca. 16 | ca. 4,4 (1,5T)<br>ca. 6,6 (1,0T) | ca. 4,4 (1,5T)<br>ca. 6,6 (1,0T) |
| Flipwinkel (Grad) | | | 60–70 | 60–70 | 60–70 | 60–70 | 60–70 |
| FOV (mm) | 400–500 | 300(tra)–400 | 300–350 | 300–350 | 300–350 | 300–350 | 300–350 |
| Schicht-anzahl | je 1–3 | bis 23 | bis 23 | bis 23 | bis 23 | bis 20 | 5 mal bis 20 |
| Schicht-dicke (mm) | 5–8 | 4–5 | 4–5 | 4–5 | 4–5 | 4–5 | 4–5 |
| Schichtab-stand (mm) bzw. -faktor | | 0,4–1<br>0,1–0,2 | 0,4–1<br>0,1–0,2 | 0,4–1<br>0,1–0,2 | 0,4–1<br>0,1–0,2 | 0,4–1<br>0,1–0,2 | 0,4–1<br>0,1–0,2 |
| Bildmitt-lungen | | 1 | 1–2 | 1–2 | 1–2 | 1 | 1 |
| Sonstiges | je eine Schicht in 3 Ebenen | Atemanhalte-Sequenzen bevorzugen! 30–50 mm Sättigungsblöcke über ventralem Abdomen, kranial (und kaudal) des FOV. **Phase:** koronar: kaudo – kranial, transversal: a.p. Fettsättigung nativ eventuell zur Differentialdiagnostik von Tumoren sinnvoll, ebenso post-KM. Bei kleinen Nebennierentumoren kann KM-Dynamik sinnvoll sein: Sequenz 7 nach 30 s/60 s/120 s/180s/5 min und 8–10 min, ggf. Spätaufnahme nach ca. 15 min. Atemgating verzichtbar, da Vorsättigung der Bauchwand effektiv. Rechteck-FOV verkürzt Messzeit, erhöht Rauschen! Auf Einfaltung achten! | | | | | |

## 2.5.5 MRT-Untersuchung: Abdomen – Gastrointestinaltrakt/Hydro-MRT

### Fragestellung

**Nativ/KM:** Kolon-/Dünndarmtumor, Darmstenose/Passagehindernis, Darmpolypen, Divertikulose, Divertikulitis, Darminfiltration, Colitis (ulcerosa), Enteritis, M. Crohn, Magen-/Duodenalulkus, prä-/postoperativer Situs

### Vorbereitung und Lagerung

**Insbesondere bei ambulanten Patienten genaue Erklärung der Vorbereitung sehr wichtig!** Vorbereitung des Patienten wie vor konventionellem Enteroklysma (mindestens 6 h Nahrungskarenz, Flüssigkeit erlaubt) oder vor Kolonkontrast-Einlauf (24 h Nahrungskarenz, suffiziente Darmreinigung). **Dünndarm-MRT:** bis zur Untersuchung ca. 1000 ml z. B. 2,5% Mannitollösung trinken lassen, alternativ MRT nach konventioneller Doppelkontrastuntersuchung anschließen. **Kolon-MRT:** ca. 30–40 min vorher 1000 ml Lösung mit eisenhaltigem KM (Lumirem®, Abdoscan®, o. ä.) oder Heidelbeersaft trinken lassen. Direkt vorher peranal Einlauf von 2000 ml Wasser-Methylzellulose-Mischung. Vor dem Sequenz-Start i.v. Gabe von 10–20 mg (1–2 Amp.) Buscopan®. Patient bis auf Unterwäsche entkleidet, bequeme Rückenlage, eventuell Knie unterpolstern. Body-array- oder flexible Body-Spule, bei großem FOV Body-Spule notwendig, Spulenmitte etwa in Nabelhöhe. Ohrstöpsel oder Kopfhörer, Arme seitlich am Körper oder über Kopf. Notfallknopf in die Hand geben. Symmetrische Einstellung zur Körperachse (mit Laserkreuz kontrollieren). Ggf. nach Scout Korrektur der Spulenmitte. Nochmal auf Ruhiglage und auf **ruhige gleichmäßige flache** Atmung. **Auf Atemanhalte-Sequenzen vorbereiten.**

**KM-Gabe:** großlumigen i.v. Zugang legen (lassen), eine mit 0,9% Kochsalzlösung gefüllte 10 ml-Spritze bzw. Injektor mit Verlängerungsschlauch anschließen. Nach KM-Gabe entweder sofortige dynamische Untersuchung mit Atemanhalte-Sequenzen oder längere Sequenz nach ca. 1–2 Minuten Verzögerung.

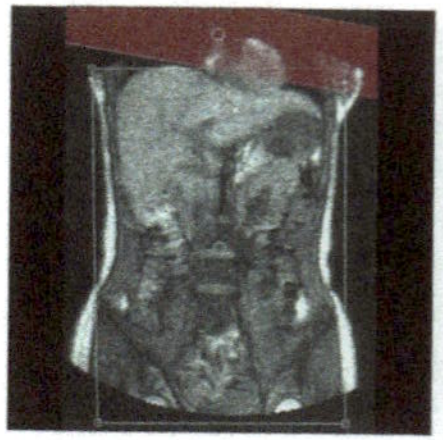
1 koronar, FOV

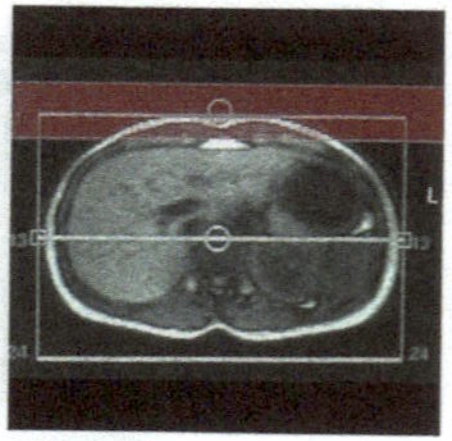
2 koronar

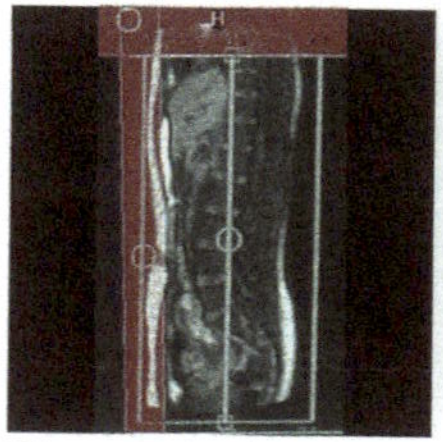
3 koronar

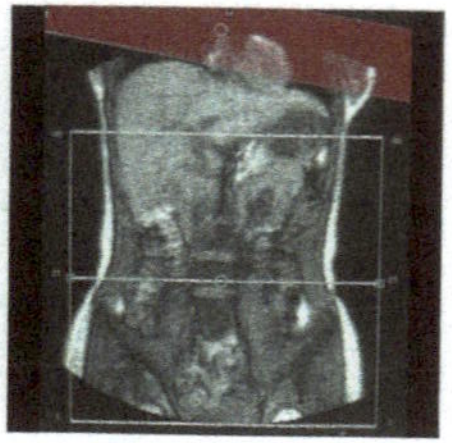
4 transversal

### Untersuchungsbereich

In der Regel Zwerchfellkuppe bis Beckenboden, überwiegend transversale und koronare Schichtführung.

### Wichtiges, Tipps & Tricks

- Atemanhalte-Sequenzen verwenden. Atem-Gating/-triggering zu aufwendig.
- **Nur bei längeren Sequenzen:** Eventuell medikamentöse Darmmotilitätsminderung (Buscopan® o. ä.). Am besten Aufteilung der Dosis: je eine Ampulle zu Beginn der Untersuchung und vor der i.v. KM-Gabe, falls vorgesehen. Eventuell Bauchdeckengurt oder flache, nicht zu schwere Sandsäcke (Cave! Metallanteile) auf die Bauchdecke zur Bewegungsdämpfung der Bauchdecke. Effektive Atemartefaktminderung durch Sättigung der vorderen Bauchwand.
- Positive Darmkontrastierung durch Gd-KM peroral oder peranal möglich (aber: mehr Artefakte, höhere Kosten).

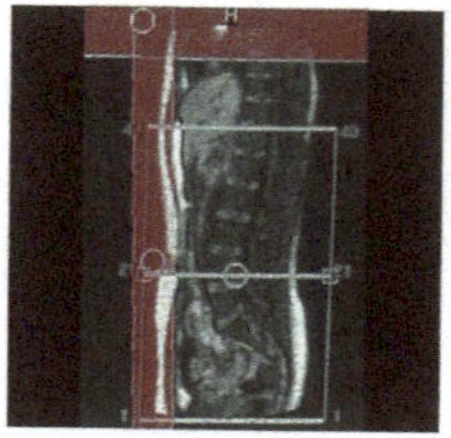
5 transversal

Weitere Hilfe siehe Seite 182–184

| Sequenzprotokoll Gastrointestinaltrakt | | | | | | |
|---|---|---|---|---|---|---|
| Mess-Sequenz | | 1. + 2. | 3. + 4. optional statt 1. + 2. | 5. + 6. | 7. optional | 8. + 9. |
| Indikation | Scout | Darm Übersicht | Darm Übersicht | Darm Übersicht | Darm Gd-KM-Gabe Dynamik | Darm post-KM |
| Gewichtung | | T2 **Atemhalt fatsat** | T2 **Atemhalt fatsat** | T1 **Atemhalt** | T1-KM **Atemhalt** | T1-KM **Atemhalt fatsat** |
| Sequenztyp | Scout/FISP o. ä. | FSE/TSE | HASTE | FFE/GRE | FFE/GRE | FFE/GRE |
| Orientierung | 3 Ebenen | tra + kor | tra + kor | tra + kor | kor | tra + kor |
| TR (ms) | | 2500–4000 | ca. 12 | 120–140 | 100–140 | 100–140 |
| TE (ms) | | 100–140 | ca. 95 | 4–7 | 4–7 | 4–7 |
| Flipwinkel (Grad) | | | 150 | 60–70 | 60–70 | 60–70 |
| FOV (mm) | 400–500 | tra 300–350<br>kor 400–500 | tra 300–350<br>kor 400–500 | tra 300–350<br>kor 400–500 | tra 300–350<br>kor 400–500 | tra 300–350<br>kor 400–500 |
| Schichtanzahl | je 1–3 | bis 30 | bis 30 | bis 30 | 3 mal bis 30 | bis 30 |
| Schichtdicke (mm) | 5–8 | 5–8 | 5–8 | 5–8 | 5–8 | 5–8 |
| Schichtabstand (mm) bzw. -faktor | | 1–1,6<br>0,2 | 1–1,6<br>0,2 | 1–1,6<br>0,2 | 1–1,6<br>0,2 | 1–1,6<br>0,2 |
| Bildmittlungen | | 1 | 1 | 1–2 | 1 | 1–2 |
| Sonstiges | je eine Schicht in 3 Ebenen | Atemanhalte-Sequenzen bevorzugen! 30–50 mm Sättigungsblöcke über ventraler Bauchwand und kranial des FOV. Gd-KM-Dynamik sinnvoll: koronare Sequenz 7 über ca. 2 min. Anschließend post-KM-Sequenzen mit Fettsättigung. Atemgating verzichtbar, da Vorsättigung der Bauchwand effektiv. Rechteck-FOV verkürzt Messzeit, erhöht Rauschen! Auf Einfaltung achten! Eventuell Nachverarbeitung auf MIP-Basis. | | | | |

## 2.5.6 MRT-Untersuchung: Abdomen – Angiographie Aorta/Arterien/Venen

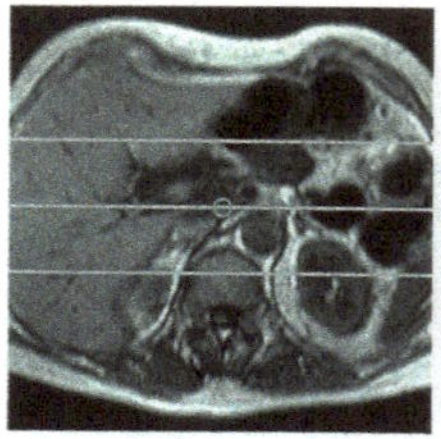
1 Aorta abd. koronar

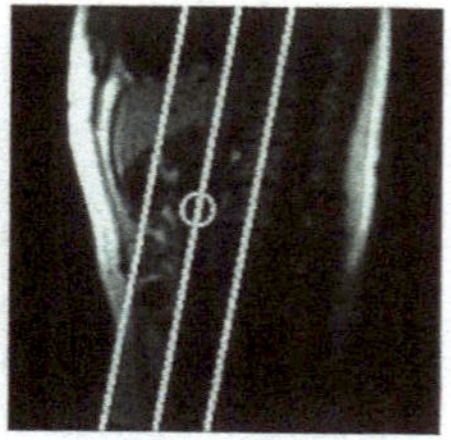
2 Aorta abd. koronar

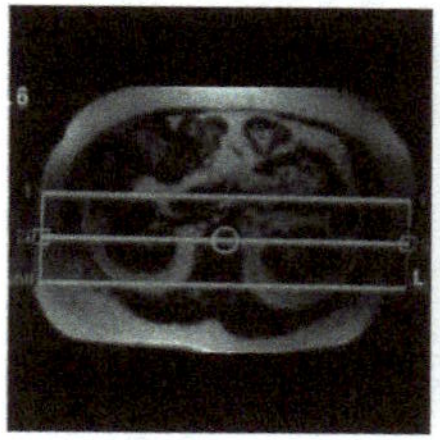
3 Nierenart., koronar

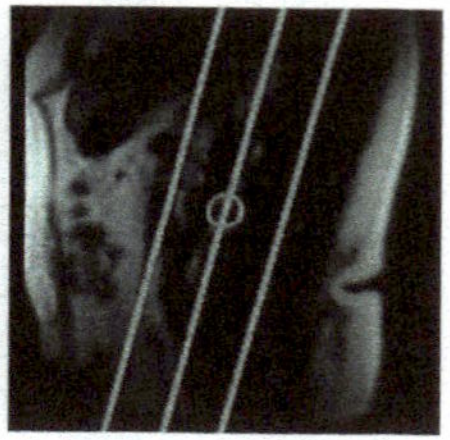
4 Nierenart., koronar

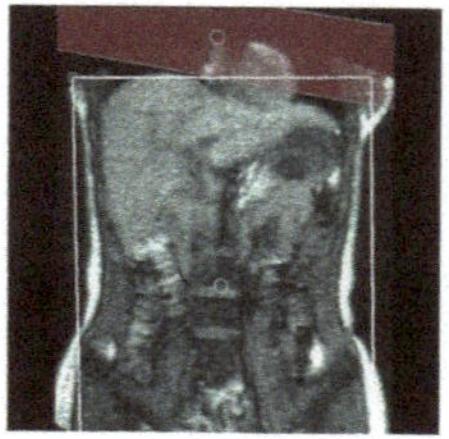
5 Portalvene, koronar, FOV

### Fragestellung

**Nativ/KM:** abdominelles Aortenaneurysma, Aortendissektion, Viszeralarterienaneurysma, Nierenarterienstenose/-verschluss, Venenthrombose, Aorteninfiltration, Aortitis, Tumorgefäßversorgung, portale Hypertension, spleno-renaler Shunt, abdominelle Varikosis, Aortenbypass, Angina abdominalis, vor/nach Leber-/Nieren-/Pankreas-/Dünndarmtransplantation, prä-/postoperativer Situs

### Vorbereitung und Lagerung

Patient bis auf Unterwäsche entkleiden lassen, bequeme Rückenlage, eventuell Knie unterpolstern. Body-array- oder flexible Body-Spule, bei großem FOV Body-Spule notwendig, Spulenmitte etwa Handbreite unter Xiphoid. Ohrstöpsel oder Kopfhörer, Arme seitlich am Körper oder über Kopf. Notfallknopf in die Hand geben. Symmetrische Einstellung zur Körperachse (mit Laserkreuz kontrollieren). Ggf. nach Scout Korrektur der Spulenmitte. Nochmal auf Ruhiglage und auf **ruhige gleichmäßige flache** Atmung hinweisen. **Auf Atemanhalte-Sequenzen vorbereiten.** Vor KM-Gabe notwendig: zunächst Kreislaufzeitermittlung mittels Testbolus.

**KM-Gabe:** großlumigen i.v. Zugang legen (lassen), eine mit 0,9% Kochsalzlösung gefüllte 10 ml-Spritze bzw. Injektor mit Verlängerungsschlauch anschließen.

### Untersuchungsbereich

In der Regel Zwerchfellkuppe bis Beckenmitte, überwiegend koronare Schichtführung.

### Wichtiges, Tipps & Tricks

- Eventuell perorale Gabe von supramagnetischem KM, ca. 20–30 Minuten vorher trinken lassen (alternativ Heidelbeersaft, vergleichbare Wirkung).
- Faustregel: Injektionsgeschwindigkeit: KM-Volumen durch halbe Sequenzzeit = Geschwindigkeit in ml/s (meist 1,5–3 ml/s).
- Testbolus mit 2 ml KM im Schlauch und 20 ml NaCl Nachinjektion. Kreislaufzeitermittlung: Beginn des Signalanstiegs in der Aorta nach Injektionsbeginn in Sekunden. Kreislaufzeit minus ⅓ Sequenzzeit = KM-delay in Sekunden bei normalen Angio-Sequenzen mit sequenzieller k-Raum-Füllung. Bei Sequenzen mit elliptisch-zentrischer k-Raum-Füllung nur Kreislaufzeit-delay (Vorteile: reine arterielle Darstellung, venöser flow wird unterdrückt). Nachverarbeitung mit MIP-Technik und eventuell Subtraktion: KM-Sequenzen minus Nativ-Sequenz.
- **Nur bei längeren Sequenzen:** Eventuell medikamentöse Darmmotilitätsminderung (Buscopan® o. ä.), aber: Ausschluss von Kontraindikationen. Eventuell Bauchdeckengurt oder flache, nicht zu schwere Sandsäcke (Cave! Metallanteile) auf die Bauchdecke zur Bewegungsdämpfung.
- **Venöse Gefäßdarstellung** durch verzögerte Untersuchung nach KM-Gabe mit oder ohne Vorsättigung über linkem Herz.
- Zustand nach Pankreas-/Nierentransplantation und bei Beckenniere: Einstellung wie bei Becken-MRT (siehe 2.6).

Weitere Hilfe siehe Seite 182–184

## Sequenzprotokoll Abdomen – Angiographie

| Mess-Sequenz | | 1. optional Testbolus | 2. optional | 3. | 4. optional statt 3. | 5. | 6. optional statt 5. | 7. | 8. optional statt 7. |
|---|---|---|---|---|---|---|---|---|---|
| Indikation | Scout | Kreislaufzeit-Bestimmung | Übersicht Morphologie | Aorto-graphie | Aorto-graphie | Nieren-arterien | Nieren-arterien | Venen, Porto-Mesentericographie | Venen, Porto-Mesentericographie |
| Gewichtung | | T1 | T1-**EKG** | (KM)-Angio **Atemhalt** | (KM)-Angio **Atemhalt** | (KM)-Angio **Atemhalt** | (KM)-Angio **Atemhalt** | (KM)-Angio **Atemhalt** | (KM)-Angio **Atemhalt** |
| Sequenztyp | Scout/FISP. o.ä | T1-GRE | SE **(black-blood)** | 3D-TOF-GRE | 3D-TOF-FFE | 3D-TOF-GRE | 3D-TOF-FFE | 3D-TOF-GRE | 3D-TOF-FFE |
| Orientierung | 3 Ebenen | tra | tra/kor | kor | kor | kor | kor | Kor | kor |
| TR (ms) | | 5–14 | 500–800 (EKG minus 15%) | 6–9 | 2,5–5 | 6–9 | 2,5–5 | 6–9 | 2,5–5 |
| TE (ms) | | 1,4–4 | 9–12 | 1,3–2,5 | ca. 1,5 | 1,8–2,5 | ca. 1,5 | 1,8–2,5 | ca. 1,5 |
| Flipwinkel (Grad) | | 20–60 | 65 | 30–40 | 25–45 | 30–40 | 25–45 | 30–40 | 25–45 |
| FOV (mm) | 400–500 | 350 | tra ca. 300<br>kor ca. 360 | ca. 400 | ca. 400 | ca. 400 | ca. 400 | ca. 400 | ca. 400 |
| Schicht-anzahl | je 1–3 | ca. 30, in gleicher Lokalisation | bis 25 | 60–80 mm Block, bis 36 Schichten | 60–80 mm Block, bis 36 Schichten | 60 mm Block, bis 36 Schichten | 60 mm Block, bis 36 Schichten | 60–80 mm Block, bis 36 Schichten | 60–80 mm Block, bis 36 Schichten |
| Schicht-dicke (mm) | 5–8 | 5 | 5–8 | 1,6–2,2 | 1,6–2,2 | ca. 1,6 | ca. 1,6 | 1,6–2,2 | 1,6–2,2 |
| Schichtab-stand (mm) bzw. -faktor | | 0 | 1–2<br>0,2–0,4 | 0 | 0 | 0 | 0 | 0 | 0 |
| Bildmittlungen | | 1 | 2 | 1 | 1 | 1 | 1 | 1 | 1 |
| Sonstiges | je eine Schicht in 3 Ebenen | **Testbolus 2 ml Gd-KM + 20 ml NaCl.** Messung 30×1 s in der gleichen Schicht: Aorta in Nierenhöhe, Ermittlung von Signalanstieg und -maximum | EGK-gesteuerte T1-SE-black-blood-Sequenzen empfohlen (TR ca. 15% kleiner als Herzfrequenz) für signallose Gefäßdarstellung. Einfaltungsartefakte vermeiden | Atemanhalte-Technik, 512er Matrix empfohlen, ggf. Rechteckmatrix, Einfaltungsartefakte vermeiden, KM-Gabe nach errechneter Kreislaufzeit mit oder ohne delay je nach Sequenz. Eventuell Wiederholung der arteriellen Angiosequenz nach ca. 10 s Atempause. Jeweils MIP-3D-Nachverarbeitung. **Nierenarterien:** schmalerer koronarer Block etwas weiter dorsal. **Venen/Portalvene:** gleiche Einstellung wie Aortographie, aber: Sättigungsblock über linkem Herz schräg transversal unterdrückt arteriellen Fluss, Zeitverzögerung ca. 30–40 s nach arterieller Serie bzw. Sequenzstart nach 60–70 s. Bei Transplantaten im Becken (Niere/Pankreas) eventuell FOV 500 und Schichtblockanpassung notwendig. | | | | | |

## 2.6.1 MRT-Untersuchung: Ovarien/Uterus/Cervix/Vagina/ Beckenausmessung

### Fragestellung

**Nativ/KM:** Raumforderung unklarer Genese, Tumorsuche/-staging, Entzündung/Abszess, Zysten, Lymphknoten, Uterusmyom, prä-/postoperativer Situs, Geburtskanalmessung, Aszites, Beckenniere, Z.n. Pankreas-/Nierentransplantation

### Vorbereitung und Lagerung

**Patient sollte gefüllte Harnblase haben**, bei Blasenkatheter ca. eine Stunde vorher abklemmen! Entkleiden bis auf Unterwäsche, bequeme Rückenlage, eventuell Knie unterpolstern. Body-array- oder flexible Body-Spule, bei großem FOV Body-Spule notwendig, Spulenmitte etwa Mitte Unterbauch, ggf. nach Scout Korrektur. Ohrstöpsel oder Kopfhörer, Arme seitlich am Körper oder über Kopf. Notfallknopf in die Hand geben. Symmetrische Einstellung zur Körperachse (mit Laserkreuz kontrollieren). Nochmal auf Ruhiglage und auf **ruhige, gleichmäßige, eher flache Thorax-Atmung** während der längeren Sequenzen hinweisen. Auf Atemanhalte-Sequenzen vorbereiten.
**KM-Gabe**: großlumigen i.v. Zugang legen (lassen), eine mit 0,9% Kochsalzlösung gefüllte 10 ml-Spritze bzw. Injektor mit Verlängerungsschlauch anschließen. Nach KM-Gabe entweder sofortige dynamische Untersuchung mit Atemanhalte-Sequenzen oder längere Sequenz nach ca. 1–2 Minuten Verzögerung.
**Beckenausmessung zur Weitenbestimmung des Geburtskanals: Mediosagittal**: 1. Promontorium – Symphysenhinterkante, 2. Steißbeinspitze – Symphysenhinterkante (Abb. 5). **Gewinkelt koronar**: 3. maximale Weite zwischen den Ossa ilii, 4. schräger Durchmesser des Beckenausgangs.

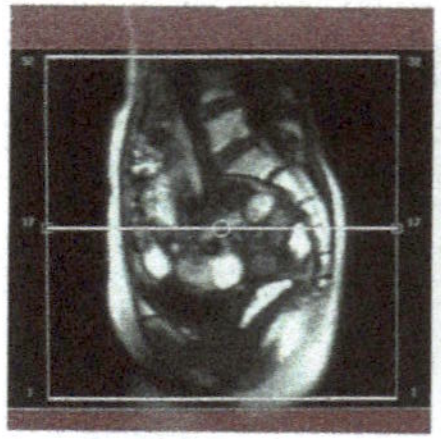
1 transversal

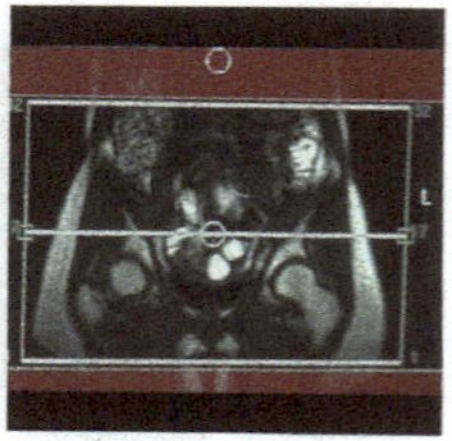
2 transversal

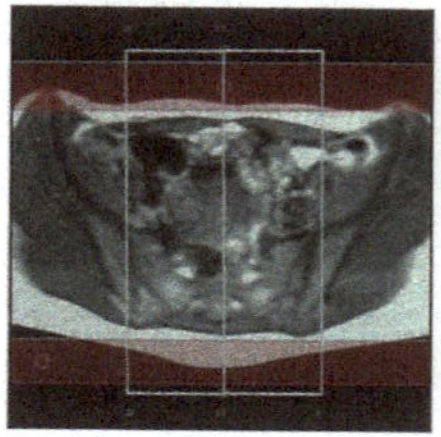
3 sagittal

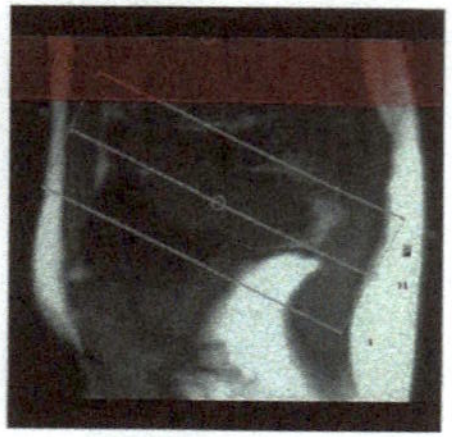
4 Cervix gewinkelt transversal

### Untersuchungsbereich

In der Regel Oberrand LWK 4 bis Dammbereich, Schichtführung abhängig von Fragestellung in drei Ebenen, Cervix **schräg** transversal.

### Wichtiges, Tipps & Tricks

- Eventuell negatives (eisenoxidhaltiges) KM ca. 20–30 Minuten vorher trinken lassen (alternativ Heidelbeersaft, vergleichbare Wirkung).
- **Bei längeren Sequenzen:** Eventuell medikamentöse Darmmotilitätsminderung (Buscopan® o.ä.) nach Ausschluss von Kontraindikationen. Eventuell Bauchdeckengurt oder flache, nicht zu schwere Sandsäcke (Cave! Metallanteile) auf die Bauchdecke zur Bewegungsdämpfung der Bauchdecke. Artefaktminderung durch Sättigung der vorderen Becken-/Bauchwand.
- Bei schlechter Abgrenzbarkeit von Rektum/Sigma: Wasserfüllung peranal.
- Ggf. Angio-Sequenzen anschließen bei Post-Transplantations-Untersuchung (siehe 2.5.6).
- Bei koronaren Schichten: beide Arme auf den Bauch, dann keine Einfaltung: kleineres FOV möglich!

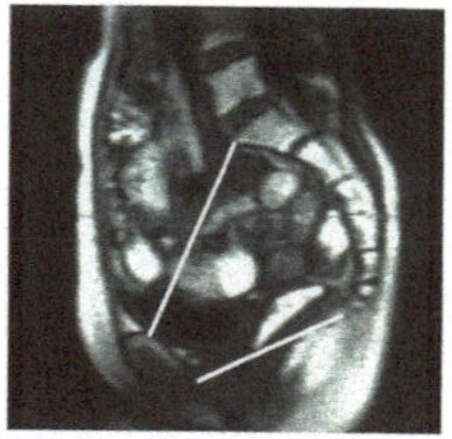
5 Geburtskanal mediosagittal

Weitere Hilfe siehe Seite 182–184

| Sequenzprotokoll Ovarien/Uterus/Vagina/Beckenausmessung | | | | | | | | | | |
|---|---|---|---|---|---|---|---|---|---|---|
| Mess-Sequenz | | 1. | 2. (+ 3.) | 4. | 5. (+ 6.) optional | 7. + 8. | 9. optional | 10. optional statt 9. | 11. (+ 12. + 13.) optional | 14. + 15. |
| Indikation | Scout | Übersicht | Übersicht | gesamtes Becken Übersicht | Becken Übersicht post-KM | Ovarien/ Uterus/ Cervix/ Vagina | Ovarien/ Uterus/ Cervix/ Vagina | Ovarien/ Uterus/ Cervix/ Vagina | Ovarien/ Uterus/ Cervix/Vagina post-KM | Beckenausmessung bei Schwangeren |
| Gewichtung | | T2 **(fatsat)** | T1 | T2 **(fatsat)** | T1-KM | **T2 fatsat** | T2 | T2 **(fatsat)** | T1-KM **(fatsat)** | T2-**Atemhalt** |
| Sequenztyp | Scout/FISP o.ä. | FSE/TSE | TSE/SE | FSE/TSE | TSE/SE | FSE/TSE | STIR | FSE/TSE | TSE/SE | FSE/TSE |
| Orientierung | 3 Ebenen | tra | tra (+ kor) | kor | tra + (kor) | tra + kor | sag/kor | sag | tra (kor/sag) | mediosag + kor (gewinkelt) |
| TR (ms) | | 2500–4500 | 450–600 | 2500–4500 | 450–600 | 2500–4000 | ca. 3500 | 2500–4000 | 450–600 | 2000–3000 |
| TE (ms) | | 100–140 | 9–15 | 100–140 | 9–15 | 100–140 | 60–70 | 100–140 | 9–15 | 100–140 |
| TI (ms) | | | | | | | ca. 140 | | | |
| Flipwinkel (Grad) | | | 60–70 | | 60–70 | | | | 60–70 | |
| FOV (mm) | 400–500 | 300–350 | tra 300–350 kor ca. 400 | tra 300–350 kor ca. 400 | tra 300–350 kor ca. 400 | tra 300–350 kor ca. 400 | 350–400 | tra 300–350 kor ca. 400 | tra 300–350 kor ca. 400 | sag ca. 350 kor ca. 400 |
| Schichtanzahl | je 1–3 | bis 30 | bis 30 | bis 30 | bis 30 | bis 30 | bis 30 | bis 30 | bis 30 | bis 5 |
| Schichtdicke (mm) | 5–8 | 5–6 | 5–6 | 5–5 | 5–6 | 4 (–5) | 4 (–5) | 4–5 | 5–6 | 6–8 |
| Schichtabstand (mm) bzw. -faktor | | 1–1,2<br>0,2 | 1–1,2<br>0,2 | 1–1,2<br>0,2 | 1–1,2<br>0,2 | 0–1<br>0–0,2 | 0–1<br>0–0,2 | 0–1<br>0–0,2 | 1–1,2<br>0,2 | 1,2–1,6<br>0,2 |
| Bildmittlungen | | 2 | 2 | 2 | 2 | 2 | 2–4 | 2 | 1–2 | 2 |
| Sonstiges | mindestens je eine Schicht in 3 Ebenen | **Für alle Fragestellungen außer Beckenmessung zunächst Sequenz 1 + 2 anfertigen.** Generell hohe Matrix bis 512 empfohlen! 30–50 mm Sättigungsblöcke über ventraler Bauchwand und kranial des FOV. Fettsättigung nach Absprache, bei Frage nach Fisteln o. ä. insbesondere nach KM sinnvoll. **Cervix-Darstellung transversal gewinkelt.** Vor KM-Gabe Nativ-Aufnahmen nur transversal, weitere Ebenen post-KM besser mit Fettsättigung. Rechteck-FOV verkürzt Messzeit, erhöht Rauschen! Auf Einfaltung achten (koronar: Hände auf den Bauch legen lassen)! **Beckenausmessung:** koronare Schicht auf der mediosagittalen Aufnahme senkrecht einstellen auf der Mitte der Verbindungslinie: Symphysenhinterrand – Spitze des Steißbeins. | | | | | | | | |

## 2.6.2 MRT-Untersuchung: Becken – Blase/Harnblase

### Fragestellung

**Nativ/KM:** Raumforderung unklarer Genese, Blasenkarzinom-Staging, Zystitis/Abszess, Blasenstein, Vesiko-/Urozele, Lymphknoten, Blasenruptur, Tumorinfiltration, prä-/postoperativer Situs

### Vorbereitung und Lagerung

**Patient sollte gefüllte Harnblase haben, bei Blasenkatheter ca. eine Stunde vorher abklemmen!** Entkleiden bis auf Unterwäsche, bequeme Rückenlage, eventuell Knie unterpolstern. Body-array- oder flexible Body-Spule, bei großem FOV Body-Spule notwendig, Spulenmitte etwa knapp über Symphyse, ggf. nach Scout Korrektur. Ohrstöpsel oder Kopfhörer, Arme seitlich am Körper oder über Kopf. Notfallknopf in die Hand geben. Symmetrische Einstellung zur Körperachse (mit Laserkreuz kontrollieren). Nochmal auf Ruhiglage und auf **ruhige, gleichmäßige, flache Thorax-Atmung** während der längeren Sequenzen hinweisen. Auf Atemanhalte-Sequenzen vorbereiten.

**KM-Gabe:** großlumigen i.v. Zugang legen (lassen), eine mit 0,9% Kochsalzlösung gefüllte 10 ml-Spritze bzw. Injektor mit Verlängerungsschlauch anschließen. Nach KM-Gabe entweder sofortige dynamische Untersuchung mit Atemanhalte-Sequenzen oder längere Sequenz nach ca. 1–2 Minuten Verzögerung (Cave! Erschwerte Blasenbeurteilung durch KM in Blase).

### Untersuchungsbereich

In der Regel Promontorium bis Beckenboden, Schichtführung abhängig von Fragestellung ggf. in drei Ebenen.

### Wichtiges, Tipps & Tricks

- Eventuell perorale Gabe von eisenoxidhaltigem KM, ca. 20–30 Minuten vorher trinken lassen (alternativ Heidelbeersaft, vergleichbare Wirkung).
- **Bei längeren Sequenzen:** Eventuell medikamentöse Darmmotilitätsminderung (Buscopan® o. ä.) nach Ausschluss von Kontraindikationen. Eventuell Bauchdeckengurt oder flache, nicht zu schwere Sandsäcke (Cave! Metallanteile) auf die Bauchdecke zur Bewegungsdämpfung der Bauchdecke. Effektive Atemartefaktminderung durch Sättigung der vorderen Bauchwand.
- Bei koronaren Schichten: beide Arme auf den Bauch, dann keine Einfaltung: kleineres FOV möglich!

Weitere Hilfe siehe Seite 182–184

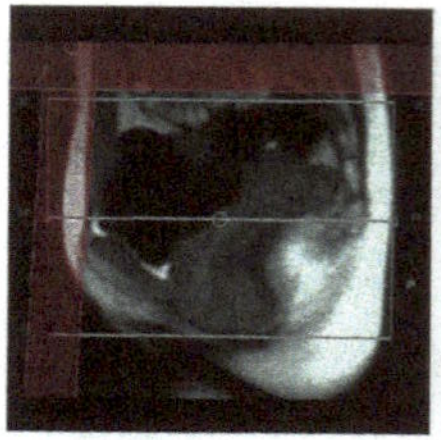

1 transversal

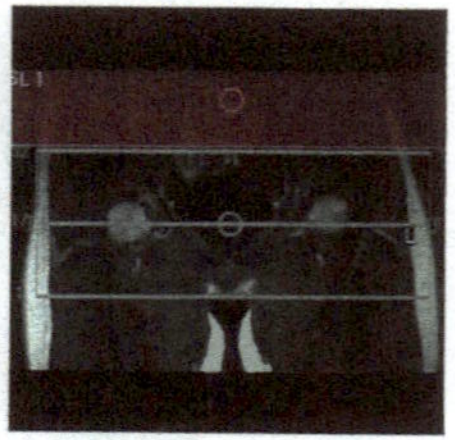

2 transversal

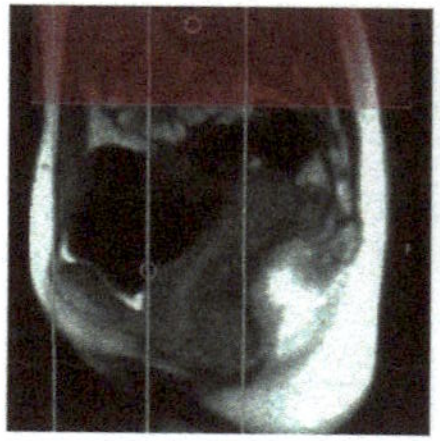

3 koronar

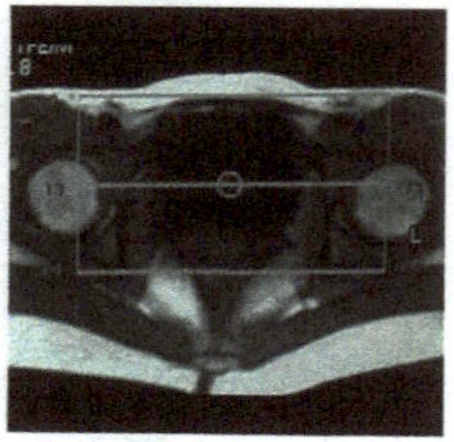

4 koronar

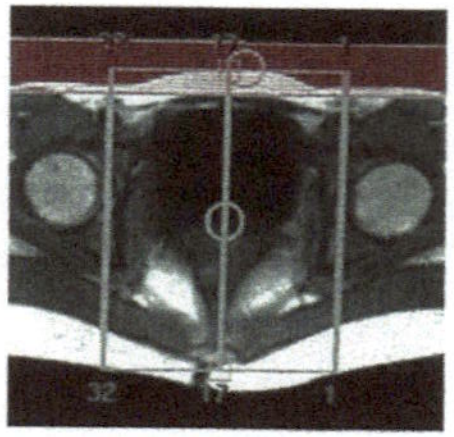

5 sagittal

**Sequenzprotokoll Blase**

| Mess-Sequenz | | 1. + 2. | 3. (+ 4.) | 5. | 6. optional statt 2. | 7. (+ 8.) optional | 9. (+ 10.) optional | 11. (+ 12.) optional |
|---|---|---|---|---|---|---|---|---|
| Indikation | Scout | Blase | Blase | Blase | Blase | vor KM-Dynamik bei Tumor-Staging | KM-Dynamik bei Tumor-Staging | Blase post-KM |
| Gewichtung | | T2 **(fatsat)** | T1 | T2 **(fatsat)** | T1 | T1 nativ **Atemhalt** | T1-KM-**Atemhalt** | T1-KM **(fatsat)** |
| Sequenztyp | Scout/FISP o.ä. | FSE/TSE | TSE/SE | FSE/TSE | STIR | FFE/GRE | FFE/GRE | TSE/SE |
| Orientierung | 3 Ebenen | tra + kor | tra (+ kor) | sag | sag/kor | tra (sag) | tra (sag) | tra (kor) |
| TR (ms) | | 2500–4000 | ca. 600 | 2500–4000 | ca. 3500 | 100–140 | 100–140 | ca. 600 |
| TE (ms) | | 100–140 | 9–15 | 100–140 | 60–70 | 4–7 | 4–7 | 9–15 |
| TI (ms) | | | | | 140 | | | |
| Flipwinkel (Grad) | | | 60–70 | | | 60 | 60 | 60–70 |
| FOV (mm) | 400–500 | tra 300–350<br>kor 350–400 | tra 300–350<br>kor ca. 400 | tra 300–350<br>kor ca. 400 | 350–400 | ca. 300 | ca. 300 | tra 300–350<br>kor ca. 400 |
| Schicht-anzahl | je 1–3 | bis 30 | bis 30 | bis 30 | bis 30 | bis 20 | 5 mal bis 20 | bis 30 |
| Schicht-dicke (mm) | 5–8 | 4–5 | 4–5 | 4 | 4 (–5) | 4–5 | 4–5 | 4–5 |
| Schichtab-stand (mm) bzw. -faktor | | 0–1<br>0–0,2 | 1–1,2<br>0,2 | 0–1<br>0–0,25 | 0–1<br>0–0,2 | 0,4–1<br>0,1–0,2 | 0,4–1<br>0,1–0,2 | 1–1,2<br>0,2 |
| Bildmitt-lungen | | 2 | 2 | 2 | 2–4 | 2 | 2 | 2 |
| Sonstiges | mindestens je eine Schicht in 3 Ebenen | **Blase muss gefüllt sein, Blasenkatheter abklemmen!** Generell hohe Matrix bis 512 empfohlen! 30–50 mm Sättigungsblöcke über ventraler Bauchwand und kranial des FOV. Fettsättigung nach Absprache, bei Frage nach Tumorinfiltration o.ä. insbesondere nach KM sinnvoll. Post-KM besser mit Fettsättigung. Bei Tumorverdacht oder Staging KM-Dynamik sinnvoll: transversale Sequenz 7 über 3 min wiederholen. Rechteck-FOV verkürzt Messzeit, erhöht Rauschen! Auf Einfaltung achten! Ggf. Urographie zusätzlich (siehe 2.5.3) | | | | | | |

## 2.6.3 MRT-Untersuchung: Becken – Prostata/Hoden

### Fragestellung

**Nativ/KM:** Prostatakarzinom/-staging, Prostatitis, Prostatahypertrophie/-tumorinfiltration, Seminom, Hodenkarzinom, Varikozele, Orchitis, Abszess, Epidydimitis, Hodenabszess, prä- bzw. postoperativer Situs

### Vorbereitung und Lagerung

Entkleiden bis auf Unterwäsche, bequeme Rückenlage, eventuell Knie unterpolstern. **Prostata-MRT: gefüllte Harnblase, bei Blasenkatheter vor der Untersuchung abklemmen!** Body-array- oder flexible Body-Spule, auch große (Doppel-) Ringspule möglich, Spulenmitte etwa knapp über Symphyse, ggf. nach Scout Korrektur.
**Hoden-MRT:** Blase entleeren lassen. Oberflächen-Ringspule vorteilhaft, Hoden unterpolstern, Laken zwischen Hoden und Oberschenkel, **kein Kontakt zwischen Spule und Haut!** Ohrstöpsel oder Kopfhörer, Arme seitlich am Körper oder über Kopf. Notfallknopf in die Hand geben. Nochmal auf Ruhiglage und auf **ruhige, gleichmäßige, flache Atmung** hinweisen.
**KM-Gabe:** großlumigen i.v. Zugang legen (lassen), eine mit 0,9% Kochsalzlösung gefüllte 10 ml-Spritze bzw. Injektor mit Verlängerungsschlauch anschließen. Nach KM-Gabe Sequenzstart nach ca. 1–2 Minuten Verzögerung.

### Untersuchungsbereich

**Prostata:** Beckenmitte bis Beckenboden, Schichtführung abhängig von Fragestellung ggf. in drei Ebenen.
**Hoden:** kleines FOV, koronar und transversal.

### Wichtiges, Tipps & Tricks

- Patienten auf sofortiges Melden bei möglicher Überhitzung an spulennahen Hautflächen hinweisen.
- Effektive Atemartefaktminderung durch Sättigung der vorderen Beckenwand bei Prostata-MRT.
- Bei Einsatz einer Rektumspule spezielle Sequenzen (angepasst an Spule), in der Regel mitgeliefert.

Weitere Hilfe siehe Seite 182–184

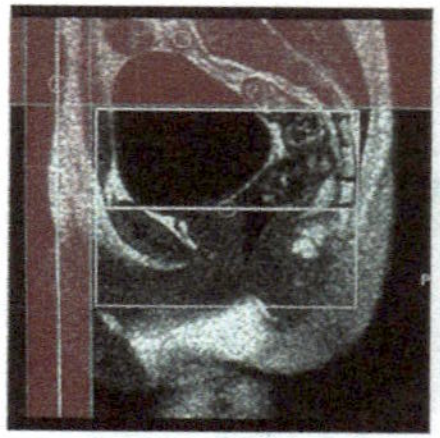

1 Prostata transversal

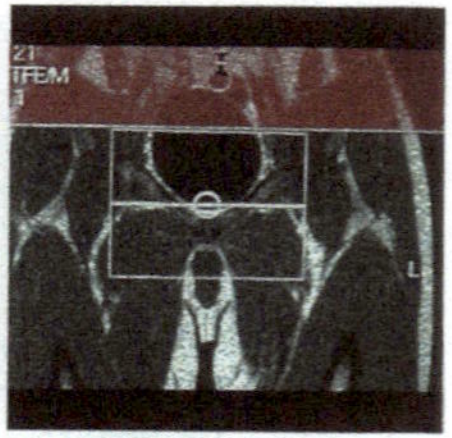


2 Prostata transversal

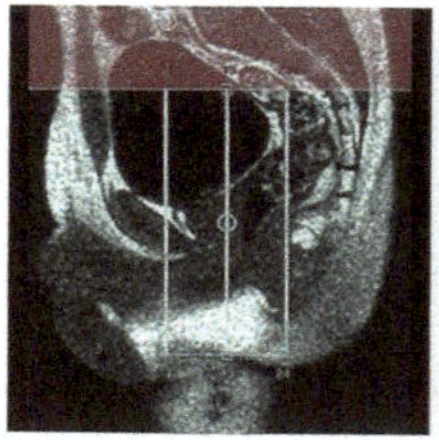

3 Prostata koronar

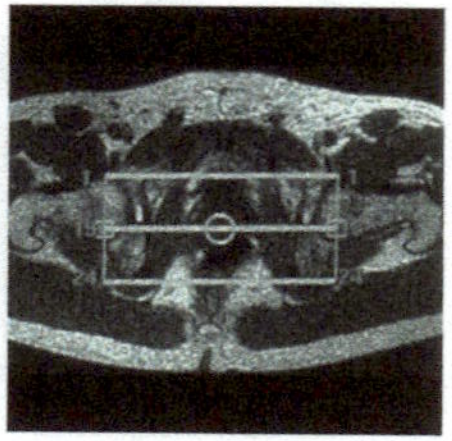

4 Prostata koronar

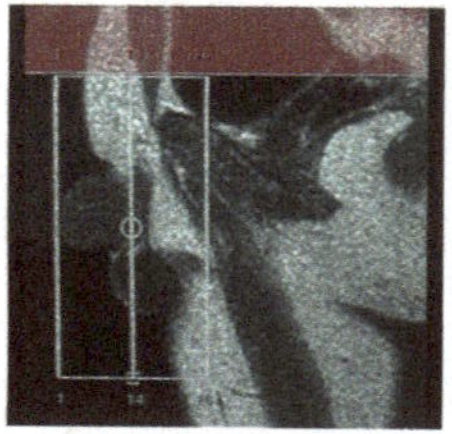

5 Hoden koronar

| Sequenzprotokoll Prostata/Hoden | | | | | | | | |
|---|---|---|---|---|---|---|---|---|
| Mess-Sequenz | | 1. | 2. + 3. (+ 4.) | 5. (+ 6.) | 7. (+ 8. + 9.) optional | 1a. | 2a. (+ 3a.) | 4a. (+ 5a.) |
| Indikation | Scout | Übersicht Beckenboden | Prostata | Prostata | Prostata post-KM | Hoden | Hoden | Hoden post-KM |
| Gewichtung | | T2 **(fatsat)** | T2 **(fatsat)** | T1 **(fatsat)** | T1-KM **(fatsat)** | T2 | T1 | T1 |
| Sequenztyp | Scout/FISP o. ä. | FSE/TSE | FSE/TSE | TSE/SE | TSE/SE | FSE/TSE | TSE/SE | TSE/SE |
| Orientierung | 3 Ebenen | tra | tra+kor (sag) | tra (kor) | tra (kor/sag) | kor | kor (+ tra) | kor (+ tra) |
| TR (ms) | | 2500–4500 | 2500–4500 | ca. 600 | ca. 600 | 2500–4000 | ca. 600 | ca. 600 |
| TE (ms) | | 100–140 | 100–140 | 9–15 | 9–15 | 100–140 | 9–15 | 9–15 |
| Flipwinkel (Grad) | | | | 60–70 | 60–70 | | 60–70 | 60–70 |
| FOV (mm) | 400–500 | 250–300 | tra 150–200<br>kor ca. 200 | tra 150–200<br>kor ca. 200 | tra 150–200<br>kor ca. 200 | ca. 200 | tra 150–200<br>kor ca. 200 | tra 150–200<br>kor ca. 200 |
| Schicht-anzahl | je 1–3 | bis 30 | bis 30 | bis 30 | bis 30 | bis 30 | bis 30 | bis 30 |
| Schicht-dicke (mm) | 5–8 | 3–4 | 3 | 3 | 3 | 3 | 3 | 3 |
| Schichtab-stand (mm) bzw. -faktor | | 0,6–0,8<br>0,2 | 0,3–0,6<br>0,1–0,2 | 0,3–0,6<br>0,1–0,2 | 0,3–0,6<br>0,1–0,2 | 0–0,6<br>0–0,2 | 0–0,6<br>0–0,2 | 0–0,6<br>0–0,2 |
| Bildmitt-lungen | | 2 | 3–4 | 3–4 | 3–4 | 3–4 | 3–4 | 3–4 |
| Sonstiges | mindestens je eine Schicht in 3 Ebenen | 1. Sequenz auf sagittalem Scout planen. Prostata-Zielaufnahmen nach Übersicht exakt einstellen. Blase soll gefüllt sein! Kleines FOV empfohlen. Eventuell Fettsättigung. Generell hohe Matrix bis 512 empfohlen, dann alle Sequenzen mit 3–4 Bildmittlungen wegen Rauschen! Ggf. Phasenoversampling. 30–50 mm Sättigungsblöcke über ventraler Bauchwand und kranial des FOV. Post-KM besser mit Fettsättigung. Rechteck-FOV verkürzt Messzeit, erhöht Rauschen! Auf Einfaltung achten! | | | | Kleines FOV empfohlen. Generell hohe Matrix bis 512 empfohlen, dann alle Sequenzen mit 3–4 Bildmittlungen wegen Rauschen! Ggf. Phasenoversampling. Sättigungsblock kranial des FOV. Rechteck-FOV verkürzt Messzeit, erhöht Rauschen! Auf Einfaltung achten! | | |

## 2.7.1 MRT-Untersuchung: Halswirbelsäule

### Fragestellung

**Nativ/KM:** Bandscheibenprolaps/-protrusion, Wirbelkörperfraktur/-osteolyse, Spondylitis, Spondylodiscitis, zervikales Querschnittsyndrom, zervikale Myelopathie, spinale Blutung/Hämatom, spinaler Abszess, spinale Raumforderung, prä-/postoperativer Situs

### Vorbereitung und Lagerung

Oberkörper bis auf Unterwäsche freimachen, bequeme Rückenlage, Knie unterpolstern, ggf. weitere Polsterungen bis zur schmerzfreien Lage. Hals in Halsspule bzw. Wirbelsäulen-OF-Spule, selten Bodyspule bei großem FOV notwendig. Spulenmitte meist Kehlkopfbereich, bei kurzem Hals eher Jugulum. Ohrstöpsel, ggf. Fixieren des Kopfes seitlich mit Polstern, Arme seitlich am Körper. Notfallknopf/-klingel/-ball in die Hand geben. Gerade Einstellung zur Körperachse (mit Laserkreuz kontrollieren) in Halsmitte. Nochmal auf Ruhiglage während der Sequenzen hinweisen. Vor der Messung schlucken lassen.

**KM-Gabe:** großlumigen i.v. Zugang legen (lassen), eine mit 0,9% Kochsalzlösung gefüllte 10 ml-Spritze bzw. Injektor mit Verlängerungsschlauch anschließen. Falls KM-Gabe notwendig, nach Injektion ca. 2 Minuten Verzögerung bis Messbeginn empfohlen.

### Untersuchungsbereich

In der Regel Pons bis Manubrium/ca. Th2, sagittale und transversale Schichten je nach Lage gewinkelt, koronare parallel zum Bandscheibenfach.

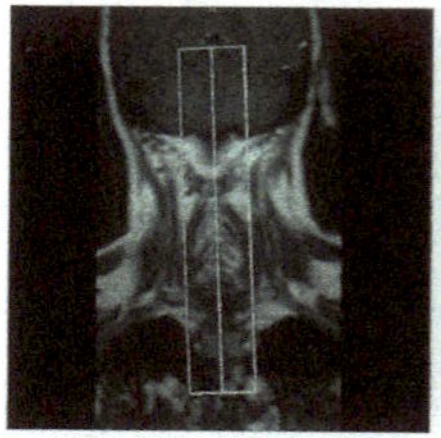

1 sagittal

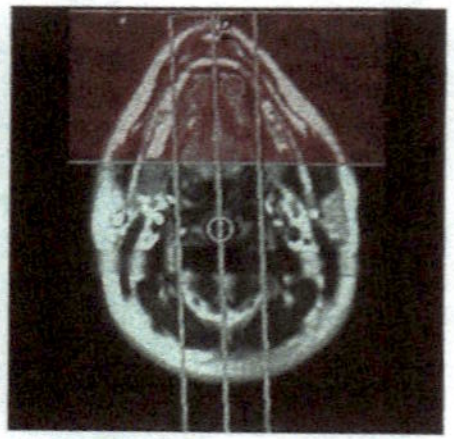

2 sagittal

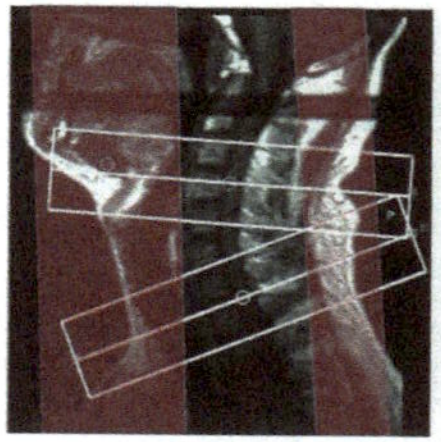

3 transversal, zwei Blöcke

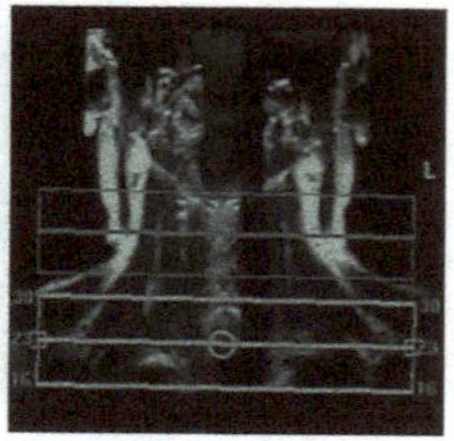

4 transversal, zwei Blöcke

### Wichtiges, Tipps & Tricks

- **Vor** der Messung schlucken lassen, Hinweise auf Nichtschlucken während der Messung bewirken das Gegenteil!
- Bei BWS-/HWS-Kyphose Becken unterpolstern und/oder Kopf leicht unterpolstern, eventuell Halskrause. Eventuell selektive transversale Anpassung durch Einstellung in sagittaler und koronarer Ebene. Auf Miterfassung aller seitlichen Anteile der skoliotischen Wirbelsäule bei sagittaler Schnittführung achten. Bei angrenzender Weichteilpathologie alles mitabbilden.
- Koronarer Sättigungsblock über dorsalem subkutanen Fettgewebe bei adipösen Patienten sinnvoll.
- Bei großem transversalen Schichtblock über ganze HWS meist Bildqualitätsverbesserung durch parallele Sättigung darüber und darunter.
- Mehrere verschieden gewinkelte transversale Schichten in unterschiedlichen Höhen innerhalb einer Messplanung einstellbar (Abb. 3, 4).
- Bei großem FOV oder adipösen Patienten „ohne Hals" „Doppelspule", große Wirbelspule (mit Bereichsverstärkung) oder notfalls Körperspule verwenden.
- Bei fraglichem Gefäßprozess Angio-Sequenzen anschließen. Nach operativen Eingriffen KM-Gabe empfohlen zum Nachweis von Narbengewebe.

Weitere Hilfe siehe Seite 182–184

**Sequenzprotokoll Halswirbelsäule**

| Mess-Sequenz | | 1. | 2. + 3. | 4. optional statt 3. tra | 5. optional statt 3. tra | 6. | 7. optional | 8. optional statt 7. | 9. + 10. |
|---|---|---|---|---|---|---|---|---|---|
| Indikation | Scout | Übersicht WK/Myelon | Übersicht WK/Myelon | Spinalkanal transversal | Spinalkanal transversal | Übersicht Nervenwurzeln | WK-Läsion Fraktur | WK-Läsion Fraktur | Pathologie/post-operativ nach KM |
| Gewichtung | | T2 | T1 | T2 | Protonendichte | T2 | T2 **fatsat** | T2 | T1+ **KM (fatsat)** |
| Sequenztyp | Scout/FISP o. ä. | FSE/TSE | TSE/SE | GRE/FFE | FSE/TSE | FSE/TSE | FSE/TSE | STIR | TSE/SE |
| Orientierung | 3 Ebenen | sag | sag/tra (gewinkelt) | tra (gewinkelt) | tra (gewinkelt) | kor | sag | sag | sag/tra (gewinkelt) |
| TR (ms) | | 2500–4500 | 450–600 | 500–850 | 1500–2000 | 3500–4500 | 2500–4500 | ca. 3500 | 450–600 |
| TE (ms) | | 90–120 | 9–15 | 18–26 | 12–20 | 100–150 | 90–120 | 60–70 | 9–15 |
| TI (ms) | | | | | | | | ca. 140 | |
| Flipwinkel (Grad) | | | 50–70 | 20–30 | | | | | 50–70 |
| FOV (mm) | 250–300 | < 260 | sag < 260<br>tra ca. 200 | ca. 200 | ca. 200 | 250–300 | < 260 | < 260 | sag < 260<br>tra ca. 200 |
| Schicht-anzahl | je 1–3 | bis 19 | sag bis 19<br>tra bis 32 | bis 32 | bis 32 | bis 15 | bis 19 | bis 19 | sag bis 19<br>tra bis 32 |
| Schicht-dicke (mm) | 5–8 | 3–4 | 3–4 | 3–4 | 3–4 | 4–6 | 3–4 | 3–4 | 3–4 |
| Schichtab-stand (mm) bzw. -faktor | | 0,6–0,8<br>0,2 | 0,6–0,8<br>0,2 | 0,6–0,8<br>0,2 | 0,6–0,8<br>0,2 | 0,4–0,6<br>0,1 | 0,3–0,8<br>0,1–0,2 | 0,3–0,8<br>0,1–0,2 | 0,6–0,8<br>0,2 |
| Bildmitt-lungen | | bis 3 | bis 3 | 2 | 2–3 | bis 2 | bis 3 | 1–2 | bis 3 |
| Sonstiges | je eine Schicht transversal und koronar, 3 Schichten sagittal | 30–50 mm Sättigungsblöcke kranial transversal über Pons und (schräg) koronar ventral der HWS, ggf. kaudal transversal über Thorax. Ggf. Flusskompensation, bei sagittalen und koronaren Aufnahmen Oversampling, Phasenkodierung pa. Turbofaktor bei TSE 15–25, bei STIR 8–15. Einfaltungsartefakte vermeiden! Rechteck-FOV verkürzt Messzeit, erhöht Rauschen! Bei Skoliose und bei begleitender Weichteil-Läsion auf komplette Abbildung achten, ggf. FOV-Vergrößerung. Transversale Schichten bei vermehrter Lordosierung ggf. in mehreren Blöcken, auf sagittalem und koronarem Scout den WK-Deckplatten anpassen. Ohne erkennbare Pathologie 3 transversale „Routine"-Blöcke C 4/5–C 6/7. | | | | | | | |

## 2.7.2 MRT-Untersuchung: Brustwirbelsäule

### Fragestellung

**Nativ/KM:** Bandscheibenprolaps/-protrusion, Wirbelkörperfraktur/-osteolyse, Spondylitis, Spondylodiscitis, thorakales Querschnittsyndrom, spinale Blutung/Hämatom, spinaler Abszess, spinale Raumforderung, prä-/postoperativer Situs

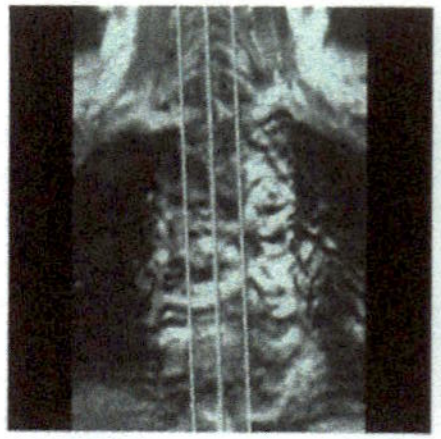

1 sagittal

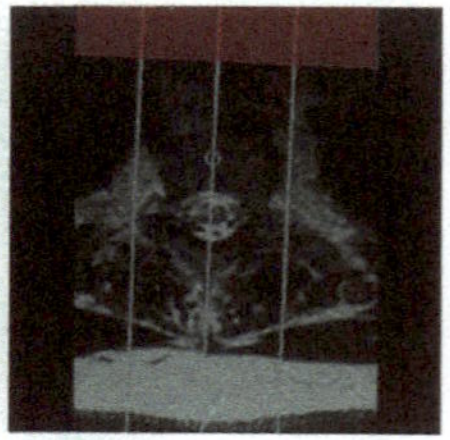

2 sagittal

### Vorbereitung und Lagerung

Oberkörper – auf Unterwäsche freimachen, bequeme Rückenlage auf Wirbelsäulenspule, eventuell LWS und/oder Hals unterpolstern. Knie unterpolstern, Spulenmitte etwa Sternummitte oder nach Schmerz-/Prozesslokalisation. Ohrstöpsel, ggf. Fixieren des Kopfes seitlich mit Polstern, Arme über Kopf lagern oder seitlich am Körper. Notfallknopf in die Hand geben. Besonders wichtig: gerade Einstellung zur Körperachse (mit Laserkreuz kontrollieren). Nochmal auf Ruhiglage und auf **ruhige gleichmäßige, eher flache Bauchatmung** hinweisen.
**KM-Gabe:** großlumigen i.v. Zugang legen (lassen), eine mit 0,9% Kochsalzlösung gefüllte 10 ml-Spritze bzw. Injektor mit Verlängerungsschlauch anschließen. Falls KM-Gabe notwendig, nach Injektion ca. 2 Minuten Verzögerung bis Messbeginn empfohlen.

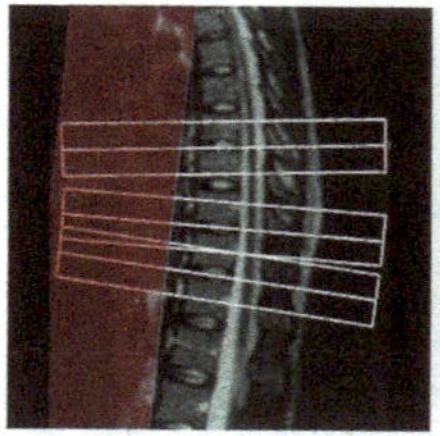

3 transversal, drei Blöcke

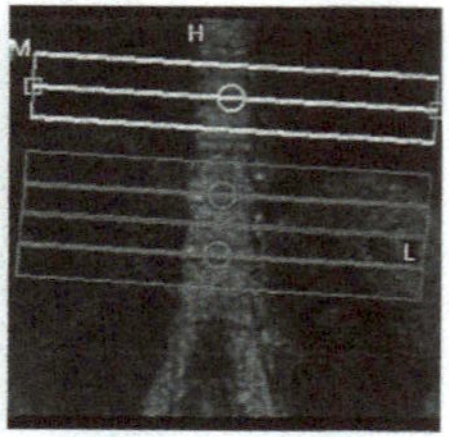


4 transversal, drei Blöcke

### Untersuchungsbereich

In der Regel Mitte Hals bis 2 Finger unterhalb Xiphoid, sagittaler Body-Spulen-Scout und FOV von 500 mm zum Wirbelkörperabzählen. Sagittale und transversale, seltener koronare Schichten je nach Lage gewinkelt, transversale parallel zum Bandscheibenfach.

### Wichtiges, Tipps & Tricks

- Bei Skoliose eventuell selektive transversale Anpassung durch Einstellung in sagittaler und koronarer Ebene. Auf Miterfassung aller seitlichen Anteile der skoliotischen Wirbelsäule bei sagittaler Schnittführung achten. Bei angrenzender Weichteilpathologie alles mitabbilden.
- Bei großem transversalem Schichtblock über mehrere BWS-Etagen Bildqualitätsverbesserung durch parallele Sättigung darüber und darunter.
- Mehrere verschieden gewinkelte transversale Schichten in unterschiedlichen Höhen innerhalb einer Messplanung einstellbar (Abb. 3, 4).
- Koronarer Sättigungsblock über dorsalem subkutanen Fettgewebe bei adipösen Patienten sinnvoll.
- Nach KM-Gabe bei schnellen Sequenzen ca. 1–2 Minuten Verzögerung bis Messbeginn empfohlen. Bei fraglichem Gefäßprozess Angio-Sequenzen anschließen. Nach operativen Eingriffen KM-Gabe empfohlen zum Nachweis von Narbengewebe.

Weitere Hilfe siehe Seite 182–184

| Sequenzprotokoll Brustwirbelsäule | | | | | | | | | |
|---|---|---|---|---|---|---|---|---|---|
| Mess-Sequenz | | 1. | 2. + 3. | 4. optional statt 3. tra | 5. optional statt 3. tra | 6. | 7. optional | 8. optional statt 7. | 9. + 10. |
| Indikation | Scout | Übersicht WK/Myelon | Übersicht WK/Myelon | Spinalkanal transversal | Spinalkanal transversal | Übersicht Nervenwurzeln | WK-Läsion Fraktur | WK-Läsion Fraktur | Pathologie/post-operativ nach KM |
| Gewichtung | | T2 | T1 | T2 | Protonendichte | T2 | T2 fatsat | T2 | T1+ **KM (fatsat)** |
| Sequenztyp | Scout/FISP o.ä. | FSE/TSE | TSE/SE | GRE/FFE | FSE/TSE | FSE/TSE | FSE/TSE | STIR | TSE/SE |
| Orientierung | 3 Ebenen | sag | sag/tra (gewinkelt) | tra (gewinkelt) | tra (gewinkelt) | kor | sag | sag | sag/tra (gewinkelt) |
| TR (ms) | | 2500–4500 | 450–600 | 500–850 | 1500–2000 | 3500–4500 | 2500–4500 | ca. 3500 | 450–600 |
| TE (ms) | | 90–120 | 9–15 | 18–26 | 12–20 | 100–150 | 90–120 | 60–70 | 9–15 |
| TI (ms) | | | | | | | | ca. 140 | |
| Flipwinkel (Grad) | | | 50–70 | 20–30 | | | | | 50–70 |
| FOV (mm) | 500 | 300–350 | sag 300–350<br>tra ca. 200 | ca. 200 | ca. 200 | ca. 350 | 300–350 | 300–350 | sag 300–350<br>tra ca. 200 |
| Schicht-anzahl | je 1–3 | bis 19 | sag–19<br>tra–32 | bis 32 | bis 32 | bis 15 | bis 19 | bis 19 | sag–19<br>tra–32 |
| Schicht-dicke (mm) | 5–8 | 3–4 | 3–4 | 3–4 | 3–4 | 4–6 | 3–4 | 3–4 | 3–4 |
| Schichtab-stand (mm) bzw. -faktor | | 0,6–0,8<br>0,2 | 0,6–0,8<br>0,2 | 0,6–0,8<br>0,2 | 0,6–0,8<br>0,2 | 0,4–0,6<br>0,1 | 0,3–0,8<br>0,1–0,2 | 0,3–0,8<br>0,1–0,2 | 0,6–0,8<br>0,2 |
| Bildmitt-lungen | | bis 3 | bis 3 | 2 | 2–3 | bis 2 | bis 3 | 1–2 | bis 3 |
| Sonstiges | Body-Spule! je eine Schicht transversal und koronar, 3 Schichten sagittal | Sättigungsblock (schräg) koronar ventral der BWS, eventuell auch dorsal über Fettgewebe, entfällt bei koronaren Sequenzen. Ggf. Flusskompensation, bei sagittalen und koronaren Aufnahmen Oversampling, Phasenkodierung pa. Turbofaktor bei TSE 15–25, bei STIR 8–15. Bei koronaren und sagittalen Sequenzen Einfaltungsartefakte vermeiden! Rechteck-FOV verkürzt Messzeit, erhöht Rauschen! Bei Skoliose und bei begleitender Weichteil-Läsion auf komplette Abbildung achten, ggf. FOV-Vergrößerung. Transversale Schichten ggf. in mehreren Blöcken an unterschiedliche Kyphosierung anpassen, sowohl auf sagittalem wie koronarem Scout ausrichten an Wirbelkörper-Deckplatten. | | | | | | | |

## 2.7.3 MRT-Untersuchung: Lendenwirbelsäule

### Fragestellung

**Nativ/KM:** Bandscheibenprolaps/-protrusion, Wirbelkörperfraktur/-osteolyse, Spondylitis, Spondylodiscitis, (Pseudo-)Spondylolisthesis, lumbales Querschnittsyndrom, lumbale Myelopathie, spinale Blutung/Hämatom, spinaler Abszess, spinale Raumforderung, prä-/postoperativer Situs

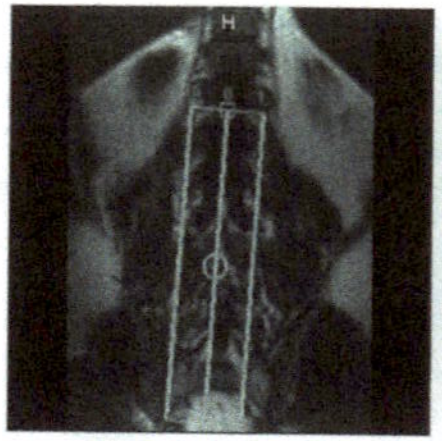

1 sagittal

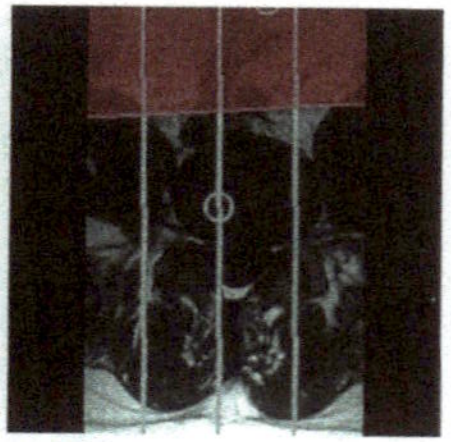
2 sagittal

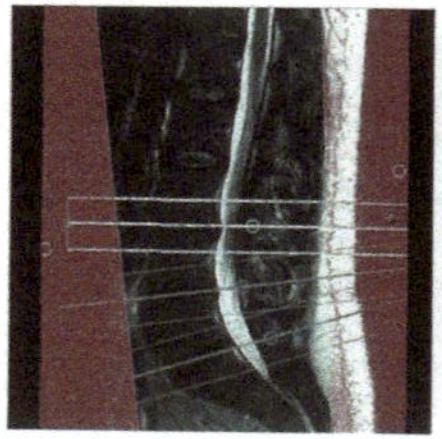
3 transversal, 3 Blöcke

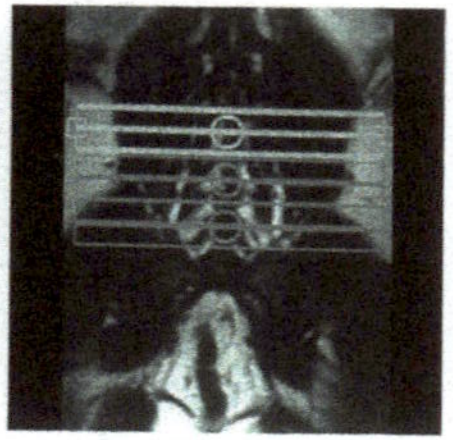
4 transversal, 3 Blöcke

### Vorbereitung und Lagerung

Bis auf Unterwäsche freimachen, bequeme Rückenlage auf Wirbelsäulenspule, eventuell Oberschenkel und Hals oder Kopf unterpolstern. Knie unterpolstern, eventuell mit seitlichen Kissen fixieren. Spulenmitte etwa knapp unter Bauchnabel bzw. oberhalb Beckenkamm. Ohrstöpsel, ggf. Fixieren des Kopfes seitlich mit Polstern, Arme über Kopf lagern (insbesondere bei Adipositas), sonst seitlich am Körper. Notfallknopf in die Hand geben. Besonders wichtig: gerade Einstellung zur Körperachse (mit Laserkreuz kontrollieren). Nochmal auf Ruhiglage während der Sequenzen hinweisen.

**KM-Gabe:** großlumigen i.v. Zugang legen (lassen), eine mit 0,9 % Kochsalzlösung gefüllte 10 ml-Spritze bzw. Injektor mit Verlängerungsschlauch anschließen. Falls KM-Gabe notwendig, nach Injektion ca. 2 Minuten Verzögerung bis Messbeginn empfohlen.

### Untersuchungsbereich

In der Regel unterhalb Xiphoid bis oberhalb Symphyse, überwiegend sagittale und transversale Schichten je nach Lage gewinkelt, selten koronare. Transversale Schichten parallel zum Bandscheibenfach.

### Wichtiges, Tipps & Tricks

- Auf Miterfassung aller seitlichen Anteile der skoliotischen Wirbelsäule bei sagittaler Schnittführung achten. Bei angrenzender Weichteilpathologie alle Anteile mitabbilden, bei Senkungsabszess Becken mit Body-Spule mitdarstellen.
- Bei großem transversalem Schichtblock über mehrere LWS-Etagen Bildqualitätsverbesserung durch parallele Sättigung darüber und darunter.
- Mehrere verschieden gewinkelte transversale Schichten in unterschiedlichen Höhen innerhalb einer Messplanung einstellbar (Abb. 3, 4), jedoch: Schichtüberschneidung bei starker Winkelung **dorsal** der Dornfortsätze legen.
- Koronarer Sättigungsblock über dorsalem subkutanen Fettgewebe bei adipösen Patienten sinnvoll.
- Nach KM-Gabe bei schnellen Sequenzen ca. 1–2 Minuten Verzögerung bis Messbeginn empfohlen. Bei fraglichem Gefäßprozess Angio-Sequenzen anschließen. Nach operativen Eingriffen KM-Gabe empfohlen zum Nachweis von Narbengewebe.

Weitere Hilfe siehe Seite 182–184

| Sequenzprotokoll Lendenwirbelsäule | | | | | | | | | |
|---|---|---|---|---|---|---|---|---|---|
| Mess-Sequenz | | 1. | 2. + 3. | 4. optional statt 3. tra | 5. optional statt 3. tra | 6. | 7. optional | 8. optional statt 7. | 9. + 10. |
| Indikation | Scout | Übersicht WK/Myelon | Übersicht WK/Myelon | Spinalkanal transversal | Spinalkanal transversal | Übersicht Nervenwurzeln | WK-Läsion Fraktur | WK-Läsion Fraktur | Pathologie/postoperativ nach KM |
| Gewichtung | | T2 | T1 | T2 | Protonendichte | T2 | T2 **fatsat** | T2 | **T1+ KM (fatsat)** |
| Sequenztyp | Scout/FISP o. ä. | FSE/TSE | TSE/SE | GRE/FFE | FSE/TSE | FSE/TSE | FSE/TSE | STIR | TSE/SE |
| Orientierung | 3 Ebenen | sag | sag/tra (gewinkelt) | tra (gewinkelt) | tra (gewinkelt) | kor | sag | sag | sag/tra (gewinkelt) |
| TR (ms) | | 2500–4500 | 450–600 | 500–850 | 1500–2000 | 3500–4500 | 2500–4500 | ca. 3500 | 450–600 |
| TE (ms) | | 90–120 | 9–15 | 18–26 | 12–20 | 100–150 | 90–120 | 60–70 | 9–15 |
| TI (ms) | | | | | | | | ca. 140 | |
| Flipwinkel (Grad) | | | 50–70 | 20–30 | | | | | 50–70 |
| FOV (mm) | 500 | 300–350 | sag 300–350<br>tra ca. 200 | ca. 200 | ca. 200 | ca. 350 | 300–350 | 300–350 | sag 300–350<br>tra ca. 200 |
| Schicht-anzahl | je 1–3 | bis 19 | sag–19<br>tra–32 | bis 32 | bis 32 | bis 15 | bis 19 | bis 19 | sag–19<br>tra–32 |
| Schicht-dicke (mm) | 5–8 | 3–4 | 3–4 | 3–4 | 3–4 | 4–6 | 3–4 | 3–4 | 3–4 |
| Schichtabstand (mm) bzw. -faktor | | 0,6–0,8<br>0,2 | 0,6–0,8<br>0,2 | 0,6–0,8<br>0,2 | 0,6–0,8<br>0,2 | 0,4–0,6<br>0,1 | 0,3–0,8<br>0,1–0,2 | 0,3–0,8<br>0,1–0,2 | 0,6–0,8<br>0,2 |
| Bildmittlungen | | bis 3 | bis 3 | 2 | 2–3 | bis 2 | bis 3 | 1–2 | bis 3 |
| Sonstiges | Body-Spule! je eine Schicht transversal und koronar, 3 Schichten sagittal | Breiter Sättigungsblock (schräg) koronar ventral der LWS, eventuell auch (schmaler) dorsal über Fettgewebe, entfällt bei koronaren Sequenzen. Ggf. Flusskompensation, bei sagittalen und koronaren Aufnahmen Oversampling, Phasenkodierung pa. Turbofaktor bei TSE 15–25, bei STIR 8–15. Bei koronaren und sagittalen Sequenzen Einfaltungsartefakte vermeiden! Rechteck-FOV verkürzt Messzeit, erhöht Rauschen! Bei Skoliose und bei begleitender Weichteil-Läsion auf komplette Abbildung achten, ggf. FOV-Vergrößerung. Transversale Schichten ggf. in mehreren Blöcken an unterschiedliche Kyphosierung anpassen, auf sagittalem und koronarem Scout ausrichten an Wirbelkörper-Deckplatten. Ohne erkennbare Pathologie 3 transversale „Routine"-Blöcke L 3/4–L 5/S 1. Bei transversalen Schichten eventuell parallele Sättigungsblöcke kranial und kaudal. | | | | | | | |

## 2.7.4 MRT-Untersuchung: Iliosakralgelenke

### Fragestellung

**Nativ/KM:** Arthrose/Arthritis, Sakroiliitis, Sakrum-/Beckenfraktur, Sakrumosteolyse, Morbus Reiter, prä-/postoperativer Situs

### Vorbereitung und Lagerung

Bis auf Unterwäsche freimachen, bequeme Rückenlage auf Wirbelsäulenspule, eventuell Oberschenkel und Rücken, Hals oder Kopf unterpolstern. Knie unterpolstern, eventuell mit seitlichen Kissen fixieren. Spulenmitte 2-Fingerbreite unterhalb Beckenkamm. Ohrstöpsel/Kopfhörer. Arme über Kopf lagern (insbesondere bei Adipositas) oder seitlich am Körper. Notfallknopf in die Hand geben. Besonders wichtig: gerade Einstellung zur Körperachse (mit Laserkreuz kontrollieren). Nochmal auf Ruhiglage während der Sequenzen hinweisen.
**KM-Gabe:** großlumigen i.v. Zugang legen (lassen), eine mit 0,9% Kochsalzlösung gefüllte 10 ml-Spritze bzw. Injektor mit Verlängerungsschlauch anschließen. Falls KM-Gabe notwendig, nach Injektion ca. 2 Minuten Verzögerung bis Messbeginn empfohlen.

### Untersuchungsbereich

In der Regel unterhalb Bauchnabel bis oberhalb Symphyse, sagittale sowie gewinkelte transversale und koronare Schichten.

### Wichtiges, Tipps & Tricks

- Beckenkippung berücksichtigen! Bis auf erste sagittale Schichten alle Sequenzen parallel oder im rechten Winkel zum Sakrum ausrichten.
- Hohe Matrix mit 512 und eher kleines FOV empfohlen. Auf Miterfassung aller Anteile bei angrenzender Weichteilpathologie achten.
- Koronarer Sättigungsblock über dorsalem subkutanen Fettgewebe bei adipösen Patienten sinnvoll.
- Nach KM-Gabe bei schnellen Sequenzen ca. 1–2 Minuten Verzögerung bis Messbeginn empfohlen. Bei fraglichem Gefäßprozess Angio-Sequenzen anschließen. Nach operativen Eingriffen KM-Gabe empfohlen zum Nachweis von Narbengewebe.

Weitere Hilfe siehe Seite 182–184

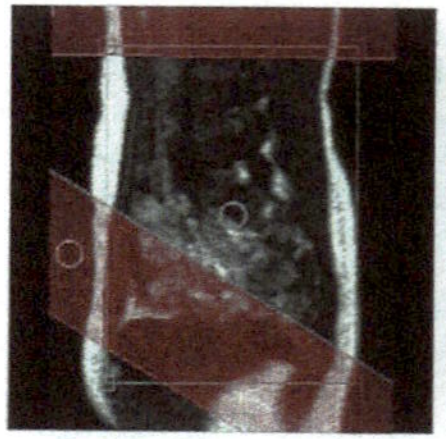
1 sagittal, FOV

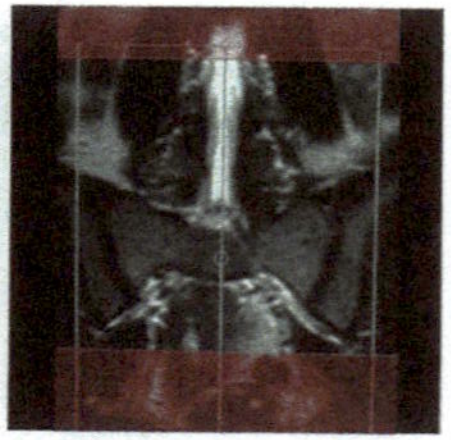
2 sagittal

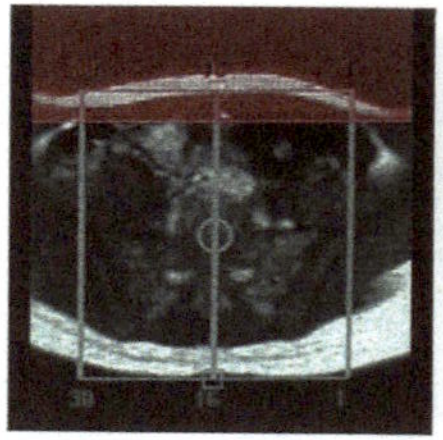
3 sagittal

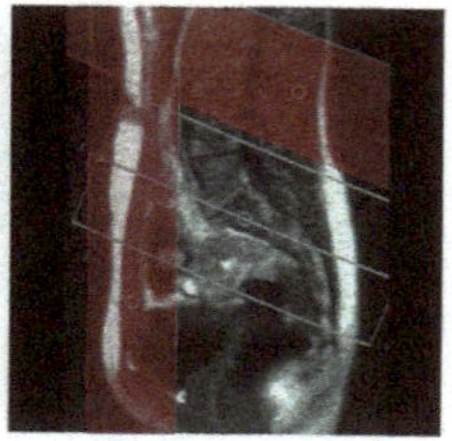
4 gewinkelt transversal

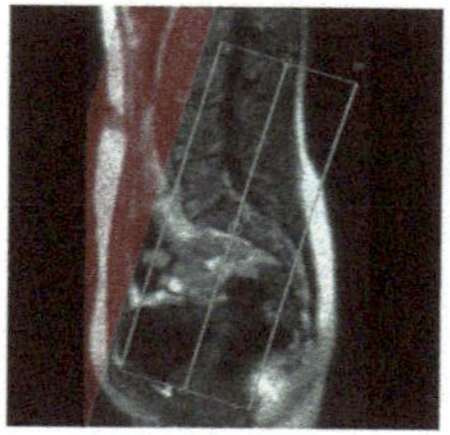
5 gewinkelt koronar

| Sequenzprotokoll Iliosakralgelenke | | | | | | |
|---|---|---|---|---|---|---|
| Mess-Sequenz | | 1. | 2. + 3. | 4. + 5. optional statt 2. + 3. | 6. + 7. | 8. + 9. |
| Indikation | Scout | Übersicht Sakrum/ISG | Übersicht Sakrum/ISG | Übersicht Sakrum/ISG | Übersicht Sakrum/ISG | Pathologie/postoperativ nach KM |
| Gewichtung | | T2 | T2 **fatsat** | T2 | T1 **(fatsat)** | T1+ **KM (fatsat)** |
| Sequenztyp | Scout/FISP o.ä. | FSE/TSE | FSE/TSE | STIR | TSE/SE | TSE/SE |
| Orientierung | 3 Ebenen | sag | tra (gewinkelt)<br>kor (gewinkelt) | tra (gewinkelt)<br>kor (gewinkelt) | tra (gewinkelt)<br>kor (gewinkelt) | tra (gewinkelt)<br>kor (gewinkelt) |
| TR (ms) | | 2500–4500 | 2500–4500 | ca. 3500 | 450–600 | 450–600 |
| TE (ms) | | 90–120 | 90–120 | 60 | 9–15 | 9–15 |
| TI (ms) | | | | ca. 140 | | |
| Flipwinkel (Grad) | | | | | 50–70 | 50–70 |
| FOV (mm) | 250–300 | 250 | tra 250<br>kor ca. 300 | tra 250<br>kor ca.300 | tra 250<br>kor ca. 300 | tra 250<br>kor ca. 300 |
| Schichtanzahl | je 1–3 | bis 23 | bis 30 | bis 30 | bis 30 | bis 30 |
| Schichtdicke (mm) | 5–8 | 4–5 | 4–5 | 4–5 | 4–5 | 4–5 |
| Schichtabstand (mm) bzw. -faktor | | 0,4–1<br>0,1–0,2 | 0,4–1<br>0,1–0,2 | 0,4–1<br>0,1–0,2 | 0,4–1<br>0,1–0,2 | 0,4–1<br>0,1–0,2 |
| Bildmittlungen | | bis 3 | bis 3 | bis 3 | bis 3 | bis 3 |
| Sonstiges | je eine Schicht transversal und koronar, 3 Schichten sagittal | Beckenschiefstand berücksichtigen! Hohe Matrix 512. Sättigungsblock schräg koronar ventral des Sakrums bei sagittalen Aufnahmen. Transversale Schichten parallel zum Sakrum legen, koronarer Sättigungsblock über Bauch(wand), eventuell auch Sättigung kranial parallel und dorsal über Fettgewebe. Ggf. Flusskompensation, Oversampling, Phasenkodierung pa. Turbofaktor bei TSE 15–25, bei STIR 8–15. Transversale und koronare Schichten senkrecht zueinander! Rechteck-FOV verkürzt Messzeit, erhöht Rauschen! Bei begleitender Weichteil-Läsion auf komplette Abbildung achten, ggf. FOV-Vergrößerung. | | | | |

## 2.8.1 MRT-Untersuchung: obere Extremitäten – Schulter/prox. Oberarm

### Fragestellung

**Nativ/KM:** Omarthrose/-arthritis, Luxation, Fraktur, Impingement, Rotatorenmanschettenläsion, Tumor/ Raumforderung, Knorpelschaden, Erguss

### Vorbereitung und Lagerung

Oberkörper freimachen lassen, bequeme Rückenlage, zu untersuchende Schulter möglichst weit ins Magnetzentrum lagern, eventuell leichte Schräglage mit entsprechender Abstützung. Knie/Hals/Kopf unterpolstern. Fixierung des Arms seitlich am Körper in Supinationsstellung (alternativ Neutralstellung) z. B. mit Sandsäcken. Schulterspule oder (flexible) Oberflächenspule(n). Spulenmitte möglichst nah am Magnet-Isozentrum. Ohrstöpsel oder Kopfhörer. Notfallknopf in die **andere** Hand geben. Nochmal auf Ruhiglage hinweisen.

**KM-Gabe zur besseren Gelenkbeurteilung/für indirekte Arthrographie:** doppelte Menge Gd-KM ca. 20–30 min **vor** der Untersuchung i.v. und anschließend langsame Schulterbewegung (z. B. Armkreisen oder -pendeln) bis zum Untersuchungsbeginn, falls möglich.

**KM-Gabe bei Tumor/Raumforderung/Entzündung:** ggf. großlumigen i.v. Zugang **in anderen Arm** legen (lassen), eine mit 0,9% Kochsalzlösung gefüllte 10 ml-Spritze bzw. Injektor mit Verlängerungsschlauch anschließen, nach Injektion ca. 2 Minuten Verzögerung bis Messbeginn empfohlen.

### Untersuchungsbereich

Zielaufnahmen Schultergelenk/proximaler Oberarm.

### Wichtiges, Tipps & Tricks

- Bequemste Lagerung in leichter Schräglage mit anderem Arm direkt an MRT-Röhreninnenwand, Schulter/ Arm liegt dann optimal mittig.
- Bequeme Lagerung und optimale Signalausbeute essentiell für gute Bildqualität.
- Bei Verwendung von Sandsäcken: Metallanteile außen und innen ausschließen.

Weitere Hilfe siehe Seite 182–184

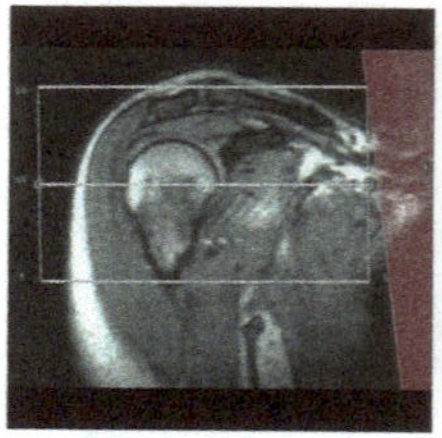
1 transversal

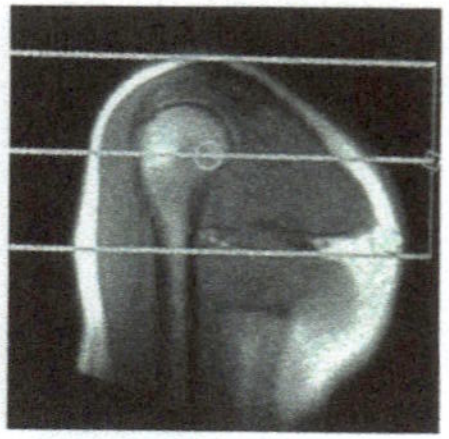
2 transversal

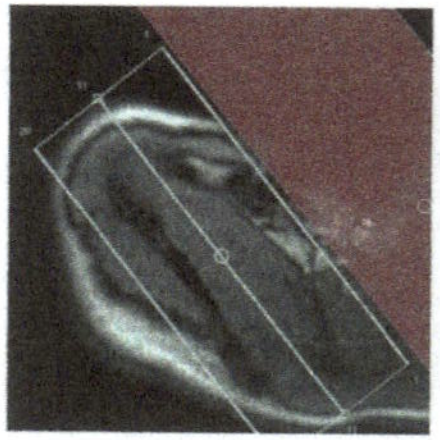
3 koronar gewinkelt, parallel zu M. supraspinatus

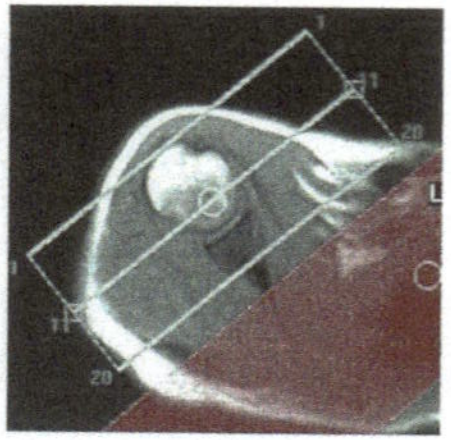
4 sagittal gewinkelt, senkrecht zu koronar

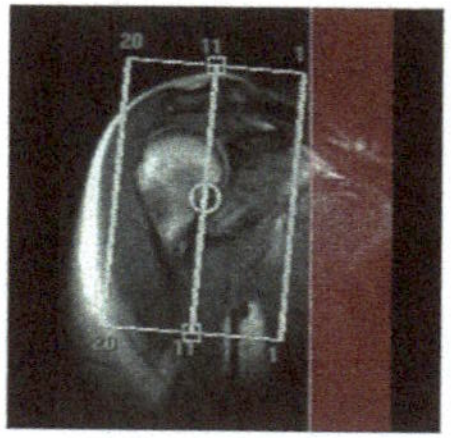
5 sagittal

| Sequenzprotokoll Schulter | | | | | | | | | |
|---|---|---|---|---|---|---|---|---|---|
| Mess-Sequenz | | 1. | 2. | 3. + 4. | 5. optional statt 3. | 6. + 7. | 8. + 9. + 10. | 11. optional statt 8. | 12. |
| Indikation | Scout | Übersicht | Labrum glenoidale | Gelenkbeurteilung | Gelenkbeurteilung | Gelenkbeurteilung | Labrum, indirekte Arthrographie | Labrum, indirekte Arthrographie | Labrum, indirekte Arthrographie |
| Gewichtung | | T2 **fatsat** | T2 | T2 **fatsat** | T2 | T1 | T1+ **KM (fatsat)** | T1+ **KM (fatsat)** | T2 + KM **(fatsat)** |
| Sequenztyp | Scout/FISP o. ä. | FSE/TSE | FFE/GRE | FSE/TSE | STIR | TSE/SE | TSE/SE | FFE/GRE | FSE/TSE |
| Orientierung | 3 Ebenen | tra | tra | kor (gewinkelt) sag (gewinkelt) | kor (gewinkelt) | kor (gewinkelt) sag (gewinkelt) | tra/kor (gewinkelt) sag (gewinkelt) | tra | kor (gewinkelt) |
| TR (ms) | | 2500–4500 | ca. 700 | 2500–4500 | ca. 3500 | 450–600 | 450–600 | ca. 450 | 2500–4500 |
| TE (ms) | | 90–120 | 15–20 | 90–120 | 60–70 | 9–15 | 9–15 | minimal | 90–120 |
| TI (ms) | | | | | 140 | | | | |
| Flipwinkel (Grad) | | | 20 | | | 50–70 | 50–70 | 80 | |
| FOV (mm) | 250–300 | 200–250 | 200–250 | 250–300 | 250–300 | 250–300 | tra 200–250 kor/sag 250–300 | 200–250 | 250–300 |
| Schichtanzahl | je 1–3 | bis 30 | bis 50 | bis 30 | bis 30 | bis 30 | bis 30 | bis 30 | bis 30 |
| Schichtdicke (mm) | 5–8 | 3 | 1–2 | 3 | 3 | 3 | 3 | 3 | 3 |
| Schichtabstand (mm) bzw. -faktor | | 0,6 0,2 | 0,2–0,4 0,2 | 0,6 0,2 | 0,6 0,2 | 0,6 0,2 | 0,6 0,2 | 0,6 0,2 | 0,6 0,2 |
| Bildmittlungen | | bis 3 | bis 3 | bis 3 | bis 3 | bis 3 | bis 3 | bis 3 | bis 3 |
| Sonstiges | mindestens je eine Schicht in 3 Ebenen | Hohe Matrix 512. Schräg koronare Schichten im Verlauf des M. supraspinatus, sagittale Schichten senkrecht zu koronar (parallel zu Gelenkfläche), jeweils Sättigungsblocks medial über Lunge. Bei sagittalen und koronaren Aufnahmen Oversampling. Einfaltungsartefakte vermeiden! Turbofaktor bei TSE 15–25, bei STIR 8–15. Rechteck-FOV verkürzt Messzeit, erhöht Rauschen! Indirekte Arthrographie: 30 min vor der Untersuchung i.v. KM-Gabe und stetige Schulterbewegung bis Lagerung. | | | | | | | |

## 2.8.2 MRT-Untersuchung: obere Extremitäten – Oberarm

### Fragestellung

**Nativ/KM:** Humerusfraktur, Hämatom, Phlegmone, Raumforderung/Tumor

### Vorbereitung und Lagerung

Oberkörper freimachen lassen, bequeme Rückenlage, zu untersuchenden Arm möglichst weit ins Magnet-Isozentrum lagern, eventuell leichte Schräglage mit entsprechender Abstützung auch des Ellenbogens. Eventuell Knie/Hals/Kopf unterpolstern. Body-array-Spule, Wickelspule, Flexspule leicht überlappend wickeln von Schulter bis Ellenbogen. Fixierung des Arms seitlich am Körper z. B. mit Sandsäcken. Ohrstöpsel oder Kopfhörer. Notfallknopf in die **andere** Hand geben. Nochmal auf Ruhiglage hinweisen.

**KM-Gabe bei Tumor/Raumforderung/Entzündung:** ggf. großlumigen i.v. Zugang **in anderen Arm** legen (lassen), eine mit 0,9% Kochsalzlösung gefüllte 10 ml-Spritze bzw. Injektor mit Verlängerungsschlauch anschließen, nach Injektion ca. 2 Minuten Verzögerung bis Messbeginn empfohlen.

### Untersuchungsbereich

Schultergelenk bis Ellenbogengelenk, ggf. 3 Ebenen

### Wichtiges, Tipps & Tricks

- Bequemste Lagerung in Schräglage mit Rücken an MRT-Röhreninnenwand, Arm liegt dann optimal mittig.
- Bei Verwendung von Sandsäcken: Metallanteile außen und innen ausschließen.

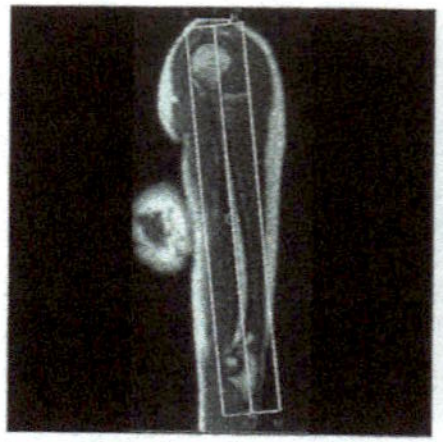

1 koronar

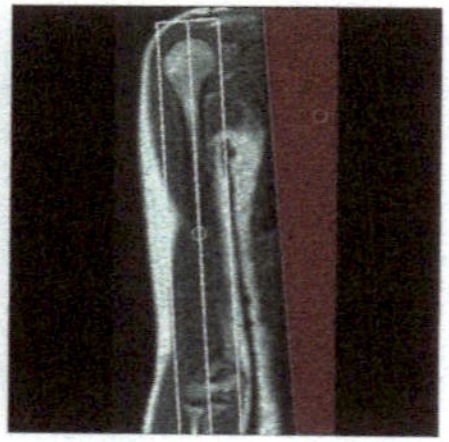

2 sagittal

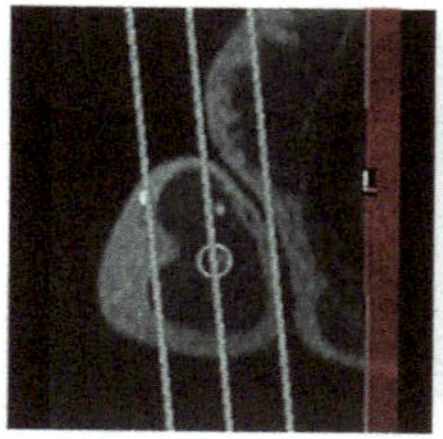

3 sagittal

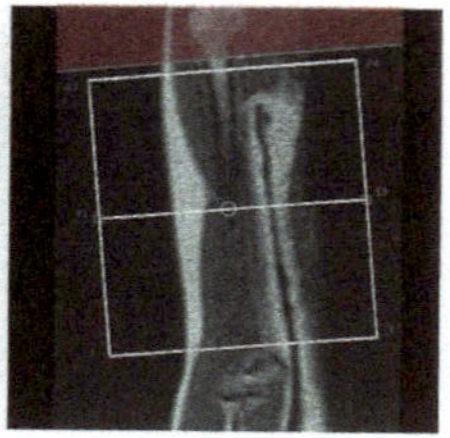

4 transversal

Weitere Hilfe siehe Seite 182–184

| Sequenzprotokoll Oberarm | | | | | | | | |
|---|---|---|---|---|---|---|---|---|
| Mess-Sequenz | | 1. | 2. optional statt 1. | 3. + 4. | 5. | 6. optional | 7. + 8. optional | 9. optional |
| Indikation | Scout | Übersicht | Übersicht | Übersicht | gezielte Darstellung | gezielte Darstellung | bei Pathologie | bei Pathologie |
| Gewichtung | | **T2 fatsat** | T2 | T1 | T2 **(fatsat)** | T1 | T1+ KM | T1+ KM |
| Sequenztyp | Scout/FISP o. ä. | FSE/TSE | STIR | TSE/SE | FSE/TSE | TSE/SE | TSE/SE | TSE/SE |
| Orientierung | 3 Ebenen | kor | kor | kor/sag | tra | tra | kor/sag | tra |
| TR (ms) | | 2500–4500 | ca. 3500 | 450–600 | 2500–4500 | 450–600 | 450–600 | 450–600 |
| TE (ms) | | 90–120 | 60–70 | 9–15 | 90–120 | 9–15 | 9–15 | 9–15 |
| TI (ms) | | | 140 | | | | | |
| Flipwinkel (Grad) | | | | 50–70 | | 50–70 | 50–70 | 50–70 |
| FOV (mm) | 400–500 | ca. 400 | ca. 400 | ca. 400 | 180–200 | 180–200 | ca. 400 | 180–200 |
| Schicht-anzahl | je 1–3 | bis 23 | bis 23 | bis 23 | bis 30 | bis 30 | bis 23 | bis 30 |
| Schicht-dicke (mm) | 5–8 | 4–5 | 4–5 | 4–5 | 5–6 | 5–6 | 4–5 | 5–6 |
| Schichtab-stand (mm) bzw. -faktor | | 0,8–1<br>0,2 | 0,8–1<br>0,2 | 0,8–1<br>0,2 | 1–3<br>0,2–0,5 | 1–3<br>0,2–0,5 | 0,8–1<br>0,2 | 1–3<br>0,2–0,5 |
| Bildmitt-lungen | | bis 3 | bis 3 | 2–3 | bis 3 | 2–3 | 2–3 | 2–3 |
| Sonstiges | mindestens je eine Schicht in 3 Ebenen | Hohe Matrix 512. Sättigungsblock über Lunge bei koronaren Schichten, bei transversalen kranial der obersten Schicht, sagittale Schichten ohne Sättigung. Oversampling empfohlen, auch transversal. Einfaltungsartefakte vermeiden! Turbofaktor bei TSE 15–25, bei STIR 8–15. Rechteck-FOV verkürzt Messzeit, erhöht Rauschen! | | | | | | |

## 2.8.3 MRT-Untersuchung: obere Extremitäten – Ellenbogengelenk

### Fragestellung

**Nativ/KM:** Arthrose/Arthritis, Luxation, Monteggia-/Olekranon-/Radiusköpfchenfraktur, Tumor, Hämatom, Erguss

### Vorbereitung und Lagerung

Oberkörper freimachen lassen, bequeme Rückenlage, zu untersuchenden Arm mit gestrecktem Ellenbogengelenk möglichst weit ins Magnet-Isozentrum lagern, eventuell Schräglage mit entsprechender Abstützung, Fixierung mit Sandsack. Eventuell Knie/Hals/Kopf unterpolstern. Body-array-Spule nur, wenn keine Oberflächenspule vorhanden, besser Wickelspule, Flexspule(n) oder große Ringspule. Fixierung des Unterarms seitlich am Körper z. B. mit Sandsäcken. Ohrstöpsel oder Kopfhörer. Notfallknopf in die **andere** Hand geben. Auf Ruhiglage hinweisen.

**KM-Gabe zur besseren Gelenkbeurteilung/für indirekte Arthrographie:** doppelte Menge Gd-KM ca. 20–30 min **vor** der Untersuchung i.v. und anschließend langsame Armbeugung/-streckung bis zum Untersuchungsbeginn, falls möglich.

**KM-Gabe bei Tumor/Raumforderung/Entzündung:** ggf. großlumigen i.v. Zugang **in anderen Arm** legen (lassen), eine mit 0,9% Kochsalzlösung gefüllte 10 ml-Spritze bzw. Injektor mit Verlängerungsschlauch anschließen, nach Injektion ca. 2 Minuten Verzögerung bis Messbeginn empfohlen.

### Untersuchungsbereich

Zielaufnahmen Ellenbogengelenk, ggf. 3 Ebenen

### Wichtiges, Tipps & Tricks

- Bequemste Lagerung in Schräglage mit Rücken an Röhreninnenwand, Arm/Ellenbogengelenk liegt dann optimal mittig.
- Bei Verwendung von Sandsäcken: Metallanteile außen und innen ausschließen.

Weitere Hilfe siehe Seite 182–184

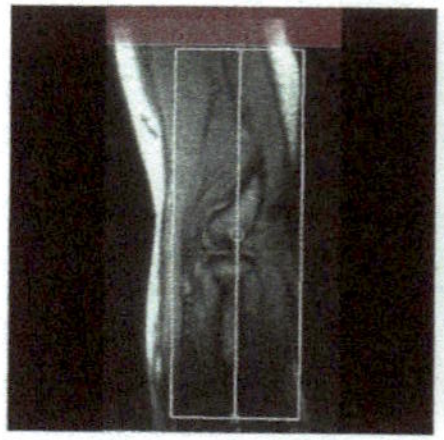

1 koronar

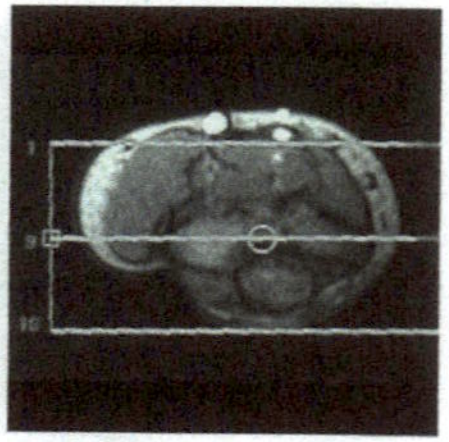

2 koronar

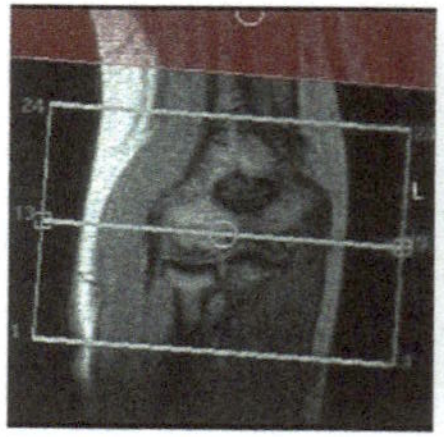

3 transversal

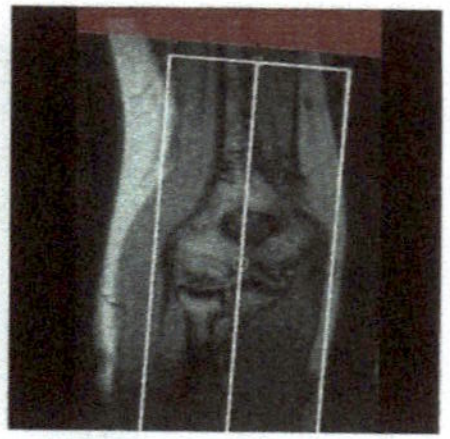

4 sagittal

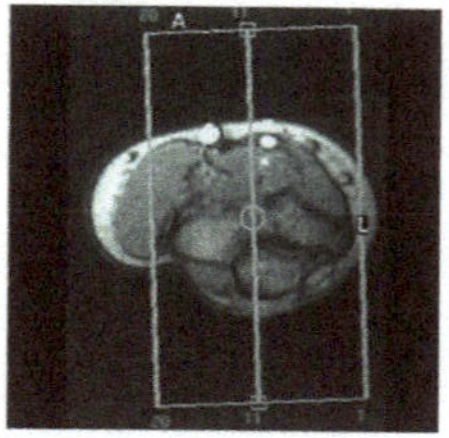

5 sagittal

**Sequenzprotokoll Ellenbogengelenk**

| Mess-Sequenz | | 1. | 2. optional statt 1. | 3. + 4. | 5. optional statt 4. | 5. | 6. optional | 7. + 8. optional | 9. optional | 10. + 11. (+12.) optional | 13. optional |
|---|---|---|---|---|---|---|---|---|---|---|---|
| Indikation | Scout | Übersicht | Übersicht | Übersicht | Gelenkknorpel | gezielte Darstellung | gezielte Darstellung | bei Pathologie | bei Pathologie | Gelenkmaus, indirekte Arthrographie | Gelenkmaus, indirekte Arthrographie |
| Gewichtung | | **T2 fatsat** | T2 | T1 **(fatsat)** | T2 | T2 **(fatsat)** | T1 | T1+ KM | T1+ KM | T1+ **KM fatsat** | T1 + KM **(fatsat)** |
| Sequenztyp | Scout/FISP. o.ä | FSE/TSE | STIR | TSE/SE | FFE/GRE | FSE/TSE | TSE/SE | TSE/SE | TSE/SE | TSE/SE | 3D-FFE/GRE |
| Orientierung | 3 Ebenen | kor | kor | kor/(sag) | sag | tra | tra | kor/sag | tra | kor/tra/(sag) | 3D (sag) |
| TR (ms) | | 2500–4500 | ca. 3500 | 450–600 | ca. 700 | 2500–4500 | 450–600 | 450–600 | 450–600 | 450–600 | 30–50 |
| TE (ms) | | 90–120 | 60–70 | 9–15 | 15–20 | 90–120 | 9–15 | 9–15 | 9–15 | 9–15 | 6–7 |
| TI (ms) | | | 140 | | | | | | | | |
| Flipwinkel (Grad) | | | | 50–70 | 20 | | 50–70 | 50–70 | 50–70 | 50–70 | ca. 45 |
| FOV (mm) | 250–300 | ca. 150 | ca. 150 | ca. 150 | ca. 150 | ca. 150 | ca. 150 | ca. 150 | 180 – 200 | ca. 150 | ca. 150 |
| Schichtanzahl | je 1–3 | bis 23 | bis 23 | bis 23 | bis 35 | bis 23 | bis 23 | bis 23 | bis 30 | bis 23 | ca. 60 mm Block, bis 50 Schichten |
| Schichtdicke (mm) | 5–8 | 3–4 | 3–4 | 3–4 | 2 | 3–4 | 3–4 | 3–4 | 3–4 | 3–4 | ca. 1,2 |
| Schichtabstand (mm) bzw. -faktor | | 0,3–0,8<br>0,1–0,2 | 0,3–0,8<br>0,1–0,2 | 0,3–0,8<br>0,1–0,2 | 0,2–0,4<br>0,1–0,2 | 0,6–0,8<br>0,2 | 0,6–0,8<br>0,2 | 0,3–0,8<br>0,1–0,2 | 0,3–0,8<br>0,1–0,2 | 0,3–0,8<br>0,1–0,2 | 0 |
| Bildmittlungen | | bis 3 | bis 3 | 2–3 | bis 3 | bis 3 | 2–3 | 2–3 | 2–3 | 2–3 | 1 |
| Sonstiges | mindestens je eine Schicht in 3 Ebenen | Hohe Matrix 512. Sättigungsblock bei allen Schichten proximal über Mitte Oberarm. Koronare Schichten parallel zu den Epikondylus humeri ausrichten, sagittale Schichten senkrecht dazu. Oversampling empfohlen, eventuell auch transversal. Einfaltungsartefakte vermeiden! Turbofaktor bei TSE 15–25, bei STIR 8–15. Rechteck-FOV verkürzt Messzeit, erhöht Rauschen! Indirekte Arthrographie: 30 min vor der Untersuchung i.v. KM-Gabe und stetige Gelenkbewegung bis Lagerung. | | | | | | | | | |

## 2.8.4 MRT-Untersuchung: obere Extremitäten – Unterarm

### Fragestellung

**Nativ/KM:** Radius-/Ulnafraktur, Hämatom, Phlegmone, unklare Raumforderung/Tumor

### Vorbereitung und Lagerung

Bequeme Rückenlage, Knie unterpolstern. Zu untersuchenden Arm möglichst über Kopf lagern, Ellenbogen gewinkelt, Unterarm soweit wie möglich ins Magnet-Isozentrum. Anderer Arm über Kopf oder seitlich am Körper. Nur bei nicht möglicher Überkopfposition des zu untersuchenden Armes Schräglage mit entsprechender Abstützung, Arm seitlich am Körper fixieren. Unterpolsterung von Knie/Hals/Kopf. Body-array-Spule nur, wenn keine Oberflächenspule verfügbar. Besser Wickelspule, Flexspule leicht überlappend wickeln von Ellenbogen- bis Handgelenk, große Ringspule. Fixierung des Armes z. B. mit Sandsäcken. Ohrstöpsel oder Kopfhörer. Notfallknopf in die **andere** Hand geben. Nochmal auf Ruhiglage hinweisen.
**KM-Gabe bei Tumor/Raumforderung/Entzündung:** ggf. großlumigen i.v. Zugang **in anderen Arm** legen (lassen), eine mit 0,9% Kochsalzlösung gefüllte 10 ml-Spritze bzw. Injektor mit Verlängerungsschlauch anschließen, nach Injektion ca. 2 Minuten Verzögerung bis Messbeginn empfohlen.

### Untersuchungsbereich

Ellenbogengelenk bis Handgelenk, ggf. 3 Ebenen.

### Wichtiges, Tipps & Tricks

- Bauchlage möglich, dann Arm über Kopf mit gewinkeltem Ellenbogengelenk und Hand/Unterarm auf flachem Kissen, Oberflächenspule darüber.
- Fixierung mit Sandsack. Bei Lage des zu untersuchenden Armes seitlich am Körper: bequemste Lagerung in Schräglage mit Rücken an MRT-Röhreninnenwand, Arm liegt dann optimal mittig.
- Bei Verwendung von Sandsäcken: Metallanteile außen und innen ausschließen.

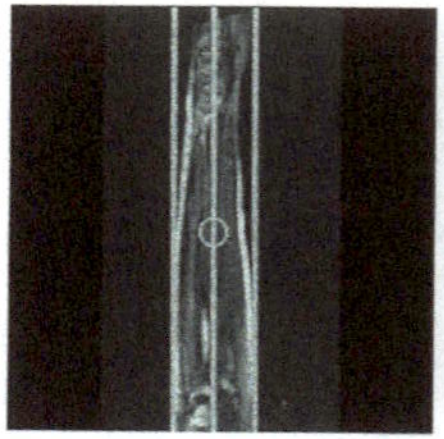
1 koronar

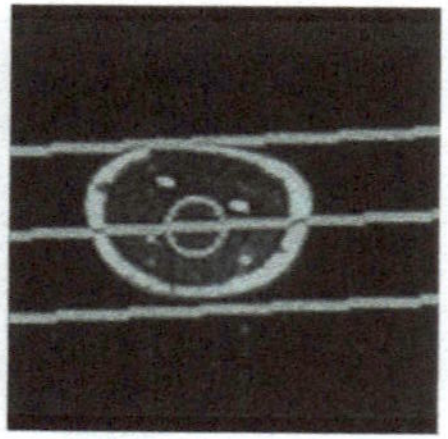
2 koronar

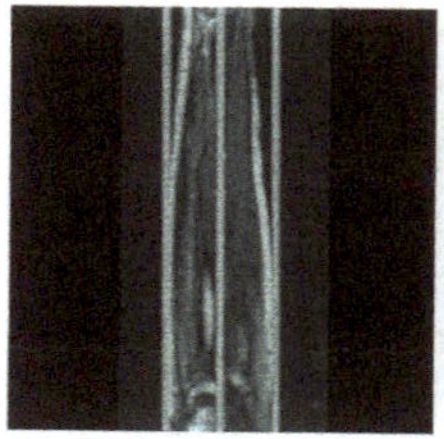
3 sagittal

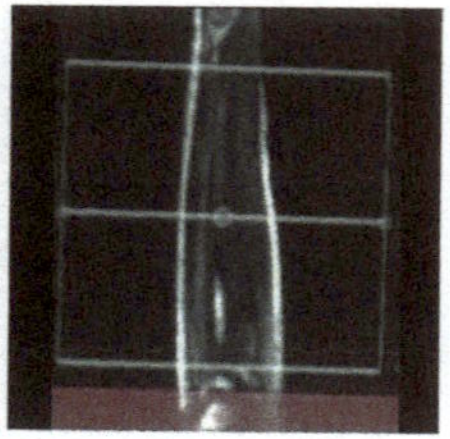
4 transversal

Weitere Hilfe siehe Seite 182–184

| Sequenzprotokoll Unterarm | | | | | | | | |
|---|---|---|---|---|---|---|---|---|
| Mess-Sequenz | | 1. | 2. optional statt 1. | 3. + 4. | 5. | 6. optional | 7. + 8. optional | 9. optional |
| Indikation | Scout | Übersicht | Übersicht | Übersicht | gezielte Darstellung | gezielte Darstellung | bei Pathologie | bei Pathologie |
| Gewichtung | | **T2 fatsat** | T2 | T1 | **T2 (fatsat)** | T1 | T1+ KM | T1+ KM |
| Sequenztyp | Scout/FISP o.ä. | FSE/TSE | STIR | TSE/SE | FSE/TSE | TSE/SE | TSE/SE | TSE/SE |
| Orientierung | 3 Ebenen | kor | kor | kor/sag | tra | tra | kor/sag | tra |
| TR (ms) | | 2500–4500 | ca. 3500 | 450–600 | 2500–4500 | 450–600 | 450–600 | 450–600 |
| TE (ms) | | 90–120 | 60–70 | 9–15 | 90–120 | 9–15 | 9–15 | 9–15 |
| TI (ms) | | | 140 | | | | | |
| Flipwinkel (Grad) | | | | 50–70 | | 50–70 | 50–70 | 50–70 |
| FOV (mm) | 400–500 | 400 | ca. 400 | ca. 400 | 180–200 | 180–200 | ca. 400 | 180–200 |
| Schichtanzahl | je 1–3 | bis 23 | bis 23 | bis 23 | bis 30 | bis 30 | bis 23 | bis 30 |
| Schichtdicke (mm) | 5–8 | 4 | 4 | 4 | 5–6 | 5–6 | 4 | 5–6 |
| Schichtabstand (mm) bzw. -faktor | | 0,4–0,8<br>0,1–0,2 | 0,4–0,8<br>0,1–0,2 | 0,4–0,8<br>0,1–0,2 | 1–3<br>0,2–0,5 | 1–3<br>0,2–0,5 | 0,4–0,8<br>0,1–0,2 | 1–3<br>0,2–0,5 |
| Bildmittlungen | | bis 3 | bis 3 | 2–3 | bis 3 | 2–3 | 2–3 | 2–3 |
| Sonstiges | mindestens je eine Schicht in 3 Ebenen | Hohe Matrix 512. Sättigungsblock über Humeruskondylen zumindest bei transversalen Schichten. Oversampling empfohlen, auch transversal. Einfaltungsartefakte vermeiden! Turbofaktor bei TSE 15–25, bei STIR 8–15. Rechteck-FOV verkürzt Messzeit, erhöht Rauschen! | | | | | | |

## 2.8.5 MRT-Untersuchung: obere Extremitäten – Handgelenk/Handwurzelregion

### Fragestellung

**Nativ/KM:** Fehlstellung, Luxation, Arthrose/Arthritis, Bandläsion, Diskusläsion, Galeazzi-Fraktur, distale Radius-/Ulnafraktur, Distorsion, Tumor/Raumforderung, Osteonekrose, Hämatom, Tendovaginitis, Karpaltunnelsyndrom, Fremdkörper

### Vorbereitung und Lagerung

Bequeme Rückenlage, Knie unterpolstern. Zu untersuchenden Arm möglichst über Kopf lagern, im Ellenbogengelenk gewinkelt, Hand soweit wie möglich ins Magnet-Isozentrum. Anderer Arm seitlich am Körper oder über Kopf. Nur bei nicht möglicher Überkopfposition des zu untersuchenden Armes Schräglage mit entsprechender Abstützung, Unterarm und Hand flach lagern und seitlich am Körper fixieren. Eventuell Unterpolsterung von Knie/Hals/Kopf. Oberflächenspule, z. B. große Ringspule. Fixierung des Unterarms z. B. mit Sandsäcken. Ohrstöpsel oder Kopfhörer. Notfallknopf in die **andere** Hand geben. Nochmal auf Ruhiglage hinweisen.

**KM-Gabe zur besseren Gelenkbeurteilung/für indirekte Arthrographie:** doppelte Menge Gd-KM ca. 20–30 min **vor** der Untersuchung i.v. und anschließend langsame Handgelenkbewegung bis zum Untersuchungsbeginn, falls möglich.

**KM-Gabe bei Tumor/Raumforderung/Entzündung:** ggf. großlumigen i.v. Zugang **in anderen Arm** legen (lassen), eine mit 0,9% Kochsalzlösung gefüllte 10 ml-Spritze bzw. Injektor mit Verlängerungsschlauch anschließen, nach Injektion ca. 2 Minuten Verzögerung bis Messbeginn empfohlen.

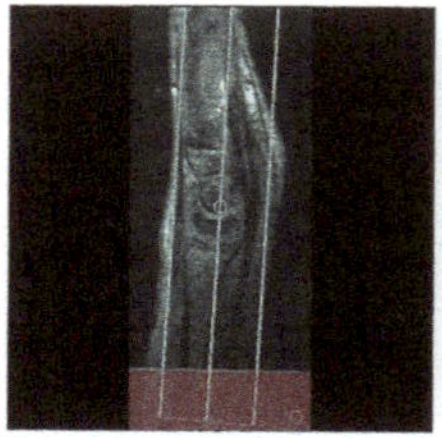
1 koronar

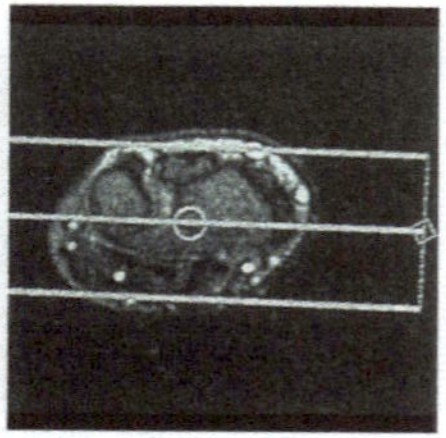
2 koronar

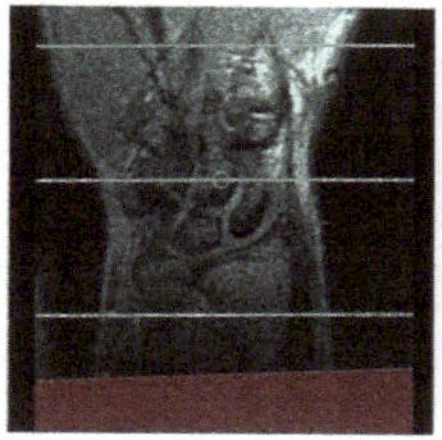
3 transversal

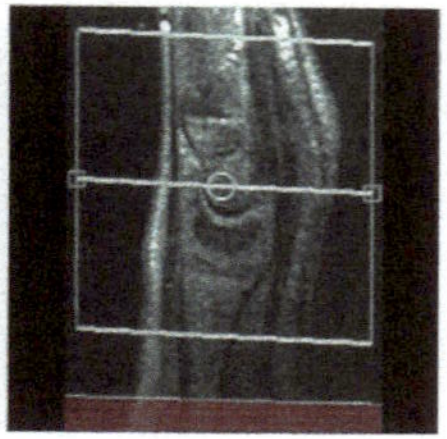
4 transversal

### Untersuchungsbereich

Zielaufnahmen Handgelenk, ggf. 3 Ebenen.

### Wichtiges, Tipps & Tricks

- Bauchlage möglich, dann Arm über Kopf mit gewinkeltem Ellenbogengelenk und Hand/Unterarm auf flachem Kissen, Oberflächenspule darüber.
- Fixierung mit Sandsack. Bei Lage des zu untersuchenden Armes seitlich am Körper: bequemste Lagerung in Schräglage mit Rücken an MRT-Röhreninnenwand, Arm/Hand liegt dann optimal mittig.
- Bei Verwendung von Sandsäcken: Metallanteile außen und innen ausschließen.

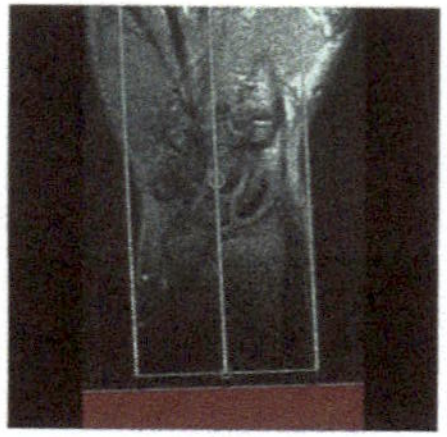
5 sagittal

Weitere Hilfe siehe Seite 182–184

| Sequenzprotokoll Handgelenk/Handwurzel | | | | | | | | | |
|---|---|---|---|---|---|---|---|---|---|
| Mess-Sequenz | | 1. | 2. optional statt 1. | 3. | 4. | 5. optional | 6. + 7. optional | 8. + 9. + 10. | 11. + 12. + 13. optional statt 8. + 9. + 10. |
| Indikation | Scout | Übersicht | Übersicht | Übersicht | gezielte Darstellung | gezielte Darstellung | bei Pathologie | Diskusläsion, indirekte Arthrographie | Diskusläsion, indirekte Arthrographie |
| Gewichtung | | **T2 fatsat** | T2 | T1 (**fatsat**) | T2 (**fatsat**) | T1 | T1+ KM | T1+ **KM fatsat** | T1 + KM |
| Sequenztyp | Scout/FISP o. ä. | FSE/TSE | STIR | TSE/SE | FSE/TSE | TSE/SE | TSE/SE | TSE/SE | FFE/GRE |
| Orientierung | 3 Ebenen | kor | kor | kor | tra | tra | kor/tra | kor/tra/(sag) | kor/tra/(sag) |
| TR (ms) | | 2500–4500 | ca. 3500 | 450 – 600 | 2500–4500 | 450–600 | 450–600 | 450–600 | ca. 700 |
| TE (ms) | | 90–120 | 60–70 | 9–15 | 90–120 | 9–15 | 9–15 | 9–15 | 15–20 |
| TI (ms) | | | 140 | | | | | | |
| Flipwinkel (Grad) | | | | 50–70 | | 50–70 | 50–70 | 50–70 | ca. 40 |
| FOV (mm) | 200–250 | ca. 150 | ca. 150 | ca. 150 | ca. 150 | ca. 150 | ca. 150 | ca. 150 | ca. 150 |
| Schicht-anzahl | je 1–3 | bis 23 | bis 23 | bis 23 | bis 30 | bis 30 | kor bis 23<br>tra bis 30 | tra bis 30<br>sag/kor bis 23 | tra bis 30<br>sag/kor bis 23 |
| Schicht-dicke (mm) | 5–8 | 3 | 3 | 3 | 3–4 | 3–4 | 3 | 3 | 3 |
| Schichtab-stand (mm) bzw. -faktor | | 0,3–0,6<br>0,1–0,2 | 0,3–0,6<br>0,1–0,2 | 0,3–0,6<br>0,1–0,2 | 0,6–0,8<br>0,2 | 0,6–0,8<br>0,2 | 0,3–0,6<br>0,1–0,2 | 0,3<br>0,1 | 0,3<br>0,1 |
| Bildmitt-lungen | | bis 3 | bis 3 | 2–3 | bis 3 | 2–3 | 2–3 | 2–3 | 2–3 |
| Sonstiges | mindestens je eine Schicht transversal und koronar, 3 sagittal | Hohe Matrix 512. Sättigungsblock bei allen Schichten proximal über distalem Unterarm. Koronare Schichten parallel zur Achse Unterarmknochen – Mittelhandknochen auf sagittalem Scout ausrichten. Oversampling empfohlen, eventuell auch transversal. Einfaltungsartefakte vermeiden! Turbofaktor bei TSE 15–25, bei STIR 8–15. Rechteck-FOV verkürzt Messzeit, erhöht Rauschen! Indirekte Arthrographie: 30 min vor der Untersuchung i.v. KM-Gabe und stetige Handgelenkbewegung bis Lagerung. | | | | | | | |

## 2.8.6 MRT-Untersuchung: obere Extremitäten – Mittelhand/Finger

### Fragestellung

**Nativ/KM:** Luxation, Arthrose/Arthritis, Bandläsion, Knorpelschaden, Osteonekrose, Mittelhandfraktur, Tumor/Raumforderung, Hämatom, Tendovaginitis, Abszess, Fremdkörper

### Vorbereitung und Lagerung

Bequeme Rückenlage, Knie unterpolstern. Zu untersuchenden Arm möglichst über Kopf lagern, Ellenbogen gewinkelt, Hand soweit wie möglich ins Magnet-Isozentrum auf Kissen lagern. Fixierung des Unterarmes z. B. mit Sandsäcken. Oberflächen-Ringspule. Anderer Arm über Kopf oder seitlich am Körper. Nur bei nicht möglicher Überkopfposition des zu untersuchenden Armes Schräglage mit entsprechender Abstützung, Arm seitlich am Körper fixieren, eventuell Unterpolsterung von Knie/Hals/Kopf. Ohrstöpsel oder Kopfhörer. Notfallknopf in die **andere** Hand geben. Nochmal auf Ruhiglage hinweisen.
**KM-Gabe bei Tumor/Raumforderung/Entzündung:** ggf. großlumigen i.v. Zugang **in anderen Arm** legen (lassen), eine mit 0,9% Kochsalzlösung gefüllte 10 ml-Spritze bzw. Injektor mit Verlängerungsschlauch anschließen, nach Injektion ca. 2 Minuten Verzögerung bis Messbeginn empfohlen.

### Untersuchungsbereich

Zielaufnahmen Mittelhand und Finger, ggf. 3 Ebenen.

### Wichtiges, Tipps & Tricks

- Bauchlage möglich, dann Arm über Kopf mit gewinkeltem Ellenbogengelenk und Hand/Unterarm auf flachem Kissen, Oberflächenspule darüber.
- Fixierung mit Sandsack.
- Bei Lage des zu untersuchenden Armes seitlich am Körper: bequemste Lagerung in Schräglage mit Rücken an MRT-Röhreninnenwand, Arm liegt dann optimal mittig.
- Bei Verwendung von Sandsäcken: Metallanteile außen und innen ausschließen.

Weitere Hilfe siehe Seite 182–184

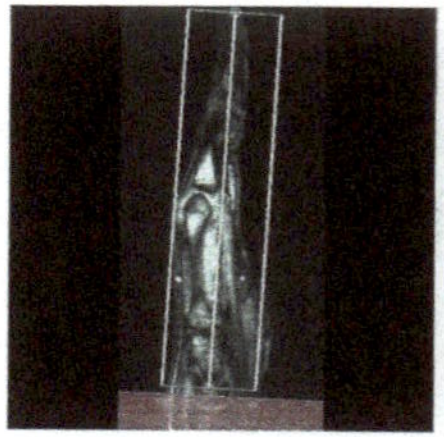
1 koronar

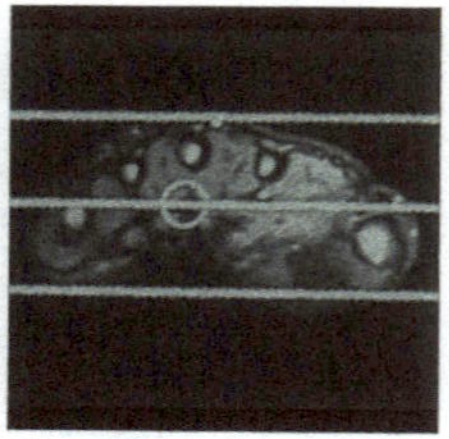
2 koronar

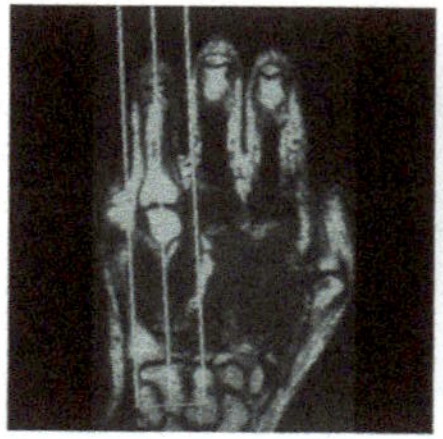
3 sagittal

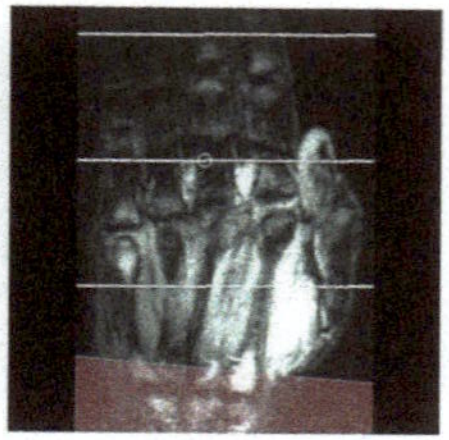
4 transversal

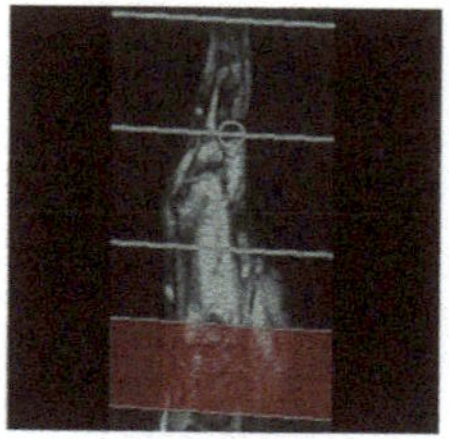
5 transversal

| Sequenzprotokoll Mittelhand/Finger | | | | | | | |
|---|---|---|---|---|---|---|---|
| Mess-Sequenz | | 1. | 2. optional statt 1. | 3. (+ 4.) | 5. (+ 6) | 7. | 8. + 9. + 10. optional |
| Indikation | Scout | Übersicht | Übersicht | Übersicht | gezielte Darstellung | gezielte Darstellung | bei Pathologie |
| Gewichtung | | **T2 fatsat** | T2 | T1 | T2 **(fatsat)** | T1 | T1+ KM |
| Sequenztyp | Scout/FISP o. ä. | FSE/TSE | STIR | TSE/SE | FSE/TSE | TSE/SE | TSE/SE |
| Orientierung | 3 Ebenen | kor | kor | kor/(sag) | sag/(tra) | tra | kor/sag/tra |
| TR (ms) | | 2500–4500 | ca. 3500 | 450–600 | 2500–4500 | 450–600 | 450–600 |
| TE (ms) | | 90–120 | 60–70 | 9–15 | 90–120 | 9–15 | 9–15 |
| TI (ms) | | | 140 | | | | |
| Flipwinkel (Grad) | | | | 50–70 | | 50–70 | 50–70 |
| FOV (mm) | 200 | ca. 150 | ca. 150 | ca. 150 | ca. 150 | ca. 150 | ca. 150 |
| Schicht-anzahl | je 1–3 | bis 23 | bis 23 | bis 23 | tra bis 30<br>sag bis 23 | bis 30 | tra bis 30<br>sag bis 23 |
| Schicht-dicke (mm) | 5–8 | 3 | 3 | 3 | 3 | 3 | 3 |
| Schichtab-stand (mm) bzw. -faktor | | 0,3<br>0,1 | 0,3<br>0,1 | 0,3<br>0,1 | 0,3<br>0,1 | 0,3<br>0,1 | 0,3<br>0,1 |
| Bildmitt-lungen | | bis 3 | bis 3 | bis 3 | bis 3 | 2–3 | 2–3 |
| Sonstiges | mindestens je eine Schicht transversal und koronar, 3 sagittal | Hohe Matrix 512. Sättigungsblock bei allen Schichten proximal über Handgelenk. Koronare Schichten parallel zur Achse Unterarmknochen – Mittelhandknochen auf sagittalem Scout ausrichten. Sagittale Schichten durch den zu untersuchenden Finger plus (beide) benachbarte(r). Oversampling empfohlen, auch transversal. Einfaltungsartefakte vermeiden! Turbofaktor bei TSE 15–25, bei STIR 8–15. Rechteck-FOV verkürzt Messzeit, erhöht Rauschen! | | | | | |

## 2.8.7 MRT-Untersuchung: obere Extremitäten – Arteriographie Ober-/Unterarm

### Fragestellung

**Nativ/KM:** A. brachialis-/A. radialis-/A. ulnaris-Stenose/-Verschluss/-Embolie, Gefäßmalformation, Dialyseshunt, vor Shuntanlage, prä-/postoperativer Situs, Gefäßverletzung/Blutung

### Vorbereitung und Lagerung

Oberkörper freimachen lassen, bequeme Rückenlage, zu untersuchenden Arm möglichst weit ins Magnet-Isozentrum lagern, eventuell leichte Schräglage mit entsprechender Abstützung auch des Ellenbogens. Eventuell Knie/Hals/Kopf unterpolstern. Body-array-Spule, Wickelspule, Flexspule leicht überlappend wickeln von Schulter bis Ellenbogen. Notfalls Bodyspule. Fixierung des Armes seitlich am Körper z. B. mit Sandsäcken. Ohrstöpsel oder Kopfhörer. Notfallknopf in die **andere** Hand geben. Nochmal auf Ruhiglage hinweisen. **Vor KM-Gabe notwendig: zunächst Kreislaufzeitermittlung mittels Testbolus.**
**KM-Gabe bei Angiographie:** großlumigen i.v. Zugang legen **in anderen Arm** (lassen), eine mit 0,9% Kochsalzlösung gefüllte 10 ml-Spritze bzw. Injektor mit Verlängerungsschlauch anschließen.

### Untersuchungsbereich

Schultergelenk bis Ellenbogengelenk bzw. Ellenbogengelenk bis Handgelenk.

### Wichtiges, Tipps & Tricks

- Bequemste Lagerung in Schräglage mit Rücken an MRT-Röhreninnenwand, Arm liegt dann optimal mittig.
- Bei Verwendung von Sandsäcken: Metallanteile außen und innen ausschließen.
- Faustregel: Injektionsgeschwindigkeit: KM-Volumen durch halbe Sequenzzeit = Geschwindigkeit in ml/s (meist 1,5–3 ml/s).
- Testbolus mit 2 ml KM im Schlauch und 20 ml NaCl Nachinjektion. Kreislaufzeitermittlung: Beginn des Signalanstiegs in A. brachialis Mitte Oberarm oder Ellenbogenregion nach Injektionsbeginn in Sekunden. Kreislaufzeit minus ⅓ Sequenzzeit = KM-delay in Sekunden bei normalen Angio-Sequenzen mit sequenzieller k-Raum-Füllung. Bei Sequenzen mit elliptisch-zentrischer k-Raum-Füllung nur Kreislaufzeit-delay (Vorteile: rein arterielle Darstellung, venöser flow wird unterdrückt). Nachverarbeitung mit MIP und Subtraktion: KM-Sequenzen minus Nativ-Sequenz.

Weitere Hilfe siehe Seite 182–184

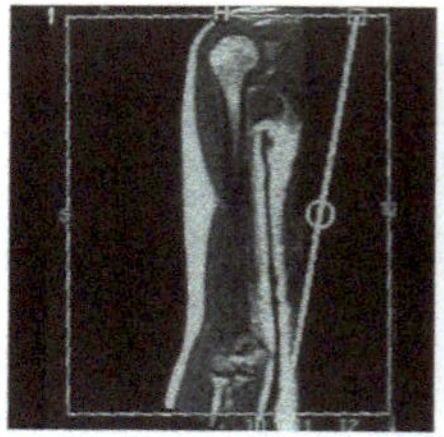
1 Oberarm, koronares FOV

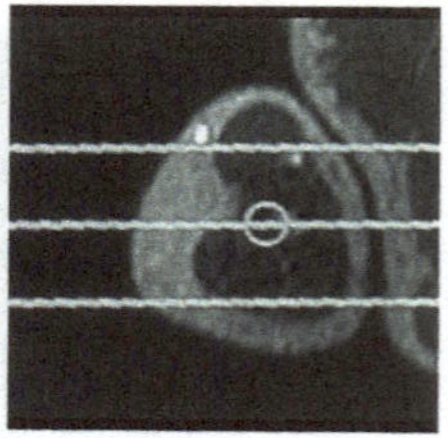
2 Oberarm, koronar

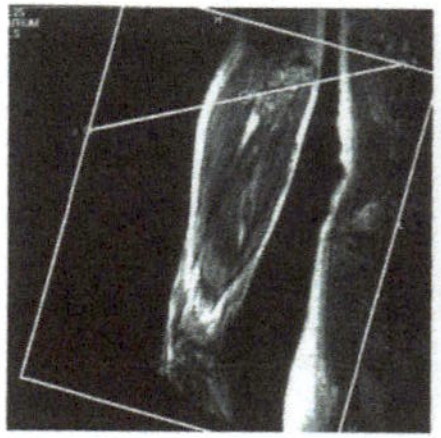
3 Unterarm, koronares FOV

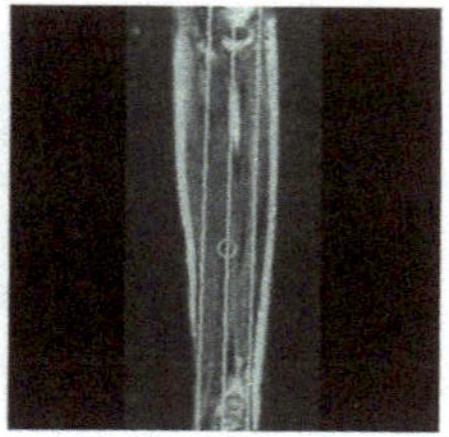
4 Unterarm, koronar

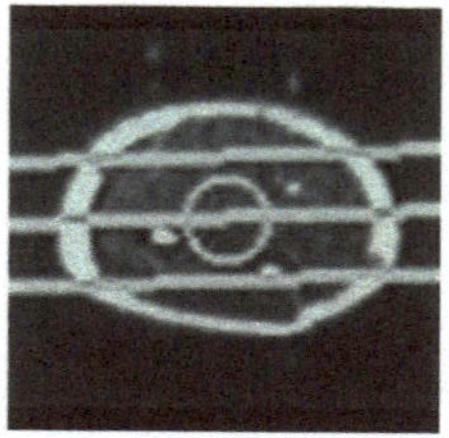
5 Unterarm, koronar

**Sequenzprotokoll Arteriographie Oberarm/Unterarm**

| Mess-Sequenz | | 1. optional Testbolus | 2. | 3. optional statt 2. | 4. | 5. | 6. optional statt 5. | 7. |
|---|---|---|---|---|---|---|---|---|
| Indikation | Scout | Kreislaufzeit-Bestimmung | Angiographie Oberarm | Angiographie Oberarm | Wiederholung 2. oder 3. mit KM | Angiographie Unterarm | Angiographie Unterarm | Wiederholung 5. oder 6. mit KM |
| Gewichtung | | T1 | Angio nativ (Atemhalt) | Angio nativ (Atemhalt) | **KM**-Angio (Atemhalt) | Angio nativ | Angio nativ | **KM**-Angio |
| Sequenztyp | Scout/FISP o.ä. | T1-GRE/FFE | 3D-TOF-GRE/FFE | 3D-TOF-GRE/FFE | 3D-TOF-GRE/FFE | 3D-TOF-GRE/FFE | 3D-TOF-GRE/FFE | 3D-TOF-GRE/FFE |
| Orientierung | 3 Ebenen | tra | kor | kor | kor | kor | kor | kor |
| TR (ms) | | 5–14 | 6–9 | 2,5–5 | 6–9 oder 2,5–5 | 6–9 | 2,5–5 | 6–9 oder 2,5–5 |
| TE (ms) | | 1,4–4 | 1,8–2,5 | ca. 1,5 | 1,8–2,5/ca. 1,5 | 1,8–2,5 | ca. 1,5 | 1,8–2,5/ca. 1,5 |
| Flipwinkel (Grad) | | 20–60 | 30–40 | 25–45 | 30–40 oder 25–45 | 30–40 | 25–45 | 30–40 oder 25–45 |
| FOV (mm) | 400–500 | 300 | ca. 400 | ca. 400 | ca. 400 | ca. 400 | ca. 400 | ca. 400 |
| Schicht-anzahl | je 1–3 | ca. 30, in gleicher Lokalisation | 50–70 mm Block, bis 36 Schichten | 50–70 mm Block, bis 36 Schichten | 50–70 mm Block, bis 36 Schichten | 50–70 mm Block, bis 36 Schichten | 50–70 mm Block, bis 36 Schichten | 50–70 mm Block, bis 36 Schichten |
| Schicht-dicke (mm) | 5–8 | 5 | 1,4–2 | 1,4–2 | 1,4–2 | 1,4–2 | 1,4–2 | 1,4–2 |
| Schichtab-stand (mm) bzw. -faktor | | 0 | 0 | 0 | 0 | 0 | 0 | 0 |
| Bildmitt-lungen | | 1 | 1 | 1 | 1 | 1 | 1 | 1 |
| Sonstiges | mindestens je eine Schicht in drei Ebenen | **Testbolus 2 ml Gd-KM + 20 ml NaCl.** Messung 30 × 1 s in der gleichen Schicht: A. brachialis Mitte Oberarm bzw. Ellenbeuge. Ermittlung von Signalanstieg und -maximum | Für Oberarm-Angio Atemstillstand empfohlen, Unterarm-Angio ohne. 512er Matrix empfohlen, ggf. Rechteck-matrix, Einfaltungsartefakte vermeiden, KM-Gabe nach errechneter Kreislaufzeit mit oder ohne delay je nach Sequenz. Nach KM-Gabe mindestens 2 Angiosequenzen hintereinander, Oberarm-Angio mit ca. 10 s Atempause. Jeweils MIP-3D-Nachverarbeitung nach Subtraktion: KM-Sequenz minus Nativ-Sequenz. | | | | | |

## 2.8.8 MRT-Untersuchung: obere Extremitäten – Angiographie Handarterien

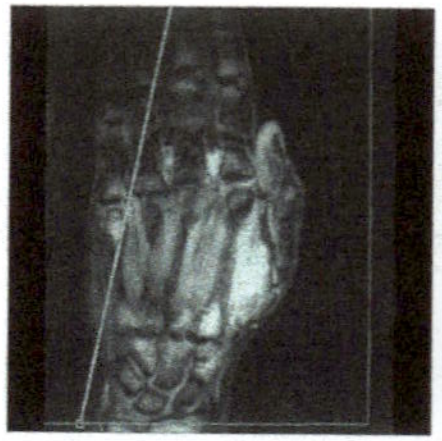
1 Handangio, koronares FOV

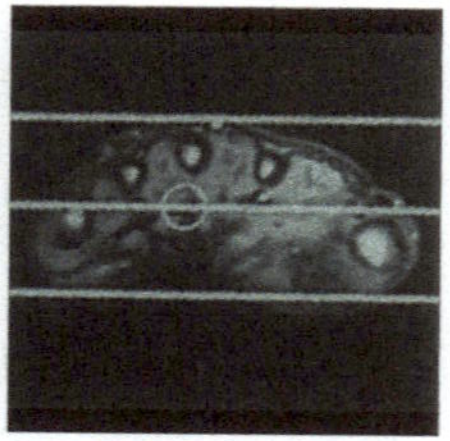
2 Handangio, koronar

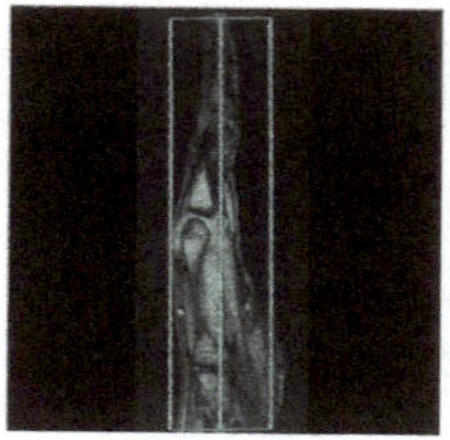
3 Handangio, koronar

### Fragestellung

**Nativ/KM:** Gefäßstenose/-verschluss/-malformation, Embolie, prä-/postoperativer Situs, Gefäßverletzung/Blutung

### Vorbereitung und Lagerung

Bequeme Rückenlage, Knie unterpolstern. Zu untersuchenden Arm möglichst über Kopf lagern, Ellenbogen gewinkelt, Hand soweit wie möglich ins Magnet-Isozentrum auf Kissen lagern. Fixierung des Unterarmes z. B. mit Sandsäcken. Oberflächen-Ringspule. Anderer Arm über Kopf oder seitlich am Körper. Nur bei nicht möglicher Überkopfposition des zu untersuchenden Armes Schräglage mit entsprechender Abstützung, Arm seitlich am Körper fixieren, eventuell Unterpolsterung von Knie/Hals/Kopf. Ohrstöpsel oder Kopfhörer. Notfallknopf in die **andere** Hand geben. Nochmal auf Ruhiglage hinweisen. **Vor KM-Gabe notwendig: zunächst Kreislaufzeitermittlung mittels Testbolus.**

**KM-Gabe bei Angiographie:** großlumigen i.v. Zugang **in anderen Arm legen** (lassen) , eine mit 0,9% Kochsalzlösung gefüllte 10 ml-Spritze bzw. Injektor mit Verlängerungsschlauch anschließen.

### Untersuchungsbereich

Zielaufnahmen gesamte Hand, Handgelenk bis Fingerspitzen.

### Wichtiges, Tipps & Tricks

- Vor der Untersuchung Hand in warmem Wasser baden (10 min) und anschließend warm halten (einwickeln), eventuell Nitrospray geben (ärztliche Indikation! Cave! Kontraindikationen!).
- Bauchlage möglich, dann Arm über Kopf mit gewinkeltem Ellenbogengelenk und Hand/Unterarm auf flachem Kissen, Oberflächenspule darüber. Fixierung mit Sandsack. Bei Lage des zu untersuchenden Armes seitlich am Körper: bequemste Lagerung in Schräglage mit Rücken an MRT- Röhreninnenwand, Arm liegt dann optimal mittig. Bei Verwendung von Sandsäcken: Metallanteile außen und innen ausschließen.
- Faustregel: Injektionsgeschwindigkeit: KM-Volumen durch halbe Sequenzzeit = Geschwindigkeit in ml/s (meist 1,5–3 ml/s).
- Testbolus mit 2 ml KM im Schlauch und 20 ml NaCl Nachinjektion. Kreislaufzeitermittlung: Beginn des Signalanstiegs in A. brachialis Mitte Oberarm oder Ellenbogenregion nach Injektionsbeginn in Sekunden, plus 5 Sekunden, bei Durchblutungsstörungen plus 10 Sekunden. Kreislaufzeit minus ⅓ Sequenzzeit = KM-delay in Sekunden bei normalen Angio-Sequenzen mit sequenzieller k-Raum-Füllung. Bei Sequenzen mit elliptisch-zentrischer k-Raum-Füllung nur Kreislaufzeit-delay (Vorteile: rein arterielle Darstellung, venöser flow wird unterdrückt). Nachverarbeitung mit MIP und Subtraktion: KM-Sequenzen minus Nativ-Sequenz.

Weitere Hilfe siehe Seite 182–184

| Sequenzprotokoll Angiographie Handarterien | | | | | |
|---|---|---|---|---|---|
| Mess-Sequenz | | 1. optional Testbolus | 2. | 3. optional statt 2. | 4. |
| Indikation | Scout | Kreislaufzeit-Bestimmung | Angiographie Hand | Angiographie Hand | Wiederholung 2. oder 3. mit KM |
| Gewichtung | | T1 | Angio nativ | Angio nativ | **KM**-Angio |
| Sequenztyp | Scout/FISP o. ä. | T1-GRE/FFE | 3D-TOF-GRE/FFE | 3D-TOF-GRE/FFE | 3D-TOF-GRE/FFE |
| Orientierung | 3 Ebenen | tra | kor | kor | kor |
| TR (ms) | | 5–14 | 6–9 | 2,5–5 | 6–9<br>2,5–5 |
| TE (ms) | | 1,4–4 | 1,8–2,5 | ca. 1,5 | 1,8–2,5<br>ca. 1,5 |
| Flipwinkel (Grad) | | 20–60 | 30–40 | 25–45 | 30–40<br>25–45 |
| FOV (mm) | 250–300 | 250 | ca. 250 | ca. 250 | ca. 250 |
| Schicht-anzahl | je 1–3 | ca. 30, in gleicher Lokalisation | 40–50 mm Block, bis 30 | 40–50 mm Block, bis 30 | 40–50 mm Block, bis 30 |
| Schicht-dicke (mm) | 5–8 | 5 | 1,3–1,7 | 1,3–1,7 | 1,3–1,7 |
| Schichtab-stand (mm) bzw. -faktor | | 0 | 0 | 0 | 0 |
| Bildmitt-lungen | | 1 | 1 | 1 | 1 |
| Sonstiges | je eine Schicht in drei Ebenen | **Testbolus 2 ml Gd-KM + 20 ml NaCl.** Messung 30 × 1 s in der gleichen Schicht: A. brachialis in Ellenbeuge. Ermittlung von Signalanstieg und -maximum | 512er Matrix empfohlen, ggf. Rechteckmatrix, Einfaltungsartefakte vermeiden, KM-Gabe nach errechneter Kreislaufzeit + ca. 5 s mit/ohne delay je nach Sequenz. Bei Durchblutungsstörungen/Dialysepatienten + 10 s. Nach KM-Gabe mindestens 4mal die Angiosequenzen direkt hintereinander. Jeweils MIP-3D-Nachverarbeitung nach Subtraktion: KM-Sequenz minus Nativ-Sequenz. | | |

## 2.9.1 MRT-Untersuchung: untere Extremitäten – Hüftgelenk/proximaler Femur

### Fragestellung

**Nativ/KM:** Luxation, Coxarthrose/-arthritis, Hüftkopfnekrose/M. Perthes, Femurfraktur, Schenkelhalsfraktur, Tumor/Raumforderung, vor Umstellungsosteotomie, Coxa vara/Coxa valga, Gelenkerguss

### Vorbereitung und Lagerung

Patient bis auf Unterwäsche entkleiden lassen, bequeme Rückenlage, Arme über Brust verschränken lassen. Knie leicht unterpolstern, Oberschenkel nicht zu stark anheben. Fixierung der Unterschenkel/Füße (z. B. Klettband, Sandsäcke). Body-array- oder Bodyspule, eventuell Wickelspule. Spulenmitte etwa 2–3 Finger kranial der Trochanteren (tastbar), ggf. nach Scout Korrektur. Ohrstöpsel oder Kopfhörer. Notfallknopf in die Hand geben. Nochmal auf Ruhiglage hinweisen.
**KM-Gabe zur besseren Gelenkbeurteilung/für indirekte Arthrographie:** doppelte Menge Gd-KM ca. 20–30 min **vor** der Untersuchung i.v. und anschließend langsames Gehen mit betontem Beinheben/Knie anziehen bis zum Untersuchungsbeginn, falls möglich.
**KM-Gabe bei Tumor/Raumforderung/Entzündung:** ggf. großlumigen i.v. Zugang legen (lassen), eine mit 0,9% Kochsalzlösung gefüllte 10 ml-Spritze bzw. Injektor mit Verlängerungsschlauch anschließen, nach Injektion ca. 2 Minuten Verzögerung bis Messbeginn empfohlen.

### Untersuchungsbereich

Beckenkamm bis Mitte Oberschenkel, 3 Ebenen.

### Wichtiges, Tipps & Tricks

- Bei Beckenschiefstand Sequenzeinstellungen anpassen, Verbindungslinie der Hüftkopfgelenkflächen beidseits kranial (koronare Ebene) bzw. ventral (transversale Ebene) gilt als Referenzlinie.
- Bei Gefäßprozess oder Frage nach Gefäßversorgung einer Raumforderung eventuell Angio-Sequenzen anschließen (2.9.8).
- Bei Verwendung von Sandsäcken zur Fixierung: Metallanteile außen und innen ausschließen.

Weitere Hilfe siehe Seite 182–184

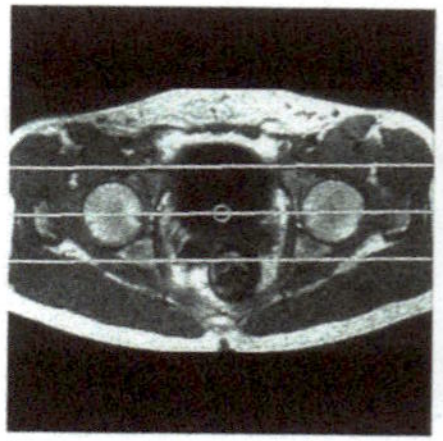

1 koronar

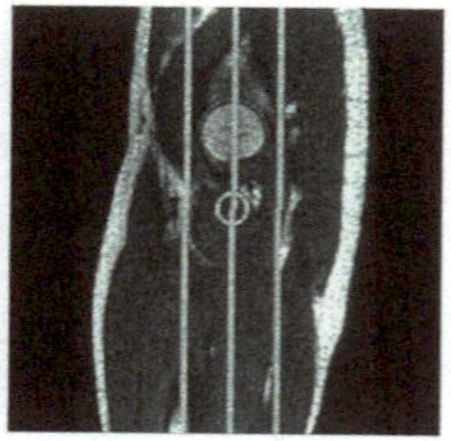

2 koronar

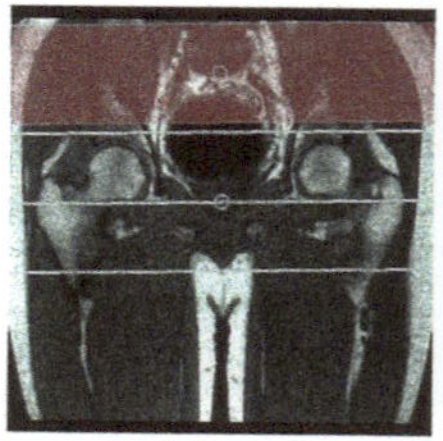

3 transversal

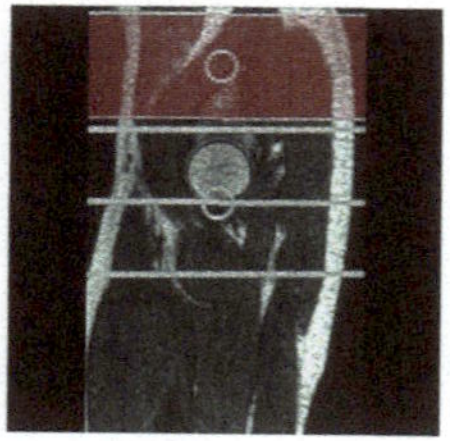

4 transversal

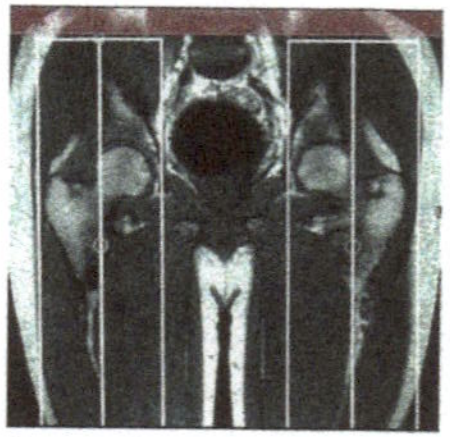

5 sagittal

| Sequenzprotokoll Hüftgelenk/prox. Oberschenkel | | | | | | | | |
|---|---|---|---|---|---|---|---|---|
| Mess-Sequenz | | 1. | 2. optional statt 1. | 3. | 4. | 5. | 6. + 7. optional | 8. + 9. optional |
| Indikation | Scout | Übersicht Hüftgelenke | Übersicht Hüftgelenke | Übersicht Hüftgelenke | gezielte Darstellung Hüftgelenk | gezielte Darstellung Hüftgelenk | bei Pathologie | indirekte Arthrographie |
| Gewichtung | | **T2 fatsat** | T2 | T1 | T2 **(fatsat)** | T1 | T1+ KM **(fatsat)** | T1+ **KM (fatsat)** |
| Sequenztyp | Scout/FISP o. ä. | FSE/TSE | STIR | TSE/SE | FSE/TSE | TSE/SE | TSE/SE | TSE/SE |
| Orientierung | 3 Ebenen | kor | kor | kor | tra | 1×/2× sag (gewinkelt) | kor/(2×) sag (gewinkelt) | tra/kor |
| TR (ms) | | 2500–4500 | ca. 3500 | 450–600 | 2500–4500 | 450–600 | 450–600 | 450–600 |
| TE (ms) | | 90–120 | 60–70 | 9–15 | 90–120 | 9–15 | 9–15 | 9–15 |
| TI (ms) | | | 140 | | | | | |
| Flipwinkel (Grad) | | | | 50–70 | | 50–70 | 50–70 | 50–70 |
| FOV (mm) | 400–450 | 350–400 | 350–400 | 350–400 | 300–350 | ca. 350 | ca. 350 | tra ca. 300<br>kor ca. 350 |
| Schicht-anzahl | je 1–3 | bis 23 | bis 23 | bis 23 | bis 30 | bis je 15 | kor bis 23<br>sag bis je 15 | tra bis 30<br>kor bis 23 |
| Schicht-dicke (mm) | 5–8 | 4 | 4 | 4 | 5 | 4 | 4 | 4 |
| Schichtab-stand (mm) bzw. -faktor | | 0,8<br>0,2 | 0,8<br>0,2 | 0,8<br>0,2 | 0,5–1<br>0,1–0,2 | 0,8<br>0,2 | 0,8<br>0,2 | 0,4–0,8<br>0,1–0,2 |
| Bildmitt-lungen | | bis 3 | bis 3 | 2–3 | bis 3 | 2–3 | 2–3 | 2–3 |
| Sonstiges | je eine Schicht in 3 Ebenen | Hohe Matrix 512. Jeweils Sättigungsblocks transversal über Beckenkamm bzw. kranial der Schichten. Sagittale Aufnahmen in zwei Blöcken über beiden Hüftgelenken. Oversampling empfohlen, Einfaltungsartefakte vermeiden! Turbofaktor bei TSE 15–25, bei STIR 8–15. Rechteck-FOV verkürzt Messzeit, erhöht Rauschen! Indirekte Arthrographie: 30 min vor der Untersuchung i.v.-KM und langsames Gehen bis Untersuchungsbeginn. | | | | | | |

## 2.9.2 MRT-Untersuchung: untere Extremitäten – Oberschenkel

### Fragestellung

**Nativ/KM:** Femurfraktur, Tumor/Raumforderung, Phlegmone

### Vorbereitung und Lagerung

Patient bis auf Unterwäsche entkleiden lassen, bequeme Rückenlage, Arme über Brust verschränkt oder seitlich am Körper. Knie oder Beine leicht unterpolstern bis Oberschenkel nahezu horizontal liegen. Fixierung der Unterschenkel/Füße (z. B. Klettband, Sandsäcke), Polster zwischen die proximalen Oberschenkel für kleinen Abstand. Body-array- oder Bodyspule, eventuell Wickelspule nur um einen Oberschenkel versetzt von Hüfte bis Knie bei Verzicht auf Seitenvergleich. Spulenmitte etwa Mitte Oberschenkel, ggf. nach Scout Korrektur. Ohrstöpsel oder Kopfhörer. Notfallknopf in die Hand geben. Nochmal auf Ruhiglage hinweisen.
**KM-Gabe bei Tumor/Raumforderung/Entzündung:** ggf. großlumigen i.v. Zugang legen (lassen), eine mit 0,9% Kochsalzlösung gefüllte 10 ml-Spritze bzw. Injektor mit Verlängerungsschlauch anschließen, nach Injektion ca. 2 Minuten Verzögerung bis Messbeginn empfohlen.

### Untersuchungsbereich

Hüftgelenk bis Femurkondylen.

### Wichtiges, Tipps & Tricks

- Bei Becken-/Femurschiefstand Sequenzeinstellungen anpassen.
- Bei Frage nach knöchernen Veränderungen Sequenzeinstellung an Femur. Bei Gefäßprozess oder Frage nach Gefäßversorgung einer Raumforderung eventuell Angio-Sequenzen anschließen (2.9.8).
- Bei Verwendung von Sandsäcken: Metallanteile außen und innen ausschließen.

Weitere Hilfe siehe Seite 182–184

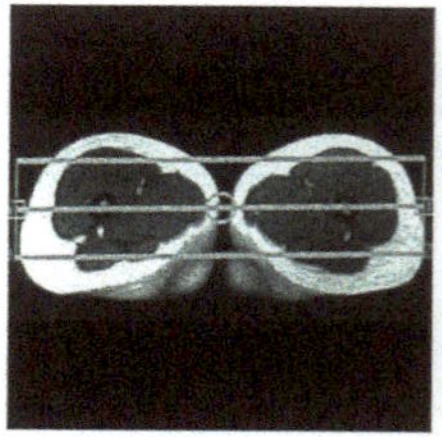
1 koronar

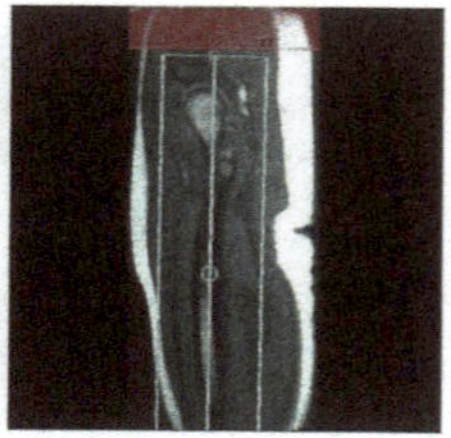
2 koronar

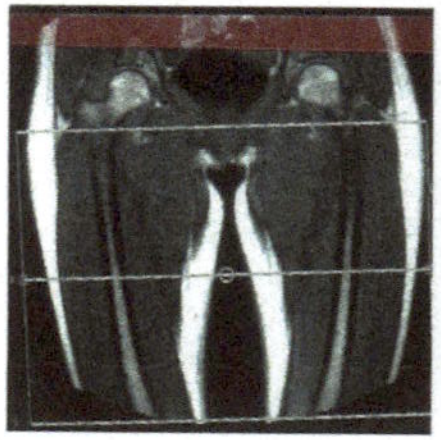
3 transversal

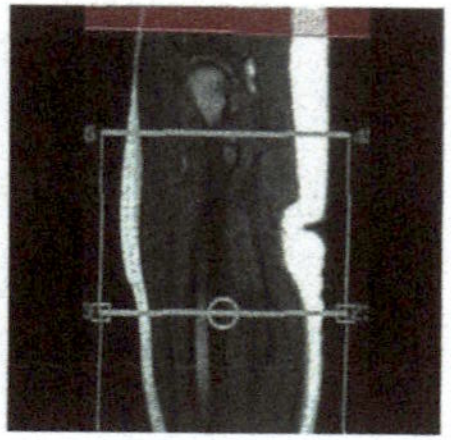
4 transversal

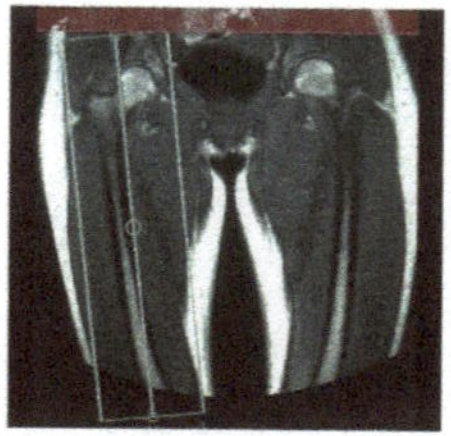
5 gewinkelt sagittal

| Sequenzprotokoll Oberschenkel | | | | | | | | | |
|---|---|---|---|---|---|---|---|---|---|
| Mess-Sequenz | | 1. | 2. optional statt 1. | 3. | 4. | 5. optional | 6. | 7. + 8. optional | 9. optional |
| Indikation | Scout | Übersicht Oberschenkel | Übersicht Oberschenkel | Übersicht Oberschenkel | gezielte Darstellung Oberschenkel | gezielte Darstellung Oberschenkel | gezielte Darstellung Oberschenkel | bei Pathologie | bei Pathologie |
| Gewichtung | | **T2 fatsat** | T2 | T1 | T2 **(fatsat)** | T1 | T1 | T1+ KM **(fatsat)** | T1+ KM **(fatsat)** |
| Sequenztyp | Scout/FISP o.ä. | FSE/TSE | STIR | TSE/SE | FSE/TSE | TSE/SE | TSE/SE | TSE/SE | TSE/SE |
| Orientierung | 3 Ebenen | kor | kor | kor | tra | tra | (2×) sag (gewinkelt) | kor/sag (gewinkelt) | tra |
| TR (ms) | | 2500–4500 | ca. 3500 | 450–600 | 2500–4500 | 450–600 | 450–600 | 450–600 | 450–600 |
| TE (ms) | | 90–120 | 60–70 | 9–15 | 90–120 | 9–15 | 9–15 | 9–15 | 9–15 |
| TI (ms) | | | 140 | | | | | | |
| Flipwinkel (Grad) | | | | 50–70 | | 50–70 | 50–70 | 50–70 | 50–70 |
| FOV (mm) | 500 | 400–500 | 400–500 | 400–500 | einer ca. 200<br>beide ca. 400 | einer ca. 200<br>beide ca. 400 | ca. 350 | kor ca. 400<br>sag ca. 350 | einer ca. 200<br>beide ca. 400 |
| Schicht-anzahl | je 1–3 | bis 23 | bis 23 | bis 23 | bis 30 | bis 30 | einer bis 23<br>beide bis je 16 | sag/kor bis 23<br>sag bis je 16 | bis 30 |
| Schicht-dicke (mm) | 5–8 | 4–5 | 4–5 | 4–5 | 6–8 | 6–8 | 5–8 | kor 4 bis 5<br>sag 5 bis 8 | 6–8 |
| Schichtab-stand (mm) bzw. -faktor | | 0,8–1<br>0,2 | 0,8–1<br>0,2 | 0,8–1<br>0,2 | 1,2–4<br>0,2–0,5 | 1,2–4<br>0,2–0,5 | 1–1,6<br>0,2 | 0,8–1,6<br>0,2 | 1,2–4<br>0,2–0,5 |
| Bildmitt-lungen | | bis 3 | bis 3 | 2–3 | bis 3 | 2–3 | 2–3 | 2–3 | 2–3 |
| Sonstiges | je eine Schicht in 3 Ebenen | Hohe Matrix 512. Jeweils Sättigungsblocks transversal über Becken bzw. kranial der Schichten. Sagittale Aufnahmen an Femurschaft ausrichten, bei beiden Oberschenkeln eventuell zwei Blöcke gewinkelt. Oversampling empfohlen, Einfaltungsartefakte vermeiden! Turbofaktor bei TSE 15–25, bei STIR 8–15. Rechteck-FOV verkürzt Messzeit, erhöht Rauschen! | | | | | | | |

## 2.9.3 MRT-Untersuchung: untere Extremitäten – Kniegelenk

### Fragestellung

**Nativ/KM:** Femurkondylen-/Tibiakopf-/Fibulaköpfchenfraktur, Gonarthrose/-arthritis, Gelenkerguss/-empyem, Kreuzbandläsion/-plastik, Knorpelschaden, Meniskusläsion, Osteochondrosis dissecans, Tumor/Raumforderung, prä-/postoperativer Situs, Patellapathologie

### Vorbereitung und Lagerung

Füße voran, bequeme Rückenlage, Arme über Brust verschränkt oder seitlich am Körper. Beide Knie leicht unterpolstert in Wickelspule oder ein unterpolstertes Knie in Kniespule, fixieren. Fixierung der Füße/des Fußes in ca. 15° Außenrotation (z. B. mit Klettband, Sandsäcke). Ggf. nicht untersuchtes Bein bequem lagern. Spulenmitte in Höhe Gelenkspalt, ggf. nach Scout Korrektur. Ohrstöpsel oder Kopfhörer. Notfallknopf in die Hand geben. Nochmal auf Ruhiglage hinweisen.

**KM-Gabe zur besseren Gelenkbeurteilung/für indirekte Arthrographie:** doppelte Menge Gd-KM ca. 20–30 min **vor** der Untersuchung i.v. und anschließend langsame Kniebeugung und -streckung bis zum Untersuchungsbeginn, falls möglich.

**KM-Gabe bei Tumor/Raumforderung/Entzündung:** ggf. großlumigen i.v. Zugang legen (lassen), eine mit 0,9% Kochsalzlösung gefüllte 10 ml-Spritze bzw. Injektor mit Verlängerungsschlauch anschließen, nach Injektion ca. 2 Minuten Verzögerung bis Messbeginn empfohlen.

### Untersuchungsbereich

Zielaufnahmen Kniegelenk(e), ggf. 3 Ebenen + schräge Aufnahmen.

### Wichtiges, Tipps & Tricks

- Kinderknie mit Seitenvergleich eventuell in Kopfspule untersuchen. Bei Untersuchung beider Knie eventuelle Schieflage berücksichtigen.
- Bei Gefäßprozess oder Frage nach Gefäßversorgung einer Raumforderung eventuell Angio-Sequenzen anschließen (2.9.8).
- Bei Verwendung von Sandsäcken zu Fixierung: Metallanteile außen und innen ausschließen.

Weitere Hilfe siehe Seite 182–184

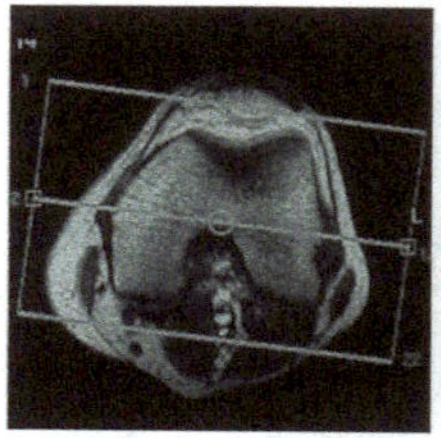
1 koronar

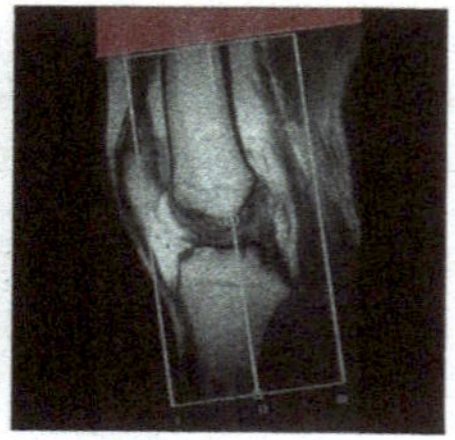
2 koronar

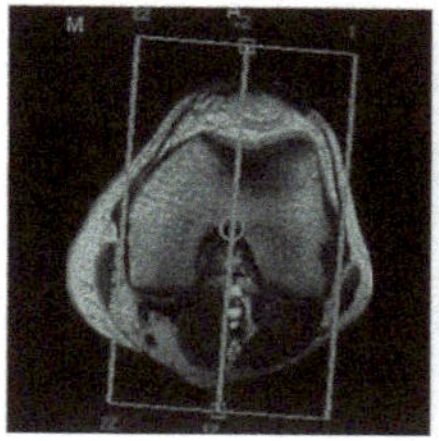
3 sagittal

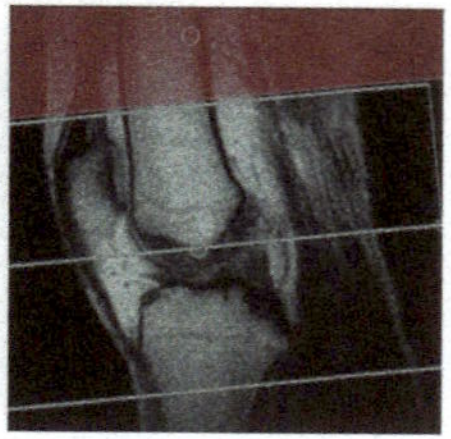
4 transversal

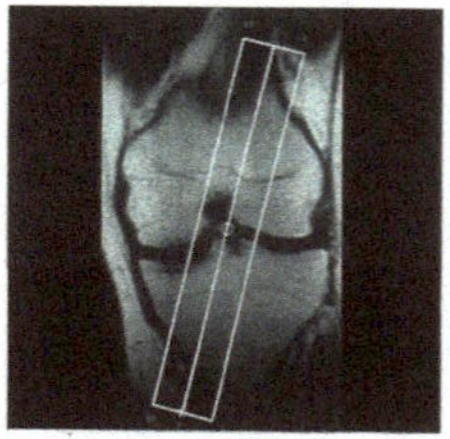
5 vorderes Kreuzband, sagittal

## Sequenzprotokoll Kniegelenk

| Mess-Sequenz | | 1. | 2. optional statt 1. | 3. | 4. optional | 5. + 6. optional | 7. | 8. optional | 9. + 10. optional | 11. optional | 12. +13. optional | 14. optional |
|---|---|---|---|---|---|---|---|---|---|---|---|---|
| Indikation | Scout | Übersicht Knie | Übersicht Knie | Gelenkknorpel-Darstellung | Gelenkknorpel-Darstellung | Meniskus und Gelenkknorpel | Übersicht Knie | Darstellung vorderes Kreuzband | bei Pathologie, Tumor | bei Pathologie, Tumor | Arthrographie, Gelenkmaus, Bandläsion | Arthrographie, Gelenkmaus, Bandläsion |
| Gewichtung | | T2 **fatsat** | T2 | T1 **(fatsat)** | T1 **fatsat** | Protonendichte **(fatsat)** | T2 | T2 | T1+ KM **(fatsat)** | T1+ KM **(fatsat)** | T1+ KM **(fatsat)** | T1+ KM **(fatsat)** |
| Sequenztyp | Scout/FISP o. ä. | FSE/TSE | STIR | FFE/GRE | 3D-GRE/FFE | FSE/TSE | FSE/TSE | FSE/TSE | TSE/SE | TSE/SE | TSE/SE | TSE/SE |
| Orientierung | 3 Ebenen | kor (gewinkelt) parallel zu Kondylen | kor (gewinkelt) parallel zu Kondylen | sag senkrecht zu kor | sag senkrecht zu kor | **kor** (gewinkelt) parallel zu Kondylen, **sag** senkrecht zu kor | tra (senkrecht zu kor) | **sag** (gewinkelt bis ca. 15°) | **kor** (gewinkelt) parallel zu Kondylen, **sag** senkrecht zu kor | tra (senkrecht zu kor) | **kor** (gewinkelt) parallel zu Kondylen, **sag** senkrecht zu kor | tra |
| TR (ms) | | 2500–4500 | ca. 3500 | ca. 700 | ca. 33 | 2500–4500 | 2500–4500 | 2500–4500 | 450–600 | 450–600 | 450–600 | 450–600 |
| TE (ms) | | 90–120 | 60–70 | 15–20 | ca. 6,2 | 30–45 | 90–120 | 90–120 | 9–15 | 9–15 | 9–15 | 9–15 |
| TI (ms) | | | 140 | | | | | | | | | |
| Flipwinkel (Grad) | | | | 20 | 45 | | | | 50–70 | 50–70 | 50–70 | 50–70 |
| FOV (mm) | ca. 300 | ca. 200 | ca. 200 | ca. 200 | ca. 100 mm Block | 180–200 | 150–180 | 180–200 | 150–200 | 150–180 | 150–200 | ca. 200 |
| Schichtanzahl | je 1–3 | bis 23 | bis 23 | bis 50 | ca. 50–60 | bis 23 | bis 30 | bis 19 | bis 23 | bis 30 | bis 23 | bis 30 |
| Schichtdicke (mm) | 5–8 | 3 | 3 | 2 | ca. 1–1,5 | 3 | 3 | 2 | 3 | 3 | 3 | 3 |
| Schichtabstand (mm) bzw. -faktor | | 0,3–0,6 0,1–0,2 | 0,3–0,6 0,1–0,2 | 0,2 0,1 | 0 | 0,3–0,6 0,1–0,2 | 0,3–0,6 0,1–0,2 | 0,2 0,1 | 0,3–0,6 0,1–0,2 | 0,3–0,6 0,1–0,2 | 0,3–0,6 0,1–0,2 | 0,3–0,6 0,1–0,2 |
| Bildmittlungen | | bis 3 | bis 3 | bis 3 | 1 | bis 3 | bis 3 | 2–3 | 2–3 | 2–3 | 2–3 | 2–3 |
| Sonstiges | mindestens je eine Schicht in 3 Ebenen durch Kniegelenk | Hohe Matrix 512. Jeweils Sättigungsblocks transversal über mittlerem Oberschenkel bzw. kranial der Schichten. Koronare Aufnahmen parallel zu den Femurkondylen ausrichten, sagittale senkrecht zu koronar, transversale senkrecht zu koronar. Oversampling empfohlen, Einfaltungsartefakte vermeiden! Turbofaktor bei TSE 15–25, bei STIR 8–15. Rechteck-FOV verkürzt Messzeit, erhöht Rauschen! Indirekte Arthrographie: 30 min vor der Untersuchung i.v. KM-Gabe und stetige Kniebewegung bis Lagerung. | | | | | | | | | | |

## 2.9.4 MRT-Untersuchung: untere Extremitäten – Unterschenkel

### Fragestellung

**Nativ/KM:** Tibia-/Fibulafraktur, Tumor/Raumforderung, Phlegmone

### Vorbereitung und Lagerung

Füße zuerst, bequeme Rückenlage, Arme über Brust verschränkt oder seitlich am Körper. Knie und/oder Beine leicht unterpolstern bis Unterschenkel horizontal liegen. Fixierung der Füße z. B. mit Klett- oder Klebeband in leichter Innenrotation (kleines Polster zwischen die Fersen). Body-array- oder Bodyspule, eventuell Wickelspule um einen oder beide Unterschenkel versetzt von Knie bis Sprunggelenk. Spulenmitte etwa Mitte Schienbein, ggf. nach Scout Korrektur. Ohrstöpsel oder Kopfhörer. Notfallknopf in die Hand geben. Nochmal auf Ruhiglage hinweisen.

**KM-Gabe bei Tumor/Raumforderung/Entzündung:** ggf. großlumigen i.v. Zugang legen (lassen), eine mit 0,9% Kochsalzlösung gefüllte 10 ml-Spritze bzw. Injektor mit Verlängerungsschlauch anschließen, nach Injektion ca. 2 Minuten Verzögerung bis Messbeginn empfohlen.

### Untersuchungsbereich

Kniegelenk bis Sprunggelenk, ggf. 3 Ebenen.

### Wichtiges, Tipps & Tricks

- Kinder, Jugendliche und kleine Erwachsene mit Seitenvergleich eventuell in Knie- oder Kopfspule untersuchen, probieren.
- Eventuelle Schieflage bei Sequenzeinstellungen berücksichtigen. Bei Frage nach knöchernen Veränderungen Sequenzeinstellung an Tibia.
- Bei Gefäßprozess oder Frage nach Gefäßversorgung einer Raumforderung eventuell Angio-Sequenzen anschließen (2.9.8).
- Bei Verwendung von Sandsäcken zur Fixierung: Metallanteile außen und innen ausschließen.

Weitere Hilfe siehe Seite 182–184

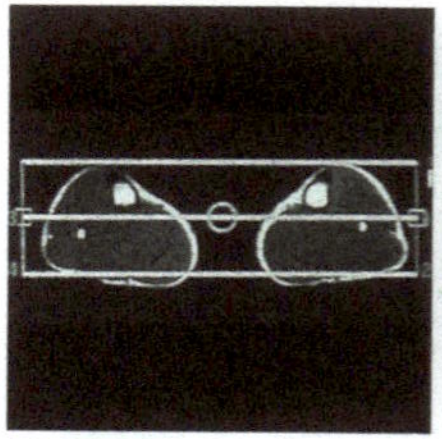
1 koronar

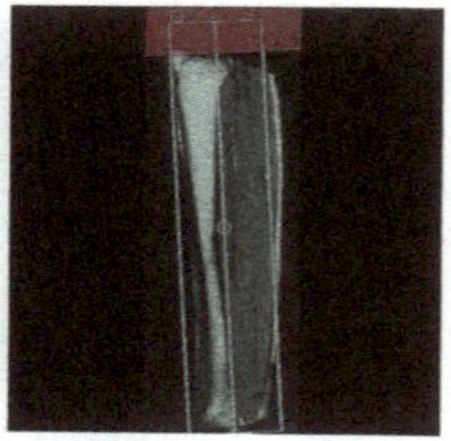
2 koronar

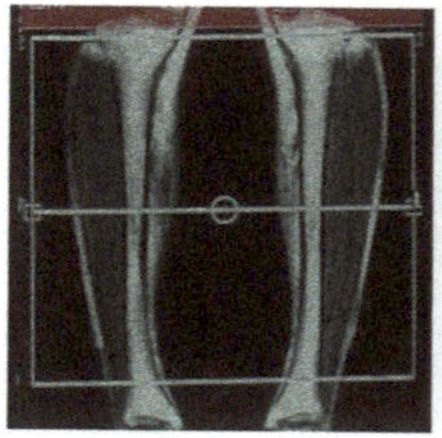
3 transversal

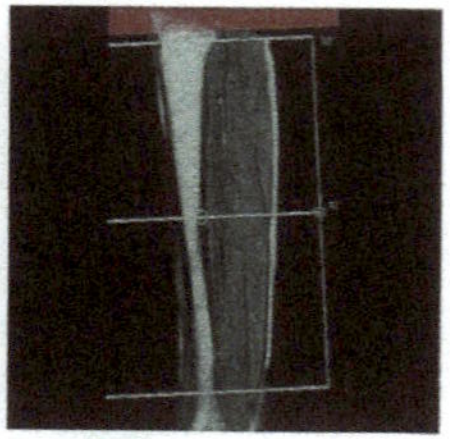
4 transversal

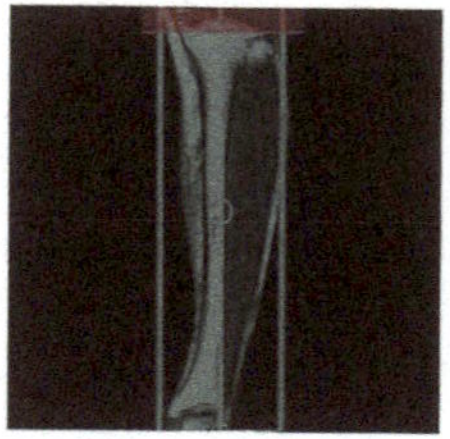
5 sagittal

**Sequenzprotokoll Unterschenkel**

| Mess-Sequenz | | 1. | 2. optional statt 1. | 3. | 4. | 5. optional | 6. | 7. optional | 8. + 9. optional |
|---|---|---|---|---|---|---|---|---|---|
| Indikation | Scout | Übersicht Unterschenkel | Übersicht Unterschenkel | Übersicht Unterschenkel | gezielte Darstellung Unterschenkel | gezielte Darstellung Unterschenkel | gezielte Darstellung Unterschenkel | bei Pathologie | bei Pathologie |
| Gewichtung | | **T2 fatsat** | T2 | T1 | T2 (fatsat) | T1 | T1 | T1+ KM (fatsat) | T1+ KM (fatsat) |
| Sequenztyp | Scout/FISP o. ä. | FSE/TSE | STIR | TSE/SE | FSE/TSE | TSE/SE | TSE/SE | TSE/SE | TSE/SE |
| Orientierung | 3 Ebenen | kor | kor | kor | tra | tra | (2×) sag (gewinkelt) | tra | kor/sag (gewinkelt) |
| TR (ms) | | 2500–4500 | ca. 3500 | 450–600 | 2500–4500 | 450–600 | 450–600 | 450–600 | 450–600 |
| TE (ms) | | 90–120 | 60–70 | 9–15 | 90–120 | 9–15 | 9–15 | 9–15 | 9–15 |
| TI (ms) | | | 140 | | | | | | |
| Flipwinkel (Grad) | | | | 50–70 | | 50–70 | 50–70 | 50–70 | 50–70 |
| FOV (mm) | 500 | ca. 400 | ca. 400 | ca. 400 | einer ca. 180<br>beide ca. 350 | einer ca. 180<br>beide ca. 350 | ca. 350 | einer ca. 180<br>beide ca. 350 | kor ca. 400<br>sag ca. 350 |
| Schicht-anzahl | je 1–3 | bis 23 | bis 23 | bis 23 | bis 30 | bis 30 | einer bis 23<br>beide bis je 16 | bis 30 | sag/kor bis 23<br>sag bis je 16 |
| Schicht-dicke (mm) | 5–8 | 4 | 4 | 4 | 5–6 | 5–6 | 4–6 | 5–6 | kor 4<br>sag 4–6 |
| Schichtab-stand (mm) bzw. -faktor | | 0,8<br>0,2 | 0,8<br>0,2 | 0,8<br>0,2 | 1–3<br>0,2–0,5 | 1–3<br>0,2–0,5 | 0,8–1,2<br>0,2 | 1–3<br>0,2–0,5 | 0,8–1,6<br>0,2 |
| Bildmitt-lungen | | bis 3 | bis 3 | 2–3 | bis 3 | 2–3 | 2–3 | 2–3 | 2–3 |
| Sonstiges | je eine Schicht in 3 Ebenen | Hohe Matrix 512. Jeweils Sättigungsblocks transversal über distalem Oberschenkel bzw. kranial der Schichten. Sagittale Aufnahmen an Tibiaschaft ausrichten, bei beiden Unterschenkeln eventuell zwei Blöcke gewinkelt. Oversampling empfohlen, Einfaltungsartefakte vermeiden! Turbofaktor bei TSE 15–25, bei STIR 8–15. Rechteck-FOV verkürzt Messzeit, erhöht Rauschen! | | | | | | | |

## 2.9.5 MRT-Untersuchung: untere Extremitäten – oberes Sprunggelenk (OSG)

### Fragestellung

**Nativ/KM:** distale Tibia-/Fibulafraktur, Luxation, Weber-Frakturen, Arthrose/Arthritis, Bandläsion, Knorpelschaden, Osteochondrosis dissecans, Tumor/Raumforderung, prä-/postoperativer Situs

### Vorbereitung und Lagerung

Füße voran, bequeme Rückenlage, Arme über Brust verschränkt oder seitlich am Körper. Knie leicht unterpolstern, ein OSG in Kniespule oder beide OSG in Kopfspule/Wickelspule, unterpolstern und fixieren. Ggf. nicht untersuchtes Bein bequem lagern. Spulenmitte in Höhe Gelenkspalt, ggf. nach Scout Korrektur. Ohrstöpsel oder Kopfhörer. Notfallknopf in die Hand geben. Nochmal auf Ruhiglage hinweisen.

**KM-Gabe zur besseren Gelenkbeurteilung/für indirekte Arthrographie:** doppelte Menge Gd-KM ca. 20–30 min **vor** der Untersuchung i.v. und anschließend langsame Bewegungen im OSG bis zum Untersuchungsbeginn, falls möglich.

**KM-Gabe bei Tumor/Raumforderung/Entzündung:** ggf. großlumigen i.v. Zugang legen (lassen), eine mit 0,9% Kochsalzlösung gefüllte 10 ml-Spritze bzw. Injektor mit Verlängerungsschlauch anschließen, nach Injektion ca. 2 Minuten Verzögerung bis Messbeginn empfohlen.

### Untersuchungsbereich

Zielaufnahmen OSG, ggf. 3 Ebenen.

### Wichtiges, Tipps & Tricks

- Optimierte Abbildung: Ligg. calcaneofibulare (transversale Schicht) und deltoideum (Pars tibionaviculare/tibiotalare ant.) (koronare Schicht) in maximaler Plantarflexion (ca. 50°) (eventuell fixieren), Ligg. talofibulare ant. und post. (transversale Schicht) in max. Dorsalflexion (ca. 20°), Ligg. calcaneonaviculare und deltoideum (Pars tibiocalcaneare/tibiotalare) (koronare Schicht) in max. Dorsalflexion (ca. 20°).
- Kinder-OSG mit Seitenvergleich in Kopfspule untersuchen.
- Bei Untersuchung beider OSG eventuelle Schieflage berücksichtigen. Einfaltungen der Zehen vermeiden.
- Bei Verwendung von Sandsäcken zur Fixierung: Metallanteile außen und innen ausschließen.

Weitere Hilfe siehe Seite 182–184

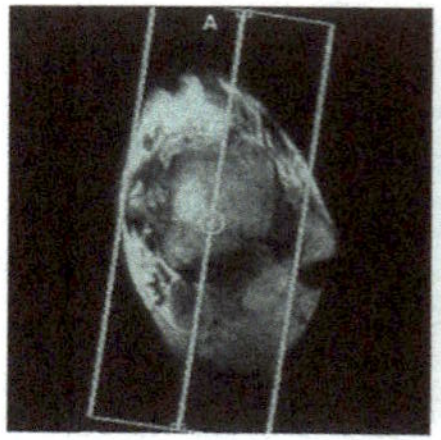
1 sagittal

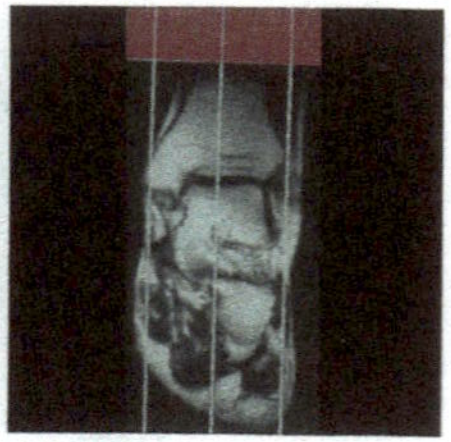
2 sagittal

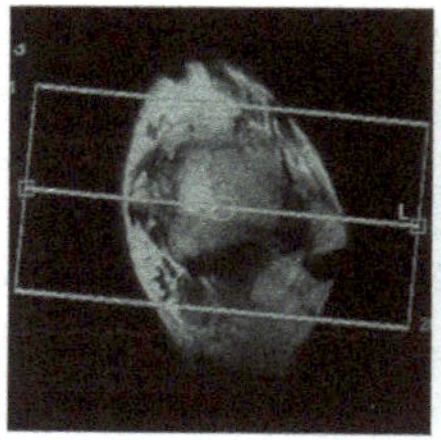
3 koronar

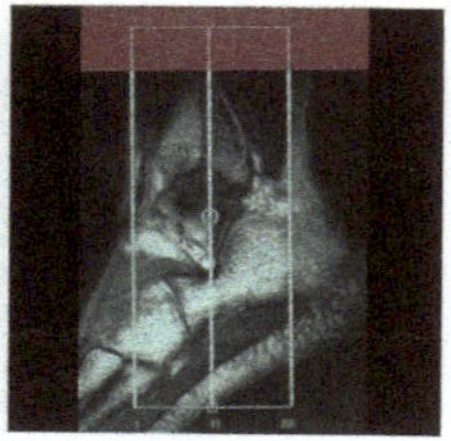
4 koronar

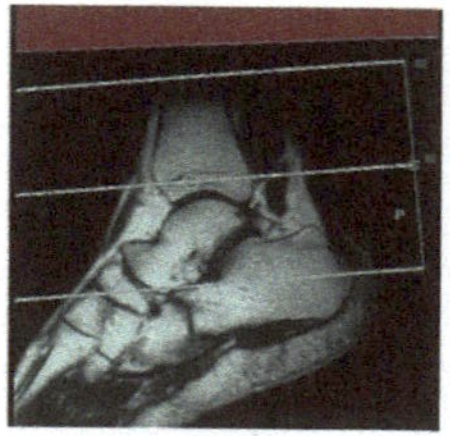
5 transversal

**Sequenzprotokoll oberes Sprunggelenk (OSG)**

| Mess-Sequenz | | 1. | 2. optional statt 1. | 3. | 4. | 5. | 6. optional | 7. optional | 8. + 9. optional | 10. optional | 11. + 12. optional |
|---|---|---|---|---|---|---|---|---|---|---|---|
| Indikation | Scout | Übersicht OSG | Übersicht OSG | gezielte Darstellung OSG | gezielte Darstellung OSG | gezielte Darstellung OSG | Gelenk-knorpel-Darstellung | bei Pathologie, Tumor | bei Pathologie, Tumor | Arthro-graphie, Gelenkmaus, Bandläsion | Arthro-graphie, Gelenkmaus, Bandläsion |
| Gewichtung | | T2 **fatsat** | T2 | T2 (fatsat) | T2 | T1 | T2 (fatsat) | T1+ KM (fatsat) | T1+ KM (fatsat) | T1+ KM (fatsat) | T1+ KM (fatsat) |
| Sequenztyp | Scout/FIS o. ä. | FSE/TSE | STIR | FSE/TSE | FSE/TSE | TSE/SE | FFE/GRE | TSE/SE | TSE/SE | TSE/SE | TSE/SE |
| Orientierung | 3 Ebenen | sag (gewinkelt) | sag (gewinkelt) | kor senk-recht zu sag | tra | kor senk-recht zu sag | sag | tra | kor/sag | tra | kor/sag |
| TR (ms) | | 2500–4500 | ca. 3500 | 2500–4500 | 2500–4500 | 450–600 | ca. 700 | 450–600 | 450–600 | 450–600 | 450–600 |
| TE (ms) | | 90–120 | 60–70 | 90–120 | 90–120 | 9–15 | 15–20 | 9–15 | 9–15 | 9–15 | 9–15 |
| TI (ms) | | | 140 | | | | | | | | |
| Flipwinkel (Grad) | | | | | | 50–70 | 20 | 50–70 | 50–70 | 50–70 | 50–70 |
| FOV (mm) | 300 | ca. 250 | ca. 250 | 150–200 | ca. 200 | 150–200 | ca. 250 | ca. 200 | kor ca. 180<br>sag ca. 250 | ca. 200 | kor ca. 180<br>sag ca. 250 |
| Schicht-anzahl | je 1–3 | bis 23 | bis 23 | bis 23 | bis 30 | bis 23 | bis 40 | bis 30 | bis 23 | bis 30 | bis 23 |
| Schicht-dicke (mm) | 5–8 | 3 | 3 | 3 | 3 | 3 | 2 | 3 | 3 | 3 | 3 |
| Schichtab-stand (mm) bzw. -faktor | | 0,3–0,6<br>0,1–0,2 | 0,3–0,6<br>0,1–0,2 | 0,3–0,6<br>0,1–0,2 | 0,3–0,6<br>0,1–0,2 | 0,3–0,6<br>0,1–0,2 | 0,2–0,4<br>0,1–0,2 | 0,3–0,6<br>0,1–0,2 | 0,3–0,6<br>0,1–0,2 | 0,3–0,6<br>0,1–0,2 | 0,3–0,6<br>0,1–0,2 |
| Bildmitt-lungen | | bis 3 | bis 3 | bis 3 | bis 3 | 2–3 | bis 3 | 2–3 | 2–3 | 2–3 | 2–3 |
| Sonstiges | je eine Schicht in 3 Ebenen durch OSG | Hohe Matrix 512. Jeweils Sättigungsblocks transversal über mittlerem Unterschenkel bzw. kranial der Schichten. Sagittale Aufnahmen senkrecht zur bimalleolären Achse ausrichten, koronare senkrecht zu sagittal. Oversampling empfohlen, Einfaltungsartefakte vermeiden! Turbofaktor bei TSE 15–25, bei STIR 8–15. Rechteck-FOV verkürzt Messzeit, erhöht Rauschen! Indirekte Arthrographie: 30 min vor der Untersuchung i.v. KM-Gabe und stetige OSG-Bewegung bis Lagerung | | | | | | | | | |

## 2.9.6 MRT-Untersuchung: untere Extremitäten – Achillessehne

### Fragestellung

**Nativ/KM:** Tendinitis, Tendovaginitis, Riss/Anriss, Hämatom/Ödem, unklare Raumforderung, prä-/postoperativer Situs

### Vorbereitung und Lagerung

Füße voran, bequeme Rückenlage, Arme über Brust verschränkt oder seitlich am Körper. Knie leicht unterpolstern, einen Fuß in Kniespule oder beide Füße in Kopfspule/Wickelspule, unterpolstern und fixieren. Ggf. nicht untersuchtes Bein bequem lagern. Spulenmitte in Höhe OSG-Gelenkspalt, ggf. nach Scout Korrektur. Ohrstöpsel oder Kopfhörer. Notfallknopf in die Hand geben. Nochmal auf Ruhiglage hinweisen.
**KM-Gabe nur selten bei Raumforderung/Entzündung:** ggf. großlumigen i.v. Zugang legen (lassen), eine mit 0,9% Kochsalzlösung gefüllte 10 ml-Spritze bzw. Injektor mit Verlängerungsschlauch anschließen, nach Injektion ca. 2 Minuten Verzögerung bis Messbeginn empfohlen.

### Untersuchungsbereich

Zielaufnahmen Achillessehne, ggf. 3 Ebenen.

### Wichtiges, Tipps & Tricks

- Eventuell Aufnahmen in maximaler Plantarflexion (ca. 50°) und maximaler Dorsalflexion (ca. 20°) zur besseren Beurteilung.
- Ggf. Achillessehnen im Seitenvergleich in Kopfspule untersuchen.
- Bei Untersuchung beider Achillessehnen eventuelle Schieflage berücksichtigen. Hohe Matrix (512) verwenden.

Weitere Hilfe siehe Seite 182–184

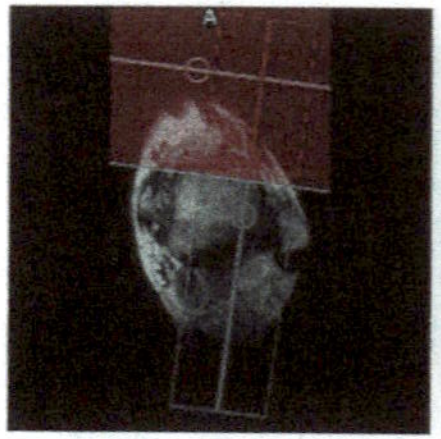

1 sagittal

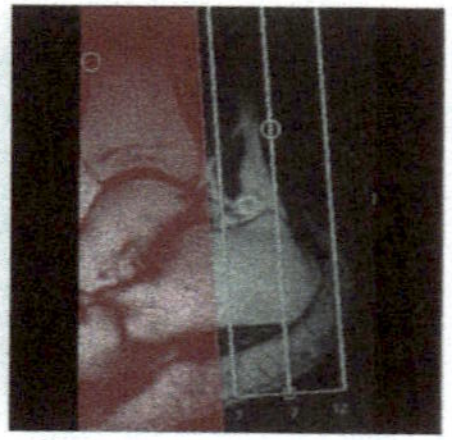

2 koronar

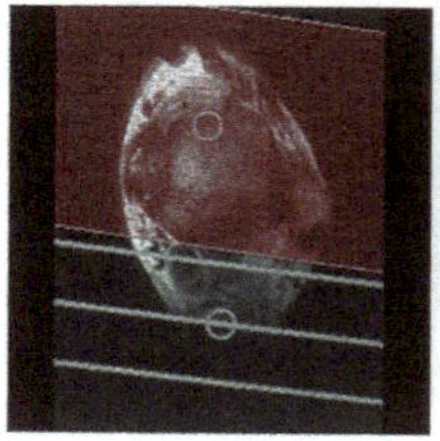

3 koronar

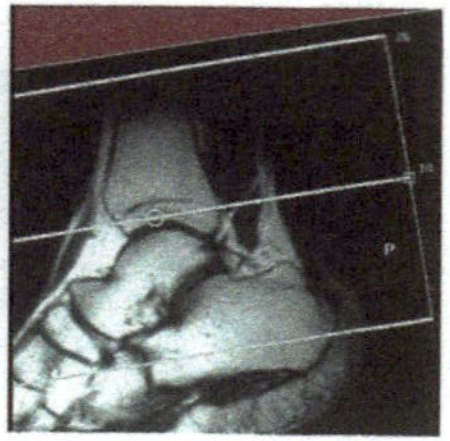

4 transversal

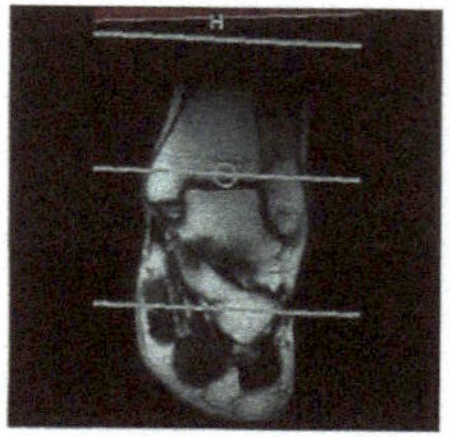

5 transversal

| Sequenzprotokoll Achillessehne | | | | | | | |
|---|---|---|---|---|---|---|---|
| Mess-Sequenz | | 1. | 2. optional statt 1. | 3 | 4. | 5. optional | 6. + 7. optional |
| Indikation | Scout | Übersicht Achillessehne | Übersicht Achillessehne | Übersicht Achillessehne | Übersicht Achillessehne | gezielte Darstellung Achillessehne | bei Pathologie, Entzündung |
| Gewichtung | | T2 **fatsat** | T2 | T1 | T2 **(fatsat)** | T1 **(fatsat)** | T1+ KM **(fatsat)** |
| Sequenztyp | Scout/FISP o.ä. | FSE/TSE | STIR | TSE/SE | FSE/TSE | TSE/SE | TSE/SE |
| Orientierung | 3 Ebenen | sag | sag | sag | kor | tra | sag/tra |
| TR (ms) | | 2500–4500 | ca. 3500 | 450–600 | 2500–4500 | 450–600 | 450–600 |
| TE (ms) | | 90–120 | 60–70 | 9–15 | 90–120 | 9–15 | 9–15 |
| TI (ms) | | | 140 | | | | |
| Flipwinkel (Grad) | | | | 50–70 | | 50–70 | 50–70 |
| FOV (mm) | 300 | 200–250 | 200–250 | 200–250 | ca. 250 | 180–200 | sag bis 250<br>tra 180 bis 200 |
| Schicht-anzahl | je 1–3 | bis 19 | bis 19 | bis 19 | bis 19 | bis 23 | bis 23 |
| Schicht-dicke (mm) | 5–8 | 3 | 3 | 3 | 3 | 3 | 3 |
| Schichtab-stand (mm) bzw. -faktor | | 0,3<br>0,1 | 0,3<br>0,1 | 0,3<br>0,1 | 0,3<br>0,1 | 0,3<br>0,1 | 0,3<br>0,1 |
| Bildmitt-lungen | | bis 3 | bis 3 | 2–3 | bis 3 | 2–3 | 2–3 |
| Sonstiges | je eine Schicht in 3 Ebenen durch OSG | Hohe Matrix 512. Jeweils Sättigungsblocks transversal über mittlerem Unterschenkel bzw. kranial der Schichten. Sagittale Aufnahmen mit Sättigungsblock schräg über Vorfuß und senkrecht zur bimalleolären Achse. Oversampling empfohlen, Einfaltungsartefakte vermeiden! Turbofaktor bei TSE 15–25, bei STIR 8–15. Rechteck-FOV verkürzt Messzeit, erhöht Rauschen! | | | | | |

## 2.9.7 MRT-Untersuchung: untere Extremitäten – Mittel- und Vorfuß

### Fragestellung

**Nativ/KM:** Metatarsalfraktur, Luxation, Arthrose/Arthritis, Hämatom, Bandläsion, Knorpelschaden, Osteonekrose, Tumor/Raumforderung, prä-/postoperativer Situs

### Vorbereitung und Lagerung

Füße voran, bequeme Rückenlage, Arme über Brust verschränkt oder seitlich am Körper. Knie leicht unterpolstern, einen Fuß in Kniespule oder beide Füße in Kopfspule/Wickelspule, unterpolstern, Sohle nahezu senkrecht gegen Keil/Polster anstellen und fixieren. Ggf. nicht untersuchtes Bein bequem lagern. Eventuell Unterschenkel mit Sandsäcken fixieren. Spulenmitte in Höhe Metatarsalia, ggf. nach Scout Korrektur. Ohrstöpsel oder Kopfhörer. Notfallknopf in die Hand geben. Nochmal auf Ruhiglage hinweisen.
**KM-Gabe bei Osteonekrose/Raumforderung/Entzündung:** ggf. großlumigen i.v. Zugang legen (lassen), eine mit 0,9% Kochsalzlösung gefüllte 10 ml-Spritze bzw. Injektor mit Verlängerungsschlauch anschließen, nach Injektion ca. 2 Minuten Verzögerung bis Messbeginn empfohlen.

### Untersuchungsbereich

Zielaufnahmen Mittel-/Vorfuß, ggf. 3 Ebenen

### Wichtiges, Tipps & Tricks

- Optimierte Abbildung: an der Achse der Metatarsalia ausrichten.
- Kinderfüße und kleine Erwachsenenfüße mit Seitenvergleich in Kopfspule untersuchen.
- Bei Untersuchung beider Füße eventuelle Schieflage berücksichtigen. Hohe Matrix (512) verwenden.
- Bei Gefäßprozess oder Frage nach Gefäßversorgung einer Raumforderung eventuell Angio-Sequenzen anschließen (2.9.8).
- Bei Verwendung von Sandsäcken: Metallanteile außen und innen ausschließen.

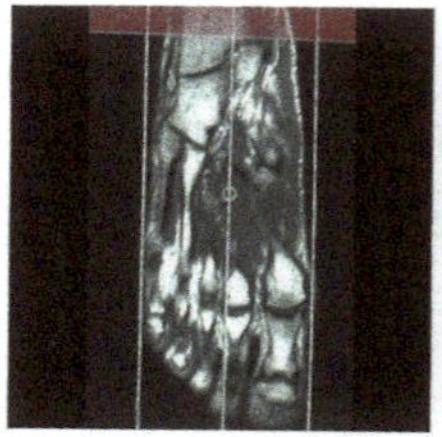
1 sagittal

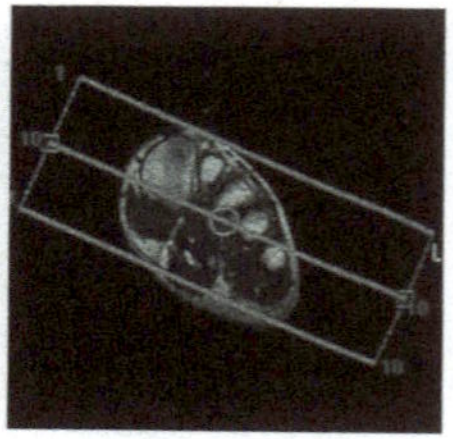
2 koronar gewinkelt

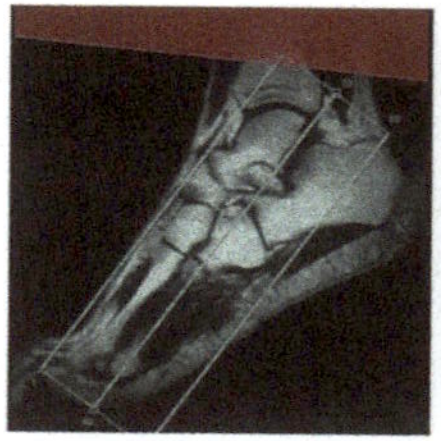
3 koronar gewinkelt

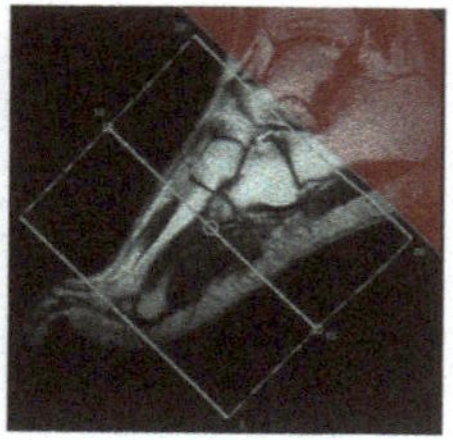
4 transversal gewinkelt

Weitere Hilfe siehe Seite 182–184

**Sequenzprotokoll Mittel- und Vorfuß**

| Mess-Sequenz | | 1. | 2. optional statt 1. | 3. | 4. optional statt 1. | 5. | 6. | 7. optional | 8. optional |
|---|---|---|---|---|---|---|---|---|---|
| Indikation | Scout | Übersicht Mittel-/Vorfuß | Übersicht Mittel-/Vorfuß | Übersicht Mittel-/Vorfuß | Übersicht Mittel-/Vorfuß | gezielte Darstellung Mittel-/Vorfuß | gezielte Darstellung Mittel-/Vorfuß | bei Pathologie Tumor, Osteomyelitis | bei Pathologie Tumor, Osteomyelitis |
| Gewichtung | | T2 **(fatsat)** | T2 | T2 **fatsat** | T2 | T1 | T1 | T1+ KM **(fatsat)** | T1+ KM **(fatsat)** |
| Sequenztyp | Scout/FISP o. ä. | FSE/TSE | STIR | FSE/TSE | STIR | TSE/SE | TSE/SE | TSE/SE | TSE/SE |
| Orientierung | 3 Ebenen | sag (gewinkelt) | sag (gewinkelt) | kor (gewinkelt) nach Metatarsalia | kor (gewinkelt) nach Metatarsalia | kor (gewinkelt) nach Meta tarsalia | tra (gewinkelt) senkrecht zur kor | tra (gewinkelt) senkrecht zur kor | kor (gewinkelt) nach Metatarsalia |
| TR (ms) | | 2500–4500 | ca. 3500 | 2500–4500 | ca. 3500 | 450–600 | 450–600 | 450–600 | 450–600 |
| TE (ms) | | 90–120 | 60–70 | 90–120 | 60–70 | 9–15 | 9–15 | 9–15 | 9–15 |
| TI (ms) | | | 140 | | 140 | | | | |
| Flipwinkel (Grad) | | | | | | 50–70 | 50–70 | 50–70 | 50–70 |
| FOV (mm) | ca. 300 | 200–250 | 200–250 | 200–250 | 200–250 | 200–250 | 200–250 | 150–200 | 200–250 |
| Schichtanzahl | je 1–3 | bis 23 | bis 23 | bis 23 | bis 23 | bis 23 | bis 30 | bis 30 | bis 23 |
| Schichtdicke (mm) | 5–8 | 4 | 4 | 3 | 3 | 4 | 4 | 4 | 3 |
| Schichtabstand (mm) bzw. -faktor | | 0,4–0,8<br>0,1–0,2 | 0,4–0,8<br>0,1–0,2 | 0,3–0,6<br>0,1–0,2 | 0,3–0,6<br>0,1–0,2 | 0,4–0,8<br>0,1–0,2 | 0,4–0,8<br>0,1–0,2 | 0,4–0,8<br>0,1–0,2 | 0,3–0,6<br>0,1–0,2 |
| Bildmittlungen | | bis 3 | bis 3 | bis 3 | bis 3 | 2–3 | 2–3 | 2–3 | 2–3 |
| Sonstiges | mindestens je eine Schicht in 3 Ebenen durch Fußmitte | Hohe Matrix 512. Jeweils Sättigungsblocks transversal über OSG bzw. kranial der Schichten. Sagittale Aufnahmen entlang der Achse 2. Strahl – Calcaneusmitte ausrichten, koronare zweifach gewinkelt parallel zur Achse der Tarsalia – Metatarsalia, transversale Schichten senkrecht zu koronar. Oversampling empfohlen, Einfaltungsartefakte vermeiden! Turbofaktor bei TSE 15–25, bei STIR 8–15. Rechteck-FOV verkürzt Messzeit, erhöht Rauschen! | | | | | | | |

# 2.9.8 MRT-Untersuchung: Angiographie Becken, Ober- und Unterschenkel

## Fragestellung

**Nativ/KM:** A. iliaca-/A. femoralis-/A. poplitea-Stenose, Bypass-Stenose/-Verschluss, prä-/postoperativer Situs, Gefäßverletzung, Embolie, periphere AVK

## Vorbereitung und Lagerung

Patient bis auf Unterwäsche entkleiden lassen, bequeme Rückenlage, Arme über Brust verschränkt oder seitlich am Körper. Knie oder Beine leicht unterpolstern bis Ober- und Unterschenkel nahezu horizontal liegen. Fixierung der Unterschenkel/Füße (z. B. Klettband, Sandsäcke), Polster zwischen die proximalen Oberschenkel für kleinen Abstand. Body-array- oder Bodyspule. **Bei Komplettuntersuchung mit KM-Gabe zweiteilig:** zunächst Unterschenkel, dann Becken- und Oberschenkel. Spulenmitte erst oberes Unterschenkeldrittel, danach Schritthöhe. **Alternativ Tischverschiebetechnik,** falls vorhanden (Geräte- und Hersteller-abhängige Technik!). Ggf. nach Scout Korrektur. Ohrstöpsel oder Kopfhörer. Notfallknopf in die Hand geben. Nochmal auf Ruhiglage hinweisen. **Vor KM-Gabe notwendig: zunächst Kreislaufzeitermittlung mittels Testbolus. Bei kombinierter Untersuchung Becken bis Unterschenkel für Becken-Sequenz Kreislaufzeit minus 4–5 s. Alternativ koronare Ebene wählen, ermöglicht bessere SI-Anstiegsbeurteilung!**
**KM-Gabe bei Angiographie:** großlumigen i.v. Zugang legen (lassen), eine mit 0,9% Kochsalzlösung gefüllte 10 ml-Spritze bzw. Injektor mit Verlängerungsschlauch anschließen.

## Untersuchungsbereich

Distaler Oberschenkel bis OSG bzw. Nabel bis distaler Oberschenkel, bei **Tischverschiebetechnik** 3 Felder: Becken bis OSG.

## Wichtiges, Tipps & Tricks

- Bei Becken-/Femurschiefstand Sequenzeinstellungen anpassen. Bei Verwendung von Sandsäcken: Metallanteile ausschließen.
- Faustregel: Injektionsgeschwindigkeit: KM-Volumen durch halbe Sequenzzeit = Geschwindigkeit in ml/s (meist 1–2,5 ml/s). Testbolus mit 2 ml KM im Schlauch und 20 ml NaCl Nachinjektion. Kreislaufzeitermittlung: Beginn des Signalanstiegs in A. poplitea nach Injektionsbeginn in Sekunden. (Bei verlängerter Zeit bzw. klinischem Verdacht auf Gefäßstenose/-verschluß im Becken/OS zweite Messung in der Aortenbifurkation!). Kreislaufzeit minus ⅓ Sequenzzeit = KM-delay in Sekunden bei normalen Angio-Sequenzen mit sequenzieller k-Raum-Füllung. Bei Sequenzen mit elliptisch-zentrischer k-Raum-Füllung nur Kreislaufzeit-delay (Vorteile: rein arterielle Darstellung, venöser flow wird unterdrückt). Nachverarbeitung mit MIP und Subtraktion: KM-Sequenzen minus Nativ-Sequenzen.
- Falls vorhanden, Tischverschiebetechnik nutzen!

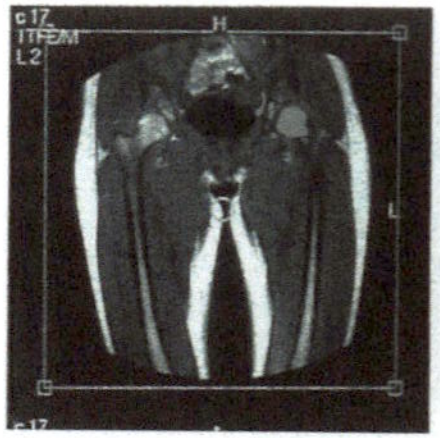

1 Becken–Knie, koronares FOV

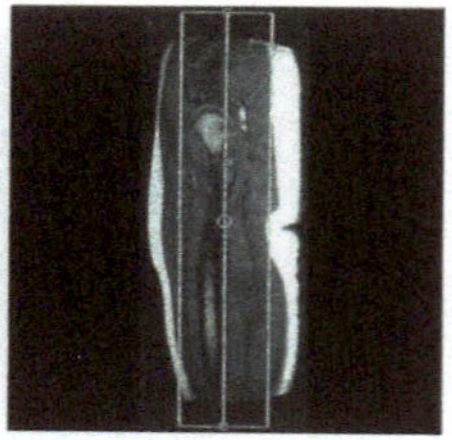
2 Becken–Knie, koronar

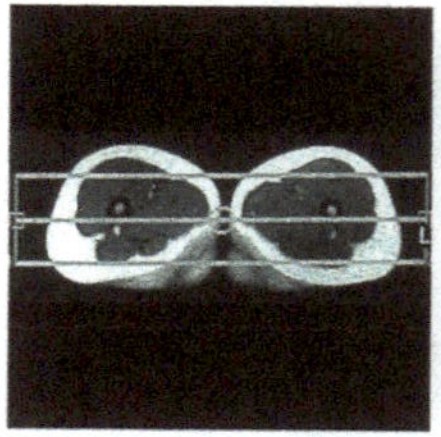
3 Becken–Knie, koronar

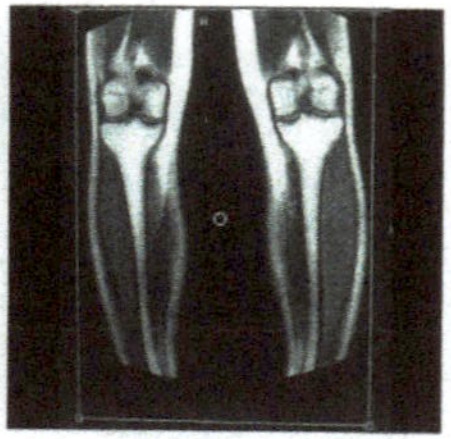
4 Knie–OSG, koronares FOV

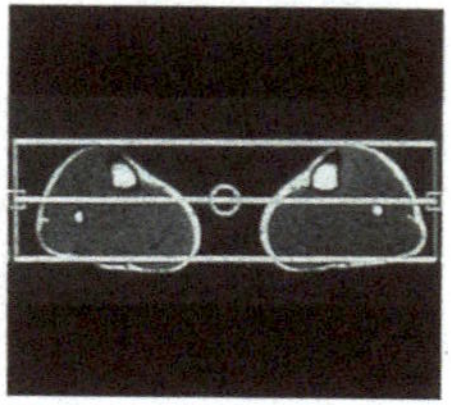
5 Knie–OSG, koronar

Weitere Hilfe siehe Seite 182–184

**Sequenzprotokoll Angiographie Becken/Bein**

| Mess-Sequenz | | 1. optional Testbolus | 1a. optional statt 1. | 2. | 3. optional statt 2. | 4. + 5. | 5. | 6. optional statt 5. | 7. | 8. optional statt 2.–7. |
|---|---|---|---|---|---|---|---|---|---|---|
| Indikation | Scout | Kreislaufzeit-Bestimmung | Kreislaufzeit-Bestimmung | Angiographie distaler OS bis OSG | Angiographie distaler OS bis OSG | Wiederholung 2. oder 3. mit KM | Angiographie Becken bis distaler OS | Angiographie Becken bis distaler OS | Wiederholung 5. oder 6. mit KM | Tischverschiebe-Angiographie |
| Gewichtung | | T1 | T1 | Angio nativ | Angio nativ | **KM**-Angio | Angio nativ (Atemhalt) | Angio nativ (Atemhalt) | **KM**-Angio (Atemhalt) | **KM**-Angio |
| Sequenztyp | Scout/FISP o.ä. | GRE/FFE | GRE/FFE Tischvorschub | 3D-TOF-GRE/FFE | 3D-TOF-GRE/FFE | 3D-TOF-GRE/FFE | 3D-TOF-FFE/GRE | 3D-TOF-FFE/GRE | 3D-TOF-GRE/FFE | 3D-TOF-FFE/GRE |
| Orientierung | 3 Ebenen | tra | kor | kor | kor | kor | kor | kor | kor | kor |
| TR (ms) | | 5–14 | 5–14 | 6–9 | 2,5–5 | 6–9 oder 2,5–5 | 6–9 | 2,5–5 | 6–9 oder 2,5–5 | ca. 4,3 (kürzeste) |
| TE (ms) | | 1,4–4 | 1,4–4 | 1,8–2,5 | ca. 1,5 | 1,8–2,5 oder ca. 1,5 | 1,8–2,5 | ca. 1,5 | 1,8–2,5 oder ca. 1,5 | ca. 1,3 (kürzeste) |
| Flipwinkel (Grad) | | 20–60 | 20–60 | 30–40 | 25–45 | 30–40 oder 25–45 | 30–40 | 25–45 | 30–40 oder 25–45 | 30–35 |
| FOV (mm) | 500 | 300 | 500 | 500 | 500 | 500 | 500 | 500 | 500 | 3×430–450 |
| Schichtanzahl | je 1–3 | ca. 30, in gleicher Lokalisation | ca. 30, in gleicher Lokalisation | 60–80 mm Block, bis 40 Schichten | 60–80 mm Block, bis 40 Schichten | 60–80 mm Block, bis 40 Schichten | 60–80 mm Block, bis 40 Schichten | 60–80 mm Block, bis 40 Schichten | 60–80 mm Block, bis 40 Schichten | 80–100 mm Blöcke, bis 60 Schichten |
| Schichtdicke (mm) | 5–8 | 5 | 10 | 1,5–2 | 1,5–2 | 1,5–2 | 1,5–2 | 1,5–2 | 1,5–2 | 1,3–1,7 |
| Schichtabstand (mm) bzw. -faktor | | 0 | 0 | 0 | 0 | 0 | 0 | 0 | 0 | 0 |
| Bildmittlungen | | 1 | 1 | 1 | 1 | 1 | 1 | 1 | 1 | 1 |
| Sonstiges | mindestens je eine Schicht in drei Ebenen | **Testbolus 2 ml Gd-KM + 20 ml NaCl.** Messung 30×1 s in der gleichen Schicht: A. poplitea. Ermittlung von Signalanstieg und -maximum. | **Becken-Bein-Angio: Testbolus 2 ml Gd-KM + 20 ml NaCl.** Messung 30×1 s koronar: Aorta abdominalis bis Mitte OS. | Becken- bis OS-Angio eventuell mit Atemstillstand, Unterschenkel-Angio ohne. 512er Matrix empfohlen, ggf. Rechteckmatrix, Einfaltungsartefakte vermeiden, KM-Gabe bei Unterschenkeletage nach errechneter Kreislaufzeit mit oder ohne delay je nach Sequenz. **Bei Becken-/OS-Angio ca. 3–4 s kürzere Kreislaufzeit berücksichtigen! Bei verlängertem KM-Anstieg in A. poplitea Stenose im Becken/OS möglich, dann für Becken-/OS-Angio Kreislaufzeit selektiv ermitteln.** Nach KM-Gabe mindestens 2 Angiosequenzen hintereinander. Jeweils MIP-3D-Nachverarbeitung nach Subtraktion: KM-Sequenz minus Nativ-Sequenz. **Tischverschiebe-Angio:** in 3 Abschnitten: 1) Nativ-Serie (Maske) im Unterschenkel- OS- und Beckenbereich. 2) 40 ml KM-Bolus zweigeteilt: 15 ml KM à 0,5 ml/s + 25 ml KM à 0,3 ml/s + 15 ml NaCl à 0,3 ml/s. 3) nach ca. 40 s Angiostart, 3 Etagen, Start im Becken. Bei Gefäßstenose/-verschluss im Becken/OS eventuell 2. und/oder 3. Messung manuell später starten oder Kreislaufzeit A. poplitea bestimmen. | | | | | | |

# 3 EBT


3.0 **Allgemeines.** . . . . . 286

3.1 **Herz** . . . . . 292
3.1.1 Kalk-Score . . . . . 292
3.1.2 Bypass/3D . . . . . 294
3.1.3 Stent . . . . . 296
3.1.4 Wall-Study . . . . . 298
3.1.5 Volumen rechter Ventrikel . . . . . 300
3.1.6 Volumen linker Vorhof . . . . . 302
3.1.7 Lungenvolumen . . . . . 304
3.1.8 Dynamic-Ultrafast-High-Resolution (DUHR) . . . . . 306
3.1.9 Short Axis . . . . . 308


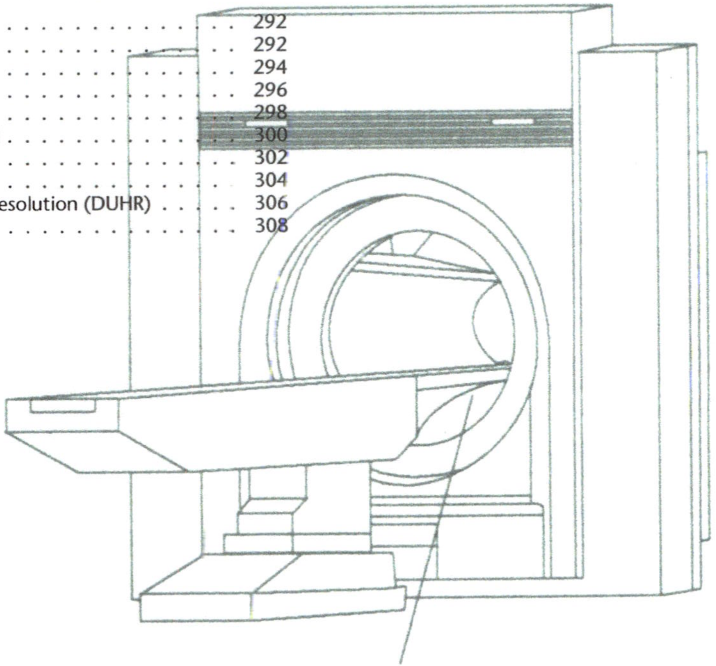

# 3.0 EBT (EBCT): Allgemeines, Wichtiges, Patientenvorbereitung und -aufklärung

## Aufklärung

- Indikationsstellung durch Radiologen überprüfen lassen (Strahlenschutz!)
- Optimale Patientenmitarbeit ist die halbe Untersuchung! Deshalb ausführliche Aufklärung des Patienten über Kontrastmittelgabe und Untersuchungsmethode einschließlich möglicher Komplikationen sowie Verhalten während der Untersuchung!
- Sorgfältige Dokumentation von Anamnese und Aufklärung durch Arzt mit handschriftlichen Notizen und Unterschrift der Einverständniserklärung durch Patient bzw. bei Kindern durch (beide!) Erziehungsberechtigten/Vormund und jeweils den untersuchenden Arzt!
- Keine Delegierung von Aufklärungsgesprächen durch den Arzt an nichtärztliches Personal, juristisch problematisch!
- Den Patienten nochmals nach eventuellen Unklarheiten befragen.

## Patientenvorbereitung

- Bei klaustrophoben Patienten eventuell zunächst „Testlauf". Eventuell nach Rücksprache mit behandelndem Arzt leichte Sedierung (Pulsoxymeterüberwachung!).
- Patient sollte nicht direkt vor der KM-CT eine größere Mahlzeit eingenommen haben, am besten Nahrungskarenz von mindestens 2–3 Stunden (Ausnahmen: Notfall-CT). Medikamente sollen natürlich eingenommen werden, z. B. Insulin, Betablocker, Blutdrucksenker o. ä.
- Unverzichtbare Laborwerte vor Untersuchungsbeginn: aktuelles Kreatinin im Serum, Schilddrüsenhormone (mindestens TSH basal, zusätzlich T4 sinnvoll). Bei geplanter CT-gesteuerter Intervention (Punktion, Biopsie, Drainage o. ä.) Gerinnungsparameter notwendig (TPZ, PTT, Thrombozyten) Ausnahme: Notfallpatient!
- Bei Patienten mit eingeschränkter Nierenfunktion (Kreatinin im Serum > 1,2 mg/100 ml) abhängig von der Indikation zur KM-Gabe Rücksprache mit Zuweiser und eventuell über 12 Stunden Patientenvorbereitung für Nierenschutz mit Volumengabe und medikamentös. Bei Patienten mit Nierenversagen, terminaler Niereninsuffizienz und Dialyse-Patienten Terminabsprache mit Zuweiser bezüglich eventueller Dialyse nach KM-CT. Bei bekannter Schilddrüsenüberfunktion und/oder Schilddrüsenautonomie besondere Vorsicht vor KM-Gabe. Blockierung bzw. Supprimierung der Schilddrüse(nfunktion) meist notwendig vor der Untersuchung!
- Alle mobilisierbaren, insbesondere metallischen Fremdkörper im Untersuchungsbereich entfernen: Halsketten, Piercingschmuck (Mamille usw.) u. ä. Störende (EKG-)Kabel umsetzen, Funktion sicherstellen.
- Patient möglichst weitgehend (zumindest im zu untersuchenden Bereich) entkleiden, eventuell OP-Hemd/Kittel ohne Metallknöpfe anbieten. Bequeme Rückenlage, Kopf in Schaumstoffschale, Arme seitlich eng am Körper oder über Kopf. Optimale Lagerung des Patienten ist Voraussetzung für Ruhiglage und beste Bildqualität. Unterpolsterung, wo es helfen kann (Hals/Nacken/Schulter, Rücken, Knie, Fersen).
- Fixierung leicht beweglicher Körperteile im Untersuchungsbereich empfohlen.
- Gonadenschutz anlegen.
- I.v.-Zugang an Arm/Hand legen, falls nicht vorhanden.

- KM-Injektor: KM aufziehen, entlüften, anschließen, programmieren.
- Während der KM-Injektion Patientenmonitoring durch Arzt, damit im Fall einer KM-Reaktion/Fehlinjektion sofort interveniert werden kann.

## Untersuchung

- Exakte symmetrische Einstellung zur Körperachse (mit Laserkreuz kontrollieren) vermeidet zeitaufwendige Lagekorrektur nach Referenzscan.
- Bei (Intensivpflege-)Patienten mit zentralem Venenkatheter KM-Gabe mit hoher Flussgeschwindigkeit **nicht** über 3-Wege-Hahn injizieren! 3-Wege-Hahn entfernen, Direktanschluss oder anderer/neuer venöser Zugang!

## KM-Zwischenfall

- Kontrastmittelzufuhr stoppen.
- Arzt informieren.
- Patient aus dem Gerät herausfahren.
- Vorgehen je nach Schwere der Symptomatik in Absprache mit Arzt vor Ort, ggf. Reanimations-Team/Notarzt/Intensivmedizin benachrichtigen (siehe Seite X–XI).

## Kinder-CT: Besonderheiten

- Bei Kindern ärztliches Vorgespräch einen Tag vor der Untersuchung mit allen Erziehungsberechtigten anstreben, eventuell Untersuchungsraum zeigen.
- Kinder vor der Untersuchung zur Toilette bringen lassen (schicken).
- Bei ängstlichen Kindern eventuell Topogramm von Teddy oder Puppe machen, kann Angst nehmen.
- KM-Gabe bei Kindern analog zu Erwachsenen (bis ca. 4 ml/kg KG), jedoch flow reduzieren bei kleinen Kindern und Säuglingen (0,2–0,5 ml/s).
- Stillende Mütter sollten nach KM-Gabe eine Stillpause von mindestens 24 Stunden einhalten und die Muttermilch verwerfen (eventuell Vorrat vorher abpumpen lassen!).

## Flow-Peak Bestimmung

- Methodik: 20 bis 40 ml jodhaltiges Kontrastmittel mit einer Flussgeschwindigkeit von 4 ml/s mittels KM-Injektor applizieren. In der Untersuchungsregion in definierten Zeitabständen dynamisch (ohne Tischvorschub) scannen.
- Zeitmuster z. B.: 0, 10, 13, 16, 19, 22, 25, 28, 31, 34, 37, 40, 43, 46, 49, 52, 55, 60, 65, 70 Sekunden nach KM-Applikation (20 Scans).
- Auswertung: dynamische Serie laden, ROI in ein Gefäß oder in ein Organ legen.
- Ergebnis: Dichteverlauf, deren Scheitelpunkt den Zeitpunkt der maximalen Kontrastierung wiedergibt. Entspricht etwa der Startverzögerung (delay) bei KM-Untersuchungen.
- Siehe Abbildung 1

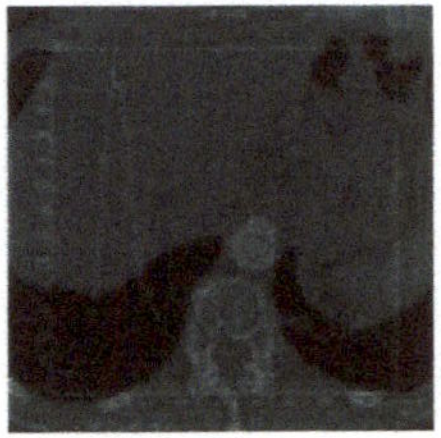
1 Flow-Peak

## VRT (Volume-Rendering-Technik)

3D-Darstellung mit der Möglichkeit, HE-Bereiche ein- und auszublenden, HE-Bereiche mit unterschiedlicher Durchscheinbarkeit (Opazität) und frei wählbaren Farben zu versehen, frei im Raum zu drehen, Teilbereiche wegzuschneiden und Lichtquellen mit Schattengebung einzusetzen. Digitales Archivieren, Ausdruck und Video möglich.

## Short-Axis Tischstellung
Siehe Abbildungen 2 + 3

## Long-Axis Tischstellung
Siehe Abbildungen 4 + 5

## Targetringe
Aus der Röntgenröhre ausgeschwitzte Elektronen werden elektromagnetisch beschleunigt, abgelenkt und auf einen aus 4 Reihen bestehenden Imaging-Targetring geschossen. Beim Aufprall entsteht Röntgenstrahlung. Die Reihen A, B, C und D sind zweigeteilt und können jeweils 2 Bilder erzeugen. Sie werden beim Multi-Slice-Mode eingesetzt. Die zusätzliche Reihe E wird nur für Localizer verwendet (ap- und laterale Position werden mit einem Scan erzeugt). Der Single-Slice-Mode benutzt nur Target C2.

## SSM (Single-Slice-Mode) auch 100 ms-Mode
Mögliche Schichtdicken: 1.5 mm, 3 mm, 6 mm und 10 mm, durch motorgesteuerten externen Kollimator erstellt.

## Scanmodi
Localizer: entspricht CT-Topogramm
Flow: für dynamische Untersuchungen ohne Tischvorschub zur Darstellung von Blutfluss
SVS (Step Volume Scanning): für Untersuchungen mit Tischvorschub, entspricht axialer Scanweise im CT
Cine: für Untersuchungen mit Echtzeit-Bildfolge (Herz, Gelenke)
CVS (Continuous Volume Study): entspricht der CT-Spiral-Technik

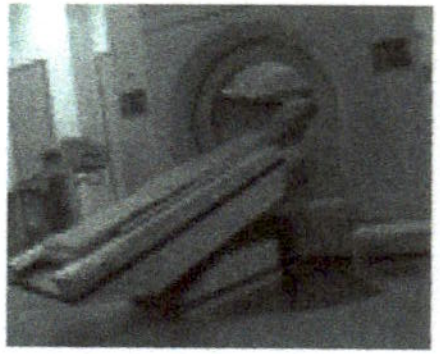
2 Short-Axis

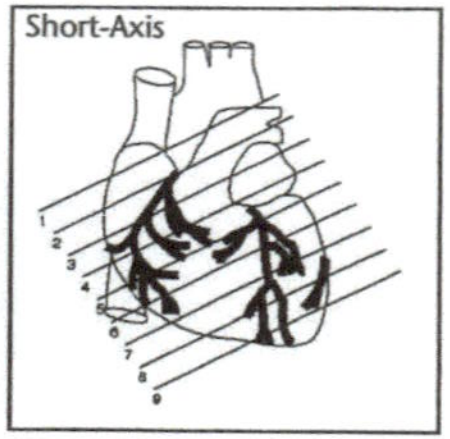

3

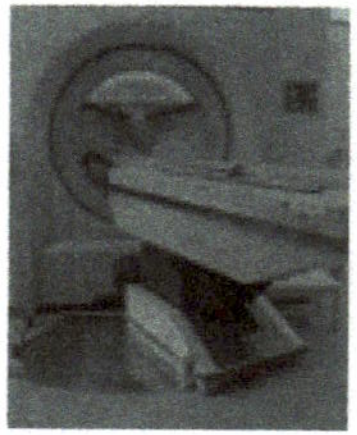
4 Long-Axis

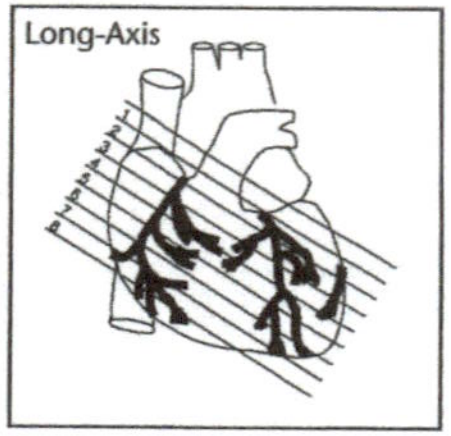

5

## MSM (Multi-Slice-Mode) auch 50-ms-Mode

Benutzt die Targets A, B, C + D kombiniert mit Tischvorschub

| Images (Cover) | 2 (20 mm) | 4 (40 mm) | 6 (60 mm) | 8 (80 mm) | 10 (mit Tischvorschub) (100 mm) | 12 (mit Tischvorschub) (120 mm) |
|---|---|---|---|---|---|---|
| Targets | A, B, C oder D | 2 Targets | 3 Targets | A, B, C + D | A, B, A, B + C | A, B, A, B, C + D |

Die Targets erzeugen zwei 8 mm dicke, aneinandergrenzende Schichten und haben eine Lücke von 4 mm zum nächsten Target

| A1 | A2 | Lücke | B1 | B2 | Lücke | C1 | C2 | Lücke | D1 | D2 |
|---|---|---|---|---|---|---|---|---|---|---|
| 8 mm | 8 mm | 4 mm | 8 mm | 8 mm | 4 mm | 8 mm | 8 mm | 4 mm | 8 mm | 8 mm |
| 20 mm | | | 20 mm | | | 20 mm | | | 16 mm | |

MSM-Loc = max. 4 Targets (8 Images), 1 Zeitintervall möglich. Maximal 80 mm Abbildungsbereich
MSM-Flow = max. 4 Targets und 20 Zeitintervalle (160 Images) möglich. Maximal 80 mm Abbildungsbereich
MSM-Cine = max. 6 Targets und 13 Zeitintervalle (160 Images) möglich. Maximal 120 mm Abbildungsbereich

## Scantrigger

Manual (nur MSM): Scanintervalle werden manuell gesteuert
Dynamic (nur SSM): Scanvolumen wird in mehrere Blöcke unterteilt und mit Atem-Stopp- und Atem-Phasen gesteuert
Timed (SSM und MSM): Scanintervalle werden in Sekunden gesteuert
ECG (SSM und MSM): Scanintervalle werden durch im Protokoll gewählte Herz-Phase (%) gesteuert

## Ausstoßvolumen

Im MSM-Cine-Mode muss der zu untersuchende Ventrikel oder Vorhof vollständig in einer kompletten Herzphase abgebildet werden (z. B. Herzfrequenz = 60/min ⇒ ein Herzschlag/s ⇒ mindestens 20 Zeitintervalle bei einer Scanzeit von 50 ms nötig)

## Verzögerungszeit in Sekunden

| | Anzahl der Herzschläge bei vorgegebener Verzögerungszeit Verzögerungszeit in Sekunden | | | | | | | |
|---|---|---|---|---|---|---|---|---|
| Herzfrequenz | 5 | 10 | 15 | 20 | 25 | 30 | 35 | 40 |
| 50 | 4 | 8 | 13 | 17 | 21 | 25 | 29 | 33 |
| 60 | 5 | 10 | 15 | 20 | 25 | 30 | 35 | 40 |
| 70 | 6 | 12 | 18 | 23 | 29 | 35 | 41 | 47 |
| 80 | 7 | 13 | 20 | 27 | 33 | 40 | 47 | 53 |
| 90 | 8 | 15 | 23 | 30 | 38 | 45 | 53 | 60 |
| 100 | 8 | 17 | 25 | 33 | 42 | 50 | 58 | 67 |
| 110 | 9 | 18 | 28 | 37 | 46 | 55 | 64 | 73 |
| 120 | 10 | 20 | 30 | 40 | 50 | 60 | 70 | 80 |
| 130 | 11 | 22 | 33 | 43 | 54 | 65 | 76 | 87 |
| 140 | 12 | 23 | 35 | 47 | 58 | 70 | 82 | 93 |

## 3.1.1 EBT-Untersuchung: Kalk-Score

### Fragestellung
Nativ: Koronararterienkalk

### Vorbereitung und Lagerung
Gonadenschutz! Alle Fremdkörper entfernen, bequeme Rückenlage, Kopf in Bocollokissen, Arme kopfwärts strecken. Exakte symmetrische Einstellung zur Körperachse, mit Fadenkreuz kontrollieren. EKG-Kontrollmonitor mit EBT verbinden, EKG-Elektroden am Patienten anbringen (Elektrodenlage Gerätehersteller-spezifisch), Elektrodenkabel anschließen. EKG-Kurve am Monitor kontrollieren, ggf. Lagekorrektur der Elektroden.

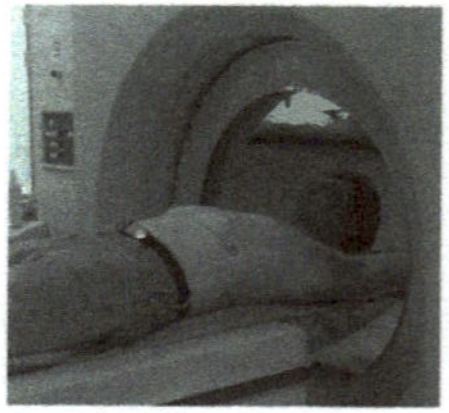

1 Lagerung

### Untersuchungsbereich

| | |
|---|---|
| Trachealbifurkation bis Herzspitze | Fensterlage Width/Center: ca. 350/35 |
| Lungenparenchym im Lungenfenster abbilden | Fensterlage Width/Center: ca. 1600/–600 |

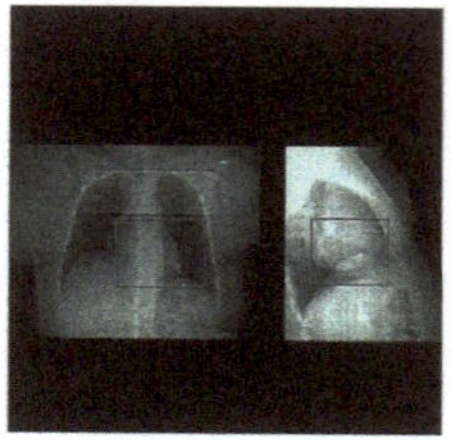

2 Localizer

### Wichtiges, Tipps & Tricks
- Atemkommando mit dem Patienten vor Untersuchungsbeginn üben, Prozedere erklären.

Weitere Hilfe siehe Seite 286–291

| 3.1.1 | Phase | Scan Art | Nr. of Levels | Slice (mm) | Increment (mm) | Expo Secs | KV | mA | Kernel | Trigger Mode | Trigger period | cardiac Phase (%) | Distance to Cover (mm) | Post-processing |
|---|---|---|---|---|---|---|---|---|---|---|---|---|---|---|
| 1 | | Topo ap/lat | 1 | 2 | | 0,1 | 120 | 630 | Std | | | – | 350 | |
| | EKG-getriggerte Scansteuerung | | | | | | | | | | | | | |
| 2 | nativ | SSM-Volume | 40 | 3 | 3 | 0,1 | 130 | 630 | Sharp | EKG | 1 | 40 | 120 | Scoring |

## 3.1.2 EBT-Untersuchung: Bypass/3D

### Fragestellung

KM: Offenheitsprüfung nach Bypass-Operation, Bypassverschluss/-stenose

### Vorbereitung und Lagerung

Gonadenschutz! Alle Fremdkörper entfernen, bequeme Rückenlage, Kopf in Bocollokissen, Arme kopfwärts strecken. Exakte symmetrische Einstellung zur Körperachse, mit Fadenkreuz kontrollieren. EKG-Kontrollmonitor mit EBT verbinden, EKG-Elektroden am Patienten anbringen (Elektrodenlage Gerätehersteller-spezifisch), Elektrodenkabel anschließen. EKG-Kurve am Monitor kontrollieren, ggf. Lagekorrektur der Elektroden.
**Für KM-Gabe:** großlumigen i.v. Zugang legen (lassen), KM-Injektor anschließen.
**Flow-Peak-Bestimmung vor der Untersuchung absolut notwendig (siehe 3.0)**

### Untersuchungsbereich

| | |
|---|---|
| Zwerchfellwinkel bis Kinnspitze | Fensterlage Width/Center: ca. 350/35 |
| Lungenparenchym im Lungenfenster abbilden | Fensterlage Width/Center: ca. 1600/–600 |

### Wichtiges, Tipps & Tricks

- Atemkommando mit dem Patienten vor Untersuchungsbeginn üben, Prozedere erklären.
- Biphasische KM-Gabe, ohne delay dazwischen.

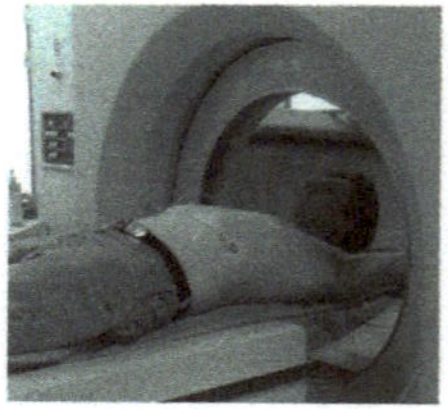

1 Lagerung

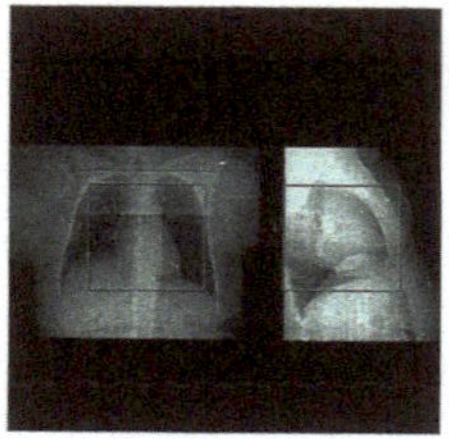

2 Localizer

Weitere Hilfe siehe Seite 286–291

| 3.1.2 | Phase | Scan Art | Nr. of Levels | Slice (mm) | Increment (mm) | Expo Secs | KV | mA | Kernel | Trigger Mode | Trigger period | cardiac Phase (%) | Distance to Cover (mm) | Post-processing |
|---|---|---|---|---|---|---|---|---|---|---|---|---|---|---|
| 1 | | Topo ap/lat | 1 | 2 | | 0,1 | 120 | 630 | Std | – | | | 350 | |
| | | | | | | **EKG-getriggerte Scansteuerung** | | | | | | | | |
| 2 | nativ (Score) | SSM-Volume | 40 | 3 | –3 | 0,1 | 130 | 630 | Sharp | EKG | 1 | 40 | 120 | Scoring |
| KM-Gabe | **KM (ml)**<br>**flow (ml/s)** | | **40**<br>**4,0** | | | **EKG-getriggerte Scansteuerung** | | | | | | | | |
| 3 | Flow Peak | SSM-Flow | 20 | 3 | 0 | 0,1 | 130 | 630 | Std | EKG | 3 | Time/Density | | Time/ Density |
| KM-Gabe biphasisch | **KM (ml)**<br>**flow (ml/s)** | | **80**<br>**3,5** | **70**<br>**2,5** | | **EKG-getriggerte Scansteuerung** | | | | | | | | |
| 4 | arteriell | CVS | 90 | 3 | –2 | 0,1 | 130 | 630 | Std | – | 190 | 3D | | VRT |

## 3.1.3 EBT-Untersuchung: Stent

### Fragestellung

Nativ/KM: prä-/postoperativ, Koronararterienverschluss/-stenose/-stentdarstellung

### Vorbereitung und Lagerung

Gonadenschutz! Alle Fremdkörper entfernen, bequeme Rückenlage, Kopf in Bocollokissen, Arme kopfwärts strecken. Exakte symmetrische Einstellung zur Körperachse, mit Fadenkreuz kontrollieren. EKG-Kontrollmonitor mit EBT verbinden, EKG-Elektroden am Patienten anbringen (Elektrodenlage Gerätehersteller-spezifisch), Elektrodenkabel anschließen. EKG-Kurve am Monitor kontrollieren, ggf. Lagekorrektur der Elektroden.

**Nativuntersuchung zur Lagebestimmung der/des Stents notwendig! (alternativ Calcium-Scoring, siehe 3.1.1)**

**Für KM-Gabe:** großlumigen i.v. Zugang legen (lassen), KM-Injektor anschließen.

### Untersuchungsbereich

| | |
|---|---|
| Trachealbifurkation bis Herzspitze | Fensterlage Width/Center: ca. 350/35 |
| Lungenparenchym im Lungenfenster abbilden | Fensterlage Width/Center: ca. 1600/–600 |

### Wichtiges, Tipps & Tricks

- Atemkommando mit dem Patienten vor Untersuchungsbeginn üben, Prozedere erklären.
- Biphasische KM-Gabe, ohne delay dazwischen.

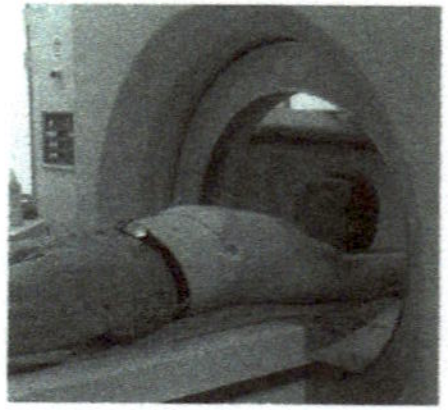
1 Lagerung

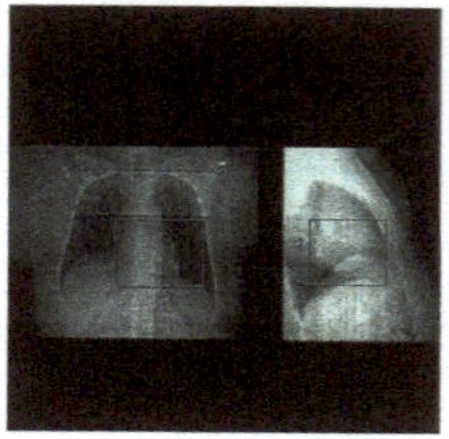
2 Localizer

Weitere Hilfe siehe Seite 286–291

| 3.1.3 | Phase | Scan Art | Nr. of Levels | Slice (mm) | Increment (mm) | Expo Secs | KV | mA | Kernel | Trigger Mode | Trigger period | cardiac Phase (%) | Distance to Cover (mm) | Post-processing |
|---|---|---|---|---|---|---|---|---|---|---|---|---|---|---|
| 1 | | Topo ap/lat | 1 | 2 | | 0,1 | 120 | 630 | Std | – | | | 350 | |
| | **EKG-getriggerte Scansteuerung** | | | | | | | | | | | | | |
| 2 | nativ (Score) | SSM-Volume | 40 | 3 | –3 | 0,1 | 130 | 630 | Sharp | EKG | 1 | 40 | 120 | Scoring |
| KM-Gabe | **KM (ml)<br>flow (ml/s)** | | **40<br>4,0** | | **EKG-getriggerte Scansteuerung** | | | | | | | | | |
| 3 | Flow Peak | SSM-Flow | 20 | 3 | 0 | 0,1 | 130 | 630 | Std | EKG | 3 | 40 | | Time/ Density |
| KM-Gabe biphasisch | **KM (ml)<br>flow (ml/s)** | | **80<br>3,5** | **70<br>2,5** | **EKG-getriggerte Scansteuerung** | | | | | | | | | |
| 4 | arteriell | SSM-Volume | 90 | 3 | -2 | 0,1 | 130 | 630 | Std | EKG | 3 | 40 | 140 | VRT |

## 3.1.4 EBT-Untersuchung: Wall-Study

### Fragestellung

KM: Herzwandbeweglichkeit

### Vorbereitung und Lagerung

Gonadenschutz! Alle Fremdkörper entfernen, bequeme Rückenlage, Kopf in Bocollokissen Arme kopfwärts strecken. Exakte symmetrische Einstellung zur Körperachse, mit Fadenkreuz kontrollieren, ggf. Korrektur nach Referenzscan.
**Für KM-Gabe:** großlumigen i.v. Zugang legen (lassen), KM-Injektor anschließen.

### Untersuchungsbereich

| | |
|---|---|
| Trachealbifurkation bis Herzspitze | Fensterlage Width/Center: ca. 350/35 |
| Lungenparenchym im Lungenfenster abbilden | Fensterlage Width/Center: ca. 1600/–600 |

### Wichtiges, Tipps & Tricks

- Atemkommando mit dem Patienten vor Untersuchungsbeginn üben, Prozedere erklären.
- Indikation zur Untersuchung prüfen lassen. Ultraschall und MRT in der Regel die Verfahren der Wahl.

Weitere Hilfe siehe Seite 286–291

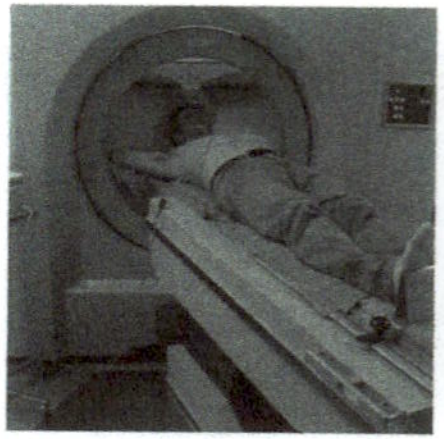
1 Lagerung long

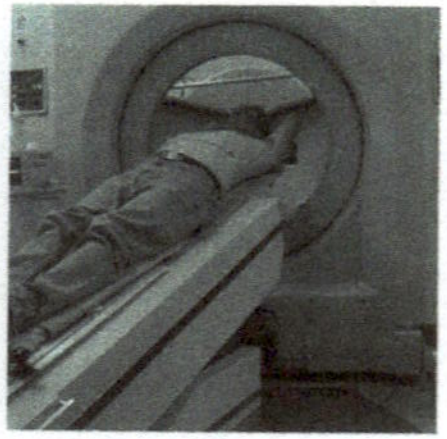
2 Lagerung short

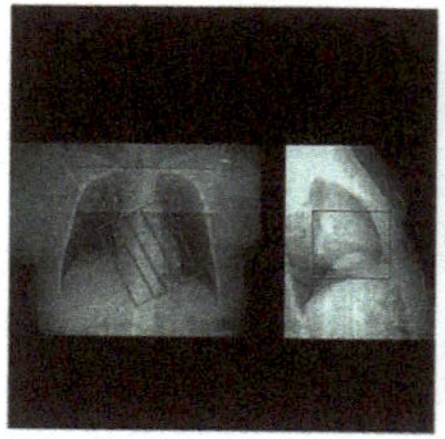
3 Localizer long

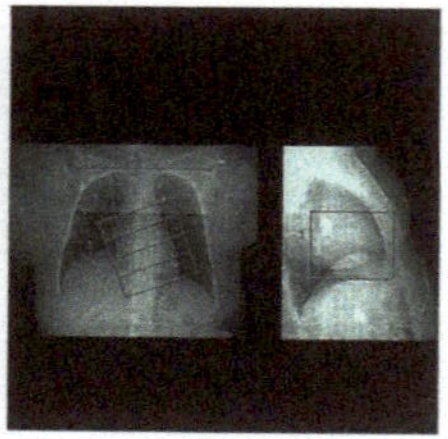
4 Localizer short

| 3.1.4 | Phase (Single-Slice) | Scan Art | Nr. of Levels | Slice (mm) | Increment (mm) | | Expo Secs | KV | mA | Kernel | Trigger Mode | Trigger period | cardiac Phase (%) | Distance to Cover (mm) | Post-processing |
|---|---|---|---|---|---|---|---|---|---|---|---|---|---|---|---|
| 1 | | Topo ap/lat | 1 | 2 | | | 0,1 | 120 | 630 | Std | – | | | 350 | |
| | **EKG-getriggerte Scansteuerung** | | | | | | | | | | | | | | |
| 2 | nativ (Score) | SSM-Volume | 40 | 3 | -3 | | 0,1 | 130 | 630 | Sharp | EKG | 1 | 40 | 120 | Scoring |
| | Phase (Multi-Slice) | Scan Art | Nr. of Levels | Nr. of Time/Level | Slice (mm) | Increment (mm) | Expo Secs | KV | mA | Kernel | Trigger Mode | Trigger period (%) | cardiac Phase (mm) | Distance to Cover | Post-processing |
| | Tischposition Winkel: +25°, Neigung 0° | | | | | | | | | | EKG-getriggerte Scansteuerung | | | | |
| 3 | Localizer Long Axis | MSM-Loc | 8 | 20 | 7 | 4 | 0,05 | 130 | 630 | Std | EKG | 1 | 40 | 80 | Zentrieren |
| KM-Gabe | **KM (ml) 40 flow (ml/s) 4,0** | | | | | | | | **EKG-getriggerte Scansteuerung** | | | | | | |
| 4 | Flow Peak Long Axis | MSM-Flow | 8 | 20 | 7 | 4 | 0,05 | 130 | 630 | Std | EKG | 3 | 40 | 80 | Time/Density |
| KM-Gabe | **KM (ml) 60 flow (ml/s) 3,5** | | | | | | | | **EKG-getriggerte Scansteuerung** | | | | | | |
| 5 | Long Axis | MSM-Cine | 8–12 | 16–20 | 7 | 4–6 | 0,05 | 130 | 630 | Std | EKG | 3 | 40 | 80–120 | Volumenmessung |
| | Tischposition Winkel: –25°, Neigung 15° | | | | | | | | | | EKG-getriggerte Scansteuerung | | | | |
| 6 | Localizer Short Axis | MSM-Loc | 8 | 20 | 7 | 4 | 0,05 | 130 | 630 | Std | EKG | 1 | 40 | 80 | Zentrieren |
| KM-Gabe | **KM (ml) 60 flow (ml/s) 3,5** | | | | | | | | **EKG-getriggerte Scansteuerung** | | | | | | |
| 7 | Short Axis | MSM-Cine | 8–12 | 16–20 | 7 | 4–6 | 0,05 | 130 | 630 | Std | EKG | 3 | 40 | 80–120 | Volumenmessung |

## 3.1.5 EBT-Untersuchung: Volumen rechter Ventrikel

### Fragestellung
KM: Pericarditis constrictiva, Perikardfibrose, Panzerherz, Rechtsherzversagen

### Vorbereitung und Lagerung
Gonadenschutz! Alle Fremdkörper entfernen, bequeme Rückenlage, Kopf in Bocollokissen, Arme kopfwärts strecken. Exakte symmetrische Einstellung zur Körperachse, mit Fadenkreuz kontrollieren. EKG-Kontrollmonitor mit EBT verbinden, EKG-Elektroden am Patienten anbringen (Elektrodenlage Gerätehersteller-spezifisch), Elektrodenkabel anschließen. EKG-Kurve am Monitor kontrollieren, ggf. Lagekorrektur der Elektroden.
**KM-Gabe:** großlumigen i.v. Zugang legen (lassen), KM-Injektor anschließen.

### Untersuchungsbereich
Trachealbifurkation bis Herzspitze

Fensterlage Width/Center: ca. 350/35

### Wichtiges, Tipps & Tricks
- Atemkommando mit dem Patienten vor Untersuchungsbeginn üben, Prozedere erklären.

Weitere Hilfe siehe Seite 286–291

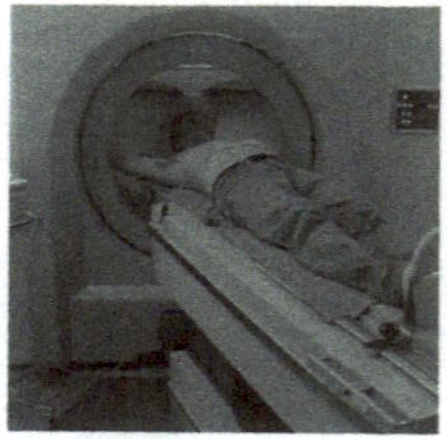

1 Lagerung

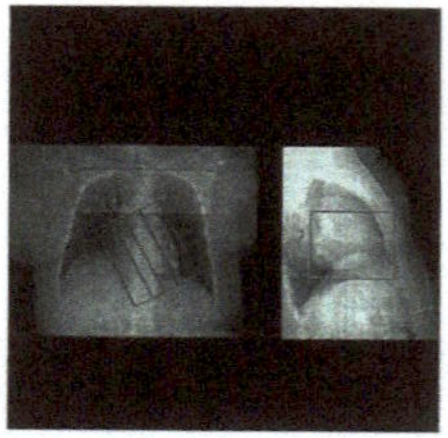

2 Localizer

| 3.1.5 | Phase (Single-Slice) | Scan Art | Nr. of Levels | Slice (mm) | Increment (mm) | | Expo Secs | KV | mA | Kernel | Trigger Mode | Trigger period | cardiac Phase (%) | Distance to Cover (mm) | Post-processing |
|---|---|---|---|---|---|---|---|---|---|---|---|---|---|---|---|
| 1 | | Topo ap/lat | 1 | 2 | | | 0,1 | 120 | 630 | Std | – | | | 350 | |
| | EKG-getriggerte Scansteuerung | | | | | | | | | | | | | | |
| 2 | nativ (Score) | SSM-Volume | 40 | 3 | –3 | | 0,1 | 130 | 630 | Sharp | 1 | 40 | 120 | 120 | Scoring |
| | Phase (Multi-Slice) | Scan Art | Nr. of Levels | Nr. of Time/Level | Slice (mm) | Tar-gets | Expo Secs | KV | mA | Kernel | Trigger Mode | Trigger period | cardiac Phase (%) | Distance to Cover (mm) | Post-processing |
| Tischposition Winkel: +25°, Neigung 0° | | | | | | | | | | EKG-getriggerte Scansteuerung | | | | | |
| 3 | Localizer Long Axis | MSM-Loc | 8 | 20 | 7 | 4 | 0,05 | 120 | 630 | Std | EKG | 1 | 40 | 80 | Zentrieren |
| KM-Gabe | **KM (ml) 40/ flow (ml/s) 4,0** | | | | | | **EKG-getriggerte Scansteuerung** | | | | | | | | |
| 4 | Flow Peak Long Axis | MSM-Flow | 8 | 20 | 7 | 4 | 0,05 | 120 | 630 | Std | EKG | 3 | 40 | 80 | Time/Density |
| KM-Gabe | **KM (ml) 60 flow (ml/s) 3,5** | | | | | | **EKG-getriggerte Scansteuerung** | | | | | | | | |
| 5 | Long Axis | MSM-Cine | 8–12 | 20 | 7 | 4–6 | 0,05 | 120 | 630 | Std | EKG | 3 | 40 | 80–120 | Volumen-messung |

## 3.1.6 EBT-Untersuchung: Volumen linker Vorhof

### Fragestellung
KM: Vorhof-Funktionsstörung, Z.n. MAZE-Operation, Linksherzinsuffizienz

### Vorbereitung und Lagerung
Gonadenschutz! Alle Fremdkörper entfernen, bequeme Rückenlage, Kopf in Bocollokissen oder Bodyschale, Arme kopfwärts strecken. Exakte symmetrische Einstellung zur Körperachse, mit Fadenkreuz kontrollieren, ggf. Korrektur nach Referenzscan.
**KM-Gabe:** großlumigen i.v. Zugang legen (lassen), KM-Injektor anschließen.

### Untersuchungsbereich
| | |
|---|---|
| Zwerchfellwinkel bis Kinnspitze | Fensterlage Width/Center: ca. 350/35 |
| Lungenparenchym im Lungenfenster abbilden | Fensterlage Width/Center: ca. 1600/–600 |

### Wichtiges, Tipps & Tricks
- Atemkommando mit dem Patienten vor Untersuchungsbeginn üben, Prozedere erklären.

Weitere Hilfe siehe Seite 286–291

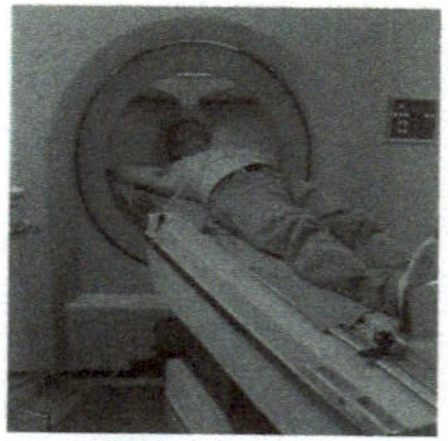
1 Lagerung

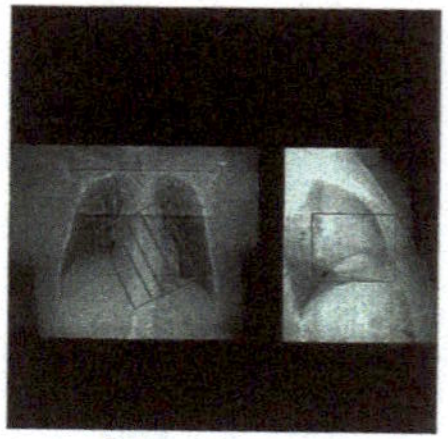
2 Localizer

| 3.1.6 | Phase (Multi-Slice) | Scan Art | Nr. of Levels | Nr. of Time/Level | Slice (mm) | Tar-gets | Expo Secs | KV | mA | Kernel | Trigger Mode | Trigger period | cardiac Phase (%) | Distance to Cover (mm) | Post-processing |
|---|---|---|---|---|---|---|---|---|---|---|---|---|---|---|---|
| | Tischposition Winkel: +25°, Neigung 0° | | | | | | | | | | EKG-getriggerte Scansteuerung | | | | |
| 1 | Localizer Long Axis | MSM- Loc | 8 | 20 | 7 | 4 | 0,05 | 120 | 630 | Std | EKG | 1 | 60 | 80 | Zentrieren |
| KM-Gabe | **KM (ml) 40<br>flow (ml/s) 4,0** | | | | | | **EKG-getriggerte Scansteuerung** | | | | | | | | |
| 2 | Flow Peak Long Axis | MSM-Flow | 8 | 20 | 7 | 4 | 0,05 | 120 | 630 | Std | EKG | 3 | 60 | 80 | Time/ Density |
| KM-Gabe | **KM (ml) 60<br>flow (ml/s) 3,5** | | | | | | **EKG-getriggerte Scansteuerung** | | | | | | | | |
| 3 | Long Axis | MSM-Cine | 8–12 | 20 | 7 | 4–6 | 0,05 | 120 | 630 | Std | EKG | 3 | 60 | 80–120 | Volumen-messung |

## 3.1.7 EBT-Untersuchung: Lungenvolumen

### Fragestellung

Nativ: Lungengröße prä-/postoperativ, vor/nach operativer Empyemreduktion, vor/nach Lungentransplantation

### Vorbereitung und Lagerung

Gonadenschutz! Alle Fremdkörper entfernen, bequeme Rückenlage, Kopf in Bocollokissen, Arme kopfwärts strecken. Exakte symmetrische Einstellung zur Körperachse, mit Fadenkreuz kontrollieren.

### Untersuchungsbereich

Selektive Schichtführung: 30 und 60 mm oberhalb der trachealen Karina, 30 und 60 mm unterhalb der Karina.
Patient atmet während 10 dynamischer Scans forciert aus, beginnend in tiefer Inspiration.

### Wichtiges, Tipps & Tricks

- Atemkommando mit dem Patienten vor Untersuchungsbeginn üben, Prozedere erklären.

Weitere Hilfe siehe Seite 286–291

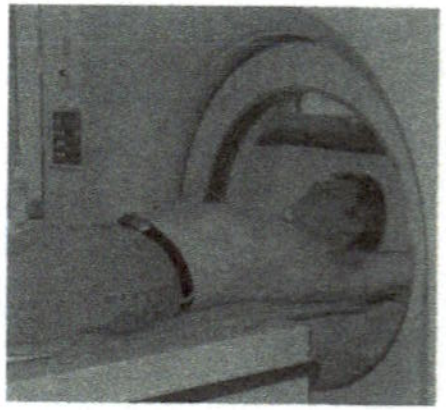
1 Lagerung

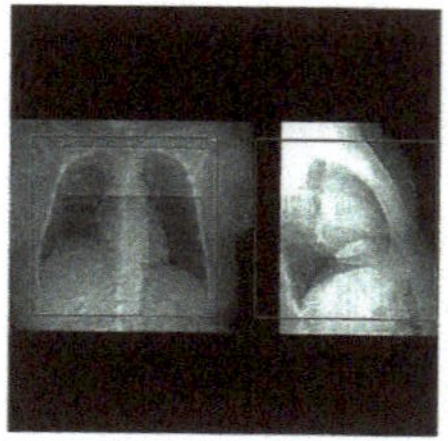
2 Localizer

| 3.1.7 | Phase | Scan Art | Nr. of Levels | Slice (mm) | Increment (mm) | Expo Secs | KV | mA | Kernel | Trigger Mode | Trigger period | Distance to Cover (mm) | Post-processing |
|---|---|---|---|---|---|---|---|---|---|---|---|---|---|
| 1 | | Topo ap/lat | 1 | 2 | | 0,1 | 120 | 630 | Std | | | 350 | |
| 2 | nativ | CVS | 120 | 3 | –3 | 0,1 | 130 | 630 | Sharp | Timed | 1 | 360 | Volumetrie |

## 3.1.8 EBT-Untersuchung: Dynamic-Ultrafast-High-Resolution (DUHR)

### Fragestellung
Nativ: Interstitielle Lungenveränderungen

### Vorbereitung und Lagerung
Gonadenschutz! Alle Fremdkörper entfernen, bequeme Rückenlage, Kopf in Bocollokissen oder Bodyschale, Arme kopfwärts strecken. Exakte symmetrische Einstellung zur Körperachse, mit Fadenkreuz kontrollieren, ggf. Korrektur nach Referenzscan.

### Untersuchungsbereich
| | |
|---|---|
| Zwerchfellwinkel bis Kinnspitze | Fensterlage Width/Center: ca. 350/35 |
| Lungenparenchym im Lungenfenster abbilden | Fensterlage Width/Center: ca. 1600/–600 |

### Wichtiges, Tipps & Tricks
- Atemkommando mit dem Patienten vor Untersuchungsbeginn üben, Prozedere erklären.

Weitere Hilfe siehe Seite 286–291

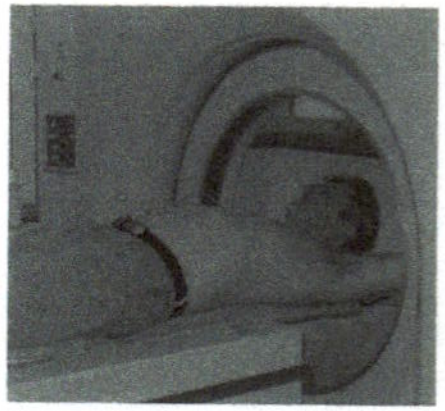
1 Lagerung

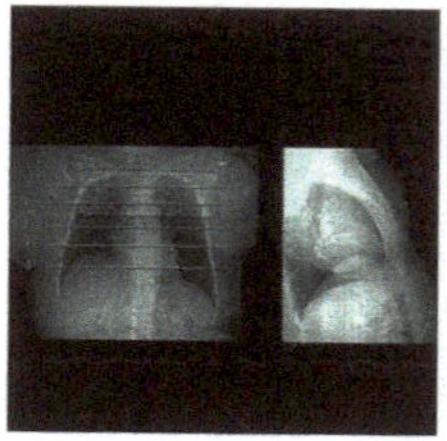
2 Localizer

| 3.1.8 | Phase | Scan Art | Nr. of Levels | Slice (mm) | Increment (mm) | Expo Secs | KV | mA | Kernel | Trigger Mode | Trigger period | Distance to Cover (mm) | Post-processing |
|---|---|---|---|---|---|---|---|---|---|---|---|---|---|
| 1 | | Topo ap/lat | 1 | 2 | | 0,1 | 120 | 630 | Std | | | 350 | |
| | **tiefe Inspiration – ab Scanphase schnell ausatmen lassen** | | | | | | | | | | | | |
| 2 | Position1 | SSM-Flow | 10 | 1,5 | 0 | 0,1 | 120 | 630 | Sharp | dynamic | 0,6 | | Volumetrie |
| | **tiefe Inspiration – ab Scanphase schnell ausatmen lassen** | | | | | | | | | | | | |
| 3 | Position1 +30 mm | SSM-Flow | 10 | 1,5 | 0 | 0,1 | 120 | 630 | Sharp | dynamic | 0,6 | | Volumetrie |
| | **tiefe Inspiration – ab Scanphase schnell ausatmen lassen** | | | | | | | | | | | | |
| 4 | Position1 +60 mm | SSM-Flow | 10 | 1,5 | 0 | 0,1 | 120 | 630 | Sharp | dynamic | 0,6 | | Volumetrie |
| | **tiefe Inspiration – ab Scanphase schnell ausatmen lassen** | | | | | | | | | | | | |
| 5 | Position1 +90 mm | SSM-Flow | 10 | 1,5 | 0 | 0,1 | 120 | 630 | Sharp | dynamic | 0,6 | | Volumetrie |
| | **tiefe Inspiration – ab Scanphase schnell ausatmen lassen** | | | | | | | | | | | | |
| 6 | Position1 +1200 mm | SSM-Flow | 10 | 1,5 | 0 | 0,1 | 120 | 630 | Sharp | dynamic | 0,6 | | Volumetrie |

## 3.1.9 EBT-Untersuchung: Short Axis

### Fragestellung

KM: Myokard-Perfusion, Kontraktilität linker Ventrikel, intraventrikuläre Raumforderung

### Vorbereitung und Lagerung

Gonadenschutz! Alle Fremdkörper entfernen, bequeme Rückenlage, Kopf in Bocollokissen, Arme kopfwärts strecken. Exakte symmetrische Einstellung zur Körperachse, mit Fadenkreuz kontrollieren. EKG-Kontrollmonitor mit EBT verbinden, EKG-Elektroden am Patienten anbringen (Elektrodenlage Gerätehersteller-spezifisch), Elektrodenkabel anschließen. EKG-Kurve am Monitor kontrollieren, ggf. Lagekorrektur der Elektroden.

**Für KM-Gabe: großlumigen i.v. Zugang legen (lassen), KM-Injektor anschließen.**

### Untersuchungsbereich

Trachealbifurkation bis Herzspitze

Fensterlage Width/Center: ca. 350/35

### Wichtiges, Tipps & Tricks

- Atemkommando mit dem Patienten vor Untersuchungsbeginn üben, Prozedere erklären.

Weitere Hilfe siehe Seite 286–291

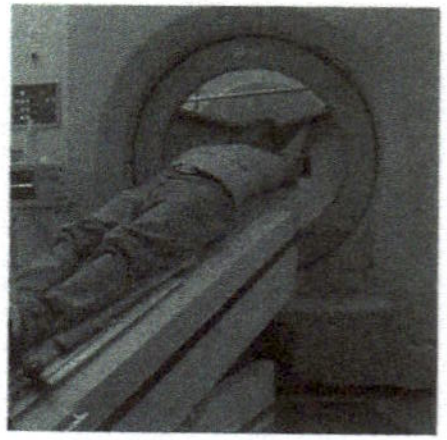

1 Lagerung

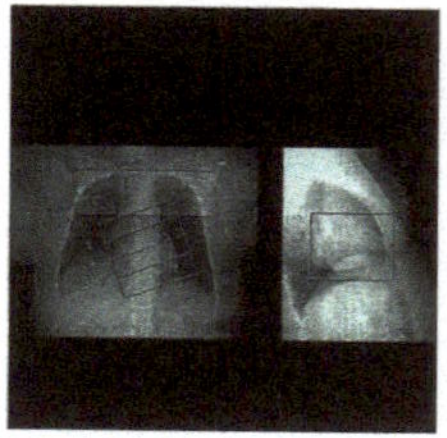

2 Localizer

| 3.1.9 | Phase (Single-Slice) | Scan Art | Nr. of Levels | Slice (mm) | Increment (mm) | | Expo Secs | KV | mA | Kernel | Trigger Mode | Trigger period | cardiac Phase (%) | Distance to Cover (mm) | Post-processing |
|---|---|---|---|---|---|---|---|---|---|---|---|---|---|---|---|
| 1 | | Topo ap/lat | 1 | 2 | | | 0,1 | 120 | 630 | Std | – | | | 350 | |
| | EKG-getriggerte Scansteuerung | | | | | | | | | | | | | | |
| 2 | nativ (Score) | SSM-Volume | 40 | 3 | -3 | | 0,1 | 130 | 630 | Sharp | EKG | 1 | 40 | 120 | Scoring |
| | Phase (Multi-Slice) | Scan Art | Nr. of Levels | Nr. of Time/Level | Slice (mm) | Tar-gets | Expo Secs | KV | mA | Kernel | Trigger Mode | Trigger period | cardiac Phase (%) | Distance to Cover (mm) | Post-processing |
| | Tischposition Winkel: – 25°, Neigung 15° | | | | | | | | | | EKG-getriggerte Scansteuerung | | | | |
| 3 | Localizer Short Axis | MSM-Loc | 8 | 20 | 7 | 4 | 0,05 | 130 | 630 | Std | EKG | 1 | 40 | 80 | Zentrieren |
| KM-Gabe | **KM (ml) 60 flow (ml/s) 3,5** | | | | | | | | | | **EKG-getriggerte Scansteuerung** | | | | |
| 4 | Flow Peak Short Axis | MSM-Flow | 8 | 20 | 7 | 4 | 0,05 | 120 | 630 | Std | EKG | 3 | 40 | 80 | Time/ Density |
| KM-Gabe | **KM (ml) 60/ flow (ml/s) 3,5** | | | | | | | | | | **EKG-getriggerte Scansteuerung** | | | | |
| 5 | Short Axis | MSM-Cine | 8–12 | 16–20 | 7 | 4–6 | 0,05 | 130 | 630 | Std | EKG | 3 | 40 | 80–120 | Volumen-messung |

# 4 Angiographie


**4.0 Allgemeines** 312

**4.1 Zervikale und zerebrale Gefäße** 314
4.1.1 Aorta ascendens/Aortenbogen 314
4.1.2 A. carotis communis 316
4.1.3 A. carotis interna 318
4.1.4 A. carotis externa 320
4.1.5 A. vertebralis 322
4.1.6 Hirnvenen/Halsvenen 324

**4.2 Thorakale Gefäße** 326
4.2.1 Aorta descendens (thoracalis) 326
4.2.2 Aa. bronchiales 328
4.2.3 Aa. intercostales 330
4.2.4 Aa. pulmonales 332
4.2.5 V. cava superior/rechter Vorhof 334

**4.3 Abdominelle und Beckengefäße** 336
4.3.1 Aorta abdominalis 336
4.3.2 Truncus coeliacus 338
4.3.3 A. hepatica selektiv 340
4.3.4 A. lienalis selektiv 342
4.3.5 A. mesenterica superior/indirekte Mesenterico-Portographie 344
4.3.6 A. mesenterica inferior 346
4.3.7 A. renalis/Druckmessung 348
4.3.8 Leber-/Nieren-/Beckenvenen/V. cava inferior bzw. Cavographie 350

**4.4 Gefäße der oberen Extremität** 352
4.4.1 A. subclavia/A. axillaris 352
4.4.2 A. brachialis/Dialyse-Shunt 354
4.4.3 Unterarmarterien/Dialyse-Shunt 356
4.4.4 Handarterien 358
4.4.5 Schulter-/Armphlebographie 360

**4.5 Gefäße untere Extremität und Becken** 362
4.5.1 Beckenarterien 362
4.5.2 Oberschenkelarterien 364
4.5.3 A. poplitea 366
4.5.4 Unterschenkelarterien 368
4.5.5 Fußarterien 370
4.5.6 Becken-/Beinphlebographie 372


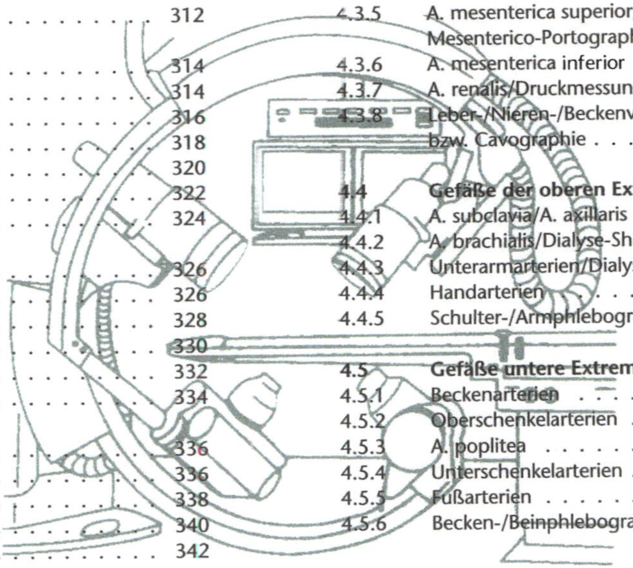

# 4.0 Angiographie: Allgemeines, Wichtiges, Patientenvorbereitung und -aufklärung

## Aufklärung

- Optimale Patientenmitarbeit ist die halbe Untersuchung! Deshalb optimale Aufklärung des Patienten über Kontrastmittelgabe und Untersuchungmethode einschließlich möglicher Komplikationen sowie Verhalten während der Untersuchung *am Tag/Abend vor der* Angiographie anstreben!
- Sorgfältige Dokumentation der Aufklärung durch Arzt mit handschriftlichen Notizen und Unterschrift der Einverständniserklärung durch Patient bzw. bei Kindern durch (beide!) Erziehungsberechtigten/Vormund und jeweils den untersuchenden Arzt!
- Keine Delegierung von Aufklärungsgesprächen durch den Arzt an nichtärztliches Personal, juristisch problematisch!
- Direkt vor der Untersuchung den Patienten nochmals nach eventuellen Unklarheiten befragen.

## Patientenvorbereitung

- Patient soll vor der Untersuchung auf die Toilette gehen! Besonders wichtig bei Kindern!
- Patient sollte nüchtern sein, Nahrungskarenz von mindestens 4 Stunden. Aber: Patienten, die regelmäßig Medikamente einnehmen müssen, sollen diese trotz Nahrungskarenz einnehmen, z. B. Insulin, Betablocker, Blutdrucksenker o. ä.
- *Erforderliche Laborwerte vor Untersuchungsbeginn:* Gerinnungsparameter (TPZ, PTT, Thrombozyten ), Nieren (Kreatinin im Serum), Schilddrüsenhormone (mindestens TSH basal, zusätzlich T4 sinnvoll).
- Alle Fremdkörper entfernen: Halsketten, Brille, Ohrringe, Zahnprothesen, Piercingschmuck (auch Zunge/Mamille/Nabel usw.), Epithesen, Haarklammern, Kämme, Perücken). EKG-Kabel umsetzen (z. B. Schultern und laterale Thoraxwand).
- Patient vollständig entkleiden, OP-Hemd/Kittel *ohne* Metallknöpfe anbieten. Bequeme Rückenlage.
- Kopf in Schaumstoffschale, Arme seitlich eng am Körper. Optimale Lagerung des Patienten ist Voraussetzung für Ruhiglage und beste Bildqualität. Unterpolsterung, wo es helfen kann.
- *Arteriographien:* vor dem Rasieren/Desinfizieren Puls im gewünschten Punktionsbereich tasten. Bester Zugang für die meisten Angiographien: Leiste, falls kein Puls oder nur sehr flauer Puls tastbar oder bereits in der Voruntersuchung frustrane Punktion in diesem Bereich: Wechsel auf Gegenseite. Erst anschließend rasieren und desinfizieren. Nur bei nicht punktierbaren Leisten beiderseits: Ellenbeuge, ggf. rasieren, desinfizieren. Ausnahme: Dialyse-Shunt brachial.
- *Zentrale Venographien:* vor dem Rasieren/Desinfizieren Puls im gewünschten Punktionsbereich tasten. Problemloser Zugang für die meisten Venographien: Leistenvene, meist medial der Arterie. Falls kein Puls tastbar oder bereits in der Voruntersuchung frustrane Punktion in diesem Bereich: Wechsel auf Gegenseite. Erst anschließend rasieren und desinfizieren. *Brachialer* Zugang bei oberer Cavographie und Pulmonalarteriendarstellung möglich. Jugulärer Zugang als Ausnahme, bei bereits liegenden großlumigen Kathetern (Shaldon o. ä.) eventuell umseldingern. *Jugulärer Zugang absolut notwendig bei Cavaschirm-/-filter-Implantation und thrombosierter VCI/Beckenvenen.*

- Fixierung leicht beweglicher Körperteile im Untersuchungsbereich empfohlen.
- *Gonadenschutz anlegen.*
- Blutdruck und Puls des Patienten messen und notieren.
- I.v.-Zugang an Arm/Hand legen, falls nicht vorhanden.
- KM-Injektor: KM aufziehen, entlüften, Programm einstellen.
- Schaltisch: Programmautomatik einstellen (geräteabhängig).
- Während der Untersuchung Protokoll führen: Organ, Aufnahmebezeichnung, KM-Menge, flow, Materialverbrauch (Katheter, Drähte, Punktionsmaterial etc.)
- Periphere Venographien: Becken-/Bein-Phlebographie am besten mit Kipptisch, siehe 4.5.6.
- Schulter-Arm-Phlebographie liegend wie Angio, siehe 4.4.5.

## Nachsorge

- **Arteriell:** Punktionsstelle in der Leiste mindestens 10 min, besser 15 min abdrücken, in der Ellenbeuge reichen meist 10 min. Druckverband anlegen für mindestens 4 (Ellenbeuge) bis maximal 18–24 (Leiste) Stunden, dabei Leiste/Ellenbeuge gestreckt lassen. Kopie des Untersuchungsprotokolls mit auf die Station geben.
- **Venös:** Punktionsstelle in der Leiste ca. 5 bis 10 min abdrücken, in der Ellenbeuge reichen meist 5 min, bei jugulärem Zugang mindestens 10 min, da kein Druckverband möglich. Druckverband anlegen für mindestens eine Stunde, bei jugulärem Zugang eventuell Sandsack an-/auflegen, falls möglich und tolerierbar. Kopie des Untersuchungsprotokolls mit auf die Station geben.
- Patient soll ca. eine Stunde nach der Untersuchung auf der Station/in der Abteilung in kürzeren Abständen kontrolliert werden (Druckverbandskontrolle, Nachblutung Punktionsstelle, KM-Reaktion, Blutdruck-Kontrolle).
- Patienten darauf hinweisen, dass er (bei arteriellem Zugang Leiste) mindestens 12 Stunden absolute Bettruhe hat.

## Kinder-Angiographie: Besonderheiten

- Bei Kindern ärztliches Vorgespräch auf jeden Fall einen Tag vor der Untersuchung mit allen Erziehungsberechtigten anstreben, eventuell Untersuchungsraum zeigen.
- Kinder vor der Untersuchung zur Toilette bringen lassen (schicken).
- Kinder unter 10 Jahren sollten durch Kinderarzt oder Anästhesisten sediert oder anästhesiert werden.
- KM-Gabe bei Kindern analog zu Erwachsenen (ca. 3–4 ml/kg KG), jedoch flow reduzieren bei kleinen Kindern und Säuglingen.
- Stillende Mütter sollten nach KM-Gabe eine Stillpause von bis zu 48 Stunden einhalten und die Muttermilch verwerfen (eventuell Vorrat *vorher* abpumpen lassen!).
- Nachsorge: Druckverband bei Kindern bis ca. 10 Jahre nur über ca. 8 Stunden (arteriell) notwendig, venös eine Stunde.

## KM-Zwischenfall

- Kontrastmittelzufuhr stoppen.
- Vorgehen je nach Schwere der Symptomatik in Absprache mit Arzt, ggf. Reanimations-Team/Notarzt/Intensivmedizin benachrichtigen (siehe Seite X–XI).

## 4.1.1 Angiographie-Untersuchung: Aorta ascendens/Aortenbogen

### Fragestellung

Abgangsstenose supraaortale Gefäße, Aortenbogenplaques/-aneurysma/-ektasie/-dissektion, A. lusoria, Aortenbogenstent, Aortenbogenersatz, -prothese, Koronarbypässe, Gefäßanomalien, prä-/postoperativ

### Vorbereitung und Lagerung

- Aufklärung des Patienten, Kontrolle der notwendigen Laborparameter.
- Alle Fremdkörper entfernen. Patienten vollständig entkleiden (lassen), OP-Hemd ohne Metallknöpfe anbieten. Punktionsstelle rasieren und desinfizieren, Gonadenschutz anlegen.
- Bequeme gerade Rückenlage, Kopf in Schaumstoffschale, Arme seitlich eng am Körper bzw. in Armschalen. Eventuell Knie unterpolstern.
- I.v.-Zugang legen, falls nicht bereits vorhanden.

### Nachsorge

- Punktionsstelle in der Leiste mindestens 10 min, besser 15 min abdrücken, in der Ellenbeuge genügen meist 10 min.
- Druckverband anlegen (Leiste bis 24 Stunden, Ellenbeuge bis 8 Stunden), dabei Leiste/Ellenbeuge gestreckt lassen.
- Untersuchungsprotokoll-Kopie mitgeben.

### Wichtiges, Tipps & Tricks

- Bei Verwendung von Pigtail-Kathetern Katheterspitze nicht zu nah an die Aortenklappe legen: beim Druckaufbau wird die Katheterspitze gestreckt und kann dann die Aortenklappe kontaktieren.

Weitere Hilfe siehe Seite 312–313

| Serie | Projektion | Katheter (Beispiel) | KM-Menge (ml) | Flow (ml/s) | KM-Applikation | Bildserie | |
|---|---|---|---|---|---|---|---|
| | | | | | | Dauer (s) | Bilder/s |
| Aorta ascendens/ Aortenbogen | PA | Pigtail | 25 bis 30 | 16 bis 20 | Injektor | 5<br>5 | 2<br>1 |
| Aorta ascendens/ Aortenbogen | LAO | Pigtail | 25 bis 30 | 16 bis 20 | Injektor | 5<br>5 | 2<br>2 |

## 4.1.2 Angiographie-Untersuchung: A. carotis communis

### Fragestellung

(Abgangs-)Stenose, Aneurysma/-ektasie, Dissektion, Stent, Gefäßprothese, prä-/postoperativ

### Vorbereitung und Lagerung

- Aufklärung des Patienten, Kontrolle der notwendigen Laborparameter.
- Alle Fremdkörper entfernen. Patienten vollständig entkleiden (lassen), OP-Hemd ohne Metallknöpfe anbieten. Punktionsstelle rasieren und desinfizieren, Gonadenschutz anlegen.
- Bequeme gerade Rückenlage, Kopf in Schaumstoffschale, Arme seitlich eng am Körper bzw. in Armschalen. Eventuell Knie unterpolstern.
- I.v.-Zugang legen, falls nicht bereits vorhanden.

### Nachsorge

- Punktionsstelle in der Leiste mindestens 10 min, besser 15 min abdrücken, in der Ellenbeuge genügen meist 10 min.
- Druckverband anlegen (Leiste bis 24 Stunden, Ellenbeuge bis 8 Stunden), dabei Leiste/Ellenbeuge gestreckt lassen.
- Untersuchungsprotokoll-Kopie mitgeben.

Weitere Hilfe siehe Seite 312–313

| Serie | Projektion | Katheter (Beispiel) | KM-Menge (ml) | Flow (ml/s) | KM-Applikation | Bildserie Dauer (s) | Bilder/s |
|---|---|---|---|---|---|---|---|
| A. carotis comm. | PA | Headhunter | 8 | 3 bis 4 | Injektor/ manuell | 5<br>10 | 2<br>1 |
| A. carotis comm. | lateral | Headhunter | 8 | 3 bis 4 | Injektor/ manuell | 5<br>10 | 2<br>1 |
| eventuell: A. carotis comm. | LAO | Headhunter | 8 | 3 bis 4 | Injektor/ manuell | 5<br>10 | 2<br>1 |
| eventuell: A. carotis comm. | RAO | Headhunter | 8 | 3 bis 4 | Injektor/ manuell | 5<br>10 | 2<br>1 |

## 4.1.3 Angiographie-Untersuchung: A. carotis interna

### Fragestellung

Bulbusstenose/-ektasie, Dissektion, Gefäßverschluss, Gefäßplaques/-aneurysma/-ektasie, Gefäßstent, Gefäßprothese/-patch, prä-/postoperativ

### Vorbereitung und Lagerung

- Aufklärung des Patienten, Kontrolle der notwendigen Laborparameter.
- Alle Fremdkörper entfernen. Patienten vollständig entkleiden (lassen), OP-Hemd ohne Metallknöpfe anbieten. Punktionsstelle rasieren und desinfizieren, Gonadenschutz anlegen.
- Bequeme gerade Rückenlage, Kopf in Schaumstoffschale, Arme seitlich eng am Körper bzw. in Armschalen. Eventuell Knie unterpolstern.
- I.v.-Zugang legen, falls nicht bereits vorhanden.

### Nachsorge

- Punktionsstelle in der Leiste mindestens 10 min, besser 15 min abdrücken, in der Ellenbeuge genügen meist 10 min.
- Druckverband anlegen (Leiste bis 24 Stunden, Ellenbeuge bis 8 Stunden), dabei Leiste/Ellenbeuge gestreckt lassen.
- Untersuchungsprotokoll-Kopie mitgeben.

Weitere Hilfe siehe Seite 312–313

| Serie | Projektion | Katheter (Beispiel) | KM-Menge (ml) | Flow (ml/s) | KM-Applikation | Bildserie Dauer (s) | Bilder/s |
|---|---|---|---|---|---|---|---|
| A. carotis interna | PA | Headhunter | 8 | 3 bis 4 | Injektor/ manuell | 5<br>10 | 2<br>1 |
| A. carotis interna | lateral | Headhunter | 8 | 3 bis 4 | Injektor/ manuell | 5<br>10 | 2<br>1 |
| eventuell: A. carotis interna | LAO | Headhunter | 8 | 3 bis 4 | Injektor/ manuell | 5<br>10 | 2<br>1 |
| eventuell: A. carotis interna | RAO | Headhunter | 8 | 3 bis 4 | Injektor/ manuell | 5<br>10 | 2<br>1 |

## 4.1.4 Angiographie-Untersuchung: A. carotis externa

### Fragestellung

Bulbusstenose/-ektasie, Dissektion, Gefäßverschluss, Gefäßplaques/-aneurysma/-ektasie, prä-/postoperativ

### Vorbereitung und Lagerung

- Aufklärung des Patienten, Kontrolle der notwendigen Laborparameter.
- Alle Fremdkörper entfernen. Patienten vollständig entkleiden (lassen), OP-Hemd ohne Metallknöpfe anbieten. Punktionsstelle rasieren und desinfizieren, Gonadenschutz anlegen.
- Bequeme gerade Rückenlage, Kopf in Schaumstoffschale, Arme seitlich eng am Körper bzw. in Armschalen. Eventuell Knie unterpolstern.
- I.v.-Zugang legen, falls nicht bereits vorhanden.

### Nachsorge

- Punktionsstelle in der Leiste mindestens 10 min, besser 15 min abdrücken, in der Ellenbeuge genügen meist 10 min.
- Druckverband anlegen (Leiste bis 24 Stunden, Ellenbeuge bis 8 Stunden), dabei Leiste/Ellenbeuge gestreckt lassen.
- Untersuchungsprotokoll-Kopie mitgeben.

Weitere Hilfe siehe Seite 312–313

| Serie | Projektion | Katheter (Beispiel) | KM-Menge (ml) | Flow (ml/s) | KM-Applikation | Bildserie Dauer (s) | Bildserie Bilder/s |
|---|---|---|---|---|---|---|---|
| A. carotis externa | PA | Headhunter | 8 | 3 | Injektor/ manuell | 5<br>10 | 2<br>1 |
| A. carotis externa | lateral | Headhunter | 8 | 3 | Injektor/ manuell | 5<br>10 | 2<br>1 |
| eventuell: A. carotis externa | LAO | Headhunter | 8 | 3 | Injektor/ manuell | 5<br>10 | 2<br>1 |
| eventuell: A. carotis externa | RAO | Headhunter | 8 | 3 | Injektor/ manuell | 5<br>10 | 2<br>1 |

## 4.1.5 Angiographie-Untersuchung: A. vertebralis

### Fragestellung

(Abgangs-)Stenose, Dissektion, Gefäßverschluss, Gefäßplaques/-aneurysma/-ektasie, Embolie, prä-/postoperativ

### Vorbereitung und Lagerung

- Aufklärung des Patienten, Kontrolle der notwendigen Laborparameter.
- Alle Fremdkörper entfernen. Patienten vollständig entkleiden (lassen), OP-Hemd ohne Metallknöpfe anbieten. Punktionsstelle rasieren und desinfizieren, Gonadenschutz anlegen.
- Bequeme gerade Rückenlage, Kopf in Schaumstoffschale, Arme seitlich eng am Körper bzw. in Armschalen. Eventuell Knie unterpolstern.
- I.v.-Zugang legen, falls nicht bereits vorhanden.

### Nachsorge

- Punktionsstelle in der Leiste mindestens 10 min, besser 15 min abdrücken, in der Ellenbeuge genügen meist 10 min.
- Druckverband anlegen (Leiste bis 24 Stunden, Ellenbeuge bis 8 Stunden), dabei Leiste/Ellenbeuge gestreckt lassen.
- Untersuchungsprotokoll-Kopie mitgeben.

Weitere Hilfe siehe Seite 312–313

| Serie | Projektion | Katheter (Beispiel) | KM-Menge (ml) | Flow (ml/s) | KM-Applikation | Bildserie Dauer (s) | Bildserie Bilder/s |
|---|---|---|---|---|---|---|---|
| A. vertebralis | PA | Headhunter | 8 | 3 | Injektor/ manuell | 5<br>10 | 2<br>1 |
| A. vertebralis | lateral | Headhunter | 8 | 3 | Injektor/ manuell | 5<br>10 | 2<br>1 |
| eventuell: A. vertebralis | LAO | Headhunter | 8 | 3 | Injektor/ manuell | 5<br>10 | 2<br>1 |
| eventuell: A. vertebralis | RAC | Headhunter | 8 | 3 | Injektor/ manuell | 5<br>10 | 2<br>1 |

## 4.1.6 Angiographie-Untersuchung: Hirnvenen/Halsvenen

### Fragestellung

Jugularvenenthrombose, Sinusvenenthrombose, Tumorobstruktion/-infiltration, Gefäßanomalien

### Vorbereitung und Lagerung

- Aufklärung des Patienten, Kontrolle der notwendigen Laborparameter.
- Alle Fremdkörper entfernen. Patienten vollständig entkleiden (lassen), OP-Hemd ohne Metallknöpfe anbieten. Punktionsstelle rasieren und desinfizieren, Gonadenschutz anlegen.
- Bequeme gerade Rückenlage, Kopf in Schaumstoffschale, Arme seitlich eng am Körper bzw. in Armschalen. Eventuell Knie unterpolstern.
- I.v.-Zugang legen, falls nicht bereits vorhanden.

### Nachsorge

- Punktionsstelle in der Leiste mindestens 10 min, besser 15 min abdrücken, in der Ellenbeuge genügen meist 10 min.
- Druckverband anlegen (Leiste bis 24 Stunden, Ellenbeuge bis 8 Stunden), dabei Leiste/Ellenbeuge gestreckt lassen.
- Untersuchungsprotokoll-Kopie mitgeben.

### Wichtiges, Tipps & Tricks

- Meist Zusatzuntersuchung im Rahmen der Hirnarteriographie. Als selektive Untersuchung arterielle Kontrastierung über rechte oder linke A. carotis interna.

Weitere Hilfe siehe Seite 312–313

| Serie | Projektion | Katheter (Beispiel) | KM-Menge (ml) | Flow (ml/s) | KM-Applikation | Bildserie Dauer (s) | Bilder/s |
|---|---|---|---|---|---|---|---|
| Hirnvenen | PA | Headhunter rechte/linke A. carotis int. | 10 | 3 bis 4 | Injektor/ manuell | 5<br>5 | 2<br>1 |
| Hirnvenen | lateral | Headhunter rechte/linke A. carotis int. | 10 | 3 bis 4 | Injektor/ | 5<br>5 | 2<br>1 |
| Halsvenen | PA | Headhunter rechte/linke A. carotis int. | 10 | 3 bis 4 | Injektor/ manuell | 5<br>10 | 2<br>1 |

## 4.2.1 Angiographie-Untersuchung: Aorta descendens (thoracalis)

### Fragestellung

Aorten(isthmus)stenose, Aortendissektion/-aneurysma/-verschluss, Bronchialarterien-Darstellung/-embolisation, Aortenstent, Aortenprothese/-patch, prä-/postoperativ

### Vorbereitung und Lagerung

- Aufklärung des Patienten, Kontrolle der notwendigen Laborparameter.
- Alle Fremdkörper entfernen. Patienten vollständig entkleiden (lassen), OP-Hemd ohne Metallknöpfe anbieten. Punktionsstelle rasieren und desinfizieren, Gonadenschutz anlegen.
- Bequeme gerade Rückenlage, Kopf in Schaumstoffschale, Arme seitlich eng am Körper bzw. in Armschalen. Für seitliche Einstellung Arme über Kopf umlagern. Eventuell Knie unterpolstern.
- I.v.-Zugang legen, falls nicht bereits vorhanden.

### Nachsorge

- Punktionsstelle in der Leiste mindestens 10 min, besser 15 min abdrücken, in der Ellenbeuge genügen meist 10 min.
- Druckverband anlegen (Leiste bis 24 Stunden, Ellenbeuge bis 8 Stunden), dabei Leiste/Ellenbeuge gestreckt lassen.
- Untersuchungsprotokoll-Kopie mitgeben.

Weitere Hilfe siehe Seite 312–313

| Serie | Projektion | Katheter (Beispiel) | KM-Menge (ml) | Flow (ml/s) | KM-Applikation | Bildserie Dauer (s) | Bilder/s |
|---|---|---|---|---|---|---|---|
| Aorta descendens | PA | Pigtail | 25 bis 30 | 16 bis 20 | Injektor | 5 | 2 |
| Aorta descendens | lateral | Pigtail | 25 bis 30 | 16 bis 20 | Injektor | 5 | 2 |

## 4.2.2 Angiographie-Untersuchung: Aa. bronchiales

### Fragestellung

Bronchialarteriendarstellung/-blutung/-embolisation, prä-/postoperativ

### Vorbereitung und Lagerung

- Aufklärung des Patienten, Kontrolle der notwendigen Laborparameter.
- Alle Fremdkörper entfernen. Patienten vollständig entkleiden (lassen), OP-Hemd ohne Metallknöpfe anbieten. Punktionsstelle rasieren und desinfizieren, Gonadenschutz anlegen.
- Bequeme gerade Rückenlage, Kopf in Schaumstoffschale, Arme seitlich eng am Körper bzw. in Armschalen. Für seitliche Einstellung Arme über Kopf umlagern. Eventuell Knie unterpolstern.
- I.v.-Zugang legen, falls nicht bereits vorhanden.

### Nachsorge

- Punktionsstelle in der Leiste mindestens 10 min, besser 15 min abdrücken, in der Ellenbeuge genügen meist 10 min.
- Druckverband anlegen (Leiste bis 24 Stunden, Ellenbeuge bis 8 Stunden), dabei Leiste/Ellenbeuge gestreckt lassen.
- Untersuchungsprotokoll-Kopie mitgeben.

Weitere Hilfe siehe Seite 312–313

| Serie | Projektion | Katheter (Beispiel) | KM-Menge (ml) | Flow (ml/s) | KM-Applikation | Bildserie Dauer (s) | Bildserie Bilder/s |
|---|---|---|---|---|---|---|---|
| Aa. bronchiales | PA | Cobra/Sidewinder/Headhunter | 5 | – | manuell | 5<br>10 | 2<br>1 |

## 4.2.3 Angiographie-Untersuchung: Aa. intercostales

### Fragestellung

Interkostalarteriendarstellung/-blutung/-embolisation, prä-/postoperativ

### Vorbereitung und Lagerung

- Aufklärung des Patienten, Kontrolle der notwendigen Laborparameter.
- Alle Fremdkörper entfernen. Patienten vollständig entkleiden (lassen), OP-Hemd ohne Metallknöpfe anbieten. Punktionsstelle rasieren und desinfizieren, Gonadenschutz anlegen.
- Bequeme gerade Rückenlage, Kopf in Schaumstoffschale, Arme seitlich eng am Körper bzw. in Armschalen. Für seitliche Einstellung Arme über Kopf umlagern. Eventuell Knie unterpolstern.
- I.v.-Zugang legen, falls nicht bereits vorhanden.

### Nachsorge

- Punktionsstelle in der Leiste mindestens 10 min, besser 15 min abdrücken, in der Ellenbeuge genügen meist 10 min.
- Druckverband anlegen (Leiste bis 24 Stunden, Ellenbeuge bis 8 Stunden), dabei Leiste/Ellenbeuge gestreckt lassen.
- Untersuchungsprotokoll-Kopie mitgeben.

Weitere Hilfe siehe Seite 312–313

| Serie | Projektion | Katheter (Beispiel) | KM-Menge (ml) | Flow (ml/s) | KM-Applikation | Bildserie | |
|---|---|---|---|---|---|---|---|
| | | | | | | Dauer (s) | Bilder/s |
| Aa. intercostales | PA | Cobra/Head-hunter | 5 | – | manuell | 5 | 2 |

## 4.2.4 Angiographie-Untersuchung: Aa. pulmonales

### Fragestellung

Pulmonal-/Lungenarterienembolie (akut/chronisch), Pulmonalarterienektasie/-aneurysma, tumoröse Pulmonalarterienkompression/-infiltration, Gefäßmalformation

### Vorbereitung und Lagerung

- Aufklärung des Patienten, Kontrolle der notwendigen Laborparameter.
- Alle Fremdkörper entfernen. Patienten vollständig entkleiden (lassen), OP-Hemd ohne Metallknöpfe anbieten. Punktionsstelle rasieren und desinfizieren, Gonadenschutz anlegen.
- Bequeme gerade Rückenlage, Kopf in Schaumstoffschale, Arme seitlich eng am Körper bzw. in Armschalen. Für seitliche Einstellung Arme über Kopf umlagern. Eventuell Knie unterpolstern.
- Venöse Punktion in der Leiste/brachial/jugulär.

### Nachsorge

- Venöse Punktion!
- Punktionsstelle ca. 5–10 min komprimieren.
- Druckverband anlegen für ca. 1–2 Stunden, solange Bettruhe.
- Untersuchungsprotokoll-Kopie mitgeben.

### Wichtiges, Tipps & Tricks

- Eventuell liegenden venösen Zugang nutzen und umseldingern auf Katheter-Schleuse.

Weitere Hilfe siehe Seite 312–313

| Serie | Projektion | Katheter (Beispiel) | KM-Menge (ml) | Flow (ml/s) | KM-Applikation | Bildserie | |
|---|---|---|---|---|---|---|---|
| | | | | | | Dauer (s) | Bilder/s |
| Aa. pulmonales | PA | Pigtail | 25 bis 30 | 10 bis 12 | Injektor | 5 | 3 |
| Aa. pulmonales | RAO | Pigtail | 25 bis 30 | 10 bis 12 | Injektor | 5 | 3 |
| Aa. pulmonales | LAO | Pigtail | 25 bis 30 | 10 bis 12 | Injektor | 5 | 3 |

## 4.2.5 Angiographie-Untersuchung: V. cava superior/rechter Vorhof

### Fragestellung

Tumoröse Gefäßinfiltration, Tumorthrombus, Cavaverschluss, Cavathrombose, vor/nach Cavastent, obere Einflussstauung, Mediastinaltumor, prä-/postoperativ

### Vorbereitung und Lagerung

- Aufklärung des Patienten, Kontrolle der notwendigen Laborparameter.
- Alle Fremdkörper entfernen. Patienten vollständig entkleiden (lassen), OP-Hemd ohne Metallknöpfe anbieten. Punktionsstelle rasieren und desinfizieren, Gonadenschutz anlegen.
- Bequeme gerade Rückenlage, Kopf in Schaumstoffschale, Arme seitlich eng am Körper bzw. in Armschalen. Für seitliche Einstellung Arme über Kopf umlagern. Eventuell Knie unterpolstern.
- **Venöse** Punktion in der Leiste/brachial/jugulär.

### Nachsorge

- Venöse Punktion!
- Punktionsstelle ca. 5–10 min komprimieren.
- Druckverband anlegen für ca. 1–2 Stunden, solange Bettruhe.
- Untersuchungsprotokoll-Kopie mitgeben.

### Wichtiges, Tipps & Tricks

- Eventuell liegenden venösen Zugang nutzen und umseldingern auf (kaliberstarke) Katheter-Schleuse (z. B. für Stent-Implantation/Cava-Filter). Nach Angio/Intervention ggf. wieder Replatzierung eines neuen (z. B. Shaldon-)Katheters.
- Bei geplanter Stent- bzw. Cava-Filter-Implantation besser mit Maßstab untersuchen. Genauere Platzierung möglich.

Weitere Hilfe siehe Seite 312–313

| Serie | Projektion | Katheter (Beispiel) | KM-Menge (ml) | Flow (ml/s) | KM-Applikation | Bildserie Dauer (s) | Bilder/s |
|---|---|---|---|---|---|---|---|
| V. cava sup. | PA | Pigtail | 15 | 10 | Injektor | 5<br>5 | 2<br>1 |
| V. cava sup. | lateral | Pigtail | 15 | 10 | Injektor | 5<br>5 | 2<br>1 |

## 4.3.1 Angiographie-Untersuchung: Aorta abdominalis

### Fragestellung

Aortenstenose, Aortendissektion/-aneurysma/-verschluss, Lériche-Syndrom, Nieren-/Mesenterial-/Lumbalarterienstenose oder -verschluss, Truncus-coeliacus-Stenose/-verschluss, Aortenstent, Aortenersatz/-prothese/-patch, prä-/postoperativ, Blutungsherdsuche

### Vorbereitung und Lagerung

- Aufklärung des Patienten, Kontrolle der notwendigen Laborparameter.
- Alle Fremdkörper entfernen. Patienten vollständig entkleiden (lassen), OP-Hemd ohne Metallknöpfe anbieten. Punktionsstelle rasieren und desinfizieren, Gonadenschutz anlegen.
- Bequeme gerade Rückenlage, Kopf in Schaumstoffschale, Arme seitlich eng am Körper bzw. in Armschalen. Für seitliche Einstellung Arme über Kopf umlagern. Eventuell Knie unterpolstern.
- I.v.-Zugang legen, falls nicht bereits vorhanden.

### Nachsorge

- Punktionsstelle in der Leiste mindestens 10 min, besser 15 min abdrücken, in der Ellenbeuge genügen meist 10 min.
- Druckverband anlegen (Leiste bis 24 Stunden, Ellenbeuge bis 8 Stunden), dabei Leiste/Ellenbeuge gestreckt lassen.
- Untersuchungsprotokoll-Kopie mitgeben.

### Wichtiges, Tipps & Tricks

- Bei adipösen Patienten kann seitliche Aufnahme unter Umständen nicht ausgelöst werden, dann Einblendung öffnen und leichte Schrägeinstellung probieren.
- Bei Frage nach bzw. bekanntem Aortenaneurysma eventuell zur genauen Ausdehnungsbestimmung markierten Pigtail-Katheter einsetzen.

Weitere Hilfe siehe Seite 312–313

| Serie | Projektion | Katheter (Beispiel) | KM-Menge (ml) | Flow (ml/s) | KM-Applikation | Bildserie Dauer (s) | Bilder/s |
|---|---|---|---|---|---|---|---|
| Aorta abdominalis | PA | Omni Flush/ Pigtail | 25 bis 30 | 16 bis 20 | Injektor | 5 | 2 |
| Aorta abdominalis | lateral | Omni Flush/ Pigtail | 25 bis 30 | 16 bis 20 | Injektor | 5–10 | 1 |

## 4.3.2 Angiographie-Untersuchung: Truncus coeliacus

### Fragestellung

Truncusstenose/-verschluss/-aneurysma, Angina abdominalis, Gefäßanomalie/-variation, Lienalis-steal-Syndrom, vor/nach Lebertransplantation, Leberzirrhose, portale Hypertension, Pfortaderverschluss, kavernöse Transformation der V. portae, Leber-/Milzarterienaneurysma/-stenose/-verschluss, Milzvenenthrombose, vor/nach hepatischer Chemoembolisation, prä-/postoperativ, Blutungsherdsuche

### Vorbereitung und Lagerung

- Aufklärung des Patienten, Kontrolle der notwendigen Laborparameter.
- Alle Fremdkörper entfernen. Patienten vollständig entkleiden (lassen), OP-Hemd ohne Metallknöpfe anbieten. Punktionsstelle rasieren und desinfizieren, Gonadenschutz anlegen.
- Bequeme gerade Rückenlage, Kopf in Schaumstoffschale, Arme seitlich eng am Körper bzw. in Armschalen. Für seitliche Einstellung Arme über Kopf umlagern. Eventuell Knie unterpolstern.
- I.v.-Zugang legen, falls nicht bereits vorhanden.

### Nachsorge

- Punktionsstelle in der Leiste mindestens 10 min, besser 15 min abdrücken, in der Ellenbeuge genügen meist 10 min.
- Druckverband anlegen (Leiste bis 24 Stunden, Ellenbeuge bis 8 Stunden), dabei Leiste/Ellenbeuge gestreckt lassen.
- Untersuchungsprotokoll-Kopie mitgeben.

### Wichtiges, Tipps & Tricks

- Ausschluss ligamentäre (relative) Truncusstenose: bei Stenosierung in der seitlichen Aufnahme zusätzlich Inspirationsaufnahme, bei ligamentärer Stenose dann wieder (weitgehende) Befundnormalisierung.
- Bei adipösen Patienten kann seitliche Aufnahme unter Umständen nicht ausgelöst werden, dann Einblendung öffnen und leichte Schrägeinstellung probieren.
- Bei geplanter Lebertransplantation mit Maßstab untersuchen zur Gefäßkaliberbestimmung in den geplanten Anastomosenregionen A. hepatica propria, V. mesenterica superior und V. portae.
- Blutungsherdsuche besser mit hoch-osmolalem KM, Quadrantenaufnahmen mit kleinerem FOV empfohlen.

Weitere Hilfe siehe Seite 312–313

| Serie | Projektion | Katheter (Beispiel) | KM-Menge (ml) | Flow (ml/s) | KM-Applikation | Bildserie Dauer (s) | Bildserie Bilder/s |
|---|---|---|---|---|---|---|---|
| Truncus coeliacus | PA | Cobra/<br>Sos Omni | 40 | 4 | Injektor | 5<br>20 | 2<br>1 |

## 4.3.3 Angiographie-Untersuchung: A. hepatica selektiv

### Fragestellung

Leberarterienstenose/-verschluss/-aneurysma, Gefäßanomalie/-variation, vor/nach Lebertransplantation, Anastomosenstenose, Leberzirrhose, vor/nach hepatischer Chemoembolisation, Portanlage A. hepatica, prä-/postoperativ, Blutungsherdsuche

### Vorbereitung und Lagerung

- Aufklärung des Patienten, Kontrolle der notwendigen Laborparameter.
- Alle Fremdkörper entfernen. Patienten vollständig entkleiden (lassen), OP-Hemd ohne Metallknöpfe anbieten. Punktionsstelle rasieren und desinfizieren, Gonadenschutz anlegen.
- Bequeme gerade Rückenlage, Kopf in Schaumstoffschale, Arme seitlich eng am Körper bzw. in Armschalen. Eventuell Knie unterpolstern.
- I.v.-Zugang legen, falls nicht bereits vorhanden.

### Nachsorge

- Punktionsstelle in der Leiste mindestens 10 min, besser 15 min abdrücken, in der Ellenbeuge genügen meist 10 min.
- Druckverband anlegen (Leiste bis 24 Stunden, Ellenbeuge bis 8 Stunden), dabei Leiste/Ellenbeuge gestreckt lassen.
- Untersuchungsprotokoll-Kopie mitgeben.

Weitere Hilfe siehe Seite 312–313

| Serie | Projektion | Katheter (Beispiel) | KM-Menge (ml) | Flow (ml/s) | KM-Applikation | Bildserie | |
|---|---|---|---|---|---|---|---|
| | | | | | | Dauer (s) | Bilder/s |
| A. hepatica | PA | Cobra | 20 bis 30 | 4 | Injektor | 5<br>20 | 2<br>1 |

## 4.3.4 Angiographie-Untersuchung: A. lienalis selektiv

### Fragestellung

Milzarterienstenose/-verschluss/-aneurysma, Gefäßanomalie/-variation, Lienalis-steal-Syndrom, Leberzirrhose, portale Hypertension, Pfortaderverschluss, kavernöse Transformation der V. portae, Pankreasarteriendarstellung, Milzvenenthrombose, prä-/postoperativ, Blutungsherdsuche

### Vorbereitung und Lagerung

- Aufklärung des Patienten, Kontrolle der notwendigen Laborparameter.
- Alle Fremdkörper entfernen. Patienten vollständig entkleiden (lassen), OP-Hemd ohne Metallknöpfe anbieten. Punktionsstelle rasieren und desinfizieren, Gonadenschutz anlegen.
- Bequeme gerade Rückenlage, Kopf in Schaumstoffschale, Arme seitlich eng am Körper bzw. in Armschalen. Für seitliche Einstellung Arme über Kopf umlagern. Eventuell Knie unterpolstern.
- I.v.-Zugang legen, falls nicht bereits vorhanden.

### Nachsorge

- Punktionsstelle in der Leiste mindestens 10 min, besser 15 min abdrücken, in der Ellenbeuge genügen meist 10 min.
- Druckverband anlegen (Leiste bis 24 Stunden, Ellenbeuge bis 8 Stunden), dabei Leiste/Ellenbeuge gestreckt lassen.
- Untersuchungsprotokoll-Kopie mitgeben.

Weitere Hilfe siehe Seite 312–313

| Serie | Projektion | Katheter (Beispiel) | KM-Menge (ml) | Flow (ml/s) | KM-Applikation | Bildserie Dauer (s) | Bilder/s |
|---|---|---|---|---|---|---|---|
| **A. lienalis** (eventuell plus indirekte Portographie) | PA | Cobra | 20 bis 30 | 4 | Injektor | 5<br>20 | 2<br>1 |

## 4.3.5 Angiographie-Untersuchung: A. mesenterica superior/indirekte Mesenterico-Portographie

### Fragestellung

Mesenterialarterienstenose/-verschluss/-aneurysma, Angina abdominalis, Gefäßanomalie/-variation, vor/nach Pankreas-/Leber-/Dünndarmtransplantation, Leberzirrhose, portale Hypertension, Pfortaderverschluss, kavernöse Transformation der V. portae, Mesenterialarterienembolie, Mesenterialvenenthrombose, vor/nach hepatischer Chemoembolisation, prä-/postoperativ, intestinale Blutungsherdsuche

### Vorbereitung und Lagerung

- Aufklärung des Patienten, Kontrolle der notwendigen Laborparameter.
- Alle Fremdkörper entfernen. Patienten vollständig entkleiden (lassen), OP-Hemd ohne Metallknöpfe anbieten. Punktionsstelle rasieren und desinfizieren, Gonadenschutz anlegen.
- Bequeme gerade Rückenlage, Kopf in Schaumstoffschale, Arme seitlich eng am Körper bzw. in Armschalen. Für seitliche Einstellung Arme über Kopf umlagern. Eventuell Knie unterpolstern.
- I.v.-Zugang legen, falls nicht bereits vorhanden.

### Nachsorge

- Punktionsstelle in der Leiste mindestens 10 min, besser 15 min abdrücken, in der Ellenbeuge genügen meist 10 min.
- Druckverband anlegen (Leiste bis 24 Stunden, Ellenbeuge bis 8 Stunden), dabei Leiste/Ellenbeuge gestreckt lassen.
- Untersuchungsprotokoll-Kopie mitgeben.

### Wichtiges, Tipps & Tricks

- Bei adipösen Patienten kann seitliche Aufnahme unter Umständen nicht ausgelöst werden, dann Einblendung öffnen und leichte Schrägeinstellung probieren.
- Indirekte Mesenterico-Portographie wegen längerem Atemstopp besser in mäßiger Inspiration durchführen.
- Bei geplanter Lebertransplantation mit Maßstab untersuchen zur Gefäßkaliberbestimmung in den geplanten Anastomosenregionen A. hepatica propria, V. mesenterica superior und V. portae.
- Blutungsherdsuche besser mit hoch-osmolalem KM, Quadrantenaufnahmen mit kleinerem FOV empfohlen.

Weitere Hilfe siehe Seite 312–313

| Serie | Projektion | Katheter (Beispiel) | KM-Menge (ml) | Flow (ml/s) | KM-Applikation | Bildserie Dauer (s) | Bildserie Bilder/s |
|---|---|---|---|---|---|---|---|
| A. mesenterica sup., Blutungsherdsuche, mehrere (Quadranten-)FOV | PA | Sidewinder/ Cobra | 10 | – | manuell | 5<br>15 | 2<br>1 |

| Serie | Projektion | Katheter (Beispiel) | KM-Menge (ml) | Flow (ml/s) | KM-Applikation | Bildserie Dauer (s) | Bildserie Bilder/s |
|---|---|---|---|---|---|---|---|
| A. mesenterica sup., + indirekte Mesenterico-Portographie | PA | Sidewinder/ Cobra | 40 | 4 | Injektor | 5<br>20 | 2<br>1 |

## 4.3.6 Angiographie-Untersuchung: A. mesenterica inferior

### Fragestellung

Mesenterialarterienstenose/-verschluss, Angina abdominalis, Gefäßanomalie/-variation, Mesenterialarterienembolie, Mesenterialvenenthrombose, prä-/postoperativ, intestinale Blutungsherdsuche

### Vorbereitung und Lagerung

- Aufklärung des Patienten, Kontrolle der notwendigen Laborparameter.
- Alle Fremdkörper entfernen. Patienten vollständig entkleiden (lassen), OP-Hemd ohne Metallknöpfe anbieten. Punktionsstelle rasieren und desinfizieren, Gonadenschutz anlegen.
- Bequeme gerade Rückenlage, Kopf in Schaumstoffschale, Arme seitlich eng am Körper bzw. in Armschalen. Für seitliche Einstellung Arme über Kopf umlagern. Eventuell Knie unterpolstern.
- I.v.-Zugang legen, falls nicht bereits vorhanden.

### Nachsorge

- Punktionsstelle in der Leiste mindestens 10 min, besser 15 min abdrücken, in der Ellenbeuge genügen meist 10 min.
- Druckverband anlegen (Leiste bis 24 Stunden, Ellenbeuge bis 8 Stunden), dabei Leiste/Ellenbeuge gestreckt lassen.
- Untersuchungsprotokoll-Kopie mitgeben.

### Wichtiges, Tipps & Tricks

- Oft schwierige Sondierung des Gefäßes, eventuell seitliche Aufnahme zur besseren Lokalisation, eventuell Maßstab unterlegen.
- Bei adipösen Patienten kann seitliche Aufnahme unter Umständen nicht ausgelöst werden, dann Einblendung öffnen und leichte Schrägeinstellung probieren.
- Blutungsherdsuche besser mit hoch-osmolalem KM, Quadrantenaufnahmen mit kleinerem FOV empfohlen.

Weitere Hilfe siehe Seite 312–313

| Serie | Projektion | Katheter (Beispiel) | KM-Menge (ml) | Flow (ml/s) | KM-Applikation | Bildserie Dauer (s) | Bilder/s |
|---|---|---|---|---|---|---|---|
| A. mesenterica inf. | PA | Cobra/ Sos Omni | 10 bis 15 | 3 | Injektor | 5<br>20 | 2<br>1 |
| A. mesenterica inf., Blutungsherdsuche, mehrere (Quadranten-)FOV | PA | Cobra/ Sos Omni | 10 | – | manuell | 5<br>15 | 2<br>1 |

## 4.3.7 Angiographie-Untersuchung: A. renalis/Druckmessung

### Fragestellung

Nierenarterienstenose/-embolie/-verschluss/-aneurysma, renale/unklare arterielle Hypertonie, Druckgradienten-Bestimmung, vor/nach Nierenarteriendilatation/-stent, Gefäßanomalie/-variation, vor/nach Nierentransplantation, Nierenkarzinom, unklarer Nierentumor, Nierenriss, Nierenvenenthrombose, vor/nach Nierenembolisation, prä-/postoperativ

### Vorbereitung und Lagerung

- Aufklärung des Patienten, Kontrolle der notwendigen Laborparameter.
- Alle Fremdkörper entfernen. Patienten vollständig entkleiden (lassen), OP-Hemd ohne Metallknöpfe anbieten. Punktionsstelle rasieren und desinfizieren, Gonadenschutz anlegen.
- Bequeme gerade Rückenlage, Kopf in Schaumstoffschale, Arme seitlich eng am Körper bzw. in Armschalen. Für seitliche Einstellung Arme über Kopf umlagern. Eventuell Knie unterpolstern.
- I.v.-Zugang legen, falls nicht bereits vorhanden.
- Vor der Messung: Druckmessgerät kalibrieren/abstimmen.
- Druckmessdraht: z. B. Pressure Wire 0,014" 175 cm.

### Nachsorge

- Punktionsstelle in der Leiste mindestens 10 min, besser 15 min abdrücken, in der Ellenbeuge genügen meist 10 min.
- Druckverband anlegen (Leiste bis 24 Stunden, Ellenbeuge bis 8 Stunden), dabei Leiste/Ellenbeuge gestreckt lassen.
- Untersuchungsprotokoll-Kopie mitgeben.

### Wichtiges, Tipps & Tricks

- Bei adipösen Patienten kann seitliche Aufnahme unter Umständen nicht ausgelöst werden, dann Einblendung öffnen und leichte Schrägeinstellung versuchen.
- Druckmessdraht wird über z.B. Cobra-Katheter bis in die abdominelle Aorta eingeführt, Messdraht an Druckmessgerät anschließen.
- Messungen distal und proximal der Stenose sowie kranial und kaudal in der Aorta ober- bzw. unterhalb der Nierenarterienabgänge.
- Druckmessung-Protokoll: Position, Systole, Diastole, Mitteldruck, peripherer Blutdruck, Druckgradient prä-/poststenotisch bzw. vor/nach Ballondilatation der Nierenarterie.
- Eventuell bessere Beurteilung einer Nierenarterienstenose in ca. 25° LAO-/RAO-Einstellung.

Weitere Hilfe siehe Seite 312–313

| Serie | Projektion | Katheter (Beispiel) | KM-Menge (ml) | Flow (ml/s) | KM-Applikation | Bildserie Dauer (s) | Bildserie Bilder/s |
|---|---|---|---|---|---|---|---|
| A. renalis | PA | Cobra/ Sos Omni | 10 | 3 bis 4 | Injektor/ manuell | 5<br>10 | 2<br>1 |
| eventuell: A. renalis | LAO/RAO 25° | Cobra/ Sos Omni | 10 | 3 bis 4 | Injektor/ manuell | 5<br>10 | 2<br>1 |

## 4.3.8 Venographie-Untersuchung: Leber-/Nieren-/Beckenvenen/V. cava inferior bzw. Cavographie

### Fragestellung

Akute/chronische Thrombose, Cavafilter-/-schirm-Implantation, Lebervenenthrombose/Budd-Chiari-Syndrom, Nierenvenenthrombose, Tumorthrombus, vor/nach Leber-/Nierentransplantation, Gefäßanomalie/-variation, Nierenkarzinom, Nierenriss, Bein-/Beckenvenenthrombose, nach Lungenarterienembolie, Tumorinfiltration/-stenosierung/-verschluss V. cava inferior, vor Stentimplantation in V. cava inferior, prä-/postoperativ

### Vorbereitung und Lagerung

- Aufklärung des Patienten, Kontrolle der notwendigen Laborparameter.
- Alle Fremdkörper entfernen. Patienten vollständig entkleiden (lassen), OP-Hemd ohne Metallknöpfe anbieten. Punktionsstelle rasieren und desinfizieren, Gonadenschutz anlegen.
- Bequeme gerade Rückenlage, Kopf in Schaumstoffschale, Arme seitlich eng am Körper bzw. in Armschalen. Für seitliche Einstellung Arme über Kopf umlagern. Eventuell Knie unterpolstern.
- **Venöse** Punktion in der Leiste/brachial/jugulär.

### Nachsorge

- Venöse Punktion!
- Punktionsstelle ca. 5–10 min komprimieren.
- Druckverband anlegen für ca. 1–2 Stunden, solange Bettruhe.
- Untersuchungsprotokoll-Kopie mitgeben.

### Wichtiges, Tipps & Tricks

- Eventuell liegenden venösen Zugang nutzen und umseldingern auf (kaliberstarke) Katheter-Schleuse (z. B. für Stent-Implantation/Cava-Filter). Nach Angio/Intervention ggf. wieder Replatzierung eines neuen (z. B. Shaldon-)Katheters.
- Bei geplanter Stent- bzw. Cava-Filter-Implantation besser mit Maßstab untersuchen. Genauere Platzierung möglich.

Weitere Hilfe siehe Seite 312–313

| Serie | Projektion | Katheter (Beispiel) | KM-Menge (ml) | Flow (ml/s) | KM-Applikation | Bildserie Dauer (s) | Bildserie Bilder/s |
|---|---|---|---|---|---|---|---|
| Beckenvenen gleiche Seite | PA | Schleuse/ gerader Katheter | 15 | 7 | Injektor | 5 | 2 |
| Beckenvenen andere Seite | PA | Pigtail/Cobra cross-over | 15 | 7 | Injektor | 5 | 2 |

| Serie | Projektion | Katheter (Beispiel) | KM-Menge (ml) | Flow (ml/s) | KM-Applikation | Bildserie Dauer (s) | Bildserie Bilder/s |
|---|---|---|---|---|---|---|---|
| V. cava inf. | PA | Pigtail | 30 | 15 | Injektor | 5 | 2 |
| eventuell: V. cava inf. | lateral | Pigtail | 30 | 15 | Injektor | 5 | 2 |
| eventuell: V. cava inf. | LAO | Pigtail | 30 | 15 | Injektor | 5 | 2 |

| Serie | Projektion | Katheter (Beispiel) | KM-Menge (ml) | Flow (ml/s) | KM-Applikation | Bildserie Dauer (s) | Bildserie Bilder/s |
|---|---|---|---|---|---|---|---|
| Nierenvenen selektiv | PA | Cobra | 10 | – | manuell | 5 | 2 |
| Lebervenen selektiv | PA | Cobra | 10 | – | manuell | 5 | 2 |

## 4.4.1 Angiographie-Untersuchung: A. subclavia/A. axillaris

### Fragestellung

Subclaviastenose/-embolie/-verschluss/-aneurysma, vor/nach Gefäßdilatation/-stent, Gefäßanomalie/-variation, Tumorinfiltration, Gefäßverletzung/Blutung, prä-/postoperativ

### Vorbereitung und Lagerung

- Aufklärung des Patienten, Kontrolle der notwendigen Laborparameter.
- Alle Fremdkörper entfernen. Patienten vollständig entkleiden (lassen), OP-Hemd ohne Metallknöpfe anbieten. Punktionsstelle rasieren und desinfizieren, Gonadenschutz anlegen.
- Bequeme gerade Rückenlage, Kopf in Schaumstoffschale, Arme seitlich eng am Körper bzw. in Armschalen. Eventuell Knie unterpolstern.
- I.v.-Zugang legen, falls nicht bereits vorhanden.

### Nachsorge

- Punktionsstelle in der Leiste mindestens 10 min, besser 15 min abdrücken, in der Ellenbeuge genügen meist 10 min.
- Druckverband anlegen (Leiste bis 24 Stunden, Ellenbeuge bis 8 Stunden), dabei Leiste/Ellenbeuge gestreckt lassen.
- Untersuchungsprotokoll-Kopie mitgeben.

### Wichtiges, Tipps & Tricks

- Bei Zugang von brachial Gegenseite punktieren.

Weitere Hilfe siehe Seite 312–313

| Serie | Projektion | Katheter (Beispiel) | KM-Menge (ml) | Flow (ml/s) | KM-Applikation | Bildserie Dauer (s) | Bildserie Bilder/s |
|---|---|---|---|---|---|---|---|
| A. subclavia | PA | Headhunter<br>Cobra | 15 | 7 | Injektor | 5<br>5 | 2<br>1 |
| alternativ:<br>A. subclavia | PA | Headhunter | 10 | – | manuell | 5<br>5 | 2<br>1 |

| Serie | Projektion | Katheter (Beispiel) | KM-Menge (ml) | Flow (ml/s) | KM-Applikation | Bildserie Dauer (s) | Bildserie Bilder/s |
|---|---|---|---|---|---|---|---|
| A. axillaris | PA | Headhunter | 15 | 5 | Injektor | 5<br>5 | 2<br>1 |
| alternativ:<br>A. axillaris | PA | Headhunter | 10 | – | manuell | 5<br>5 | 2<br>1 |

## 4.4.2 Angiographie-Untersuchung: A. brachialis/Dialyse-Shunt

### Fragestellung

Brachialisstenose/-embolie/-verschluss/-aneurysma, vor/nach Gefäßdilatation/-stent, Gefäßanomalie/-variation, Tumorinfiltration, Gefäßverletzung/Blutung, prä-/postoperativ, vor/nach Diaylse-Shunt-Anlage, Dialyseshunt-Insuffizienz

### Vorbereitung und Lagerung

- Aufklärung des Patienten, Kontrolle der notwendigen Laborparameter.
- Alle Fremdkörper entfernen. Patienten vollständig entkleiden (lassen), OP-Hemd ohne Metallknöpfe anbieten. Punktionsstelle rasieren und desinfizieren, Gonadenschutz anlegen.
- Bequeme gerade Rückenlage, Kopf in Schaumstoffschale, zu untersuchender Arm in 70°–90°-Abduktion auf Armstütze in Supinationsstellung lagern (Handfläche oben) und fixieren, anderer Arm liegt seitlich eng am Körper bzw. in Armschale.
- I.v.-Zugang an den anderen Arm legen, falls nicht bereits vorhanden.

### Nachsorge

- Punktionsstelle in der Leiste mindestens 10 min, besser 15 min abdrücken, in der Ellenbeuge genügen meist 10 min.
- Druckverband anlegen (Leiste bis 24 Stunden, Ellenbeuge bis 8 Stunden), dabei Leiste/Ellenbeuge gestreckt lassen.
- Untersuchungsprotokoll-Kopie mitgeben.

### Wichtiges, Tipps & Tricks

- Bei Darstellung der Armarterien liegt die Katheterspitze in der A. subclavia distal der A. vertebralis bzw. in A. axillaris.
- Bei Dialyseshunt-Darstellung A. brachialis des zu untersuchenden Armes punktieren.
- Bei Dialyseshunt-Darstellung alle Shuntanteile vollständig darstellen, zweite Ebene anstreben.

Weitere Hilfe siehe Seite 312–313

| Serie | Projektion | Katheter (Beispiel) | KM-Menge (ml) | Flow (ml/s) | KM-Applikation | Bildserie Dauer (s) | Bilder/s |
|---|---|---|---|---|---|---|---|
| A. brachialis | PA | Headhunter | 15 | 5 | Injektor | 5<br>5 | 2<br>1 |

| Serie | Projektion | Katheter (Beispiel) | KM-Menge (ml) | Flow (ml/s) | KM-Applikation | Bildserie Dauer (s) | Bilder/s |
|---|---|---|---|---|---|---|---|
| Dialyse-Shunt eventuell 2× FOV | PA | 4F-Schleuse A. brachialis retrograd | 8 | – | manuell | 5<br>5 | 2<br>1 |
| Dialyse-Shunt eventuell 2× FOV | lateral | 4F-Schleuse A. brachialis retrograd | 8 | – | manuell | 5<br>5 | 2<br>1 |

## 4.4.3 Angiographie-Untersuchung: Unterarmarterien/Dialyse-Shunt

### Fragestellung

Radialis- bzw. Ulnarisstenose/-embolie/-verschluss/-aneurysma, vor/nach Gefäßdilatation/-stent, Gefäßanomalie/-variation, Tumorinfiltration, Gefäßverletzung/Blutung, prä-/postoperativ, vor/nach Diaylse-Shunt-Anlage, Dialyseshunt-Insuffizienz

### Vorbereitung und Lagerung

- Aufklärung des Patienten, Kontrolle der notwendigen Laborparameter.
- Alle Fremdkörper entfernen. Patienten vollständig entkleiden (lassen), OP-Hemd ohne Metallknöpfe anbieten. Punktionsstelle rasieren und desinfizieren, Gonadenschutz anlegen.
- Bequeme gerade Rückenlage, Kopf in Schaumstoffschale, zu untersuchender Arm in 70°–90°-Abduktion auf Armstütze in Supinationsstellung lagern (Handfläche oben) und fixieren, anderer Arm liegt seitlich eng am Körper bzw. in Armschale.
- I.v.-Zugang an den anderen Arm legen, falls nicht bereits vorhanden.

### Nachsorge

- Punktionsstelle in der Leiste mindestens 10 min, besser 15 min abdrücken, in der Ellenbeuge genügen meist 10 min.
- Druckverband anlegen (Leiste bis 24 Stunden, Ellenbeuge bis 8 Stunden), dabei Leiste/Ellenbeuge gestreckt lassen.
- Untersuchungsprotokoll-Kopie mitgeben.

### Wichtiges, Tipps & Tricks

- Bei Darstellung der Armarterien liegt die Katheterspitze in der A. subclavia distal der A. vertebralis bzw. in A. axillaris.
- Bei Dialyseshunt-Darstellung A. brachialis des zu untersuchenden Armes punktieren.
- Bei Dialyseshunt-Darstellung alle Shuntanteile vollständig darstellen, zweite Ebene anstreben.

Weitere Hilfe siehe Seite 312–313

| Serie | Projektion | Katheter (Beispiel) | KM-Menge (ml) | Flow (ml/s) | KM-Applikation | Bildserie Dauer (s) | Bilder/s |
|---|---|---|---|---|---|---|---|
| Unterarmarterien | PA | Headhunter | 20 | 5 | Injektor | 10 | 1 |

## 4.4.4 Angiographie-Untersuchung: Handarterien

### Fragestellung

Handarterienstenose/-embolie/-verschluss, Fingerspitzennekrose, Gefäßanomalie/-variation, Tumorinfiltration, Gefäßverletzung/Blutung, prä-/postoperativ, vor/nach Diaylse-Shunt-Anlage

### Vorbereitung und Lagerung

- Aufklärung des Patienten, Kontrolle der notwendigen Laborparameter.
- Alle Fremdkörper entfernen. Patienten vollständig entkleiden (lassen), OP-Hemd ohne Metallknöpfe anbieten. Punktionsstelle rasieren und desinfizieren, Gonadenschutz anlegen.
- Bequeme gerade Rückenlage, Kopf in Schaumstoffschale, zu untersuchender Arm in 70°–90°-Abduktion auf Armstütze in Supinationsstellung lagern (Handfläche oben) und fixieren, Finger leicht spreizen. Anderer Arm liegt seitlich eng am Körper bzw. in Armschale.
- I.v.-Zugang an den anderen Arm legen, falls nicht bereits vorhanden.

### Nachsorge

- Punktionsstelle in der Leiste mindestens 10 min, besser 15 min abdrücken, in der Ellenbeuge genügen meist 10 min.
- Druckverband anlegen (Leiste bis 24 Stunden, Ellenbeuge bis 8 Stunden), dabei Leiste/Ellenbeuge gestreckt lassen.
- Untersuchungsprotokoll-Kopie mitgeben.

### Wichtiges, Tipps & Tricks

- Bei Darstellung der Handarterien liegt die Katheterspitze in der A. brachialis, alternativ antegrade Punktion der A. brachialis des zu untersuchenden Armes möglich!

Weitere Hilfe siehe Seite 312–313

| Serie | Projektion | Katheter (Beispiel) | KM-Menge (ml) | Flow (ml/s) | KM-Applikation | Bildserie Dauer (s) | Bilder/s |
|---|---|---|---|---|---|---|---|
| Handarterien | PA | Headhunter | 20 | 5 | Injektor | 10<br>10 | 1<br>0,5 |
| alternativ: Handarterien | PA | 4F-Schleuse antegrad A. brachialis | 10 | – | manuell | 10<br>10 | 1<br>0,5 |

## 4.4.5 Untersuchung: Schulter-/Armphlebographie

### Fragestellung

Unterarmvenenthrombose, Brachialvenenthrombose, Axillarvenenthrombose, Subclavialvenenthrombose, Gefäßanomalie/-variation, Tumorinfiltration, Venenverletzung/Blutung, prä-/postoperativ, vor/nach Diaylse-Shunt-Anlage, Dialyseshunt-Insuffizienz, Shuntverschluss, arterio-venöse Fistel

### Vorbereitung und Lagerung

- Aufklärung des Patienten, Kontrolle der notwendigen Laborparameter.
- Alle Fremdkörper entfernen. Patient entkleidet den Oberkörper vollständig, eventuell OP-Hemd ohne Metallknöpfe anbieten. Gonadenschutz anlegen.
- Bequeme gerade Rückenlage, Kopf in Schaumstoffschale, zu untersuchender Arm ca. in 70°–90°-Abduktion auf Armlagerungsvorrichtung oder notfalls parallel zum Körper, Hand unterpolstern und fixieren in Supinationsstellung. Anderen Arm seitlich eng am Körper bzw. in Armschale.
- Venöser Zugang am Handrücken/distaler Unterarm.

### Wichtiges, Tipps & Tricks

- KM-Abflussaufnahme in VCS nicht vergessen! Bei Subclavia- und VCS-Aufnahmen Kopf des Patienten zur Gegenseite drehen lassen.
- Eventuell Aufnahmen im Unterarm-/Ellenbogenbereich in zweiter Ebene anstreben.

Weitere Hilfe siehe Seite 312–313

| Serie | Projektion | Katheter (Beispiel) | KM-Menge (ml) | Flow (ml/s) | KM-Applikation | Bildserie Dauer (s) | Bildserie Bilder/s |
|---|---|---|---|---|---|---|---|
| Unterarmvenen | PA (lateral) | Braunüle distaler Unterarm | 10 | – | manuell | Einzel-Aufnahmen | |
| V. cubitalis Vv. brachiales | PA | Braunüle distaler Unterarm | 10 | – | manuell | Einzel-Aufnahmen | |
| V. axillaris | PA | Braunüle distaler Unterarm | 10 | – | manuell | Einzel-Aufnahmen | |
| V. subclavia V. cava sup. | PA | Braunüle distaler Unterarm | 10 | – | manuell | Einzel-Aufnahmen | |

## 4.5.1 Angiographie-Untersuchung: Beckenarterien

### Fragestellung

Iliakalarterienstenose/-verschluss/-dissektion/-aneurysma/-stent, Claudicatio intermittens, periphere AVK, iliakaler Cross-over-Bypass, nach/vor Nierentransplantation, vor/nach y-Gefäßprothese, tumoröse Gefäßinfiltration, pelvine Blutung, vaginale Blutung, prä-/postoperativ, Blutungsherdsuche, vor/nach Embolisation von Uterusmyomen

### Vorbereitung und Lagerung

- Aufklärung des Patienten, Kontrolle der notwendigen Laborparameter.
- Alle Fremdkörper entfernen. Patienten vollständig entkleiden (lassen), OP-Hemd ohne Metallknöpfe anbieten. Punktionsstelle rasieren und desinfizieren, Gonadenschutz anlegen.
- Bequeme gerade Rückenlage, Kopf in Schaumstoffschale, Arme seitlich eng am Körper bzw. in Armschalen. Eventuell Knie flach unterpolstern.
- I.v.-Zugang legen, falls nicht bereits vorhanden.

### Nachsorge

- Punktionsstelle in der Leiste mindestens 10 min, besser 15 min abdrücken, in der Ellenbeuge genügen meist 10 min.
- Druckverband anlegen (Leiste bis 24 Stunden, Ellenbeuge bis 8 Stunden), dabei Leiste/Ellenbeuge gestreckt lassen.
- Untersuchungsprotokoll-Kopie mitgeben.

### Wichtiges, Tipps & Tricks

- Eventuell zur besseren Beurteilung von Beckenarterienstenosen Schrägaufnahmen anfertigen.

Weitere Hilfe siehe Seite 312–313

| Serie | Projektion | Katheter (Beispiel) | KM-Menge (ml) | Flow (ml/s) | KM-Applikation | Bildserie | |
|---|---|---|---|---|---|---|---|
| | | | | | | Dauer (s) | Bilder/s |
| Beckenarterien beidseitig | PA | Omni Flush/ Pigtail | 20 | 15 | Injektor | 5 | 2 |
| eventuell: Beckenarterien beidseitig | LAO | Omni Flush/ Pigtail | 20 | 15 | Injektor | 5 | 2 |
| eventuell: Beckenarterien beidseitig | RAO | Omni Flush/ Pigtail | 20 | 15 | Injektor | 5 | 2 |

| Serie | Projektion | Katheter (Beispiel) | KM-Menge (ml) | Flow (ml/s) | KM-Applikation | Bildserie | |
|---|---|---|---|---|---|---|---|
| | | | | | | Dauer (s) | Bilder/s |
| Beckenarterien unilateral | PA | Cobra cross-over | 10 bis 15 | 3 | Injektor/ manuell | 5 | 2 |
| eventuell: Beckenarterien unilateral | LAO | Cobra cross-over | 10 bis 15 | 3 | Injektor/ manuell | 5 | 2 |
| eventuell: Beckenarterien unilateral | RAO | Cobra cross-over | 10 bis 15 | 3 | Injektor/ manuell | 5 | 2 |

## 4.5.2 Angiographie-Untersuchung: Oberschenkelarterien

### Fragestellung

Femoralarterienstenose/-verschluss/-dissektion/-aneurysma, Stent, Claudicatio intermittens, periphere AVK, Bypassstenose/-verschluss, prä-/postoperativ, Gefäßverletzung, tumoröse Gefäßinfiltration, tumoröse Gefäßversorgung, arterio-venöse Fistel

### Vorbereitung und Lagerung

- Aufklärung des Patienten, Kontrolle der notwendigen Laborparameter.
- Alle Fremdkörper entfernen. Patienten vollständig entkleiden (lassen), OP-Hemd ohne Metallknöpfe anbieten. Punktionsstelle rasieren und desinfizieren, Gonadenschutz anlegen.
- Bequeme gerade Rückenlage, Kopf in Schaumstoffschale, Arme seitlich eng am Körper bzw. in Armschalen. Eventuell Knie flach unterpolstern.
- I.v.-Zugang legen, falls nicht bereits vorhanden.

### Nachsorge

- Punktionsstelle in der Leiste mindestens 10 min, besser 15 min abdrücken, in der Ellenbeuge genügen meist 10 min.
- Druckverband anlegen (Leiste bis 24 Stunden, Ellenbeuge bis 8 Stunden), dabei Leiste/Ellenbeuge gestreckt lassen.
- Untersuchungsprotokoll-Kopie mitgeben.

### Wichtiges, Tipps & Tricks

- Bei einseitiger Darstellung Punktion der Gegenseite und Katheter cross-over, eventuell antegrade Punktion.

Weitere Hilfe siehe Seite 312–313

| Serie | Projektion | Katheter (Beispiel) | KM-Menge (ml) | Flow (ml/s) | KM-Applikation | Bildserie | |
|---|---|---|---|---|---|---|---|
| | | | | | | Dauer (s) | Bilder/s |
| Oberschenkelarterien beidseitig | PA | Pigtail/ Omni Flush | 20 | 15 | Injektor | 20 | 1 |

| Serie | Projektion | Katheter (Beispiel) | KM-Menge (ml) | Flow (ml/s) | KM-Applikation | Bildserie | |
|---|---|---|---|---|---|---|---|
| | | | | | | Dauer (s) | Bilder/s |
| Oberschenkelarterie unilateral | PA | Cobra cross-over | 10 bis 15 | 3 | Injektor/ manuell | 20 | 1 |

## 4.5.3 Angiographie-Untersuchung: A. poplitea

### Fragestellung

Poplitealarterienstenose/-verschluss/-dissektion/-aneurysma, Stent, Claudicatio intermittens, periphere AVK, Bypassstenose/-verschluss, Ulcus cruris, prä-/postoperativ, Gefäßverletzung, tumoröse Gefäßinfiltration, tumoröse Gefäßversorgung, arterio-venöse Fistel

### Vorbereitung und Lagerung

- Aufklärung des Patienten, Kontrolle der notwendigen Laborparameter.
- Alle Fremdkörper entfernen. Patienten vollständig entkleiden (lassen), OP-Hemd ohne Metallknöpfe anbieten. Punktionsstelle rasieren und desinfizieren, Gonadenschutz anlegen.
- Bequeme gerade Rückenlage, Kopf in Schaumstoffschale, Arme seitlich eng am Körper bzw. in Armschalen. Eventuell Knie flach unterpolstern.
- I.v.-Zugang legen, falls nicht bereits vorhanden.

### Nachsorge

- Punktionsstelle in der Leiste mindestens 10 min, besser 15 min abdrücken, in der Ellenbeuge genügen meist 10 min.
- Druckverband anlegen (Leiste bis 24 Stunden, Ellenbeuge bis 8 Stunden), dabei Leiste/Ellenbeuge gestreckt lassen.
- Untersuchungsprotokoll-Kopie mitgeben.

### Wichtiges, Tipps & Tricks

- Bei einseitiger Darstellung Punktion der Gegenseite und Katheter cross-over, eventuell antegrade Punktion A. femoralis superficialis.

Weitere Hilfe siehe Seite 312–313

| Serie | Projektion | Katheter (Beispiel) | KM-Menge (ml) | Flow (ml/s) | KM-Applikation | Bildserie | |
|---|---|---|---|---|---|---|---|
| | | | | | | Dauer (s) | Bilder/s |
| A. poplitea beidseitig | PA | Omni Flush/ Pigtail | 20 | 15 | Injektor | 20 | 1 |

| Serie | Projektion | Katheter (Beispiel) | KM-Menge (ml) | Flow (ml/s) | KM-Applikation | Bildserie | |
|---|---|---|---|---|---|---|---|
| | | | | | | Dauer (s) | Bilder/s |
| A. poplitea unilateral | PA | Cobra cross-over | 10 bis 15 | 3 | Injektor/ manuell | 20 | 10 |

## 4.5.4 Angiographie-Untersuchung: Unterschenkelarterien

### Fragestellung

Unterschenkelarterienstenose/-verschluss, Tibialis-anterior- bzw. -posterior-Stenose/-verschluss, Fibularisstenose/-verschluss, Ulcus cruris, Claudicatio intermittens, periphere AVK, Bypassstenose/-verschluss, prä-/postoperativ, Gefäßverletzung, tumoröse Gefäßinfiltration, tumoröse Gefäßversorgung, arterio-venöse Fistel

### Vorbereitung und Lagerung

- Aufklärung des Patienten, Kontrolle der notwendigen Laborparameter.
- Alle Fremdkörper entfernen. Patienten vollständig entkleiden (lassen), OP-Hemd ohne Metallknöpfe anbieten. Punktionsstelle rasieren und desinfizieren, Gonadenschutz anlegen.
- Bequeme gerade Rückenlage, Kopf in Schaumstoffschale, Arme seitlich eng am Körper bzw. in Armschalen. Eventuell Knie flach unterpolstern, Füße mit z. B. Klettband fixieren.
- I.v.-Zugang legen, falls nicht bereits vorhanden.

### Nachsorge

- Punktionsstelle in der Leiste mindestens 10 min, besser 15 min abdrücken, in der Ellenbeuge genügen meist 10 min.
- Druckverband anlegen (Leiste bis 24 Stunden, Ellenbeuge bis 8 Stunden), dabei Leiste/Ellenbeuge gestreckt lassen.
- Untersuchungsprotokoll-Kopie mitgeben.

### Wichtiges, Tipps & Tricks

- Bei einseitiger Darstellung Punktion der Gegenseite und Katheter cross-over, eventuell antegrade Punktion A. femoralis superficialis.

Weitere Hilfe siehe Seite 312–313

| Serie | Projektion | Katheter (Beispiel) | KM-Menge (ml) | Flow (ml/s) | KM-Applikation | Bildserie | |
|---|---|---|---|---|---|---|---|
| | | | | | | Dauer (s) | Bilder/s |
| Unterschenkel-arterien beidseitig | PA | Omni Flush/ Pigtail | 25 bis 30 | 15 | Injektor | bis 30 | 1 |

| Serie | Projektion | Katheter (Beispiel) | KM-Menge (ml) | Flow (ml/s) | KM-Applikation | Bildserie | |
|---|---|---|---|---|---|---|---|
| | | | | | | Dauer (s) | Bilder/s |
| Unterschenkel-arterien unilateral | PA | Cobra cross-over | 10 bis 15 | 3 | Injektor/ manuell | bis 30 | 1 |

## 4.5.5 Angiographie-Untersuchung: Fußarterien

### Fragestellung

Fußarterienstenose/-verschluss, Zehennekrose, Fersenulkus, periphere AVK, prä-/postoperativ, Gefäßverletzung, arterio-venöse Fistel

### Vorbereitung und Lagerung

- Aufklärung des Patienten, Kontrolle der notwendigen Laborparameter.
- Alle Fremdkörper entfernen. Patienten vollständig entkleiden (lassen), OP-Hemd ohne Metallknöpfe anbieten. Punktionsstelle rasieren und desinfizieren, Gonadenschutz anlegen.
- Bequeme gerade Rückenlage, Kopf in Schaumstoffschale, Arme seitlich eng am Körper bzw. in Armschalen. Eventuell Knie flach unterpolstern, Füße mit z. B. Klettband fixieren.
- I.v.-Zugang legen, falls nicht bereits vorhanden.

### Nachsorge

- Punktionsstelle in der Leiste mindestens 10 min, besser 15 min abdrücken, in der Ellenbeuge genügen meist 10 min.
- Druckverband anlegen (Leiste bis 24 Stunden, Ellenbeuge bis 8 Stunden), dabei Leiste/Ellenbeuge gestreckt lassen.
- Untersuchungsprotokoll-Kopie mitgeben.

### Wichtiges, Tipps & Tricks

- Bei einseitiger Darstellung Punktion der Gegenseite und Katheter cross-over, eventuell antegrade Punktion A. femoralis superficialis.

Weitere Hilfe siehe Seite 312–313

| Serie | Projektion | Katheter (Beispiel) | KM-Menge (ml) | Flow (ml/s) | KM-Applikation | Bildserie Dauer (s) | Bildserie Bilder/s |
|---|---|---|---|---|---|---|---|
| Fußarterien beidseitig | PA | Omni Flush/ Pigtail | 30 | 15 | Injektor | bis 30 | 1/0,5 |

| Serie | Projektion | Katheter (Beispiel) | KM-Menge (ml) | Flow (ml/s) | KM-Applikation | Bildserie Dauer (s) | Bildserie Bilder/s |
|---|---|---|---|---|---|---|---|
| Fußarterien unilateral | PA | Cobra cross-over | 10–15 | 3 | Injektor/ manuell | bis 30 | 1/0,5 |

## 4.5.6 Untersuchung: Becken-/Beinphlebographie

### Fragestellung

Becken-/Oberschenkel-/Unterschenkelvenenthrombose, Popliteal-/Femoral-/Iliakalvenenthrombose, Gefäßanomalie/-variation, Tumorinfiltration, Venenverletzung/Blutung, prä-/postoperativ, arterio-venöse Fistel, Thrombophlebitis, Perforansinsuffizienz, Varikosis, Stammvarikosis

### Vorbereitung und Lagerung

- Aufklärung des Patienten, Kontrolle der notwendigen Laborparameter.
- Alle Fremdkörper entfernen. Patienten bis auf Unterwäsche entkleiden (lassen), eventuell OP-Hemd ohne Metallknöpfe anbieten. Punktionsstelle desinfizieren, Gonadenschutz anlegen.
- Lagerung auf Kipptisch empfohlen, zunächst bequeme Rückenlage, Arme seitlich am Körper, Hände an festgestellte Griffe fassen lassen. Falls möglich, Einbeinstand auf nicht untersuchtem Bein auf Holz-/Plastikklotz, zu untersuchendes Bein liegt/hängt frei. Vorfuß 5 Minuten mit feuchtwarmen Kompressen umwickeln, erleichtert die dann nahezu schmerzfreie i.v. Punktion erheblich. Vorzugsweise periphere Punktion im Bereich der Großzehe, sonst eher medial weiter proximal, rosa oder notfalls blaue Braunüle empfohlen, eventuell auch Butterfly-Kanüle. Gute Fixierung, kurze Infusionsleitung vermeidet Braunülen-Dislokation bei KM-Gabe. KM-Injektor oder manuelle Gabe. Bei Kipptisch ca. 45°-Aufrichtung, Patient stützt sich mit Händen ab, untersuchtes Bein hängt frei. Beinbewegung zur Einstellung der zweiten Ebenen ausschließlich durch untersuchenden Arzt, **keine aktive Beinbewegung durch Patient!** KM-Ablauf-Aufnahme über Beckenvenen und V. cava inferior nach Horizontalstellung des Kipptisches und sichtbarer Kontrastierung der Beckenvenen unter DL.

### Wichtiges, Tipps & Tricks

- Zunächst Kontrastierung der tiefen Unterschenkelvenen bis popliteal anstreben durch Belassen der Venenstauung oberhalb des OSG.
- Anschließend Öffnen der Venenstauung und Kontrastierung auch der oberflächlichen Venen, der Perforans-Venen sowie der V. saphena magna und parva.

Weitere Hilfe siehe Seite 312–313

| Serie | Projektion | Katheter (Beispiel) | KM-Menge (ml) | Flow (ml/s) | KM-Applikation | Bildserie | |
|---|---|---|---|---|---|---|---|
| | | | | | | Dauer (s) | Bilder/s |
| Unterschenkelvenen | PA | Braunüle, Butterfly | 60 bis 90 | – | manuell | Einzel-Aufnahmen | |
| Unterschenkelvenen | RAO bzw. LAO | Braunüle, Butterfly | 60 bis 90 | – | manuell | Einzel-Aufnahmen | |
| Poplitealvenen | PA | Braunüle, Butterfly | 60 bis 90 | – | manuell | Einzel-Aufnahmen | |
| Poplitealvenen | RAO bzw. LAO | Braunüle, Butterfly | 60 bis 90 | – | manuell | Einzel-Aufnahmen | |
| Oberschenkelvenen | PA | Braunüle, Butterfly | 50 bis 90 | – | manuell | Einzel-Aufnahmen | |
| Beckenvenen + Abfluss V. cava inf. | PA | Braunüle, Butterfly | 60 bis 90 | – | manuell | Einzel-Aufnahmen | |

# Glossar einschließlich Abkürzungen

| | |
|---|---|
| **3D** | dreidimensional |
| **3D-Messung** | dreidimensionale MRT-Volumenmessung mit Anregung und Auslesung eines gesamten Volumens mit einem Anregungspuls |
| **AB40** | Faltungskern, → Kernel in der CT |
| **ACN** | Akustikusneurinom |
| **Akquisition** | Messung |
| **Anregungspuls-Winkel** | flip angle → Kippwinkel → Auslenkwinkel bei der Anregung des Spin-Systems, bei Gradientenechosequenzen meist <90°, beeinflusst T1-Wichtung |
| **ap/AP** | anterior-posterior |
| **Artefakt** | Bildstruktur ohne anatomisches Korrelat, mit/ohne Bildqualitäts-beeinträchtigung (Streifen, Ringe, Auslöschung etc.) |
| **Aufhärtungsartefakt** | Artefakt, der sich bei Durchstrahlung eines Objekts als Änderung des Röntgenspektrums ergibt |
| **Auslenkwinkel** | Anregungspuls-Winkel → Kippwinkel → flip angle bei der Anregung des Spin-Systems, bei Gradientenechosequenzen meist <90°, beeinflusst T1-Wichtung |
| **AVK, pAVK** | (periphere) arterielle Verschluss-Krankheit |
| **AVM** | arterio-venöse Malformation |
| **Bewegungsartefakt** | Artefakt in einem medizinischen Bild, der durch die Bewegung des Objekts während des Messvorgangs ensteht. |
| **Block (dicke)** | Stärke/Durchmesser/Dicke eines gemessenen 3D-Datenvolumens in der MRT |
| **Bolus-Tracking** | CT-Verfahren zum dichtegesteuerten Spiral-Start bei KM-Bolus, → CARE Bolus, → smart prep |
| **Buscopan** | Spasmolytikum zur Darmmotilitätsminderung |
| **BWS** | Brustwirbelsäule |
| **C.A.R.E. (Siemens)** | Combined Applications to Reduce Exposure |
| **C.A.R.E. Bolus (Siemens)** | Delayzeit-Erfassung und Automatik-Spiralstart (Bolus tracking), entspricht etwa smart prep (GE) |
| **C.A.R.E. Vision (Siemens)** | CT-Fluoroskopie, CT-Durchleuchtung, max. 6 Bilder/s mit ca. 0,2 s Verzögerung auf Monitor (niedrigere Matrix 512, niedrigere Dosis) |
| **CCC** | cholangiozelluläres Karzinom |
| **CD-ROM** | Datenträger zum Speichern größerer Datenmengen (ca. 700 MB) |
| **dark-fluid-Sequenz** | Turbo Inversion Recovery Sequenz: langes TI (ca. 2200 ms) bei T2-Wichtung (langes TE) = Flüssigkeit wird dunkel |
| **delay** | Verzögerung, bei EKG- → Gating/Triggerung zeitlicher Abstand von der R-Zacke |
| **Dichtebestimmung** | Quantitative Auswertung der CT-Pixel (Messung in HE [Hounsfield Einheiten]) |
| **DICOM** | Digital Imaging and Communications in Medicine, Standard zum Austausch medizinischer Bilder |
| **CTDI 100** | CT Dosis Index, berechnet als absorbierte Dosis gegenüber Luft gemäß ICE 60601-2-44. Berechnung des Dosisprofil-Integrals entlang einer Linie senkrecht zur Tomogrammebene (von –50 mm bis +50 mm). |
| **CTDI w** | Gewichteter (weighted) CT Dosis Index (ICE 60601-2-44): Abschätzung der mittleren Dosis über Einzelschicht im Standard-Kopf oder Standard-Körper CT-Dosimetriephantom, gemessen als absorbierte Dosis gegenüber Luft (mGy) |
| **Detektor** | CT-Messsystem-Komponente gegenüber der Röntgenstrahlenquelle zur Erfassung und Messung der Strahlungsintensität |
| **Doppelecho-Sequenz** | in der Regel MRT-Spinecho-Doppel-Sequenz mit langem TR, einer kurzen TE (Protonendichte-Wichtung) und einer langen TE (T2-Wichtung) |
| **DSA** | digitale Subtraktionsangiographie |
| **Dynamic Multiscan** | CT-Aufnahmetechnik mit kontinuierlicher Datenerfassung in gleicher Schichtposition (→ Perfusions-CT) |
| **effektive Schichtdicke** | Dicke der errechneten Abbildungs-Einzelschicht aus dem CT-Spiral-Datensatz (Einfach-/MultiSlice-/Mehrzeilen-CT) |
| **Einfaltung** | MRT-Artefakt durch Spiegelung = Aliasing von außerhalb des Messfeldes gelegenen (Körper-)Strukturen in das MRT-Bild, Auftreten in Phasenkodierrichtung (→ Oversampling) |

| | |
|---|---|
| **Einschichttechnik** | MRT-Aufnahmeverfahren mit Anregung einer dicken Schicht zur Darstellung von Flüssigkeiten (z. B. Gallengänge, Harnleiter, Innenohr) |
| **EKG-Triggerung/-Gating** | CT- oder MRT-Messung mit Steuerung durch EKG-Ableitung, Messung während Systole oder Diastole einstellbar durch entsprechendes delay zur R-Zacke, insbesondere beim MRT saubere R-Zacke notwendig |
| **ETL** | echo train length → TF |
| **fatsat/Fettsättigung** | fat saturation: Unterdrückung des Fettgewebesignals, meist frequenzselektiv durch entsprechende Anregung oder Unterdrückung fettähnlich kurzer T1-Zeiten → SPIR → STIR |
| **FFE** | Fast Field Echo → siehe GRE → Gradientenecho-Sequenz → GRASS |
| **FISP** | Fast Imaging with Steady Precession → GRE |
| **FLAIR** | Fluid Attenuated Inversion Recovery → TIR(M) |
| **FLASH** | Fast Low Angle SHot = T1-gewichtete GRE/Gradientenechosequenz/FFE/GRASS, T1- oder → T2*-Wichtung |
| **flip angle** | Anregungspuls-Winkel → Kippwinkel → Auslenkwinkel bei der Anregung des Spin-Systems, bei Gradientenechosequenzen meist < 90°, beeinflusst T1-Wichtung |
| **flow-peak-Messung** | dynamische CT-Spiral-Messung in einer Schicht zur Ermittlung des maximalen KM-Dichte-Anstiegs |
| **Flusskompensation** | flow compensation, Vermeidung von bewegungsbedingten Signalverlusten und fehlerhaften Signalregistrierungen |
| **FNH** | fokale noduläre Hyperplasie (der Leber) |
| **FOV** | Field-Of-View, Bildgröße (dargestellter Bereich) |
| **FSE** | Fast Spin Echo → TSE (schnelle Spin-Echo-Sequenz) |
| **Gating** | EKG- oder Atem-Gating → Triggerung, modulierte Aufnahmen von CT → Gating-Spirale) oder MRT. Hierbei wird jede(r) CT-Scan oder MRT-Anregung gesteuert ausgelöst, so dass jede Messung zum gleichen Zeitpunkt innerhalb des Herz- oder Atemzyklus erfolgt. Damit werden Pulsations- und Bewegungsartefakte minimiert. Die MRT-Repetitionszeit entspicht hier immer dem Intervall zwischen den R-Zacken bzw. den vergleichbaren Atemlagen oder einem Vielfachen davon. |
| **Gating-Spirale** | EKG-gesteuerte Aufnahme eines CT-Bildes. Im Gegensatz zum MRT wird hierbei ein Spiral-CT mit gleichzeitiger EKG-Aufzeichnung durchgeführt. Retrospektive Berechnung der Bilder aus dem Spiraldatensatz auf der Basis der EKG-Aufzeichnung |
| **Gd-DTPA/-BOPTA** | Gadolinium-Chelate, T1-Zeit-verkürzende (positive) MRT-Kontrastmittel |
| **Gradientenspulen** | werden eingesetzt, um das statische Magnetfeld durch überlagernde, linear ansteigende Magnetfelder gezielt zu verändern, erlauben so durch genaue Resonanzfrequenz eine Schichtwahl. Gradientenspulen für alle drei Raumebenen verursachen durch An- und Abschaltung die typischen MRT-Geräusche |
| **GRASS** | Gradient Recalled Acquisition of Steady State → siehe GRE → FFE → Gradientenecho-Sequenz |
| **GRE** | Gradient Recalled Echo → FFE → Gradientenecho-Sequenz: besitzt im Gegensatz zum Spin-Echo keinen 180°-Impuls. Inhomogenitäten des Magnetfeldes und der Gradienten werden deshalb nicht ausgeglichen, und das MR-Signal zerfällt effektiv mit T2* anstatt mit T2. Der Vorteil dieser Sequenz ist ihre Schnelligkeit |
| **HASTE** | Half-Fourier-Acquisition-Single-Short-Turbo-Spin-Echo (T2-gewichtete Sequenz, bei der alle Bildinformationen mit einem Anregungspuls gewonnen werden, kurze Aufnahmezeiten in Apnoe, wenig empfindlich gegenüber Bewegung, meist im Abdomen eingesetzt) |
| **HCC** | hepatozelluläres Karzinom |
| **HE** | Hounsfield-Einheit, entspicht HU (Hounsfield-Unit), Maßeinheit für CT-Dichtewerte. Luft = 1000, destilliertes Wasser = 0 |
| **HF-Impuls** | Hochfrequenzimpuls |
| **HR** | High Resolution (hochauflösend ) → Kernel |
| **HSG** | hintere Schädelgrube |
| **HWS** | Halswirbelsäule |
| **Image-mirroring** | Bilder spiegeln |
| **Increment** | Abstand zwischen zwei Schichten in einem Spiral-CT (-Datensatz) |
| **Intranet** | hausinternes Datennetz, verbindet z. B. MRT- oder CT-Computer mit einem Monitor im Operationssaal oder im Arztzimmer auf Station |
| **IR** | Inversion Recovery-MRT-Sequenz. Im Gegensatz zur Spin-Echo-Sequenz hier ein 180°-Impuls vor dem 90°-Impuls zur Magnetfeldumkehr, Zeit |

zwischen 180°- und 90°-Puls → TI (Inversionszeit). TI kurz: → Fettsättigung (STIR), TI lang: Wassersignalunterdrückung (FLAIR)

**Kalibrierung** ...... Empfindlichkeitsabgleich der einzelnen Detektorkanäle, dient der exakten Bewertung der Messdaten, Qualitätskontrolle.

**KBW** ........... Kleinhirnbrückenwinkel

**KE** ............ Kontrasteinlauf

**Kernel** .......... Faltungs-/Auflösungskern für Bilderstellungsalgorithmus in der CT (z. B. → UHR, → HR, Standard, → AB40), beeinflusst Kantenanhebung

**KG** ........... Körpergewicht

**Kippwinkel** ........ → flip angle, → Auslenkwinkel, → Anregungswinkel

**KM** ........... Kontrastmittel, MRT-Kontrastmittel → Gd-DTPA/-DOTA. Röntgen-/CT-Kontrastmittel: Jodbasiert, z. B Ultravist, Imeron, u. a.

**KM oral** ......... Röntgen-/CT-KM: wasserunlöslich: Bariumsulfat-Suspension, wasserlöslich: Jodbasiert. MRT-KM: Eisen-(Magnetit-)Suspension, → superparamagnetisch, → negatives KM (signalauslöschend)

**Kollimator** ....... Teil der Abschirmung des CT-Detektors zur Ausblendung unerwünschter Strahlung

**kollimierte Schichtdicke**. Dicke der eingestellten CT-Schicht am Kollimator

**k-Raum** .......... physikalischer MRT-Messbereich, Aufteilung in hohe und niedrige Sequenzen, Zentrum kodiert Kontrast, Peripherie kodiert eher Schärfe der „echten" MRT-Aufnahmen

**Lig./Ligg.** ......... Ligamentum/Ligamenta

**l.r./LR** .......... links/rechts

**LWS** ........... Lendenwirbelsäule

**M.** ............ Musculus oder Morbus

**Matrix** .......... (Bildmatrix) Anzahl der Pixel (Bildpunkte), die ein Bild aufbauen (Kantenlänge, quadratisch,rechteckig), z. B. 256×256, 256×192, 512×256, 1024×1024 usw.

**Maxwell-Spule** ..... eine spezielle Art von Gradientenspule, die im allgemeinen zur Erzeugung magnetischer Gradientenfelder in Richtung des Hauptmagnetfeldes genutzt wird

**Mehrzeilen-CT** ..... → multislice-CT, zur Zeit bis zu 16 Zeilen gleichzeitig spiralig aufnehmbar

**Messfeld** ......... Teil des durchstrahlten Bereiches, aus dem Daten aufgenommen werden

**MHz** ........... Megahertz, Frequenzeinheit

**MIP** ........... Maximum Intensity Projection, Herausfiltern der maximalen Dichtewerte (HE-Werte) aus einer Bilderserie, wird 2D-/3D-projiziert/rekonstruiert

**MKG** ........... Mund-/Kiefer-/Gesicht-Chirurgie

**MOD** ........... magneto optical disk

**MPR** ........... Multiplanare Rekonstruktion: Verfahren, um aus einem CT-Datensatz ein Schnittbild in einer frei wählbaren Ebene zu berechnen. 2D-Reformatierung

**MRA** ........... Magnet-Resonanz-Angiographie

**MRT** ........... Magnet-Resonanz-Tomographie, Kernspintomographie, MRI

**MS** ............ Multiple Sklerose, Encephalomyelitis disseminata (ED)

**multislice-CT** ...... → Mehrzeilen-CT, zur Zeit bis zu 16 Zeilen gleichzeitig spiralig aufnehmbar

**negatives KM** ...... Röntgen/CT: Stoffe mit geringerer Strahlenabsorption als umgebendes Gewebe, z. B. Luft, Wasser, Sauerstoff, Kohlendioxid, Edelgase o. ä. MRT: → supraparamagnetisches KM, eisenoxidhaltige Suspension mit T2-Verkürzungs-Effekt, reichert im RES der Leber und des Pankreas an. Eine Eisen- (magnetit-)haltige Suspension für orale Anwendung führt zur Signalauslöschung z. B. im Magen-Darm-Trakt

**NNH** ........... Nasennebenhöhle(n)

**Oberflächenspule** ... (surface coil) wird direkt an die zu untersuchende Region gebracht, dementsprechend unterschiedliche Formen (Wirbelsäule, Augen u. a.). Meist reine Empfängerspule, seltener Sende- und Empfangsspule. Zentral im Körper gelegene Regionen werden nur unzureichend erfasst.

**OP** ............ Operation, Operationssaal

**orales KM** ........ zur Kontrastierung des Verdauungstraktes, kann positiv, → Gd-basiert oder → negatives KM, eisen-(Magnetit-)haltig sein

**OSG** ........... oberes Sprunggelenk

**Osteo-CT** ........ Mineraldichtemessung, Methode zur quantitativen Einschätzung des Knochenmineralgehaltes, z. B. der LWS, Calcaneus o. a.

**oversampling** ...... Methode zur Unterdrückung von Bildstörungen/Artefakten durch → Einfaltung

**pa/PA** .......... posterior-anterior

| | |
|---|---|
| **partieller CT-Scan** | nur ein Teil, z. B. 240° der 360°-Umdrehung der Röntgenröhre wird benutzt, um eine Körperschicht zu messen |
| **Perfusions-CT** | CT-Aufnahmetechnik mit kontinuierlicher Datenerfassung in gleicher Schichtposition (→ Dynamic Multiscan) bei KM-Gabe |
| **Phasenkodierung** | Vorgang, bei dem die Pixellokalisation entlang einer Matrix-Achse durch eine Serie von Anregungen (die jeweils einer TR entspricht) bestimmt wird. Jeder Schritt wird durch eine leichte Änderung der Protonen-Spin-Phase kodiert. |
| **Phasenkontrast-angiographie** | nutzt die unterschiedliche Phasenlage von sich bewegenden und ruhenden Spins zur Abbildung |
| **Pitch** | Spiral-CT: Pitch entspricht Verhältnis Tischvorschub pro Rotation zur Schichtdicke (z. B. 7.5/5 = 1.5) |
| **Pixel** | Bildelement (Matrixpunkt) eines zweidimensonalen Bildes. |
| **Protonendichte-gewichtet** | entspricht dem Maximum an MR-Signal, das ein Gewebe abgeben kann. Protonendichtewichtung wird erreicht, indem der Einfluss von T1- und T2-Wichtung gering gehalten wird: Lange TR, kurze TE, z. B. 2000 ms/20 ms |
| **PSIF** | stark T2-gewichtete Gradientenechosequenz mit sehr kurzer Messzeit → GRE mit spiegelbildlichen Gradienten der FISP-Sequenz, TE effektiv ca. 2 × TR minus TE, artefaktanfällig |
| **PTT** | partielle Thrombinzeit, wichtiger Gerinnungsparameter |
| **Rauschen** | unerwünschter Störeinfluss auf Messdaten in CT und MRT, führt zu schlechterer Bildqualität bei zunehmendem Rauschen |
| **Rohdaten** | vom CT-Detektorsystem erfasste Messdaten vor Verarbeitung durch Rekonstruktionsalgorithmus zum CT-Bild. Auf der Basis der Rohdaten lassen sich Bildparameter verändern, z. B. Bildausschnittvergrößerung, → Kernel, → Increment, → VAR, Algorithmus (slim, slim2), Schichtdicke (nur bei MultiSlice-CT) |
| **ROI** | Region-of-Interest, wählbarer Bild(ausschnitts)bereich, für den quantitative Auswertungen durchgeführt werden können, z. B. Dichtewerte messen, Flächengröße ermitteln |
| **RTD** | real-time display, Monitoranzeige des aufgenommenen Scans ohne Verzögerung |
| **real-time recon** | Rekonstruktion synchron zur Aufnahme mit einer Verzögerung vor der Anzeige des ersten Bildes |
| **Rendering** | Verfahren zur Rekonstruktion von Bildern mit Hilfe eines Computers |
| **RIS** | Radiologie-Informations-System |
| **rl/RL** | rechts/links |
| **SAB** | Subarachnoidalblutung |
| **Sättigung** | Anregung mit z. B. schneller Pulsfolge verhindert T1-Relaxation. Diese gesättigten Spins tragen bei nachfolgenden Anregungspulsen nicht zur Bildgebung bei, weil sie kein Signal erzeugen |
| **Scan** | CT-Aufnahme |
| **Scanzeit** | Dauer des/der CT-Scans |
| **Schichtabstand/-faktor** | Schichtlücke (gap) zwischen zwei gemessenen Schichten, in mm angegeben oder in Bruchteilen der Schichtdicke (z. B. 0,2 mm Schichtabstand bei 8 mm Schichtdicke entspricht 0,25 Schichtfaktor |
| **Schwächung** | Intensität der Röntgenstrahlung vor zur Intensität nach Durchstrahlung eines Objekts |
| **Scout** | Localizer, MRT-Planungssequenz zur Übersicht, meist in 2 oder 3 Ebenen, bei GE auch Topogramm im CT |
| **SE** | Spin Echo Sequenz |
| **Sequenz** | CT: Untersuchungsabfolge mit einzelnen Scanfolgen und vorgewähltem Tischvorschub dazwischen. MRT: Ensemble von Aufnahmeparametern, die eine Bilderzeugung ermöglichen |
| **Shim** | Technik zur Homogenisierung des MR-Magnetfeldes, ermöglicht bessere Bildqualität bei artefaktanfälligen Sequenzen |
| **Signal-zu-Rauschen/ Signal-Rausch-Verhältnis** | Verhältnis von Bildinformation (tatsächlich empfangene(s) Nutzsignal [MRT] bzw. Röntgendosis [CT]) zum Hintergrundrauschen |
| **smart prep (GE)** | Delayzeit-Erfassung und Automatik-Spiralstart (Bolus tracking, Siemens), entspricht etwa C.A.R.E. Bolus (Siemens) |
| **Spin, Kernspin** | die Rotation von (zur Bildgebung genutzten) Atomkernen (überwiegend Protonen) kreiselförmig um ihre Achse |
| **SPIO** | Small Particles of Iron Oxide, Sammelbezeichnung für eisenoxidbasierte (Leber-)MRT-Kontrastmittel |

| | |
|---|---|
| **SPIR** | Spectral Presaturation with Inversion Recovery, frequenzselektive Fettgewebe-Signal-Unterdrückung → fatsat |
| **Spirale** | CT-Aufnahmetechnik mit kontinuierlicher Röhrenrotation, kontinuierlichem Tischvorschub und kontinuierlicher Datenerfassung, das Ergebnis ist ein Volumendatensatz, der (beliebig) nachverarbeitet und gespeichert werden kann |
| **Spule** | Anlage zum Empfang und/oder zur Sendung von Hochfrequenzimpulsen, der die zur Bildgebung notwendige Kernresonanz der Spins verursacht. Verschiedene Spulenarten: Phase-array-Spule, flexible (wraparound) Spule, Oberflächenspule, Gradientenspule, Shim-Spule u. a. |
| **SSD** | Shaded Surface Display: Rendering-Technik zur 3D-Oberflächendarstellung. Nur Voxel, deren CT-Werte eine bestimmte Dichteschwelle überschreiten, werden berücksichtigt |
| **STD/Std** | Standard |
| **STIR** | Short-T1-Inversion Recovery, Sequenz, welche die unterschiedlichen Relaxationszeiten von Fett und Wasser zur Unterdrückung des Fettsignals in einem Bild nutzt |
| **superparamagnetisches KM** | überwiegend Eisenoxidverbindungen in Suspension, die T2-verkürzend wirken und als → „negatives" KM bezeichnet werden |
| **Surface-3D** | dreidimensionale Oberflächenrekonstruktion in der CT und MRT |
| **T1-gewichtet** | MR-Aufnahme mit kurzem TR und kurzem TE, z. B. 400 ms/10 ms. Gewebe mit kurzem T1 sind hell, mit langem T1 dunkel dargestellt |
| **T1-Relaxationzeit** | longitudinale Relaxationzeit (Spin-Gitter-Zeit), die charakteristische Zeitkonstante für Spins, sich nach einem eingestrahlten Hochfrequenzimpuls wieder im Hauptmagnetfeld auszurichten |
| **T2*-gewichtet** | MR-Aufnahme mit nur partiellem T2-Wichtungs-Charakter, unterschiedlich hoher Anteil von Protonendichte-Wichtung je nach Sequenz (meist Gradientenechosequenz) |
| **T2-gewichtet** | MR-Aufnahme mit langem TR und langem TE, z. B. 3000 ms/90 ms. Gewebe mit kurzem T2 sind dunkel, mit langem T2 sind hell dargestellt |
| **T2-Relaxationzeit** | transversale Relaxationzeit (Spin-Spin-Zeit), die charakteristische Zeitkonstante für den Verlust der Quermagnetisierung durch Phaseninkohärenz der Spins, aufgrund der Wechselwirkungen zwischen den Spins |
| **TE** | Echozeit, Zeitspanne zwischen der Anregung der Spins und der Mitte der Signalauslesung |
| **Teilvolumenartefakt** | (Partialvolumen-)Artefakt, der durch Strukturen hervorgerufen wird, die nur einen Teil der in der Schicht gemessenen Volumeneinheit darstellen, nur angeschnitten sind |
| **TEP** | Totalendoprothese (Hüfte, Knie, Schulter) |
| **Tesla (T)** | Magnetfeldstärke, Einheit der magnetischen Flussdichte |
| **TF** | Turbofaktor, Anzahl der Multiechos, entspricht ETL = echo train length |
| **TI** | Inversionszeit der Inversion-Recovery (IR)-Sequenz |
| **TIR(M)** | Turbo Inversion Recovery (Measurement) → FLAIR |
| **Topogramm** | Übersichtsaufnahme des Patienten zur Planung der CT-Scans, koronar oder sagittal, vergleichbar einer digitalen Röntgenaufnahme, auch Scout (GE) |
| **TOF** | Time-of-Flight, überwiegend verwendetes Verfahren in der MR-Angiographie |
| **TPZ** | Thromboplastinzeit, auch Quick, wichtiger Blutgerinnungsparameter |
| **TR** | Repetitionszeit, Zeitspanne zwischen zwei aufeinanderfolgenden Anregungspulsen |
| **Triggerung (Atem/EKG)** | siehe EKG- oder Atem-Gating |
| **TSE** | Turbo Spin Echo → FSE (schnelle Spin-Echo-Sequenz) |
| **Turbo-Faktor, Turbofaktor** | → TF |
| **UFC** | Ultra Fast Ceramic, CT-Detektoren (Siemens) mit kurzen Totzeiten für schnelle Scanfolge ( → Detektor) |
| **UHR** | Ultra High Resolution (→ Kernel) |
| **u. U.** | unter Umständen |
| **VAR** | Volume Artefact Reduction: Verfahren zur Reduzierung von Teilvolumenartefakten. Zwei dünne Schichten werden zusammen zu einer dickeren Schicht verrechnet. Vorteil: Artefaktreduzierung, vor allem z. B. in der hinteren Schädelgrube |
| **Vessel analysis (GE)** | Software zur Gefäßbeurteilung |
| **VRT** | Volume Rendering Technique, Technik zur 3D-Darstellung |

# Sprachführer

| Deutsch | Englisch | Französisch | Polnisch | Spanisch | Türkisch |
|---|---|---|---|---|---|
| Guten Tag! | Hello! / Good Morning! | Bonjour! | Dzien dobry! | ¡Buenos dias! | Merhaba! |
| Bitte! | Please! | S'il vous plaît! | Prosze! | ¡Por favor! | Lütfen! |
| Danke! | Thank you! | Merci! | Dziekuje! | ¡Gracias! | Tesekkürler! |
| Auf Wiedersehen! | Good-bye! | Au revoir! | Do widzenia! | ¡Adios! | Güle Güle! |
| Bitte kommen Sie herein. | Please come in. | Venez ici s'il vous plaît. | Prosze wejsc do srodka. | Por favor, pase aqui adentro. | Lütfen iceri geliniz. |
| Bitte nehmen Sie Platz. | Please take a seat / sit down, please. | Prenez place s'il vous plaît. | Prosze zajac miejsce. | Tome asiento, por favor. | Lütfen oturunuz. |
| Bitte bleiben Sie noch sitzen. | Please, just a moment. | Rester encore assis s'il vous plaît. | Prosze zajac jeszcze miejsce. | Por favor, quedese sentado/a. | Daha Kalkmayiniz ve bekleyimiz. |
| Bitte bleiben Sie noch liegen. | Please, stay on the rest-cure. | Rester encore coucher s'il vous plaît. | Prosze sie jeszcze polozyc. | Por favor, quedese acostado/a. | Uzandiginiz yerde daha kalin. |
| Bitte nicht bewegen. | Don't move, please. | Ne bougez pas s'il vous plaît. | Prosze sie nie poruszac. | Por favor, no se mueva. | Lütfen hareket etmeyin. |
| Nehmen Sie im Warteraum Platz, bis Sie gerufen werden. | Please, wait in the waiting-room until you will be called. | Prenez place dans la salle d'attente, jusqu'a ce que l'on vous appelle. | Prosze zajac miejsce w poczekalni do momentu wywolania. | Por favor, tome asiento en la sala de espera hasta que sea llamado/a. | Biz sizi cagirincaya kadar, lütfen bekleme odasinda bekekleyin. |
| Wie ist Ihr Name, Vorname? | What is your first/last name? | Quel est votre nom et votre prénom? | Prosze podac nazwisko i imie. | Cómo se llama Usted? Sus apellidos? Su nombre? | Soyadiniz ve Adiniz nedir? |
| Was ist Ihr Beruf? | What is your profession? | Quelle est votre profession? | Wykonywany zawod? | Que oficio tiene? | Mesleginiz nedir? |
| Wann und wo sind Sie geboren? | When and where were you born? | Quelle est votre date de naissance et votre lieu de naissance? | Prosze podac date i miejsce urodzenia? | Por favor, digame el lugar y la fecha de su nacimiento! | Ne zamen ve nerede dogdunuz? |
| Wie ist Ihre Adresse hier? | What is your address here? | Quelle est votre adresse ici? | Pod jakim adresem Pani (Pan) tutaj mieszka? | Su dirección de aqui? | Burdaki adresiniz nedir? |
| In welcher Krankenkasse sind Sie? | What is the name of your health insurance? | Quelle est votre caisse d'assurance maladie? | W jakiej kasie chorych jest Pani (Pan) ubezpieczona(ny)? | A que caja de seguro está Usted afiliado/a? | Hangi hastalik sigortasindasiniz? |

| Deutsch | Englisch | Französisch | Polnisch | Spanisch | Türkisch |
|---|---|---|---|---|---|
| Auf (In) welcher Station (Klinik) liegen Sie? | What is the name/number of your ward/clinic? | Vous venez de quel service/hopital? | Na jakim oddziale Pani(Pan) lezy? | En cual departamento (sección, clínica) está Usted acomodado/a? | Hangi istasionda yatiyorsu-nuz? |
| Sind Sie schon einmal in dieser Abteilung unter-sucht worden? Wann? | Have you been here before in this depart-ment? When was that? | Est ce que vous avez déja realiser des examens radiologiques ici? Quand? | Czy jest to pierwsze bada-nie w tym oddziale? Jezeli nie to kiedy bylo ostatnie? | Ha sido examinado/a en este departamento ante-riormente? Cuando? | Daha önce bu bölümde muayene oldunuz mu? Ne zaman? |
| Röntgenuntersuchung | X-ray examination | Examen radiologique | Badanie rentgenowskie | Examen radiológico | Röntgen muayenesi |
| Computertomographie | Computed tomography | Scanner | Tomografja komputerowa | Tomografía computa-rizada (TC) | Bilgisayarli tomografi |
| Magnetresonanztomo-graphie | Magnetic Resonance Imaging | IRM | Rezonans magnetyczny | Resonancia magnética (RM) | Nükleer manyetik rezonans görüntülemelerinde. |
| Angiographie | Angiography | Angiographie | Angiografja | Angiografía | Anjiografi |
| Durchleuchtung | Fluoroscopy | Radioscopie | Przeswietlenie | Radioscopia | Radyografi |
| Die Untersuchung dauert ca. eine halbe Stunde, eine Stunde/zwei Stunden. | The examination takes about half an hour/one hour/two hours. | L'examen dure environ une demi-heure, une heure, deux heures. | Badanie trwa mniejwiecej pol godziny, godzine, dwie godziny. | El examen durará aproxi-madamente media hora/una hora/dos horas. | Muayene takriben yarim saat, bir saat, iki saat sürecek. |
| Sie werden in die Röhre hineingefahren. | You will be moved inside the MR-tunnel. | On vous introduit dans le tube. | Wiezdzamy do tomo-grafu. | Usted será introducido/a en el túnel de RM. | Sizi tüp borunun icine yerlestirileceksiniz. |
| Die MR-Röhre ist hinten und vorne offen. | The MR-tunnel is open in the front and in the back. | Le RM-tube est ouvert devant et derrière. | RM-Tomograf jest z przodu i tylu otwarty. | El túnel de RM es abierto adelante y atrás. | Tüpbborunun arkasi ve önü aciktir. |
| Sie bekommen genügend Luft und Licht. | There is enough air and light in. | Il y a assez d'air et de lumière. | Otrzyma Pani/Pan wys-tarczajaca duzo powietrza i swiatla. | Hay suficiente aire y luz. | Siz yeteri kadar hava ve isik alirsiniz. |
| Es gibt ein lautes Klopfen. | There will be a loud knocking noise. | Ça fait un bruit de marteau. | Bedzie slychac glosne pukanie. | Habra un ruido duro de golpeteo. | Yüksek sesli takirtilar olacak. |
| Bitte gehen Sie in Kabine Nummer … | Please, enter cabin number … | Allez dans la cabine numero …, s'il vous plaît. | Prosze isc do kabiny … | Por favor entre en la cabina número … | Lütfen kabine girin … |
| (Wo) Haben Sie Schmer-zen? | (Where) Does ist hurt? | (Où) Avez vous mal? | Gdzie Pania (Pana) boli? | Dónde tiene usted dolores? | Agrilariniz nerede? |

| Deutsch | Englisch | Französisch | Polnisch | Spanisch | Türkisch |
|---|---|---|---|---|---|
| Zeigen Sie mir die Stelle. | Please show me the position/point. | Montrez moi l´endroit. | Prosze pokazac to miejsce. | Enséneme el sitio. | Yerini bana gösterir misiniz? |
| Machen Sie den Oberkörper frei. Lassen Sie die Hose an. | Please, take off your shirt. Leave your pants on. | Enlevez le haut. Gardez le pantalon. | Prosze sie rozebrac do pasa i pozostac. W spodniach. | Quitese la camisa/blusa! Deje los pantalones puestos. | Üst kisminizi soyunun. Pantolonuzu cikarmayiniz. |
| Ziehen Sie auch die Hose aus. | Please, take off your pants, too. | Enlevez aussi le pantalon. | Prosze zdjac rowniez spodnie. | Quitese tambien los pantalones. | Pantolonuzu da cikarin. |
| Warten Sie bitte in der Kabine. | Please, wait within the cabin. | Attendez dans la cabine. | Prosze poczekac w kabinie. | Por favor, espere en la cabina. | Lütfen kabinde bekleyin. |
| Zahnprothese, Hörgeräte, Haarnadeln, Kämme, Ohrringe, Halsketten, Brille bitte ablegen. | Please remove dental prothesis, hearing aid, hair pins, combs, ear rings, necklaces, glasses. | Enlevez appareil dentaire, appareil auditif, peigne (barette), boucles d'oreilles, collier, lunnette. | Prosze usunac protezy dentystyczny, kolczyki, lancuszki i ewentualnie aparat sluchowy. Klamry oraz inne ozdoby do wlosow prosze rowniez odlozyc. | Por favor quitese prótesis dental, prótesis acústica, horquillas,peinillas, pendientes, collares, anteojos. | Takmadisi, Kulakliklari, Taraklari, Küpeleri, Kolyeleri, Gözlügü lütfen cikarin. |
| Tragen Sie einen Herzschrittmacher? | Do you have a pace maker? | Avez vous un Pacemaker? | Posiada Pani/Pan stymulator serca? | Tiene Usted un marcapasos? | Kalp pili tasiyormusunuz? |
| Bitte alle metallischen Gegenstände ablegen. | Please, remove all kind of metallic materials. | Enlevez toutes les pièces métalliques s'il vous plaît. | Prosze usunac wszystkie objekty z metalu. | Por favor quítese todos los objetos metálicos. | Lütfen bütün metalik esyalari cikarin. |
| Haben Sie Metall im Körper? | Do you have metallic implants within your body? | Avez vous des pièces métalliques dans le corps? | Isnieja jakiekolwiek implantaty z metalu u Pani/Pana? | Tiene algún metal en su cuerpo? | Vücudunuzda metal den parca tasoyor musunz? |
| Leiden Sie unter Platzangst? | Do you suffer from claustrophobia? | Est ce que vous etes claustrophobe? | Cierpi Pani/Pan na klaustrofobie? | Sufre Usted de claustrofobia? | Sizde dar yer korkusu varmi? |
| Legen Sie sich auf den Untersuchungstisch, mit dem Kopf hierher. | Please, lay down onto the examination table, head this direction. | Allongez vous sur la table d'examen avec la tete par ici. | Prosze polozyc sie na stole rentgenowskim z glowa w tym kierunku. | Acuestese sobre la camilla con la cabeza aqui. | Muayene masina uzanin, kafanizi buraya. |
| Legen Sie sich auf den Bauch (Rücken). | Please lay down onto your abdomen/belly (back). | Allongez vous sur le ventre (dos). | Prosze polozyc sie na brzuchu (plecach). | Acuestese boca abajo (boca arriba). | Karin üzer uzanin (sirt). |
| Legen Sie sich auf die linke/rechte Seite. | Please lay down on your left/right side. | Allongez vous sur le coté gauche/droit. | Prosze polozyc sie na lewej/prawej stronie. | Acuestese en el lado izquierdo/derecho. | Sol tarafiniza uzanin/ sag tarafi. |

| Deutsch | Englisch | Französisch | Polnisch | Spanisch | Türkisch |
|---|---|---|---|---|---|
| Drehen Sie sich langsam nach links ( rechts). | Please turn slowly to your left/right. | Tournez vous lentement vers la gauche/droite. | Prosze obrocic sie pomalu w lewo/prawo. | Volteese lentamente al lado izquierdo/derecho. | Yavasca sola dönün/saga. |
| Tief einatmen und die Luft anhalten. | Please, breathe in deeply and hold. | Inspirez fort et retenez la respiration. | Gleboko nabrac powietrza i nie oddychac. | Inspire hondo y contenga el aire. | Derin nefes alin ve nefesinizi tutun. |
| Einatmen! | Breathe in! | Inspirez! | Nabrac powietrze! | ¡Inspire! | Nefes alin. |
| Ausatmen! | Breathe out! | Expirez! | Wypuscic powietrze! | ¡Espire! | Nefes verin. |
| Weiteratmen! | Breathe on! | Respirez normalement! | Dalej oddychac! | ¡Respire normalmente! | Devam edin. |
| Einatmen, ausatmen und die Luft anhalten. | Breathe in, out and hold. | Inspirez, expirez et retenez votre respiration. | Wdech, wydech i nie oddychac prosze. | Inspire, espire, contenga el aire. | Nefes alin, nefes verin ve nefesiizi tutun. |
| Nicht atmen, nicht bewegen. | Don't breathe, don't move. | Ne respirez plus et ne bougez plus. | Prosze nie oddychac i sie nie ruszac. | No respire, no se mueva. | Nefes almayin, hareket etmeyin. |
| Nicht schlucken. | Don't swallow. | N'avalez plus. | Prosze nie przelykac. | No trage. | Yutkunmayin. |
| Der Arzt gibt Ihnen jetzt eine Spritze. | The doctor will give now an injection. | Le médecin va vous faire une piqure maintenant. | Lekarz da teraz Pani (Panu) zastrzyk. | El médico le va a poner una inyeccion. | Doktor simdi size igne yapacak. |
| Keine Angst, es tut nicht weh. | Don't be afraid, it doesn't hurt. | N'ayez pas peur, cela ne fait pas mal. | Prosze sie nie bac, to nie boli. | No tenga miedo, no duele. | Korkmayin, acitmaz. |
| Trinken Sie dieses Kontrastmittel. | Please, drink this contrast material. | Buvez ce produit de contraste. | Prosze wypic ten srodek cieniujacy. | Tome este medio de contraste. | Bu kontrastmadesini iciniz. |
| Sie bekommen Kontrastmittel in eine (Arm-) Vene gespritzt. | You will receive an injection of contrast material into a vene (of your arm). | Vous allez recevoir du produit de contraste en intraveíneux. | Otrzyma Pani/Pan srodek cieniujacy dozylnie. | Usted recibirá una inyección en la vena (cubital). | Size simdi igneyle damardan Kontrastmadesi ejekte edilecek. |
| Sie bekommen ein heißes Gefühl im gesamten Körper, das ist normal. | You will feel a hot sensation in your body, that is normal. | Vous allez avoir une sensation de chaleur dans tout le corps, c'est normal. | Bedzie uczucie goraca w calym ciele, to jest zupelnie normalne. | Tendrá una sensación de calor en todo el cuerpo, eso es normal. | Bütün vücudunuzda sicaklik hissedeceksiniz, bu normaldir. |
| Haben Sie irgendwelche Allergie? | Do you have any allergies? | Avez vous des allergies? | Sa znane jakiekolwiek alergie u Pani/Pana? | Tiene alguna alergia? | Herhangi bir allerjiniz var mi? |
| Haben Sie Asthma? | Do you suffer from asthma? | Etes vous asthmatique? | Cierpi Pani/Pan na astme? | Sufre Usted de asma? | Asthma niz varmi? |

| Deutsch | Englisch | Französisch | Polnisch | Spanisch | Türkisch |
|---|---|---|---|---|---|
| Haben Sie eine Nieren-/Schilddrüsen-Erkrankung? | Do you have a disorder of your kidneys/thyroid? | Avez vous une maladie rénale ou thyroidienne? | Sa znane choroby nerek lub tarczycy? | Padece Usted de alguna enfermedad de rinones o de tiroides? | Böbrek/Guatr hastaliginiz var mi? |
| Haben Sie schon mal Kontrastmittel bekommen? | Did you ever receive contrast material? | Avez vous déja reçu du produit de contraste? | Otrzymala Pani/Pan kiedykolwiek juz srodek cieniujacy? | Ya ha recibido medio de contraste alguna vez? | Daha önce size Kontrastmadesi verdiler mi? |
| Haben Sie es gut vertragen? | Did you tolerate contrast material? | L'avez vous bien supporté? | Czy dobrze zostal srodek cieniujacy tolerowany? | Lo ha tolerado bien? | Size iyi geldi mi? |
| Haben Sie etwas gegessen/getrunken? Wann zuletzt? | Have you been eating or drinking? When was that? | Avez vous mangé/bu quelque chose? quand pour la dernière fois? | Czy cokolwiek Pani/Pan jadla/jadl lub pila/pil? Kiedy poraz ostatni? | Ha comido/bebido algo? Cuando por última vez? | Birseyler yediniz mi/ictiniz mi? Ne zaman? |
| Danke, wir sind fertig. | Thank you, we are finished. | Merci, nous avons fini. | Dziekuje jestesmy juz gotowi z badaniem. | Gracias, hemos terminado. | Tesekkürler, bitirdik. |
| Ziehen Sie sich wieder an. | Please, put your clothes on again. | Habilliez vous. | Prosze sie ubrac. | Por favor, vístase. | Tekrar giyinebilir siniz. |
| Sie müssen noch auf die Bilder warten. | You have to wait for your prints/images. | Vous devez encore attendre les clichés. | Musi Pani/Pan jeszcze poczekac na wydruk zdjec. | Usted tiene que esperar las radiografías/las copias. | Daha filimleri beklemeniz lazim. |
| Sie können wieder auf die Station zurückgehen. | You can go back to your ward. | Retournez dans votre service. | Prosze wrocic spowrotem na oddzial. | Puede regresar a su habitación/sección. | Tekrar istasiona gedebilir siniz. |
| Wir rufen den Transport, der bringt Sie zurück (auf die Station/in Ihre Klinik). | We will call the transport, they will take you back (to your ward/clinic). | Nous allons appeler les brancardiers pour qu'ils vous ramènent (dans votre service/dans votre clinique). | Zadzwonimy po transport, ktory zawiezie Pania/Pana spowrotem na oddzial. | Llamaremos el transporte, ese lo llevara de regreso a su habitación. | Transportcuyu cagiracagiz, sizi gerigötürecek (Istasiona/sizin Kliniginize). |
| Bitte kommen Sie morgen/übermorgen wieder. | Please, come back tomorrow/the day after tomorrow) | Revenez demain/après demain. | Prosze przyjsc ponownie jutro (pojutrze). | Por favor, vuelva manana/pasado manana. | Lütfen yarin/öbürgün tekrar geliniz. |
| Sie dürfen essen/trinken. | You are allowed to eat/drink. | Vous pouvez manger. | Pani (Panu) wolno jesc i pic. | Usted puede comer/beber. | Yemek yiyebilirsiniz/icebilirsiniz. |

# Sachwortverzeichnis


100 ms-Mode 288
3-D-Darstellung 5
3-Phasen 176
3-Wege-Hahn 3, 183, 287
50 ms-Mode 289

## A

A. axillaris 352
A. brachialis 354
A. brachialis-Embolie 264
A. brachialis-Stenose 264
A. brachialis-Verschluss 264
A. carotis communis 316
A. carotis externa 320
A. carotis interna 318
A. carotis-Dissektion 46
A. carotis-Stenose 46, 208
A. carotis-Verschluss 46
A. femoralis-Stenose 282
A. hepatica 340
A. iliaca-Stenose 282
A. lienalis 342
A. lusoria 314
A. mesenterica inferior 346
A. mesenterica superior 344
A. poplitea 366
A. poplitea-Stenose 282
A. radialis-Embolie 264
A. radialis-Stenose 264
A. radialis-Verschluss 264
A. renalis, Druckmessung 348
A. subclavia 352
A. ulnaris-Embolie 264
A. ulnaris-Stenose 264
A. ulnaris-Verschluss 264
A. vertebralis 322
A. vertebralis-Dissektion 46
A. vertebralis-Stenose 46
A. vertebralis-Verschluss 46
Aa. bronchiales 328
Aa. intercostales 330
Aa. pulmonales 332
Abdomen
– Kind 104
– Standard 84
– Trauma 108
abdominelle Blutung 108
Abdoscan 234
Abgangsstenose supraaortaler Gefäße 314
Abszess
– spinaler 210, 222, 244, 246, 248
– subphrenischer 226
Acetabulumfraktur 112, 150
Achillessehne 278
Acromioclavicular-Gelenk 134
Acromion 68
Aderhautmelanom 200
Adrenalin 376
Akustikusneurinom 16, 190
Allergie X
Anästhesie 104, 108
Anastomosenregion 338
Anastomosenstenose 340
Angina abdominalis 236, 338, 344, 346
Angiographie 208
– Thorax 54
Angiomyolipom 230
Antetorsionswinkel 4, 152
Aorta abdominalis 336
Aorten(isthmus)stenose 326
Aortenaneurysma
– abdominelles 236
– thorakales 54, 62, 216
Aortenbogenersatz, -prothese 314
Aortenbogenplaques/-aneurysma/-ektasie/-dissektion 314
Aortenbogenstent 314
Aortenbypass 236
Aortendissektion 54, 62, 216, 236
Aortendissektion/-aneurysma/-verschluss 326, 336
Aortenersatz 54
Aortenersatz/-prothese/-patch 336
Aorteninfiltration 216, 236
Aortenkalk 60
Aortenklappe 314
Aortenleckage 54
Aortenpatch 326
Aortenprothese 326
Aortenruptur 54, 108
Aortenstenose 336
Aortenstent 326, 336
Aortenverkalkung 60
Aortenwandsklerose 60
Aortitis 236
Armphlebographie 360
Arrhythmie 183, 212
arterielle Angiographie
– Hals 46
– Kopf 28
Arteriographie 312
Arthrographie, indirekte 252, 256, 260, 268, 272, 276
Asthma X
Aszites 84
AUDI-Modus 178
Aufbisskeil 204
Aufhärtungsartefakte 3, 6, 8, 36, 38, 40, 287
Aufklärung 2, 182, 286, 312
Aufklärungsbogen bei KM-Einsatz X
Aufklärungsgespräch 2, 182, 286
Aufklärungsgespräch, Angiographie 312
Aufklärungsnachweis bei KM-Einsatz X

Augen 3, 287
Augen(linsen) 3
Außenrotation 272
Ausstoßvolumen 289
Autostart 46, 52, 54
AVK, periphere 282, 362, 364, 366, 368
AVM 28, 30
Axillae 48, 224
Axillarvenenthrombose 360

## B

BAA *Siehe* Bauchaortenaneurysma
Bandbreite, niedrige 214
Bandläsion 162
Bandscheibenetagen 116, 118, 120
Bandscheibenfach 210, 222, 244, 246, 248
Bandscheibenprolaps 116, 118, 120, 210, 222, 244, 246, 248
Bandscheibenprotrusion 116, 118, 120, 210, 222, 244, 246, 248
Bandscheibensequester 116, 118, 120
Bauchaortenaneurysma 100
Bauchaortenaneurysma-Stent 102
Bauchschmerzen 84
Beatmung 376
Becken 282
– Gynäkologie 114
– Standard 110
– Trauma 112
Becken-/Oberschenkelvenenthrombose 372
Beckenarterien 362
Beckenausgang 238
Beckenausmessung 238
Becken-Bein-Angiographie 170
Becken-Bein-Phlebographie 172, 313, 372
Beckenboden 110
Beckenfraktur 250
Beckenhämatom 112
Beckenkippung 250
Beckenniere 230, 236, 238
Beckenringfraktur 112
Beckenschiefstand 268, 270, 282
Beckenvenen 350
Beckenvenenthrombose 350
Beingefäßaneurysma 170
Beingefäßdissektion 170
Beingefäßembolie 170
Beingefäßstenose 170
Beingefäßverschluss 170
Beinvenenthrombose 172, 350
Bewusstlosigkeit 376
Bewusstseinstrübung 376
black-blood-Sequenzen 218
Blase 240
Blasenkarzinom 240
Blasenkarzinom-Staging 240
Blasenkatheter 5, 110, 114, 240, 242
Blasenruptur 108, 240
Blasensteine 96, 110, 240
Blutdruckkontrolle 376
Blutung, pelvine 362
Blutung, spinale 210, 222, 244, 246, 248
Blutung, vaginale 362
Blutungsherdsuche 340, 342, 344, 346, 362
Bogengänge 16
Bolus-Tracking 4, 46, 52, 54, 78, 80, 100, 102
Brachialisstenose/-embolie/-verschluss/-aneurysma 354
Brachialvenenthrombose 360
bright-blood-Sequenzen 220
Bronchialarterien-Darstellung/-blutung/-embolisation 328
Bronchialarterien-Darstellung/-embolisation 326
Bronchialkarzinom 48, 56, 72, 212
Bronchialkarzinomdiagnostik 48
Bronchialkarzinom-Staging 48
Bronchialstentimplantation 72
Bronchoskopie, virtuelle 72
Bronchospasmus 376
Bronchusabriss 62
Bronchusobstruktion 72
Bronchusstenosen 72
Brustkrebs 224
Brustwirbelsäule 222
Budd-Chiari-Syndrom 350
Bulbus 200
Bulbus caroticus 208
Bulbusstenose/-ektasie 318, 320
BWS
– Standard 118
– Trauma 124
BWS-Kyphose 210
Bypass 78, 170, 294
Bypass-Operation 78, 294
Bypassstenose 78, 282, 294, 364, 368
Bypass-Stent 82
Bypass-Verschluss 78, 282, 294

## C

Calcaneus 166, 168
Calcaneusfraktur 166, 168
Calcium-Scoring 76, 296
Cavafilter 312
Cavafilter-/-schirm-Implantation 350
Cavaschirm 312
Cavastent 334
Cavathrombose 64, 216, 334
Cavaverschluss 334
Cavographie 312, 350
Cervix 238
Chemoembolisation 86, 106
Chemoembolisation, hepatische 338, 340, 344
Chiasma 192, 200
Cholangitis 228
Choledocholithiasis 228

Cholesteatom 16
Cholezystitis 228
Claudicatio intermittens 362, 364, 366, 368
Clavicula 68
Claviculafraktur 68
Claviculainfiltration 68
Cochlea 190
Colitis (ulcerosa) 234
Computer-navigierte Operation 34
Conn-Syndrom 94, 232
Continuous Volume Study 288
Coxa valga 268
Coxa vara 268
Coxarthritis 150, 268
Coxarthrose 150, 268
CT-Bariumbrei 84, 104, 110, 114
CT-Kombi 174, 176, 178

## D

Darminfiltration 234
Darmperforation 108
Darmpolypen 234
Darmreinigung 234
Darmrelaxierung 98
Darmrohr 98
Darmstenose 234
DDD *Siehe* double dose delayed 38
Defibrillation 376
Delay 4, 100, 102, 288
Densfraktur 122
Dental-CT 5, 24, 26
Dentalprogramm 5, 24, 26
Diabetes mellitus X
Dialyse X, 2, 183, 286
Dialyseshunt 264, 354
Dialyseshunt-Insuffizienz 354, 356, 360
Diaylse-Shunt-Anlage 354, 356, 358, 360
Distorsion 144
Diurese, forcierte X
Divertikulitis 98, 234
Divertikulose 98, 234
Dokumentation 62
Dornfortsätze 248
Dorsalflexion 276, 278
double dose delayed (DDD) 38
Drehfehlerbestimmung 152, 160
Druckgradienten-Bestimmung 348
Druckmessgerät 348
Druckverband 313
DSA 28, 30
Dual-Energy-Verfahren 130
DUHR *Siehe* Dynamic-Ultrafast-High-Resolution 306
Dünndarm-MRT 234
Dünndarmtransplantation 236, 344
Dünndarmtumor 234
Duodenalulkus 234
Duodenum 228
Dynamic-Ultrafast-High-Resolution 306
Dyspnoe 376
Dystonie 196

## E

EEG-Fokus 188
EEG-Fokus temporal 40
Einfaltungsartefakte 184
Einflussstauung, obere 212, 334
Einverständniserklärung 2, 64, 104, 182, 286
Einverständniserklärung, Angiographie 312
Einverständniserklärung, Notfall X
EKG 212
EKG-Elektroden 5, 76, 78, 80, 82
EKG-Triggerung 183
Ellbogengelenk 140, 256
Emphysemreduktion 74, 304
Encephalomyelitis disseminata 194
Endometriumkarzinom 114
Enteritis 234
Enteroklysma 234
Entzündungsherd 3, 287
Enzephalitis 6, 36, 38, 186
Epidydimitis 242
Epilepsie 40, 188
Epiphysiolyse 134, 140, 144, 150, 156, 162
Erbrechen 376
Erziehungsberechtigte 104
Exophthalmus 200

## F

Felsenbeine 16
Felsenbeinregion 8, 38, 40
Femoralarterienstenose/-verschluss/-dissektion/-aneurysma/stent 364
Femoralvenenthrombose 372
Femur 156, 268, 270
Femurfraktur 154, 268, 270
Femurkondylen 270
Femurkondylenfraktur 156, 272
Femurkopffraktur 150
Femurschiefstand 270, 282
Fersenulkus 370
Fibroadenom 224
Fibulafraktur 158, 162, 274, 276
Fibulaköpfchenfraktur 156, 272
Fibularisstenose/-verschluss 368
Fibulaschaftfraktur 158
Finger 146, 262
Fingerelektrode 212, 218, 220
Fingerpulsableitung 183
Fingerspitzennekrose 358
Fissura sylvii 188
Fistel, arterio-venöse 360, 364, 366, 368
Fisteldarstellung 66
Flow-Peak 78, 80, 82
– Bestimmung 3, 287
– Messung 100, 102
FNH 86, 106, 226
Fokussuche 174, 176
Fremdkörper 2, 8, 286, 312
Fremdkörper, endobronchiale 72
Fremdkörperdokumentation 108

Fremdkörperlokalisation 62
Furosemid 230
Fuß 164
Fußarterien 370
Fußarterienstenose/-verschluss 370
Fußwurzelknochen 164

## G

Galeazzi-Fraktur 144, 260
Gallenwege 228
Gallenwegskarzinom 228
Gastrografin 84, 104, 110, 114
Gastrointestinaltrakt 234
Geburtskanal 238
Geburtskanalmessung 238
Gefäße, supraaortale 314
Gefäßinfiltration 64
Gefäßverletzung 108
Gefäßversorgung 202
Gehörgang 190
Gehörgangsweite 16
Gehörknöchelchen 16
Gelenkempyem 272
Gelenkerguss 268, 272
Gelenkverhältnisse 136
Gerätekalibrierung 130
Gerinnungsparameter 2, 182, 286, 312
Gesichtsschädel 10
Glomustumor 46
Glottisödem 376
Gonadenschutz 2, 286
Gonarthritis 272
Gonarthrose 156, 272
Gürtelschnallen 182

## H

H1-Antagonist 376
H2-Antagonist 376
Hals
– arterielle Angiographie 46
– Weichteile 44
Halsabszess 44
Halsangiographie 208
Halsgefäße 208
Halsgefäßinfiltration 46
Halskrause 210, 244
Halslymphknoten 44
Halslymphknotenmetastasen 44
Halsparenchym 44
Halsspule 210, 244
Halstumor 44
Halsvenen 324
Halsweichteile 206
Halswirbelsäule 116, 122, 210
Hämatom 210, 222, 244, 246, 248
Hämatothorax 62
Hand 262
Handarterien 266, 358
Handarterienstenose/-embolie/-verschluss 358
Handgelenk 144, 260
Handgelenkerguss 144
Handwurzel 146, 260
Handwurzelknochen 144
Harnblase 110, 114, 240
Harnblasenkarzinom 114
Harnblasenstein 114
Heidelbeersaft 183
Herdsuche 84
Herz
– Bypass 78
– Calcium-Scoring 76
Herzachse, lange/kurze 218
Herzbinnenraumbeurteilung 218
Herzdruckmassage 376
Herzdynamik 220
Herzklappenfunktion 220
Herz-Kreislauf-Stillstand 376
Herzmorphologie 218
Herzschrittmacher 182
Herz-Standardeinstellungen 218, 220
Herzvergrößerung 218
Herzwandbeweglichkeit 298
Heuschnupfen X
Hilustumor 72
Hirnabszess 6, 36, 186
Hirnaneurysma 202
Hirnangiom 202
Hirnbiopsie 198
Hirnblutung 6, 8, 36
Hirndruck 6, 186
Hirngefäßaneurysma 28
Hirninfarkt 6, 36, 40, 202
Hirninfarkt-Früherkennung 42
Hirnnervenläsion 190
Hirnvenen 324
Hirnvenenaneurysma 30
Hoden 242
Hodenabszess 242
Hodenkarzinom 242
HR *Siehe* Thorax High-Resolution
Hüftgelenk 150, 268
Hüftkopfgelenkflächen 268
Hüftkopfnekrose 150, 268
Hüftluxation 150
Humerusfraktur 138, 254
Humeruskondylenfraktur 140
Humeruskopf 138
Humeruskopffraktur 134
Humerusschaftfraktur 138
HWS
– Standard 116
– Trauma 122
HWS-Kyphose 210
Hydrierung X
Hydro-MRT 234
Hydroxyäthylstärke 376
Hydrozephalus 6, 36, 186
Hypernephrom 230
Hypertension, portale 236, 338, 342, 344

Hyperthyreose X
Hypertonie, renale/unklare arterielle 348
Hypopharynxkarzinom 44
Hypophyse 14, 192
Hypophysentumor 12, 14
Hypothalamus 42
Hypotonie 376

## I

Iliakalarterienstenose/-verschluss/-dissektion/-aneurysma/-stent 362
Iliakal-crossover-Bypass 362
Iliakalvenenthrombose 372
Iliosakralgelenke 250
Iliosakralgelenksprengung 112
Image-Mirroring 14, 20
Impingement 134, 252
Implantate 183
Infusionsgeschwindigkeit 36
Innenohr 16, 190
Insulinom 90, 228
Interkostalarterien-Darstellung/-blutung/-embolisation 330
Interleukin-II-Therapie X
interstitielle Lungenveränderungen 306
interstitielle Veränderungen 50
Interventionelle CT 3
Interventionelle MRT 184
intraventrikuläre Raumforderung 308
Intubation 376
Inzidentalom 94, 232

## J

Juckreiz 376
Jugularvenenthrombose 324

## K

Kaliumhydroxidapatid 5
Kalk-Score 292
Kalotte 3, 287
Kammerflimmern 376
Karpaltunnelsyndrom 144, 260
Karzinom
- Blasen- 240
- Bronchial- 48, 56, 72, 212
- cholangiozelluläres 86, 106, 226
- Endometrium 114
- Gallenwegs- 228
- Harnblasen- 114
- hepatozelluläres 86, 106, 226
- Hoden- 242
- Hypopharynx- 44
- Kolon- 98
- Larynx- 44, 206
- Mamma- 224
- Nebennieren- 94, 232
- Nierenzell- 230
- Ösophagus 44
- Ovarial- 114
- Pankreas- 90, 228
- Papillen- 228
- Prostata- 242
- Zervix- 114

Kaugummi-Kauen 204
kavernöse Transformation der V. portae 338
Kehlkopf 206
Keilbeinflügelmeningeom 186
Kiefergelenke 204
Kind
- Abdomen 104
- Kopf 36
- Thorax 64

Kinderfüße 280
Kinderknie 272
Kinder-MRT 183
Kinder-OSG 276
Klatskintumor 228
klaustrophober Patient 2, 182, 183, 286
Kleinhirnbrückenwinkel 190
KM, Gd-haltiges X
KM-Einsatz, Aufklärungsbogens X
KM-Einsatz, Aufklärungsnachweis X
KM-Einsatz, Einverständnis des Patienten X
KM-Einsatz, Notfallmaßnahmen 376
KM-Menge 4
KM-Reaktion, anaphylaktisch 376
KM-Risiken, Erziehungsberechtigte X
KM-Unverträglichkeit 44, 376
KM-Zwischenfall 3, 182, 287
KM-Zwischenfälle, Prophylaxe X
Kniegelenk 156, 272
Knochendichte 5, 130
Koloninfiltration 98
Kolonkarzinom 98
Kolon-MRT 234
Kolonpassagehindernis 98
Kolonprozess 98
Kolontumor 234
Koloskopie, virtuelle 98
Kontaktlinsen 3, 287
Kontraktilität linker Ventrikel 308
Kopf
- arterielle Angiographie 28
- Kind 36
- Perfusion 42
- Standard 6
- Trauma 8
- venöse Angiographie 30

Kopf, 3D 32
Kopfangiographie 202
Kopfschmerzen 186
Koronararterien 80
Koronararterienhauptstamm 78, 80
Koronararterienkalk 76, 292
Koronararterienstenose 80, 296
Koronararterienstentdarstellung 296
Koronararterienverschluss 80, 296
Koronarbypässe 314
Koronarbypass-Operation 54
Koronargefäßstenose 82

Koronargefäß-Stent 82
Koronargefäßverschluss 82
Kortikosteroide 376
Krampfanfälle 376
Kraniopharyngeom 12, 14, 192
Kreatinin X, 2, 183, 286, 312
Kreuzband 272
Kreuzbandläsion 272
Kreuzbandplastik 156, 272
Kreuzbandriss 156
Kyphose 244
– der BWS 210
– der HWS 210

## L

Laborwerte 2, 182, 286, 312
LAO 218, 220
Larynxkarzinom 44, 206
Larynxödem 376
Lebend-Leberteilspende 88
Leber 226
Leberabszess 226
Leberadenom 86, 106, 226
Leberarterienaneurysma 338
Leberarterienstenose/-verschluss/-aneurysma 338, 340
Leberhämangiom 86, 106, 226
Leberherd, unklarer 226
Leberinfiltration 86
Leberinsuffizienz X
Lebermetastasen 86, 106, 226
Leberperfusion 106
Leberruptur 108
Leberteilresektion 86, 88, 106
Lebertransplantation 86, 88, 106, 226, 236, 340, 344, 350
Lebervenen 350
Lebervenenthrombose 350
Leberversagen 86, 106
Lebervolumetrie 88
Leberzirrhose 86, 106, 226, 338, 340, 342, 344
Leckage 102
Lendenwirbelsäule 248
Lériche-Syndrom 336
Lidödem 376
Lidschatten 183, 204
Lienalis-steal-Syndrom 338, 342
Lig. calcaneofibulare 276
Lig. calcaneonaviculare 276
Lig. deltoideum 276
Lig. talofibulare ant. 276
Lig. talofibulare post. 276
Linksherzinsuffizienz 302
Liquordynamik 186
LITT 86, 106
Long-axis Tischstellung 288
Luftinjektion 136
Luftinsufflation 98
Lumbalarterienstenose 336
lumbosakraler Übergang 118
Lumirem 234
Lungenabszess 48, 212
Lungenarterienembolie 332, 350
*Siehe* auch Pulmonalarterienembolie
Lungeneinblutung 62
Lungengröße 74, 304
Lungenmetastasen 48, 56, 64, 72, 212
Lungenparenchymbeurteilung 64
Lungenparenchymdarstellung 48, 50
Lungenriss 62
Lungentransplantation 74, 304
Lungentumor 64
Lungenvolumen 304
lung-kernel 50
LWS
– Standard 120
– Trauma 126
Lymphknoten, retrosternale 214
Lymphknotenmetastasen 64
Lymphknotenmetastasen, mediastinal 48
Lymphom, malignes 18, 44, 200, 206, 212, 226

## M

M. Crohn 234
M. Parkinson 196
M. Perthes 150, 268
M. Reiter 250
M. supraspinatus 252
Magensonde 104
Magenulkus 234
Make up 204
Mamma 224
Mammaaufbauplastik 224
Mammadoppelspule 224
Mammaimplantat 224
Mammakarzinom 224
– Nachweis 224
– Staging 224
Mandibula-Basis 26
Mandibula-Unterkante 26
Mannitollösung 234
Mascara 183
Maskenbeatmung 376
Mastitis 224
Mastoid 6, 16, 36, 186, 190
Mastoiditis 16
Mastopathie 224
Maximale Intensitäts-Projektion 4
MAZE-Operation 302
Mediastinalabszess 212
Mediastinalemphysem 62
Mediastinalhämatom 62
Mediastinaltumor 56, 64, 72, 334
Mediastinitis 48
Mediastromgebiet 42
Meningeom 16, 186, 190
Meningitis 6, 36, 186
Meniskusläsion 156, 272
Mesenterialarterienembolie 344, 346

Mesenterialarterienstenose/-verschluss/-aneurysma 336, 344, 346
Mesenterialvenenthrombose 344, 346
Mesenterico-Portographie, indirekte 344
Metakarpalfraktur 146
Metallteile 182
Metatarsalfraktur 164, 280
Metatarsalia 280
Methylzellulose 234
Mikroadenome 192
Milz 226
Milzarterienaneurysma 338, 342
Milzarterienstenose/-verschluss 338, 342
Milzprozess 226
Milzruptur 108
Milzvenenthrombose 338, 342
Minimale Intensitäts-Projektion 4
MinMIP *Siehe* Minimale Intensitäts-Projektion
MIP *Siehe* Maximale Intensitäts-Projektion
Mitralklappenebene 218
Mittelfuß 164, 280
Mittelhand 146, 262
Mittelhandfraktur 262
Mittelohr 16
Monitoring-Scan-Phase 4
Monteggiafraktur 256
MRCP 228
MR-Urographie 230
MSM *Siehe* Multi-Slice-Mode
Mukozele 20, 22
Multiple Sklerose 38, 194
*Siehe auch* Enzephalomyelitis disseminata
Multi-Slice-Mode 289
Mundhöhlenmitte 24, 26
Mundöffnung 204
Muttermilch 3, 183, 287, 313
Myelographie 128
Myelonalteration 128
Myelopathie
– lumbale 248
– zervikale 210, 244
Myokardbeurteilung 218
Myokardbewegung 220
Myokardperfusion 220, 308
Myokardverletzung 62
Myomverkalkung 114

## N

Nachverarbeitung 72
Nahrungskarenz 2, 182, 234, 286, 312
Narbendetektion 220
Narbengewebe 210
Narkose 64, 104
Navicularefraktur 164
Navigation 198
Navigationscomputer 34
navigationsgesteuerte OP 132
Navigatortechnik 218, 220
Nebennieren 48, 56, 64, 232
Nebennierenabszess 232
Nebennierenblutung 232
Nebenniereninfiltration 232
Nebennierenkarzinom 94, 232
Nebennierenmetastase 232
Nebennierentumor 94, 232
Nervenwurzeltaschen 128
Netzwerk 132
Niere 230
Nierenabszess 230
Nierenadenom 230
Nierenarterien 100, 102
Nierenarteriendilatation/-stent 348
Nierenarterienstenose/-embolie/-verschluss/-aneurysma 236, 336, 348
Nierenbeckenentzündung 230
Nierenbeckentumor 230
Nierenembolisation 348
Nierenfunktionsstörung X
Nierengefäßdarstellung 92
Niereninsuffizienz 2, 183, 286
Nierenmetastase 230
Nierenpathologie 92
Nierenruptur 108, 230, 348, 350
Nierenspender 92
Nierenstauung 230
Nierensteine 96, 230
Nierentransplantation 230, 236, 238, 348, 350, 362
Nierentumor 92, 348
Nierenvenen 350
Nierenvenenthrombose 348, 350
Nierenversagen 2, 183, 286
Nierenzellkarzinom 230, 348, 350
Nitrospray 266
NNH 20, 22
NNH-Schale 14, 20
Notfallindikation 64, 104
Notfallmaßnahmen 376

## O

Oberarm 138, 254
Oberbauch 226
Oberbauchorgandiagnostik 176
Oberkiefer, dental 24
Oberkieferzahnleiste 24
Oberschenkel 154, 270, 282
Oberschenkel, Drehfehlerbestimmung 152
Oberschenkelarterien 364
Oberschenkelvarikosis 172
Offenheitsprüfung 78, 82, 294
Olekranonfraktur 140, 256
Omarthritis 134, 252
Omarthrose 134, 252
Opazität 4
Orbita 18, 200
Orbitaboden 18
Orbitabodenfraktur 10
Orbitadach 18
Orbitopathie, endokrine 18, 200
Orchitis 242
Organhämatom 108

OSG *Siehe* Sprunggelenk, oberes
Ösophaguskarzinom 44
Ösophagustumor 212
Osteoblock 130
Osteochondrosis dissecans 162, 272, 276
Osteodensität 130
Osteodensitometrie 5
Osteonekrose 146, 164, 260, 262, 280
Osteosynthese 18
Ovarialkarzinom 114
Ovarien 238

## P

Pankreas 228
Pankreas(pseudo)zyste 228
Pankreas, 3 Phasen 90
Pankreasarteriendarstellung 342
Pankreasgangkonkremente 228
Pankreasinfiltration 90
Pankreasinsuffizienz 90
Pankreaskarzinom 90, 228
Pankreaskopf 228
Pankreaspseudozyste 90
Pankreasraumforderung 228
Pankreasruptur 90, 108
Pankreastransplantation 236, 238, 344
Pankreatikographie 228
Pankreatitis 228
– akut 90
– chronisch 90
Panzerherz 300
Papillenkarzinom 228
Papillenstenose 228
Paraproteinämie X
Parenchymkalk 50
Passagehindernis 234
Patellaläsion 156, 272
Patientenmonitoring 2, 183, 286
Patientenvorbereitung 2
Perchlorat X
Perforansinsuffizienz 372
Perforans-Venen 372
Perfusion
– Kopf 42
– Thorax 58
Perfusionsmessung 58
Pericarditis constrictiva 300
Perikarderguss 218
Perikardfibrose 300
Perikardtamponade 62
Peritrast 84, 104, 110, 114
Pfortaderverschluss 338, 342, 344
Phäochromocytom 94, 232
Phase
– arterielle 226
– portal-venöse 226
– venöse 226
Phasenkontrast-Angiographie 208
Phlegmone 206
Piercingschmuck 182
Pigtail-Katheter 314
Pigtail-Katheter, markiert 336
Plantarflexion 276, 278
Plasmapherese X
Pleura 214
Pleuraempyem 214
Pleuraerguss 214
Pleuramesotheliom 214
Pleurametastasen 56, 64
Pleuratumor 58
Pleuraverdickung 48, 50
Pleuraverkalkung 48, 50
Polypensuche 98
Polytrauma 178
Poplitealarterienstenose/-verschluss/-dissektion/-aneurysma/stent 366
Poplitealvenenthrombose 372
Portalvene 236
Portanlage 340
Pressure Wire 348
Promontorium 238
Prostata 242
Prostatahypertrophie 242
Prostatakalk 110
Prostatakarzinom 242
Prostatakarzinom-Staging 242
Prostatatumorinfiltration 242
Prostatitis 242
(Pseudo-)Spondylolisthesis 248
Pseudotumor 18, 200
Pulmonalarterienektasie/-aneurysma 332
Pulmonalarterienembolie 52, 216, 332
Pulmonalarterienkompression/-infiltration, tumoröse 52, 332
Pulsoxymeter 198
Punktionsstelle 313
Puppe 64
Pyelonephritis 230
Pyozele 20, 22

## Q

Querschnittsyndrom
– lumbales 248
– thorakales 222, 246
– zervikales 210, 244

## R

Radialisstenose/-embolie/-verschluss/-aneurysma 356
Radiusfraktur 142, 144, 258, 260
Radiusköpfchenfraktur 140, 256
Radiusschaftfraktur 142
RAO 218, 220
Raumforderung
– endobronchiale 72
– kardiale 218
– mediastinale 212
– Pankreas 228
– pleurale 214
– spinale 210, 222, 244, 246, 248
Reanimation 376

Rechteck-FOV 184
rechter Vorhof 334
Rechtsherzversagen 300
Rechtsseitenlage 228
Referenzblock 130
Retroperitoneum 230
Retropharyngealabszess 44
Rippenfraktur 62, 70
Rippeninfiltration 70
Rippenmetastasen 70
Rippentumor 70, 214
Risikoanamnese bei KM-Einsatz X
Risikopotenzialabschätzung X
Rotatorenmanschettenläsion 134, 252
RR-Abfall 376
R-Zacke 183

## S

SAB 6, 8, 36
Sakroiliitis 250
Sakrum 250
Sakrumfraktur 112, 250
Sakrumosteolyse 250
Sauerstoffgabe 376
Säuglinge 3, 183, 287
Scanintervalle 289
Scanmodi 288
Scantrigger 289
Scanvolumen 289
Scapula 148
Scapulafraktur 134, 148
Schädelbasis 12
Schädelbasisfraktur 8
Schenkelhalsfraktur 150, 268
Schilddrüsenblockade 44
Schilddrüsenerkrankung X
Schilddrüsenhormone X, 2, 286, 312
Schilddrüsenüberfunktion 2
Schilddrüsenveränderungen 44, 206
Schnecke 16
Schrumpfnieren 230
Schulter-Arm-Phlebographie 313, 360
Schulterblatt 148
Schultergelenk 134
Schultergelenk, Arthrographie 136
Schultergelenkempyem 134
Schultergelenkerguss 134
Schulterspule 252
Schüttelfrost 376
Schwellenwert 4
Screening für Verletzungen 178
Sedationseffekt 376
Sedierung 64, 104, 182, 183
Sehnerv 200
Sehnervenaffektion 200
Sekretin 228
Sella 192
Sellametastase 192
Sellaregion 12
Seminom 242
Senkungsabszess 120, 230, 248
Shim-Region 228
Short Axis 308
Short-axis Tischstellung 288
Shunt, spleno-renaler 236
Shuntanlage 264
Shuntverschluss 360
Single-Slice-CT 6, 8, 36, 38, 40
Single-Slice-Mode 288
Sinus maxillaris 24
Sinus sigmoideus 204
Sinusitis 20, 22
Sinusvenenthrombose 30, 202, 324
Skoliose 222, 246
Spätaufnahme 194
Spinalkanal, enger 116, 118, 120
Spinalkanalabbildung 178
Spinalkanaleinengung 128
SPIO 226
Spondylitis 116, 120, 210, 222, 244, 246, 248
Spondylodiscitis 116, 120, 210, 222, 244, 246, 248
Spondylolisthesis 122, 124, 126
Spondylolisthesis (Pseudo-) 248
Sprunggelenk, oberes 162, 276
SSM *Siehe* Single-Slice-Mode
Stammganglien 42
Stammvarikosis 372
Steatosis 226
Steißbeinspitze 238
Stent 82, 296
Stentimplantation 102, 334, 350
Stentlokalisation 82
Step Volume Scanning 288
Stereotaxie 34, 198
Sternoclaviculargelenk 68
Sternum 66, 214
Sternumfraktur 66
Sternuminfiltration 66
Sternumosteolyse 66
Sternumprozess 214
stillende Mütter 3, 287, 313
Stillpause 3, 183, 287, 313
Stimulationselektrodenimplantation 198
Stimulatoren 182
Stoppliquor 128
Streifenartefakte 3, 6, 8, 287
Subclavialvenenthrombose 360
Subclaviastenose/-embolie/-verschluss/-aneurysma 352
Sulcus-ulnaris-Syndrom 140
Supinationsstellung 252
Symphysenhinterkante 238
Symphysensprengung 112

## T

Tachykardie 376
Tachykardie, pulslose ventrikuläre 376
Talus 164
Tampons 114
Targetringe 288

Teddy 64
Temporallappen 40, 188
Temporallappenprozess 188
Tendinitis 144, 146, 162, 164, 278
Tendovaginitis 144, 146, 162, 164, 260, 262, 278
Theophyllin 376
Thiamazol X
Thorax
– Angiographie 54
– High-Resolution 50
– Kind 64
– Low-Dose 56
– Perfusion 58
– Rippen 70
– Standard 48
– Trauma 62
– Volumetrie 74
Thoraxwand 48, 214
Thoraxwandhämatom 62
Thoraxwandpathologie 214
Thoraxwandprozess 214
Thoraxwandtumor 58
Thrombophlebitis 172, 372
Thymustumor 212
Tibia 156, 274
Tibiafraktur 158, 162, 274, 276
Tibiakopffraktur 156, 272
Tibialis-anterior- bzw. -posterior-Stenose/-verschluss 368
Tibiaschaftfraktur 158
Tibiatorsionswinkel 4, 160
Tischverschiebetechnik 282
Toxoplasmose 38
Tracheobronchialsystem 72
Transformation der V. portae, kavernöse 342, 344
Transplantatniere 230
Trauma
– Abdomen 108
– Becken 112
– BWS 124
– HWS 122
– Kopf 8
– LWS 126
– Thorax 62
Trochanter 150, 268
Truncus coeliacus 338
Truncus-coeliacus-Stenose/-verschluss 336, 338
Truncusstenose, ligamentäre 338
TSH basal 2, 286, 312
Tuberculum minor 134
Tumor
– Dünndarm- 234
– Glomus 46
– Hals 44
– Hilus 72
– Hirn 28
– Hypophysen 12, 14
– Klatskin- 228
– Kolon- 234
– Lungen 64
– mediastinal 48, 56, 58, 64, 72
– multifokaler 224
– multizentrischer 224
– Nebennieren- 94, 232
– Nieren 92
– Nierenbecken- 230
– Ösophagus- 212
– pleural 48, 58
– Pseudo- 18, 200
– pulmonal 48, 58
– Rippen- 70, 214
– Thoraxwand 58
– Thymus- 212
Tumorinfiltration, mediastinale 212

## U

Übelkeit 376
Überhitzung 242
Ulcus cruris 366, 368
Ulnafraktur 142, 144, 258, 260
Ulnarisstenose/-embolie/-verschluss/-aneurysma 356
Ulnaschaftfraktur 142
Umstellungsosteotomie 150, 268
Unterarm 142, 258
Unterarm, distaler 144
Unterarmarterien 356
Unterarmvenenthrombose 360
Unterkiefer, dental 26
Unterschenkel 158, 274, 282
Unterschenkel, Drehfehlerbestimmung 160
Unterschenkelarterienstenose/-verschluss 368
Unterschenkelvarikosis 172
Unterschenkelvenenthrombose 372
Unverträglichkeitsreaktion X
Uretersteine 96, 110, 114
Ureterstenose 230
Urographie 230
Urozele 240
Urtikaria XI
Uterus 238
Uterusmyom 238
Uterusmyom, Embolisation 362

## V

V. cava inferior, Tumorinfiltration/-stenosierung/-verschluss 350, 372
V. cava superior 334 *Siehe auch unter* Cava ...
V. saphena magna und parva 372
Vagina 238
Vakuummatratze 122, 124, 126
Varikosis 372
Varikosis, abdominelle 236
Varikozele 242
VAR-Scan 6, 8, 36, 38, 40
Venenkatheter, zentraler 3, 287

Venenklappeninsuffizienz 172
Venenstauung 372
Venenverletzung 360, 372
Venographien 312
venöse Angiographie
- Kopf 30
Ventrikel, rechter 300
Verkalkungen 6, 36
Vesikozele 240
Vessel analysis 5
Vierkammerblick 218, 220
Virtuelle Endoskopie 5
Viszeralarterienaneurysma 236
Volume-Rendering-Technik 4, 288
*Siehe auch* VRT
Vorfuß 280
Vorhof, linker 302
Vorhof-Funktionsstörung 302
VRT 28, 30, 32 *Siehe* Volume-Rendering-Technik

## W

Wall-Study 298
Weber-Fraktur 162, 276
Winkelbestimmung 152, 160
Wirbelbogenfraktur 122, 124, 126, 132
Wirbelkörper 124, 132
Wirbelkörperabzählen 118, 222, 246
Wirbelkörperfraktur 122, 124, 126, 210, 222, 244, 246, 248
Wirbelkörperosteolyse 210, 222, 244, 246, 248
Wirbelsäule
- Myelographie 128
- Navigation 132
Wirbelsäule, skoliotische 248
Wirbelsäulenspule 222, 246, 248
Wurzelkompression 128

## Y

y-Gefäßprothese 362

## Z

Zahnprothesen 2, 182, 286, 312
Zehen 164
Zehennekrose 370
Zervixkarzinom 114
Zweikammerblick 218
Zwerchfellruptur 108
Zystenleber 226
Zystennieren 230
Zystitis 240

Kolibri 360 GmbH
Ferdinand-Jühlke-Straße 7
99095 Erfurt, Deutschland
produktsicherheit@kolibri360.de